G. Naumann (Hrsg.)

Urogynäkologie

Gert Naumann (Hrsg.)

Urogynäkologie

1. Auflage

Mit Beiträgen von: Stefan Albrich, München; Graziana Antoci, Berlin; Werner Bader, Bielefeld; Kaven Baeßler, Berlin; Ricarda M. Bauer, Planegg; Kathrin Beilecke, Berlin; Cornelia Betschart, Zürich; Dimitrios Bolovis, Nürnberg; Cosima Brucker, Nürnberg; Thomas Bschleipfer, Coburg; Miriam Deniz, Ulm; Thomas Fink, Berlin; Boris Gabriel, Wiesbaden; Marianne Gamper, Frauenfeld; Christian Hampel, Lippstadt; Klaus Höfner, Oberhausen; Markus Hübner, Freiburg; Albert Kaufmann, Nottwil; Werner Kneist, Darmstadt; Annette Kuhn, Bern; Rainer Lange, Worms; Gert Naumann, Erfurt; Günter K. Noé, Dormagen; Norbert Nosal, Essen; Daniel E. Passweg, Zürich; Ursula Peschers, München; Oliver Preyer, Villach; Christl Reisenauer, Tübingen; Birgit Schulte-Frei, Köln; Daniela Schultz-Lampel, Villingen-Schwenningen; Oliver Schwandner, Regensburg; Ralf Tunn, Berlin; Volker Viereck, Frauenfeld; Silke von der Heide, Göttingen; Dirk Watermann, Freiburg; Andreas Wiedemann, Witten

ELSEVIER

Elsevier GmbH, Bernhard-Wicki-Str. 5, 80636 München, Deutschland
Wir freuen uns über Ihr Feedback und Ihre Anregungen an kundendienst@elsevier.com

ISBN 978-3-437-21941-2
eISBN 978-3-437-06303-9

1. Auflage 2025

Wichtiger Hinweis für den Benutzer
Die medizinischen Wissenschaften unterliegen einem sehr schnellen Wissenszuwachs. Der stetige Wandel von Methoden, Wirkstoffen und Erkenntnissen ist allen an diesem Werk Beteiligten bewusst. Sowohl der Verlag als auch die Autorinnen und Autoren und alle, die an der Entstehung dieses Werkes beteiligt waren, haben große Sorgfalt darauf verwandt, dass die Angaben zu Methoden, Anweisungen, Produkten, Anwendungen oder Konzepten dem aktuellen Wissensstand zum Zeitpunkt der Fertigstellung des Werkes entsprechen.
Der Verlag kann jedoch keine Gewähr für Angaben zu Dosierung und Applikationsformen übernehmen. Es sollte stets eine unabhängige und sorgfältige Überprüfung von Diagnosen und Arzneimitteldosierungen sowie möglicher Kontraindikationen erfolgen. Jede Dosierung oder Applikation liegt in der Verantwortung der Anwenderin oder des Anwenders. Die Elsevier GmbH, die Autorinnen und Autoren und alle, die an der Entstehung des Werkes mitgewirkt haben, können keinerlei Haftung in Bezug auf jegliche Verletzung und/oder Schäden an Personen oder Eigentum, im Rahmen von Produkthaftung, Fahrlässigkeit oder anderweitig übernehmen.

Für die Vollständigkeit und Auswahl der aufgeführten Medikamente übernimmt der Verlag keine Gewähr.
Geschützte Warennamen (Warenzeichen) werden in der Regel besonders kenntlich gemacht (®). Aus dem Fehlen eines solchen Hinweises kann jedoch nicht automatisch geschlossen werden, dass es sich um einen freien Warennamen handelt.

Bibliografische Information der Deutschen Nationalbibliothek
Die Deutsche Nationalbibliothek verzeichnet diese Publikation in der Deutschen Nationalbibliografie; detaillierte bibliografische Daten sind im Internet über https://www.dnb.de abrufbar.

25 26 27 28 29 5 4 3 2 1

In ihren Veröffentlichungen verfolgt die Elsevier GmbH das Ziel, genderneutrale Formulierungen für Personengruppen zu verwenden. Um jedoch den Textfluss nicht zu stören sowie die gestalterische Freiheit nicht einzuschränken, wurden bisweilen Kompromisse eingegangen. Selbstverständlich sind **immer alle Geschlechter** gemeint.

Planung: Dr. Barbara Schweighofer, München
Projektmanagement: Annekathrin Sichling, München
Redaktion und Abbildungsmanagement: Michaela Mohr/Michael Kraft, mimo-booxx|textwerk. – Büro für Verlagsdienstleistungen, Augsburg
Rechteklärung: Lisa Neulinger, Ottobrunn
Herstellung: Dietmar Radünz, Leipzig
Satz: STRAIVE, Puducherry/Indien
Druck und Bindung: EGEDSA, Sabadell (Barcelona)/Spanien
Umschlaggestaltung: SpieszDesign, Neu-Ulm
Titelfotografie: Beckenring: © sakurra – stock.adobe.com; Hintergrund: © hassan – stock.adobe.com

Aktuelle Informationen finden Sie im Internet unter **www.elsevier.de**

Vorwort

Braucht es tatsächlich ein weiteres deutschsprachiges Lehrbuch zum Thema Urogynäkologie? Nein, wird die erste „natürliche" Reaktion auf diese Frage lauten. Es gibt doch schon ausreichend einschlägige Werke renommierter Autoren, die das umfangreiche Thema ausführlich bearbeitet haben. Oder aber doch: Ja, es braucht ein neues Buch zum Thema! Denn auch Lehrbücher in der Urogynäkologie müssen pragmatisch und interessant gestaltet sein. Es braucht Literatur auch für den Nicht-Urogynäkologen, um an das spannende Teilgebiet unseres Fachs heran- und hineingeführt zu werden.

Aus diesem Grunde ist auch der Herausgeber des vorliegenden Buches angefragt worden, das umfassende Wissen über Beckenbodenfunktionsstörungen der Frau mit Harninkontinenz und Beckenbodensenkung praxisnah an Kolleginnen und Kollegen zu vermitteln, die sich selbst nicht als Experten auf diesem Gebiet sehen würden – nach der Lektüre dieses Lehrbuchs aber durchaus dazugehören könnten.

Das vorliegende Praxiswerk soll helfen, das vielfältige Wissen zu ordnen und für den Alltag schnell greifbar zu machen. Junge Kolleginnen und Kollegen aus der Gynäkologie, Urologie, Viszeralchirurgie sowie angrenzenden Fachdisziplinen, aber auch aus anderen Professionen profitieren von einem übersichtlichen Handbuch zu einem umfangreichen komplexen Thema.

Ich danke meinen Freunden, die sich für dieses Projekt alle sofort bereit erklärt haben und es mit Leben gefüllt haben!

Mit dem Wunsch auf eine angenehme Lektüre!

Im Namen aller Autoren, Ihr Herausgeber

Erfurt im Juli 2024

Gert Naumann

Herausgeber

PD Dr. Gert Naumann
Klinik für Frauenheilkunde und Geburtshilfe
Helios Klinikum Erfurt
Nordhäuser Straße 74
99089 Erfurt

Autorinnen und Autoren

PD Dr. Stefan Albrich
Gynäkologische Praxis Fünf 5Höfe München
Salvatorstraße 3
80333 München

Dr. Graziana Antoci
Alexianer St. Hedwig-Krankenhaus
Klinik für Urogynäkologie
Deutsches Beckenbodenzentrum
Große Hamburger Straße 5–11
10115 Berlin

Prof. Dr. Werner Bader
Universitätsklinikum OWL der Universität Bielefeld
Campus Klinikum Bielefeld
Zentrum für Frauenheilkunde und Geburtshilfe
Teutoburger Straße 50
33604 Bielefeld

PD Dr. Kaven Baeßler
Beckenbodenzentrum Franziskus und St. Joseph Krankenhaus
Berlin
Budapester Str. 15–19
10787 Berlin

Prof. Dr. Ricarda M. Bauer
Urologische Klinik München – Planegg
Germeringer Straße 32
82152 Planegg

Dr. Kathrin Beilecke
Alexianer St. Hedwig-Krankenhaus
Klinik für Urogynäkologie
Deutsches Beckenbodenzentrum
Große Hamburger Straße 5–11
10115 Berlin

Prof. Dr. Cornelia Betschart
Frauenklinik Universitätsspital Zürich
Rämistrasse 100
CH-8091 Zürich

Prof. Dr. Dimitrios Bolovis
Klinik für Frauenheilkunde und Geburtshilfe
Universitätsklinik der Paracelsus Medizinischen Privatuniversität
Klinikum Nürnberg
Prof.-Ernst-Nathan-Straße 1
90419 Nürnberg

Prof. Dr. Cosima Brucker
Klinik für Frauenheilkunde und Geburtshilfe
Universitätsklinik der Paracelsus Medizinischen Privatuniversität
Klinikum Nürnberg
Prof.-Ernst-Nathan-Straße 1
90419 Nürnberg

Prof. Dr. Dr. Thomas Bschleipfer
Klinik für Urologie und Kinderurologie
REGIOMED Klinikum Coburg
Ketschendorfer Straße 33
96450 Coburg

Prof. Dr. Christian Dannecker
Universitätsklinikum Augsburg
Klinik für Frauenheilkunde und Geburtshilfe
Stenglinstraße 2
86156 Augsburg

Prof. Dr. Miriam Deniz
Universitätsklinikum Ulm
Frauenheilkunde und Geburtshilfe
Prittwitzstraße 43
89075 Ulm (Michelsberg)

Dr. Thomas Fink
Urogynäkologie
Sana Beckenbodenzentrum Berlin
Klinik für Frauenheilkunde und Geburtshilfe
Sanaklinikum Lichtenberg, Berlin
Fanningerstraße 32
10365 Berlin

Prof. Dr. Boris Gabriel
St. Josephs-Hospital Wiesbaden
Beethovenstraße 20
65189 Wiesbaden

Dr. Marianne Gamper
Frauenklinik Spital Thurgau AG
Pfaffenholzstrasse 4
CH-8501 Frauenfeld

Prof. Dr. Christian Hampel
Dreifaltigkeits-Hospital Lippstadt gem. GmbH
Klosterstraße 31
59555 Lippstadt

Prof. Dr. Klaus Höfner
Evangelisches Krankenhaus Oberhausen
Virchowstraße 20
46047 Oberhausen

Prof. Dr. Markus Hübner
Universitätsklinikum Freiburg
Klinik für Frauenheilkunde
Hugstetter Straße 55
79106 Freiburg

Dr. Albert Kaufmann
Schweizer Paraplegiker-Zentrum
Neuro-Urologie
Guido A. Zäch Strasse 1
CH-6207 Nottwil

Prof. Dr. Werner Kneist
Chirurgische Klinik I
Klinikum Darmstadt GmbH
Grafenstraße 9
64283 Darmstadt

Prof. Dr. Annette Kuhn
Universitätsklinik für Frauenheilkunde
Theodor-Kocher-Haus
Friedbühlstrasse 19
CH-3010 Bern

Dr. Rainer Lange
Klinikum Worms
Gabriel-von-Seidl-Straße 81
67550 Worms

PD Dr. Gert Naumann
Klinik für Frauenheilkunde und Geburtshilfe
Helios Klinikum Erfurt
Nordhäuser Straße 74
99089 Erfurt

PD Dr. Günter K. Noé
Rheinland Klinikum Dormagen
Frauenheilkunde
Dr.-Geldmacher-Straße 20
41540 Dormagen

Dr. Norbert Nosal
Elisabeth-Krankenhaus Essen
Frauenklinik
Klara-Kopp-Weg 1
45138 Essen

Dr. Daniel E. Passweg
Stadtspital Triemli
Klinik für Gynäkologie und Gbeurtshilfe
Birmensdorferstrasse 497
CH-8063 Zürich

Prof. Dr. Ursula Peschers
Bayerisches Beckenbodenzentrum am Isar Klinikum München
Sonnenstraße 24–26
80331 München

Prim. PD Dr. Oliver Preyer, MBA
Landeskrankenanstalten-Betriebsgesellschaft – KABEG
Landeskrankenhaus Villach
Abteilung für Gynäkologie und Geburtshilfe
Nikolaigasse 43
A-9500 Villach

Prof. Dr. Cäcilia Reiner
Institut für Diagnostische und Interventionelle Radiologie
Universitätsspital Zürich
Rämistrasse 100
CH-8091 Zürich

Prof. Dr. Christl Reisenauer
Universitätsfrauenklinik Tübingen
Urogynäkologie
Calwerstraße 7
72076 Tübingen

Prof. Dr. Birgit Schulte-Frei
Dekanin Fachbereich Gesundheit & Soziales bei Hochschule
Fresenius University of Applied Sciences Köln
Im Mediapark 4c
50670 Köln

Prof. Dr. Daniela Schultz-Lampel
Kontinenzzentrum Südwest
Schwarzwald-Baar Klinikum
Klinkstraße 11
78052 Villingen-Schwenningen

Prof. Dr. Oliver Schwandner
Abteilung für Proktologie
Klinik für Allgemein- und Viszeralchirurgie
Krankenhaus Barmherzige Brüder
Prüfeninger Straße 86
93049 Regensburg

Prof. Dr. Ralf Tunn
Alexianer St. Hedwig-Krankenhaus
Klinik für Urogynäkologie
Deutsches Beckenbodenzentrum
Große Hamburger Straße 5–11
10115 Berlin

Prof. Dr. Volker Viereck
Klinik Hirslanden und
Frauenklinik Spital Thurgau AG
Pfaffenholzstrasse 4
CH-8501 Frauenfeld

Dr. Silke von der Heide
PRM (Physikalische und Rehabilitative Medizin) Praxis
Kasseler Landstraße 25 b
37081 Göttingen

Prof. Dr. Dirk Watermann
Frauenklinik
Diakoniekrankenhaus Freiburg
Wirthstraße 11
79110 Freiburg im Breisgau

Prof. Dr. Andreas Wiedemann
Ev. Krankenhaus Witten gGmbH, Klinik für Urologie
Universität Witten/Herdecke, Lehrstuhl für Geriatrie
Pferdebachstraße 27
58455 Witten

Abkürzungen

Symbol

α_1AR	Alpha-1-Adrenorezeptor
β3-AR	β3-Adrenozeptoren

A

A., Aa.	Arteria/e
AABT	Aachener-Aphasie-Bedside-Test
ABS	Artificial Bowel Sphincter
ACB	anticholinerge Last (Anticholinergic Burden)
ACE	Angiotensin Converting Enzyme
ACh	Acetylcholin
ACL	Aphasie-Check-Liste
AI	anorektale Inkontinenz
AIDS	Acquired Immunodeficiency Syndrome (erworbenes Immunschwächesyndrom)
AK	Antikörper
AKI	akutes Nierenversagen (Acute Kidney Injury)
AP	Anus praeter
APE	abdominoperineale Rektumexstirpation
ATFP	Arcus tendineus fasciae pelvis
ATLA	Arcus tendinous levator ani
AUA	American Urological Association
AZ	Allgemeinzustand

B

BB	Blutbild
BES	Blasenentleerungsstörung/en
BeSD	Beurteilung von Schmerz bei Demenz
BHI	Belastungsinkontinenz
BHS	Blut-Hirn-Schranke
BMI	Body-Mass-Index
BOO	Bladder Outlet Obstruction
BSC	bilaterale sakrospinale Kolosuspension
bSSFP	balanced Steady State Free Precession
BZ	Blutzucker

C

CESA	Zervikosakropexie
Ch	Charrière^
CIS	Carcinoma in situ
CS	Chondroitinsulfat
CT	Computertomographie, Computertomogramm

D

d	Tag/e
DD	Differenzialdiagnose/n
DEMTect	Demenz-Detektion
DGP	dynamische Grazilisplastik
DHA	Detrusor Hyperactivity (Detrusorüberaktivität)
DK	Dauerkatheter
DOA	Detrusor Overactivity (Detrusorüberaktivität)
DU	Detrusorunteraktivität
DÜA	Detrusorüberaktivität
DUA	Detrusor Underactivity (Detrusorhypoaktivität)

E

E	Einheit/en
EAS	Musculus sphincter ani externus
EBV	Epstein-Barr-Virus
ED	Einzeldosis
ELAPE	extralevatorische abdominoperineale Rektumexstirpation
EMDA®	Electromotive Drug Administration
EMG	Elektromyografie (Pelvic Muscle Electromyography)
ER	Extended Release

F

FDA	US Food and Drug Administration
FGC	Female Genital Cutting (weibliche Genitalbeschneidung)
FLUTS	Female Lower Urinary Tract Symptoms Score
FUS	funktioneller Ultraschall

G

GAG	Glykosaminglykan
GDS	Geriatric Depression Scale
GFR	glomeruläre Filtrationsrate
GSM	urogenitales Menopausensyndrom

H

h	Stunde/n
hCG	humanes Choriongonadotropin
HNPCC	hereditäres nichtpolypöses Kolonkarzinom
HPV	humanes Papillomavirus
HRT	Hormonersatztherapie
HWI	Harnwegsinfektion/en (-infekt/e)

I

IC	interstitielle Zystitis
ICI	International Consultation of Incontinence
ICIQ	The International Consultation on Incontinence Questionnaire
ICM	Musculus iliococcygeus
ICS	International Continence Society
IE	internationale Einheit/en
i. m.	intramuskulär
INR	International Normalized Ratio
I-PASS	International Prostate Symptoms Score
IR	Immediate Release
ISAR	Identification of Seniors at Risk
ISD	intrinsische Sphinkterinsuffizienz
ISK	intermittierender Selbstkatheterismus
i. th.	Intrathecal
IUGA	International Urogynecological Association
i. v.	intravenös

J

J.	Jahr/e

K

KG	Körpergewicht
KHK	koronare Herzkrankheit
KI	Kontraindikation
KM	Kontrastmittel
KO	Komplikation
KOF	Körperoberfläche

L

LA	Lokalanästhesie
laCESA	laparoskopische Zervikosakropexie
LARS	Low Anterior Resection Syndrome (schweres tiefes anteriores Resektionssyndrom)
LASH	laparoskopische suprazervikale Hysterektomie
laVASA	laparoskopische Vaginosakropexie
Lig.	Ligamentum
Lj.	Lebensjahr/e
LL	Leitlinie
LLS	laparoskopisch-laterale Suspension
LoE	Level of Evidence
LPl	laparoskopische Pektopexie
LQ	Lebensqualität
LSC	laparoskopische Sakrokolpopexie
LUTS	Lower Urinary Tract Symptoms

M

M., Mm.	Musculus/Musculi
mAChR	muskarinerge Acetylcholinrezeptoren
MFA	medizinische Fcachangestellte
min	Minute/n
mM	Millimolar
MMSE	Minimental State Exam
MNA	Mini Nutritional Assessment
Mon.	Monat/e
MRT	Magnetresonanztomografie, Magnetresonanztomogramm
MUCP	maximaler urethraler Verschlussdruck
MUP	maximaler urethraler Druck
MUVD	Urethraverschlussdruck

N

nAChR	nikotinerge Acetylcholinrezeptoren
NDO	neurogene Detrusorüberaktivität
NGF	Nerve Growth Factor
((nM	Nanometer))
NOAK	neue orale Antikoagulanzien
NOTES	Natural Orifice Transluminal Endoscopic Surgery
NW	Nebenwirkung/en

O

OAB	Overactive Bladder (überaktive Blase)
ODS	obstruktives Defäkationssyndrom
OECD	Organisation für wirtschaftliche Zusammenarbeit und Entwicklung
OP	Operation

P

P_{abd}	intraabdomineller Druck
P_{det}	Detrusordruck
P_{ves}	intravesikaler Druck
PAG	periäquaduktale graue Substanz
PAM	Musculus puboanalis
PAP	perioperative Antibiotikaprophylaxe
PB	Perinealkörper/-keil (Perineal Body)
PCL	Pubokokzygeallinie
PCR	Polymerase-Kettenreaktion
PDA	Periduralanästhesie
PEG	perkutane endoskopische Gastrostomie
PET	Positronenemissionstomografie
PFDI	Pelvic Floor Distress Inventory
PFM	Beckenbodenmuskulatur (Pelvic Floor Muscles)
pIONM	pelvines intraoperatives Neuromonitoring
PMC	pontines Miktionszentrum
PME	partielle mesorektale Exzision
p. o.	per os
POP	Prolaps genitalis (Pelvic Organ Prolapse)
PPI	Protonenpumpeninhibitor/en
PPM	Musculus puboperinealis
PRM	Musculus puborectalis
PROMs	patientenberichtete Behandlungsergebnisse
PSC	pontines Speicherzentrum
PVDF	Polyvinylidenfluorid

Q

Q_{max}	maximaler Harnfluss
QoL	Quality of Life (Lebensqualität)

R

RAR	Rektoanal Repair
RCT	Radiochemotherapie
RR	Blutdruck nach Riva-Rocci
R-TAMIS	robotische transanal minimalinvasive Chirurgie
RTX	Resiniferatoxin

S

s	Sekunde/n
s. c.	subkutan
SCP	Sakrokolpopexie
SFAS	spannungsfreie alloplastische Suburethralschlinge/n
SIS	Single-Incision-Schlinge/n
SNM	sakrale Neuromodulation
SoS	Soziale Situation nach Nikolaus
SPK	suprapubischer Katheter
SSL	Steinschnittlage
STARR	transanale Stapler-Resektion (Perineal Stapled Resection)
St. n.	Status nach
SUI	Stressinkontinenz (Stress Urinary Incontinence)

T

T	Tesla
TAMIS	transanal minimalinvasive Chirurgie
TAS	Tissue Anchoring System
TEM	transanale endoskopische Mikrochirurgie
TEO	transanale endoskopische Operation
TEP	Totalendoprothese
TME	totale mesorektale Exzision
TOT	transobturatorisches Band
TSE	Turbo Spin Echo

TVT	Tension-free Vaginal Tape
TVT-O	TVT-Obturatorband

U

UAB	unteraktive Blase
UDI	Urinary Distress Inventory
UI	Harninkonitenz (Urinary Incontinence)
UPS	unilaterale pektineale Suspension; Urgency Perception Scale
US	Ultraschall

V

V. a.	Verdacht auf
VASA	Vaginosakropexie
VLS	ventrolaterale Suspension

W

Wo.	Woche/n

Z

Z. n.	Zustand nach
ZPP	Zentrale Prüfstelle Prävention

Abbildungsnachweis

Der Verweis auf die jeweilige Abbildungsquelle befindet sich bei allen Abbildungen im Werk am Ende des Legendentextes in eckigen Klammern. Alle nicht besonders gekennzeichneten Grafiken und Abbildungen © Elsevier GmbH, München.

E1349	Kate Coleman: Botulinum Toxin in Facial Rejuvenation, 2.A. Elsevier, 2020
E1355	Bø, Kari; Berghmans, Bary; Mørkved, Siv; Van Kampen, Marijke: Evidence-Based Physical Therapy for the Pelvic Floor: Bridging Science and Clinical Practice, 3.A. Elsevier, 2024
E1379	Schwandner, O. (2016). Anorektaler Prolaps. In: Schwandner, O. (eds) Proktologische Diagnostik. Springer, Berlin, Heidelberg. https://doi.org/10.1007/978-3-662-47262-0_17
F400-002	Troller, Dr. Rebekka; Meyer, Dr. Jeremy; Davies, Mr. Justin: Defining low anterior resection syndrome (LARS): Scoring tools and patient-reported outcomes. Seminars in Colon and Rectal Surgery. Volume 32, Issue 4, 2021, Elsevier. https://doi.org/10.1016/j.scrs.2021.100847.
F851-006	Schwandner O., Hillemanns P.: Indikation, Technik und Ergebnisse der STARR-Operation [Indications, technique and results of the STARR procedure]. Chirurg. 2016;87(11):909-917. doi:10.1007/s00104-016-0265-3
H411-003	Delancey JO, Kane Low L, Miller JM, Patel DA, Tumbarello JA. Graphic integration of causal factors of pelvic floor disorders: an integrated life span model. Am J Obstet Gynecol. 2008;199(6):610.e1-610.e6105. doi:10.1016/j.ajog.2008.04.001
H411-004	Larsudd-Kåverud J, Gyhagen J, Åkervall S, et al. The influence of pregnancy, parity, and mode of delivery on urinary incontinence and prolapse surgery-a national register study. Am J Obstet Gynecol. 2023;228(1):61.e1-61.e13. doi:10.1016/j.ajog.2022.07.035
H427-001	Wilson D, Dornan J, Milsom I, Freeman R. UR-CHOICE: can we provide mothers-to-be with information about the risk of future pelvic floor dysfunction?. Int Urogynecol J. 2014;25(11):1449-1452. doi:10.1007/s00192-014-2376-z
H427-002	Friedman T, Eslick GD, Dietz HP. Delivery mode and the risk of levator muscle avulsion: a meta-analysis. Int Urogynecol J. 2019;30(6):901-907. doi:10.1007/s00192-018-3827-8
H427-003	Jordan PA, Naidu M, Thakar R, Sultan AH. Effect of subsequent vaginal delivery on bowel symptoms and anorectal function in women who sustained a previous obstetric anal sphincter injury. Int Urogynecol J. 2018;29(11):1579-1588. doi:10.1007/s00192-018-3601-y
L231	Stefan Dangl, München
L234	Helmut Holtermann, Dannenberg
L243	Peter Sommerfeld, Wien
M602	Prof. Dr. Annette Kuhn, Bern (CH)
M979	PD Dr. med Gert Naumann, Helios Klinikum Erfurt GmbH, Erfurt
M1392	Prof. Dr. med. Christl Reisenauer, Tübingen
M1393	Prof. Dr. med. Ricarda M. Bauer, München
M1394	Prof. Dr. med. Daniela Schultz-Lampel, Villingen-Schwenningen
M1395	Dr. med. Norbert Nosal, Essen
M1401	Dr. Thomas Fink, Berlin
M1402	Dr. Gabriel Fink, München
M1403	Dr. med. Daniel E. Passweg, Zürich
M1404	Prof. Cosima Brucker, Nürnberg
M1405	Prof. Dimitrios Bolovis, Nürnberg
M1406	Dr. med. R. Lange, Worms
M1407	Prof Dr. Günter K. Noé, Neuss
M1408	Prof. Dr. med. W. Kneist, Darmstadt
T1441	Mit freundlicher Genehmigung von Almut Köwing, Buchholz
P1172	Dr. Kathrin Beilecke, Klinik f. Urogynäkologie - St. Hedwig Krankenhaus Berlin
T1300	©2023 Intuitive Surgical Operations, Inc.
T1401	Dr. Thomas Fink, Berlin
T1440	©Science Museum Group
W181	Kassenärztliche Bundesvereinigung (KBV)
W247	Gesellschaft epidemiologischer Krebsregister in Deutschland e.V. (GEKID e.V.), Lübeck
W1178-002	A. K. Joos, R. Arnold, T. Borschitz: Deutsche Gesellschaft für Koloproktologie (DGK) S3-Leitlinie - Hämorrhoidalleiden. AWMF - Register Nr. 081/007

Fehler gefunden?

An unsere Inhalte haben wir sehr hohe Ansprüche. Trotz aller Sorgfalt kann es jedoch passieren, dass sich ein Fehler einschleicht oder fachlich-inhaltliche Aktualisierungen notwendig geworden sind.
Sobald ein relevanter Fehler entdeckt wird, stellen wir eine Korrektur zur Verfügung. Mit diesem QR-Code gelingt der schnelle Zugriff.

https://else4.de/978-3-437-21941-2

Wir sind dankbar für jeden Hinweis, der uns hilft, dieses Werk zu verbessern. Bitte richten Sie Ihre Anregungen, Lob und Kritik an folgende E-Mail-Adresse: kundendienst@elsevier.com

Inhaltsverzeichnis

I Grundlagen

KAPITEL

1 Warum mehr wissen über die Urogynäkologie?

Die Urogynäkologie ist längst eine feste Säule unseres Fachgebiets Gynäkologie und Geburtshilfe geworden. Bei den hohen Prävalenzzahlen von Harninkontinenz und Beckenbodensenkung gerade in der zweiten Lebenshälfte der Frau kann man durchaus von Volkskrankheiten sprechen.

Noch vor 20 bis 30 Jahren waren Urogynäkologen eine kleine Gruppe spezialisierter Operateure, die sich über verschiedene Techniken der chirurgischen Versorgung von Beckenbodenproblemen austauschten. Betroffene Frauen reisten häufig große Strecken, um sich in wenigen existierenden Zentren operieren zu lassen.

Welch grandioser Wandel hat sich seitdem vollzogen! Heute sitzt der Urogynäkologe in jeder gynäkologischen Praxis mit am Tisch, wenn es um die Prävention von Beckenbodenschäden in allen Lebenszyklen, eine Beratung z. B. über Beckenbodentraining oder Pessartherapie, eine individuellen Beratung während der Schwangerschaft und über den Geburtsmodus bei Folgegeburten geht und vor allem, wenn seine Expertise hinsichtlich einer engagierten Betreuung postpartum zur Rekonvaleszenz des Beckenbodens gefragt ist. Der Urogynäkologe arbeitet auch im Kreißsaal an der Seite der Geburtshelfer mit und unterstützt die Kolleginnen und Kollegen dabei, den besten Geburtsmodus für Kind und Mutter zu finden. Er gibt Anleitung zu Vermeidung, Aufdeckung und adäquater Versorgung höhergradiger Geburtsverletzungen und ist Ansprechpartner bei unmittelbaren postpartalen Problemen wie Harnblasen- und Enddarmstörungen.

Und auch in der Onkologie werden immer mehr Therapien nicht ausschließlich nach harten Tumorkriterien, sondern ebenfalls nach Begleiteinflüssen auf Organ- und Beckenbodenintegrität ausgerichtet. Auch hier ist die Urogynäkologie gefragt.

In zertifizierten Beckenbodenzentren arbeiten unterschiedliche Fachbereiche interdisziplinär und interprofessionell zusammen. Die Zeiten des argwöhnischen Nebeneinanders sind längst einem kollegialen Miteinander gewichen.

Auch in der Beurteilung eines Behandlungserfolgs hat sich in den letzten Dekaden ein grundlegender Sinneswandel vollzogen. Erfolge ausschließlich an einer völligen Kontinenz oder einer perfekt wiederhergestellten Anatomie festzumachen, ist nicht mehr zeitgemäß. Die Verbesserung der Lebensqualität für die betroffene Patientin als primäres Ziel umfasst mehr als nur technische Details. Als behandelnde Ärztinnen und Ärzte müssen wir lernen, die richtigen Fragen zu stellen. Am Ende müssen wir stets Bilanz ziehen: Haben wir unserer Patientin mit unserer Behandlung wirklich geholfen?

Urogynäkologie ist ein faszinierender Teilbereich unseres Fachs, der in alle anderen Bereiche immer weiter ausstrahlt. Zwischen einfachen Lösungen und hochkomplexen Problemen finden sich alle Facetten der medizinischen Behandlung von der jungen Frau bis zur Frau im Senium. An einer Inkontinenz oder einem Genitalprolaps verstirbt man nicht, aber eine schlechte Therapie beeinträchtigt das Leben dauerhaft.

Eine uralte Fabel adaptiert als Gedicht „The Blind Men and the Elephant" von John Godfrey Saxe (1816–1887) verdeutlicht anschaulich, was Urogynäkologie aus- und so besonders macht: Die Fabel von den sechs blinden Weisen und dem Elefanten.

Sechs gelehrte blinde Weise aus Hindustan kommen in ein Dorf, um erstmals auf einen Elefanten zu treffen. Jeder von ihnen glaubt, geschicktes Anfassen und Tasten reiche aus, um das Tier umfänglich zu erkennen. Der erste betastet die Seite des Tiers und schreit: „Das Tier ist wie eine Wand!" Der Zweite fühlt den harten Zahn und glaubt an einen Speer, der Dritte betastet den Rüssel und erkennt eine Schlange. Der Vierte betastet das Knie des Elefanten und glaubt an einen Baum, der Fünfte fühlt das große Ohr und erkennt darin einen Fächer. Der Sechste schließlich macht Bekanntschaft mit dem schwingenden Schwanz und verwechselt ihn mit einem Seil. Alle Gelehrten streiten vortrefflich, wer denn Recht hätte, jeder auf seine Meinung beharrend. Der einzige, den das erfreute, war der Herrscher, der sich beim Anblick der raufenden Blinden köstlich amüsierte. Auch wenn jeder Recht hatte, so sahen sie doch nur einen Teil und nicht das Ganze, und deshalb lag jeder falsch. Alle bildeten sich eine Meinung über den Elefanten, den keiner von ihnen je gesehen hatte!

Auch in der Wirklichkeit unserer täglichen Arbeit in Klinik und Praxis ist die interdisziplinäre Zusammenarbeit der Schlüssel zum Erfolg. Das Erkennen, Beraten und Diskutieren im Team auf der gemeinsamen Suche nach der besten Lösung – wenngleich mit manchmal notwendigen Kompromissen –, stets zum Nutzen und zum Wohl unserer Patientinnen.

In diesem Sinne haben sich bei diesem Lehrbuch Experten aus dem Gebiet der Frauenheilkunde, der Urologie und Koloproktologie gefunden, um ihr umfängliches Wissen kompakt und verständlich darzustellen. Ein Buch zum schnellen Nachschlagen, aber auch für eine gemütliche Lektüre in dienstfreien Stunden.

KAPITEL

2

Ursula Peschers

Epidemiologie von Harn- und Stuhlinkontinenz und Deszensus

2.1 Epidemiologie der Harninkontinenz

2.1.1 Prävalenz

Die Prävalenz ist eine **Kennzahl für die Krankheitshäufigkeit.** Mit ihr wird der Anteil von Betroffenen, die zu einem bestimmten Zeitpunkt in einer bestimmten Gruppe erkrankt sind, beschrieben. Die Prävalenz kann durch Interviews, durch Fragebögen oder auch durch klinische Untersuchungen oder Laboruntersuchungen evaluiert werden. Im Hinblick auf die Harninkontinenz bei Frauen gibt es zahlreiche Studien, die die Prävalenz in verschiedenen Populationen erfasst haben. Anhängig davon, wie die Harninkontinenz dabei definiert wurde, kommen die Studien zu sehr unterschiedlichen Ergebnissen.

2.1.2 Prävalenz in der Allgemeinbevölkerung

In der Allgemeinbevölkerung werden Prävalenzen von 5–70 % beschrieben (Milsom et al. 2019). Die unterschiedlichen Ergebnisse können mit der unklaren Definition, was überhaupt eine Harninkontinenz ist, erklärt werden. Studien, die eine sehr weit gefasste Definition verwendet haben (war die Patientin jemals im Leben harninkontinent) kommen zu höheren Prävalenzraten als Studien, in denen nur Harnverlust, der die Lebensqualität beeinträchtigt, erfasst wurde. Tagliche Harninkontinenzepisoden treten bei Frauen < 60 J.n bei 4–7 % auf (Burgio et al. 1991; Moller et al. 2000; Samuelsson et al. 2000; Aoki et al. 2017). Die Prävalenz nimmt mit dem Alter zu (Hannestad et al. 2000).

2.1.3 Prävalenz in spezifischen Bevölkerungsgruppen

Altersheime. Die Prävalenz der Harnkontinenz ist bei Männern und Frauen, die in Heimen leben, deutlich höher als in der Allgemeinbevölkerung. Sie wird mit 50–70 % angegeben (Aggazzotti et al. 2000; Borrie und Davidson 1992; Brandeis et al. 1997; Ouslander et al. 1993; Sgadari et al. 1997).

Schwangere. In der Schwangerschaft nimmt die Prävalenz bei Harninkontinenz zu. Das betrifft nicht nur Mehrgebärende. Die Zunahme des Körpergewichts sowie die Veränderung des Bindegewebes (Lockerung als Vorbereitung für den Geburtsvorgang) erklären dies. Mit zunehmender Schwangerschaftsdauer steigt die Prävalenz (Dimpfl et al. 1992; Marshall et al. 1998; Burgio et al. 1996; Moossdorff-Steinhauser et al. 2021).

Herkunft. Offensichtlich sind Frauen asiatischer und hispanischer Herkunft sowie Afroamerikanerinnen seltener von Harninkontinenz betroffen (Grodstein et al. 2003; Nygaard et al. 2003).

Unterschiede nach Ländern. Es ist schwierig, verschiedene Länder zu vergleichen. Dabei spielen unterschiedliche Faktoren eine Rolle. In einer großen internationalen Studie, in der ein validiertes Instrument verwendet wurde, fanden Hunskaar et al. (2004), dass die Prävalenz von Harninkontinenz in Deutschland, Frankreich und Großbritannien etwa gleich ist, während sie in Spanien etwas niedriger war. Insgesamt lag die Prävalenz bei ca. 35 %, was den durchschnittlichen Werten aus anderen Studien entspricht. Die Prävalenz bei Frauen > 60 J. wurde in einer Übersichtsarbeit von 9,5 % in Mexiko und 54,2 % im Iran beschrieben (Batmani et al. 2022).

MERKE
Die Prävalenz liegt bei Harninkontinenz zwischen 25 und 45 %. In der Schwangerschaft ist die Prävalenz höher und steigt mit zunehmender Schwangerschaftsdauer. Die Prävalenz steigt mit zunehmendem Alter an und ist bei Frauen, die in Heimen leben, besonders hoch. Frauen kaukasischer Herkunft sind häufiger betroffen.

2.1.4 Formen der Harninkontinenz

Die Erfassung der verschiedenen Formen der Harninkontinenz (überaktive Blase, Belastungsinkontinenz, Mischformen) ist schon im klinischen Alltag nicht ganz einfach. Umso schwieriger ist es, diese in epidemiologischen Studien zu erfassen. Sandvik et al. zeigten schon 1995, dass die anamnetische Diagnose nicht mit der urodynamischen übereinstimmt (Sandvik et al. 1995). Auf der anderen Seite erfasst die Anamnese den Hauptleidensdruck der Patientin. Selbst, wenn die Patientin urodynamisch „nur" eine Belastungsinkontinenz hat, aber anamnestisch am meisten unter der Drangkomponente leidet, wird sie von der erfolgreichen Behandlung der Belastungskomponenten wahrscheinlich wenig profitieren.

Die Verteilung der verschiedenen Harninkontinenzformen ändert sich mit dem Alter. Bei älteren Frauen dominiert die Drangkomponente bzw. die Mischinkontinenz (Diokno et al. 1986; Molander et al. 1990; Nuotio et al. 2003; Roberts und Park 1998), bei jüngeren dagegen die Belastungskomponente (Burgio et al. 1991; Hording et al. 1986; Samuelsson et al. 1997). In den meisten Studien zeigt sich, dass etwa 50 % der Frauen an einer Belastungsinkontinenz leiden, ein etwas kleinerer Teil an einer Mischinkontinenz und nur der kleinste Teil ausschließlich an Drangsymptomen. Postmenopausale Frauen haben häufiger Symptome einer überaktiven Blase oder einer Mischinkontinenz als prämenopausale Frauen (Nagai et al. 2021).

Die NOBLE-Studie, in der Telefoninterviews in den USA durchgeführt wurden, fand eine Gesamtprävalenz der überaktiven Blase mit Inkontinenz bei Frauen > 18 J. von 9,6 %, ansteigend von 5 % in der Gruppe von 18–44 J. auf 19 % bei Frauen > 65 J. (Stewart et al. 2003). In der EPIC Study wurde eine Prävalenz von 11,8 % bei über 19.000 Befragten > 18 J. in Kanada und Europa beschrieben (Irvin 2006). Die Epi-LUTS Studie, bei der 20.000 Personen > 40 J. via Internet befragt wurden, kam auf eine deutlich höhere Prävalenz von 35,6 %; 15,3 % der teilnehmenden Frauen gaben an, an einer überaktiven Blase mit Inkontinenz zu leiden (Coyne 2011).

MERKE
Die Prävalenz der Drangsymptomatik und der Mischinkontinenz steigt mit zunehmendem Alter der Patientinnen.

2.1.5 Risikofaktoren

Lebensalter. Die Prävalenz der Harninkontinenz nimmt im Alter zu, ältere Patientinnen leiden zunehmend unter einer Drang- oder einer Mischinkontinenz. (Diokno et al. 1986; Hannestad et al. 2000; Hahn et al. 1993; Nygaard et al. 2008).

Gravidität. Eine Harninkontinenz in der Schwangerschaft ist ein Risiko für eine persistierende Harninkontinenz direkt nach der Geburt (Burgio et al. 2003) und auch fünf Jahre post partum (Viktrup und Lose 2001).

Parität. Der Zusammenhang zwischen Parität und Harninkontinenz ist eindeutig. Während einige Studien eine Zunahme der Harninkontinenzprävalenz mit zunehmender Parität nachweisen konnten (Moller et al. 2000; Nygaard et al. 2008), bestätigten andere dies nicht (Holst und Wilson 1988; Pregazzi et al. 2002).

Geburtsmodus. Eine vaginale Entbindung beeinflusst das Risiko für eine Harninkontinenz mehr als eine Sectio caesarea. Die aussagekräftigste Studie wurde diesbezüglich von Rortveid et al. 2001 vorgelegt (Rortveid et al. 2001). An über 15.000 Frauen konnte gezeigt werden, dass Frauen, die nur bei Sectio entbunden wurden, zwar auch ein erhöhtes Risiko zur Entwicklung einer Harninkontinenz haben (Odds Ratio 1,5), aber dass das Risiko nach einer vaginalen Entbindung deutlich erhöht ist (Odds Ration 2,4; Rortveit et al. 2001).

Eine aktuelle Studie aus 2022 zeigt eindrucksvoll, dass Operationen zur Behandlung der Belastungsinkontinenz fast ausschließlich bei Frauen nach vaginalen Entbindungen stattfinden. Dieses Risiko steigt mit Anzahl der vaginalen Entbindungen an (Larsudd-Kaverud-Jennie et al. 2023). Der Einfluss anderer geburtshilflicher Faktoren bleibt unklar. Wahrscheinlich sind Forzepsentbindungen eher mit dem Auftreten von Harninkontinenz assoziiert (Burgio et al. 2003; Farrell et al. 2001; Miller et al. 2003). Die Geburtseinleitung und das Kristellern wird mit dem Auftreten von Harnkontinenz in Zusammenhang gebracht (Okonkwo et al. 2001; Pregazzi et al. 2002; Thom et al. 1997). Auch das Gewicht des Kindes und mediolaterale Episiotomie könnten einen Einfluss haben (Hojberg et al. 1999). Insgesamt gibt es aber widersprüchliche Daten.

Menopausenstatus/Hormonersatztherapie. Die lokale Applikation von Estriol führt im klinischen Alltag oft zu einer Verbesserung einer Drangsymptomatik. Die konnte auch in klinischen Studien belegt werden (Matarazzo et al. 2018).

Eine systemische Therapie führt dagegen nicht zu einer signifikanten Abnahme der Harninkontinenz (Moller et al. 2000; Nygaard 1996). Es gibt sogar Daten, die das Gegenteil zeigen. (Grady et al. 2001).

Hysterektomie in der Vorgeschichte. Die Rolle der Hysterektomie und auch der suprazervikalen Hysterektomie bei der Entwicklung der Harninkontinenz werden kontrovers diskutiert. Die meisten Studien, die einen Zusammenhang zwischen der Entfernung der Gebärmutter und einer Harninkontinenz belegen, waren nur univariante Analysen (Buchsbaum et al. 2002; Chiarelli 1999). Brown et al. beschreiben in einer Übersichtsarbeit, dass in den ersten zwei Jahren nach Hysterektomie keine Zunahme der Prävalenz auftrat (Subak et al. 2002). Allerdings wurde in einer landesweiten Kohortenstudie in Schweden an über 600.000 Frauen in einem Beobachtungszeitraum von 30 Jahren bei hysterektomierten Frauen ein 2,4-fach erhöhtes Risiko für eine Operation wegen einer Belastungsinkontinenz zu einem späteren Zeitpunkt gefunden. (Altman et al. 2007). Allerdings muss dabei in Betracht gezogen werden, dass die Hysterektomie eventuell im Rahmen einer Prolapsoperation erfolgt und dass Patientinnen mit Deszensus ein erhöhtes Risiko für die Entwicklung einer Harninkontinenz haben.

Adipositas. Es ist gut belegt, dass die Adipositas einen Einfluss auf die Entwicklung und den Schweregrad einer Harnkontinenz hat (Hannestad et al. 2000, Nygaard et al. 2008). Hoher Gewichtsverlust z. B. durch bariatrische Chirurgie kann zu einer subjektiven und objektiven Heilung von Harninkontinenz führen (Lian et al. 2017).

Demenz. Der klinische Alltag zeigt, dass Patientinnen mit Orientierungsstörungen und Demenz häufiger eine Harninkontinenz haben als nicht betroffene Patientinnen. Dies konnte in zahlreichen Studien belegt werden (Holtedahl und Hunskaar 1998; Skelly und Flint 1995; Searcy JAR 2017).

Nikotinabusus. Rauchen erhöht das Risiko für eine Harnkontinenz (u. a. durch chronisches Husten und eine Beeinflussung der Kollagensynthese; Bump et al. 1992; Sampselle et al. 2002; Miller et al. 2003; Abufaraj et al. 2021).

Hereditäres Risiko. Die Prävalenz für eine Belastungsinkontinenz ist erhöht, wenn die Mutter, Großmutter oder Schwester der Patientin ebenfalls betroffen sind. Verschiedene Gene werden damit in Zusammenhang gebracht (Hannestad et al. 2004; Mushkat et al. 1996; Isali et al. 2020).

2.1.6 Zusammenfassung

Die Prävalenz jeder Form von Harninkontinenz nimmt mit zunehmendem Alter zu. Sie liegt bei jüngeren Frauen bei 20–30 % und steigt dann bei älteren Frauen auf 30–50 %. Ältere Frauen haben häufiger eine Mischinkontinenz und Symptome einer überaktiven Blase. Schwangerschaften und Geburt, Menopause, Adipositas und Nikotinabusus erhöhen das Risiko. Außerdem besteht eine genetische Disposition.

2.2 Anale Inkontinenz

Unter analer Inkontinenz versteht man **ein Spektrum verschiedener Symptome.** Dazu gehört die Inkontinenz für flüssigen und festen Stuhl, aber auch Stuhlschmieren, Nachschmieren, Windinkontinenz und imperativer Stuhldrang.

2.2.1 Prävalenz

Die anale Inkontinenz ist nicht selten und es sind auch Frauen betroffen, die keine Kinder geboren haben. In einer Untersuchung bei katholischen Ordensschwestern gaben 54 % Symptome einer analen Inkontinenz an (Okehaialam et al. 2021). Insgesamt wird die Prävalenz von analer Inkontinenz in Studien sehr unterschiedlich angegeben. Sie variiert von 2–24 % unter Erwachsenen, die nicht in Heimen leben (Macmillan et al. 2004). Nygaard et al. fanden in einer repräsentativen Querschnittuntersuchung (ausschließlich Frauen), die vom US-amerikanischen Pelvic Floor Disorders Network durchgeführt wurde, bei 9 % (2,9–21,4 %) der Teilnehmerinnen > 20 J. unwillkürlichen Abgang von festem, flüssigem oder mukösem Darminhalt (Nygaard et al. 2008).

Bei Menschen, die in Heimen leben, ist die Prävalenz mit 40–50 % noch höher (Nelson et al. 1998; Saga et al. 2015).

2.2.2 Risikofaktoren

Parität. Vermutlich ist ein Großteil der analen Inkontinenzsymptome, die bei Frauen, die geboren haben, auftreten, auf – manchmal auch unerkannte – Sphinkterverletzungen zurückzuführen (Oberwalder et al. 2003). Allerdings scheint eine elektive Sectio nicht vor einer analen Inkontinenz zu schützen. Eine randomisierte Studie zwischen Sectio und vaginaler Geburt bei Beckenendlage konnte keine signifikante Verringerung des Risikos für anale Inkontinenz drei Monate post partum nachweisen (Hannah et al. 2002). Allerdings erhöht ein Dammriss III° oder IV° das Risiko für eine anale Inkontinenz signifikant (Schei et al. 2019; Sideris et al. 2020).

Stuhlkonsistenz. Wenig überraschend haben Patientinnen, die meistens flüssigen oder breiigen Stuhl haben, eine erhöhte Prävalenz von analer Inkontinenz (Leigh und Turnberg 1982; Pasricha und Staller 2021).

Alter. Die Prävalenz der analen Inkontinenz nimmt mit dem Alter zu. Männer und Frauen sind etwas gleich häufig betroffen. In einer Metaanalyse wurde die Prävalenz von Inkontinenz für flüssigen und/oder festen Stuhl mit 0,8 % bei Männern und 1,6 % bei Frauen < 60 J. angegeben, die Prävalenz steigt auf 5,1 % (Männer) und 6,2 % (Frauen), die > 60 J. alt sind (Predlove et al. 2006).

Voroperationen. Operationen im Analbereich können das Risiko für eine anale Inkontinenz erhöhen. Dazu gehören die OP einer Analfissur mit Sphinkterotomie, Fisteloperationen, die onkologische tiefe anteriore Rektumresektion und andere mehr (Brown et al. 2020).

Neurologische Begleiterkrankungen. Morbus Parkinson, die diabetische Neuropathie, Apoplex, Encephalitis disseminata, kognitive Einschränkungen und demenzielle Syndrome sowie andere neurologische Erkrankungen können eine anale Inkontinenz zur Folge haben (Pasricha und Staller 2021)

MERKE

Die anale Inkontinenz ist bei Männern und Frauen im Alter gleich häufig. Die Prävalenz von steigt von 08–1,6 % (♀/♂ < 60 J.) auf 5–6 % (♀/♂ > 60 J.). Ein Dammriss III°/IV° erhöht das Risiko, v. a. bei jüngeren Frauen.

2.3 Deszensus und Prolaps

Mit Deszensus und Prolaps wird das **Tiefertreten der Scheide und der Gebärmutter** (bzw. des Scheidenendes nach Hysterektomie) bezeichnet. Im deutschsprachigen Raum wird der Begriff „Prolaps" i. d. R. nur bei einer Senkung, die den Hymenalsaum überschreitet, verwendet. Dies ist in der angloamerikanischen Literatur anders, dort wird jede Form einer Senkung als Prolaps bezeichnet. Es ist nur mit Einschränkungen möglich, die Prävalenz von Prolapserkrankungen durch Fragebögen oder Interviews zu untersuchen, da die Symptome sehr unspezifisch sind. Patientinnen klagen über ein Fremdkörpergefühl, über „Druck nach unten", Blasen- und Stuhlentleerungsstörungen. Diese Symptome sind aber nicht zwingend mit dem Vorhandensein einer Senkung assoziiert. Das Symptom „Fremdkörpergefühl in der Scheide" hat nur eine moderate Korrelation zum Ausmaß des Deszensus (Ellerkmann et al. 2001).

2.3.1 Prävalenz

Nygaard et al. haben 2008 die Prävalenz von Prolaps außerhalb von Kliniken untersucht. Dabei fanden sie sie eine Prävalenz von 2,9 % bei 1961 Frauen > 20 J. (Nygaard et al. 2008). Swift et al. fanden eine Prävalenz von 51 % von Prolaps II° (nach POP-Q; Bump et al. 1996) bei Patientinnen, die zu einer Vorsorgeuntersuchung kamen (Swift 2000). Nur 3 % der 497 untersuchten Patientinnen hatte einen Prolaps III° nach POP-Q-Klassifikation, keine hatte einen Totalprolaps.

Studien ohne Untersuchung, in denen Symptome erfragt wurden, kamen auf Prävalenzraten von 8–28 % (Eva et al. 2003; Kumari et al. 2000; MacLennan et al. 2000). In einer Metaanalyse, in die 49 Studien einbezogen wurden, wurde eine Prävalenz von 15 % beschrieben (Islam 2019). Auch Nulliparen können Symptome eines Prolaps haben (Gyhagen et al. 2019).

Prolaps tritt am häufigsten im Bereich des vorderen Kompartiments auf, gefolgt vom hinteren und dann vom mittleren Kompartiment.

2.3.2 Potenzielle Risikofaktoren

Alter. Mehrere Studien konnten belegen, dass das relative Risiko für die Entwicklung eines Prolaps mit zunehmendem Alter ansteigt (Hendrix et al. 2002; Progetto Menopausa Italia Study Group 2000; Vergeldt et al. 2015), andere konnten dies nicht bestätigen (Nygaard et al. 2008).

Gravidiät und Parität. Mit zunehmender Anzahl der Entbindungen steigt das Risiko einer symptomatischen Senkung an. Frauen, die zwei Kinder vaginal geboren haben, haben ein relatives Risiko von 8,4 und Frauen, die 4 Kinder geboren haben von 10,9 im Hinblick auf eine störende Senkung im Vergleich zu Nulliparen (Mant et al. 1997). Das Risiko scheint mit jeder zusätzlichen Geburt anzusteigen (Hendrix et al. 2002). Eine Forzepsentbindung scheint das Risiko zu erhöhen (Chiaffarino et al. 1999; Moalli et al. 2003). In der populationsbezogenen Studie von Nygaard et al. (2008) fand sich allerdings kein eindeutiger Zusammenhang zwischen Schwangerschaft, Geburt und Prolaps.

Adipositas. Übergewichtige Frauen haben ein erhöhtes Risiko für eine Senkung (Giri et al. 2017).

Obstipation. Es erscheint klinisch wahrscheinlich, dass langdauerndes Pressen beim Stuhlgang das Risiko für einen Senkung erhöht. Spence-Jones et al. fanden, dass Patientinnen mit Prolaps in jungen Jahren häufiger von einer Obstipation betroffen waren, als Frauen ohne Deszensusbeschwerden (Spence-Jones et al. 1994). Auch Forner et al. fanden einen Zusammenhang (Forner et al. 2020)

Schweres Heben. Ob schweres Heben das Risiko für eine Senkung erhöht, ist umstritten. Forner et al. untersuchten, ob Frauen, die beim Training schwere Gewichte heben, ein erhöhtes Risiko für eine Senkung haben. Dies konnte in der Studie nicht bestätigt werden (Forner et al. 2020). Es gibt mehrere Studien aus Ländern, in denen sehr schweres Heben und Tragen von Lasten für Frauen zum Alltag gehört. Die Mehrzahl dieser Studien konnte einen Zusammenhang zwischen schwerer körperlicher Belastung und Senkungsbeschwerden bestätigen (Henok 2017; Campbell et al. 2022; Abede et al. 2022).

Hysterektomie und Deszensus. Möglicherweise erhöht eine Hysterektomie das Risiko für eine Senkung. Die Datenlage ist jedoch nicht eindeutig. Nach Marchionni et al. (1999) haben 4,4 % der Patientinnen im Schnitt elf Jahre nach Hysterektomie einen Scheidenstumpfprolaps, nach Hysterektomie wegen Prolaps sogar 11,86 %, nach Hysterektomie aus anderen Ursachen nur 1,8 %. In einer Studie, in der das Risiko für einen Prolaps nach Hysterektomie bei Frauen, die nicht geboren hatten, untersucht wurde, zeigt sich, dass eine Hysterektomie das Risiko für eine Senkungsoperation im Verlauf erhöht (Husby et al. 2022). Dabei konnte kein Unterschied im Hinblick auf die Art der Hysterektomie (total, suprazervikal, laparoskopisch) festgestellt werden. Dies wurde auch von Gabriel et al. bestätigt (Gabriel et al. 2021).

Familiäre Disposition. Frauen mit einer positiven Familienanamnese haben ein 2,3–2,7fach erhöhtes Risiko für das Auftreten einer Senkung. Nach einer Operation haben sie ein erhöhtes Risiko für ein Rezidiv (Samimi et al. 2021).

2.3.3 Zusammenfassung

Die Epidemiologie der Senkung ist schwierig zu untersuchen. Viele Patientinnen mit einer Senkung sind beschwerdefrei, andere mit sehr geringen Senkungsformen haben erhebliche Symptome. Große epidemiologische Studien mit Fragebögen sind daher nur eingeschränkt verwertbar.

MERKE

Insgesamt dürfte die Prävalenz v. a. symptomatischer Prolapspatientinnen bei 5–10 % liegen. Die Anzahl der vaginalen Geburten ist der wesentliche Risikofaktor für die Entstehung einer Senkung. Alter, Adipositas, Obstipation und die genetische Disposition haben einen weiteren Einfluss auf die Senkungsproblematik. Die tatsächliche Prävalenz lässt sich durch Fragebögen nur unzureichend evaluieren.

LITERATUR

Abebe D, Kure MA, Demssie EA et al. One in ten ever-married women who visited health facilities for various reasons have pelvic organ prolapse in Harari regional state, Eastern Ethiopia. BMC Womens Health. 2022 Jun 11;22(1) 223.

Abufaraj M, Xu T, Cao C, Siyam A et al. Prevalence and trends in urinary incontinence among women in the United States, 2005–2018. Am J Obstet Gynecol. 2021 Aug;225(2):166 e1–166.e12.

Aggazzotti G, Pesce F, Grassi D et al., Prevalence of urinary incontinence among institutionalized patients: a cross-sectional epidemiologic study in a midsized city in northern Italy. Urology 2000 56(2) 245–249.

Altman D, Granath F, Cnattingius S, Falconer C. Hysterectomy and risk of stress-urinary-incontinence surgery: nationwide cohort study. Lancet 2007 370(9597): 1494–9.

Aoki Y, Brown HW, Brubaker L et al. Urinary incontinence in women. Nat Rev Dis Primers. 2017 Jul 6;3 17042.

Batmani S, Jalali R, Mohammadi M, Bokaee S. Prevalence and factors related to urinary incontinence in older adults women worldwide: a comprehensive systematic review and meta-analysis of observational studies. BMC Geriatr. 2021 Mar 29;21(1) 212.

Borrie MJ, Davidson HA. Incontinence in institutions: costs and contributing factors. CMAJ 1992;147(3) 322–328.

Brandeis GH, Baumann MM, Hossain M et al. The prevalence of potentially remediable urinary incontinence in frail older people: a study using the Minimum Data Set. J Am Geriatr Soc 1997 45(2) 179–184.

Brown HW, Dyer KY, Rogers RG. Management of Fecal Incontinence. Obstet Gynecol. 2020 Oct;136(4):811–822.

Buchsbaum GM, Chin M, Glantz C, Guzick D. Prevalence of urinary incontinence and associated risk factors in a cohort of nuns. Obstet Gynecol 2002 100(2) 226–229

Bump RC, Mattiasson A, Bo K et al. The standardization of terminology of female pelvic organ prolapse and pelvic floor dysfunction. Am J Obstet Gynecol 1996 175(1) 10–17.

Bump RC, Sugerman HJ, Fantl JA, McClish DK. Obesity and lower urinary tract function in women: effect of surgically induced weight loss. Am J Obstet Gynecol 1992 167 392–397.

Burgio KL, Locher JL, Zyczynski H et al. Urinary incontinence during pregnancy in a racially mixed sample: characteristics and predisposing factors. Int Urogynecol J Pelvic Floor Dysfunct 1996 7(2) 69–73.

Burgio KL, Matthews KA, Engel BT. Prevalence, incidence and correlates of urinary incontinence in healthy, middle-aged women. J Urol 1991 146(5) 1255–1259.

Burgio KL, Zyczynski H, Locher JL et al. Urinary incontinence in the 12-month postpartum period. Obstet Gynecol 2003 102(6) 1291–1298.

Campbell M, Rattray C, Stewart P et al. Profile of women with pelvic organ prolapse at the University Hospital of the West Indies risk factors and presentation. J Obstet Gynaecol 2022 42 2220–2224.

Chiaffarino F, Chatenoud L, Dindelli M et al. Reproductive factors, family history, occupation and risk of urogenital prolapse. Eur J Obstet Gynecol Reprod Biol 1999 82(1) 63–67.

Chiarelli P, Brown W, McElduff P. Leaking urine: prevalence and associated factors in Australian women. Neurourol Urodyn 1999 18(6) 567–577.

Coyne KS, Sexton CC, Vats V et al. National community prevalence of overactive bladder in the United States stratified by sex and age. Urology 2011 77(5) 1081–1087.

Cooper MJ, Cario G, Lam A, Carlton M. A review of results in a series of 113 laparoscopic colposuspensions. Aust N Z J Obstet Gynaecol 1996 36(1) 44–48.

Dimpfl T, Hesse U, Schussler B. Incidence and cause of postpartum urinary stress incontinence. Eur J Obstet Gynecol Reprod Biol 1992 43(1) 29–33.
Diokno AC, Brock BM, Brown MB, Herzog AR. Prevalence of urinary incontinence and other urological symptoms in the noninstitutionalized elderly. J Urol 1986 136(5) 1022–1025.
Ellerkmann RM, Cundiff GW, Melick CF et al. Correlation of symptoms with location and severity of pelvic organ prolapse. Am J Obstet Gynecol 2001 185(6) 1332–1337.
Eva UF, Gun W, Preben K. Prevalence of urinary and fecal incontinence and symptoms of genital prolapse in women. Acta Obstet Gynecol Scand 2003 82(3) 280–286.
Farrell SA, Allen VM, Baskett TF. Parturition and urinary incontinence in primiparas. Obstet Gynecol 2001 97(3) 350–356.
Forner LB, Beckman EM, Smith MD. Symptoms of pelvic organ prolapse in women who lift heavy weights for exercise: a cross-sectional survey. Int Urogynecol J. 2020 Aug;31(8) 1551–1558.
Gabriel I, Kalousdian A, Brito LG et al. Pelvic organ prolapse after 3 modes of hysterectomy: long-term follow-up. Am J Obstet Gynecol. 2021 May;224(5) 496. e1–496.e10.
Giri A, Hartmann KE, Hellwege JN et al. Obesity and pelvic organ prolapse: a systematic review and meta-analysis of observational studies. Am J Obstet Gynecol. 2017 217 11–26.
Grady D, Brown JS, Vittinghoff E et al. Postmenopausal hormones and incontinence: the Heart and Estrogen/Progestin Replacement Study. Obstet Gynecol 2001 97(1) 116–120.
Grodstein F, Fretts R, Lifford K et al. Association of age, race, and obstetric history with urinary symptoms among women in the Nurses' Health Study. Am J Obstet Gynecol 2003 189(2) 428–434.
Gyhagen M, Al-Mukhtar Othman J, Åkervall S et al. The symptom of vaginal bulging in nulliparous women aged 25–64 years: a national cohort study. Int Urogynecol J. 2019 Apr;30(4) 639–647.
Hahn I, Milsom I, Fall M, Ekelund P. Long-term results of pelvic floor training in female stress urinary incontinence. Br J Urol 1993 72 421–427.
Hannah ME, Hannah WJ, Hodnett ED et al. Outcomes at 3 months after planned cesarean vs planned vaginal delivery for breech presentation at term: the international randomized Term Breech Trial. Jama 2002 287(14) 1822–1831.
Hannestad YS, Lie RT, Rortveit G, Hunskaar S. Familial risk of urinary incontinence in women: population based cross sectional study. BMJ 2004 329(7471) 889–891.
Hannestad YS, Rortveit G, Sandvik H, Hunskaar S. A community-based epidemiological survey of female urinary incontinence: the Norwegian EPINCONT study. Epidemiology of Incontinence in the County of Nord-Trondelag. J Clin Epidemiol 2000 53(11) 1150–1157.
Hendrix SL, Clark A, Nygaard I et al. Pelvic organ prolapse in the Women's Health Initiative: gravity and gravidity. Am J Obstet Gynecol 2002 186(6) 1160–1166.
Henok A. Prevalence and Factors Associated with Pelvic Organ Prolapse among Pedestrian Back-Loading Women in Bench Maji Zone. Ethiop J Health Sci. 2017 May;27(3) 263–272.
Hojberg KE, Salvig JD, Winslow NA et al. Urinary incontinence: prevalence and risk factors at 16 weeks of gestation. Br J Obstet Gynaecol 1999 106(8) 842–850.
Holst K, Wilson PD. The prevalence of female urinary incontinence and reasons for not seeking treatment. N Z Med J 1988 101(857) 756–758.
Holtedahl K, Hunskaar S. Prevalence, 1-year incidence and factors associated with urinary incontinence: a population based study of women 50–74 years of age in primary care. Maturitas 1998 28(3) 205–211.
Hording U, Pedersen KH, Sidenius K, Hedegaard L. Urinary incontinence in 45-year-old women. An epidemiological survey. Scand J Urol Nephrol 1986 20(3) 183–186.
Hunskaar S, Lose G, Sykes D, Voss S. The prevalence of urinary incontinence in women in four European countries. BJU Int 2004 93(3) 324–330.
Husby KR, Gradel KO, Klarskov N. Pelvic organ prolapse following hysterectomy on benign indication: a nationwide, nulliparous cohort study. Am J Obstet Gynecol. 2022 Mar;226(3) 386. e1–386.e9.
Irvin DE, Milsom Hunskaar S et al Population-based survey of urinary incontinence, overactive bladder and other lower urinary tract symptoms in five countries: results of the EPIC study. Eur Urol. 2006 50(6) 1306–1315.
Isali I, Abdeldayem J, El-Nashar S. Gene expression in urinary incontinence and pelvic organ prolapse: a review of literature. Curr Opin Obstet Gynecol. 2020 Dec;32(6) 441–448.
Islam RM, Oldroyd J, Rana J et al. Prevalence of symptomatic pelvic floor disorders in community-dwelling women in low and middle-income countries: a systematic review and meta-analysis. Int Urogynecol J. 2019 Dec;30(12) 2001–2011.
Kumari S, Walia I, Singh A. Self-reported uterine prolapse in a resettlement colony of north India. J Midwifery Womens Health 2000 45(4) 343–350.
Leigh RJ, Turnberg LA. Faecal incontinence: the unvoiced symptom. Lancet 1982 1(8285) 1349–1351.
Lian W, Zheng Y, Huang H et al. Effects of bariatric surgery on pelvic floor disorders in obese women: a meta-analysis. Arch Gynecol Obstet. 2017 Aug;296(2) 181–189.
MacLennan AH, Taylor AW, Wilson DH, Wilson D. The prevalence of pelvic floor disorders and their relationship to gender, age, parity and mode of delivery. BJOG 2000 107(12) 1460–1470.
Macmillan AK, Merrie AE, Marshall RJ, Parry BR. The prevalence of fecal incontinence in community-dwelling adults: a systematic review of the literature. Dis Colon Rectum 2004 47(8) 1341–1349.
Mant J, Painter R, Vessey M. Epidemiology of genital prolapse: observations from the Oxford Family Planning Association Study. Br J Obstet Gynaecol 1997 104(5) 579–585.
Marchionni M, Bracco GL, Checcucci V et al., True incidence of vaginal vault prolapse. Thirteen years of experience. J Reprod Med 1999 44(8) 679–684.
Marshall K, Thompson KA, Walsh DM, Baxter GD. Incidence of urinary incontinence and constipation during pregnancy and postpartum: survey of current findings at the Rotunda Lying-In Hospital. Br J Obstet Gynaecol 1998 105(4) 400–402.
Matarazzo MG, Caruso S, Giunta G et al. Does vaginal estriol make urodynamic changes in women with overactive bladder syndrome and genitourinary syndrome of menopause? Eur J Obstet Gynecol Reprod Biol. 2018 Mar;222 75–79.
Miller YD, Brown WJ, Russell A, Chiarelli P. Urinary incontinence across the lifespan. Neurourol Urodyn 2003 22(6) 550–557.
Milsom I, Altman D, Cartwright R et al. Epidemiology of urinary incontinence (UI) and other lower urinary tract symptoms (LUTS), pelvic organ prolapse (POP) and anal (AI) incontinence. In: Abrams P, Cardozo L, Wagg A, Wein A, eds. Incontinence. 6th ed. Paris: Health Publications Ltd 2016 17–24.
Milsom I, Gyhagen M. The prevalence of urinary incontinence. Climacteric 2019 Jun;22(3) 217–222.
Moalli PA, Jones IS, Meyn LA, Zyczynski HM. Risk factors associated with pelvic floor disorders in women undergoing surgical repair. Obstet Gynecol 2003 101(5 Pt 1) 869–874.
Molander U, Milsom I, Ekelund P, Mellstrom D. An epidemiological study of urinary incontinence and related urogenital symptoms in elderly women. Maturitas 1990 12(1) 51–60.
Moller LA, Lose G, Jorgensen T,. The prevalence and bothersomeness of lower urinary tract symptoms in women 40–60 years of age. Acta Obstet Gynecol Scand 2000 79(4) 298–305.
Moossdorff-Steinhauser HFA, Berghmans BCM et al. Prevalence, incidence and bothersomeness of urinary incontinence in pregnancy: a systematic review and meta-analysis. Int Urogynecol J. 2021 Jul;32(7) 1633–1652.
Mushkat Y, Bukovsky I, Langer R. Female urinary stress incontinence – does it have familial prevalence? Am J Obstet Gynecol 1996 174(2) 617–619.
Nagai K, Homma Y, Ideno Y, Hayashi K. Prevalence and factors associated with overactive bladder and stress urinary incontinence in the Japan Nurses' Health Study. Menopause. 2021 Dec 13;29(2) 129–136.
Nelson R, Furner S, Jesudason V. Fecal incontinence in Wisconsin nursing homes: prevalence and associations. Dis Colon Rectum 1998 41(10): 1226–1229.
Nuotio M, Jylha M, Luukkaala T, Tammela TL. Urinary incontinence in a Finnish population aged 70 and over. Prevalence of types, associated factors and self-reported treatments. Scand J Prim Health Care 2003 21(3) 182–187.

2

Nygaard IE. Nonoperative management of urinary incontinence. Curr Opin Obstet Gynecol 1996 8(5) 347–350.
Nygaard IE, Barber MD, Burgio KL et al.; Pelvic Floor Disorders Network. Prevalence of symptomatic pelvic floor disorders in US women. JAMA 2008 300(11) 1311–1316.
Nygaard IE, Lemke JH. Urinary incontinence in rural older women: prevalence, incidence and remission. J Am Geriatr Soc 1996 44(9) 1049–1054.
Nygaard IE, Turvey C, Burns TL et al. Urinary incontinence and depression in middle-aged United States women. Obstet Gynecol 2003 101(1) 149–156.
Oberwalder M, Connor J, Wexner SD. Meta-analysis to determine the incidence of obstetric anal sphincter damage. Br J Surg 2003 90(11) 1333–1337. Post Reprod Health 2021 Jun;27(2) 89–97.
Okeahialam NA, Thakar R, Ilczyszyn A, Sultan AH. Anal and urinary incontinence in nulliparous women – Prevalence and associated risk factors. Post Reprod Health. 2021 Jun;27(2) 89–97.
Okonkwo JE, Obionu CO, Obiechina NJ. Factors contributing to urinary incontinence and pelvic prolapse in Nigeria. Int J Gynaecol Obstet 2001 74(3) 301–303.
Ouslander JG, Palmer MH, Rovner BW, German PS. Urinary incontinence in nursing homes: incidence, remission and associated factors. J Am Geriatr Soc 1993 41(10) 1083–1089.
Pasricha T, Staller K. Fecal Incontinence in the Elderly. Clin Geriatr Med. 2021 Feb;37(1) 71–83.
Pretlove SJ, Radley S, Toozs-Hobson PM et al. Prevalence of anal incontinence according to age and gender: a systematic review and meta-regression analysis. Int Urogynecol J Pelvic Floor Dysfunct. 2006 Jun;17(4) 407–417.
Pregazzi R, Sartore A, Bortoli P et al. Perineal ultrasound evaluation of urethral angle and bladder neck mobility in women with stress urinary incontinence. BJOG 2002 109(7) 821–827.
Progetto Menopausa Italia Study Group. Risk factors for genital prolapse in non-hysterectomized women around menopause. Results from a large cross-sectional study in menopausal clinics in Italy. Eur J Obstet Gynecol Reprod Biol 2000 93 135–140.
Roberts MM, Park TA. Pelvic floor function/dysfunction and electrodiagnostic evaluation. Phys Med Rehabil Clin N Am 1998 9(4) 831–851,vii.
Rortveit G, Hannestad YS, Daltveit AK, Hunskaar S. Age- and type-dependent effects of parity on urinary incontinence: the Norwegian EPINCONT study. Obstet Gynecol 2001 98(6) 1004–1010.
Samimi P, Jones SH, Giri A. Family history and pelvic organ prolapse: a systematic review and meta-analysis. Int Urogynecol J. 2021 Apr;32(4) 759–774.
Sampselle CM, Harlow SD, Skurnick J et al. Urinary incontinence predictors and life impact in ethnically diverse perimenopausal women. Obstet Gynecol 2002 100(6) 1230–1238.
Samuelsson E, Victor A, Svardsudd K. Determinants of urinary incontinence in a population of young and middle-aged women. Acta Obstet Gynecol Scand 2000 79(3) 208–215.
Samuelsson E, Victor A, Tibblin G. A population study of urinary incontinence and nocturia among women aged 20–59 years. Prevalence, well-being and wish for treatment. Acta Obstet Gynecol Scand 1997 76(1) 74–80.
Sandvik H, Hunskaar S, Vanvik A et al. Diagnostic classification of female urinary incontinence: an epidemiological survey corrected for validity. J Clin Epidemiol 1995 48(3) 339–343.
Schär G, Kölbl H et al. Empfehlungen der Arbeitsgemeinschaft Urogynäkologie zur Sonographie des unteren Harntraktes im Rahmen der Urogynäkologischen Funktionsdiagnostik. Der Frauenarzt 1996 37(2) 220–225.
Schei B, Johannessen HH, Rydning A et al. Anal incontinence after vaginal delivery and cesarian section. Acta Obstet Gynecol Scand 2019 98 51–60.
Saga S, Guttormsen Vinsnes A, Mørkved S et al. What characteristics predispose to continence in nursing home residents?: a population-based cross-sectional study. Neurourol Urodyn. 2015 Apr;34(4) 362–367.
Searcy JAR. Geriatic urinary incontinence. Nurs Clin North Am. 2017 Sep;52(3) 447–455.
Sgadari A, Topinkova E, Bjornson J, Bernabei R. Urinary incontinence in nursing home residents: a cross-national comparison. Age Ageing 1997 26(Suppl 2) 49–54.
Sideris M, McCaughey T, Hanrahan JG et al. Risk of obstetric anal sphincter injuries (OASIS) and anal incontinence: A meta-analysis. Eur J Obstet Gynecol Reprod Biol. 2020 Sep;252 303–312.
Skelly J, Flint AJ. Urinary incontinence associated with dementia. J Am Geriatr Soc 1995 43(3) 286–294.
Spence-Jones C, Kamm MA, Henry MM, Hudson CN. Bowel dysfunction: a pathogenic factor in uterovaginal prolapse and urinary stress incontinence. Br J Obstet Gynaecol 1994 101(2) 147–52.
Stewart WF, Van Rooyen JB, Cundiff GW et al. Prevalence and burden of overactive bladder in the United States. World JUrol 2003 20(6) 327–336.
Subak LL, Johnson C, Whitcomb E et al. Does weight loss improve incontinence in moderately obese women? Int Urogynecol J Pelvic Floor Dysfunct 2002 13(1) 40–43.
Swift SE. The distribution of pelvic organ support in a population of female subjects seen for routine gynecologic health care. Am J Obstet Gynecol 2000 183(2) 277–285.
Vergeldt TF, Weemhoff M, IntHout J, Kluivers KB. Int Risk factors for pelvic organ prolapse and its recurrence: a systematic review. Int Urogynecol J. 2015 Nov;26(11) 1559–1573.
Viktrup L, Lose G. The risk of stress incontinence 5 years after first delivery. Am J Obstet Gynecol 2001 185(1) 82–87.

KAPITEL

3

Cornelia Betschart und Daniel Passweg

Anatomie des unteren Harntrakts – Harnblase, Urethra, Darm, Muskulatur, Bindegewebe

3.1 Vorbemerkung

Im kleinen Becken finden sich die Blase und die Urethra im vorderen Kompartiment, der Uterus und die Vagina im mittleren Kompartiment und das Rektum im hinteren Kompartiment. Die urogynäkologischen Pathologien im **vorderen Kompartiment** zeigen sich in der Inkontinenz und der Zystozele mit ihren Symptomen, im **mittleren Kompartiment** als Deszensus uteri, Vaginalprolaps oder Enterozele und im **hinteren Kompartiment** als Rektozele oder Enterozele. Für die operative Therapie ist das Verständnis der Topografie und der Funktionen der Muskeln, Ligamente und Bindegewebe von hoher Bedeutung, da sie das kleine Becken kompartimentüberspannend auskleiden und ihre spezifischen Wirkungen haben.

3.2 Operative Anatomie des kleinen Beckens aus urogynäkologischer Sicht

3.2.1 Bindegewebe und Muskulatur

Hier fokussiert die Anatomie aus urogynäkologischer Sicht auf die Aufhängevorrichtung der Organe im kleinen Becken, da diese für die Aufrechterhaltung der Funktionen von Bedeutung sind. Die Anatomie des weiblichen Beckens muss gegensätzlichen Anforderung genügen: maximaler Dehnbarkeit einerseits und maximaler Stabilität andererseits, was deren Komplexität erklärt. Die Anatomie wird in diesem Kapitel anhand konzeptioneller Betrachtungsweisen erklärt.

INFO

Textstellen zur Anatomie werden mit **(A)** gekennzeichnet, zur Funktion mit **(F)**, operative Konzepte mit **(O)** und Pathologien mit dem **(P)**.

Muskuläre Auskleidung des kleinen Beckens

(A) Das kleine Becken ist nach ventral durch den **M. obturatorius internus,** gegen dorsal durch den **M. piriformis** und den **M. coccygeus** ausgekleidet (➤ Abb. 3.1).

M. levator ani

(A) Der **M. levator** schließt das Becken topfförmig (konkav) gegen kaudal ab, wobei sich gegen ventral medial eine zentrale Lücke, der **Hiatus genitalis,** und dorsal eine zweite Lücke für den **Anus** öffnet. Gegen dorsal vereinigen sich die seitlichen Hälften des Muskels im Lig. anococcygeum (*Syn.:* Levator Plate oder Levatorraffe). Der Levator ist gegen ventral an der Symphysenhinterwand fixiert, seitlich an einem Faszienstrang des M. obturatorius internus, dem Arcus tendineus levator ani, welcher von der Spina ischiadica ventral zum oberen Schambeinast verläuft. Der Levator hebt und schließt den Beckenboden. Er wird in verschiedene Untergruppen unterteilt. Die Einteilung nach DeLancey unterscheidet einen M. puboviszeralis, seinerseits zusammengesetzt aus M. pubovaginalis, M. puboperinealis und M. puboanalis, welche einen vertikalen Vektor aufweisen, einen M. ileococcygeus, mit einem tendenziell schräg verlaufenden Vektor und einen M. puborectalis (Puborektalisschlinge), welcher horizontal verläuft.

Der Levatormuskel wird von kranial durch die Nn. levatores (S3, S4, S5) und von kaudal partiell durch den N. pudendus (S2, S3, S4) innerviert.

(F) Die Puborektalisschlinge zwingt die Vagina und das Rektum in einen s-förmigen Mäander durch das Becken. Die Puborektalisschlinge ist auch für die Ausbildung des anorektalen Winkels verantwortlich. Ein anorektaler Winkel von ca. 90° ist wichtig für den analen Kontinenzmechanismus. Er wird enger beim Verhalten und öffnet sich bei der Defäkation.

(P) Die Vergrößerung dies Hiatus genitalis ist mit Deszensus genitalis assoziiert und ist neben Bindegewebsschwächen v. a. durch ventrale Levatorausrisse an der Symphysenhinterwand bedingt (aus dem Englischen auch Levatoravulsion genannt), welche die Mutterläsionen des Genitaldeszensus darstellen (➤ Abb. 3.2).

Diaphragma urogenitale

(A) Dachziegelartig wird der Verschluss unterhalb des M. levator gegen kaudal und ventral durch das **Diaphragma urogenitale** (M. transversus perinei profundus; ➤ Abb. 3.2) ergänzt. Das Diaphragma spannt sich trapezförmig zwischen den beiden unteren Schambeinästen aus und schließt den Hiatus genitalis als primär bindegewebige Schicht mit vereinzelten Skelettmuskelfasern und glatten Muskelfasern ab. Nach anterior verläuft das Diaphragma urogenitale in den Rhabdosphinkter der Urethra. Das Diaphragma ist im MRT als prominente Faszie erkennbar und wird im Englischen als Perineal Membrane bezeichnet. Vagina und Urethra verlassen das kleine Becken durch das Diaphragma.

Äußere Beckenbodenmuskulatur

(A) Die äußeren Beckenbodenmuskeln sind kaudalseits am Diaphragma urogenitale adhärent (➤ Abb. 3.2). Außer dem

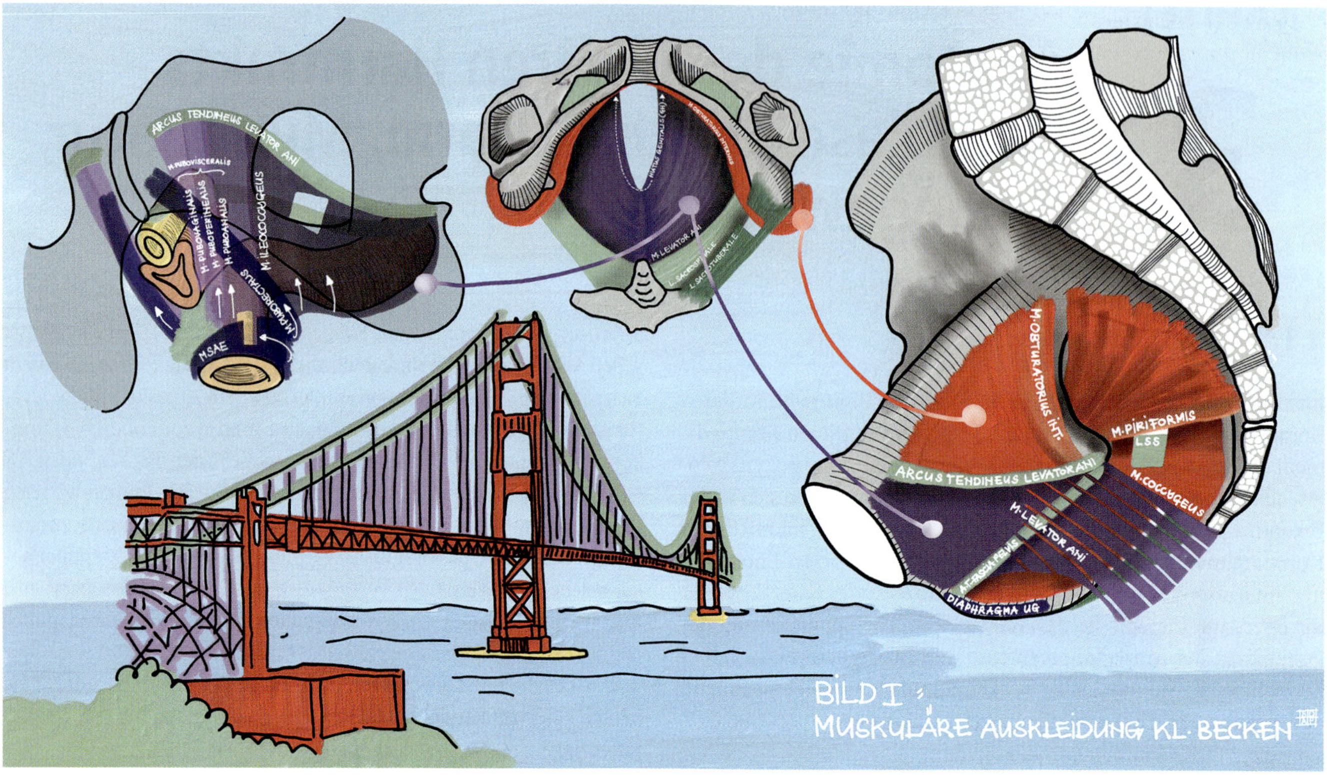

Abb. 3.1 Muskuläre Auskleidung kleines Becken und M. levator ani [M1403]

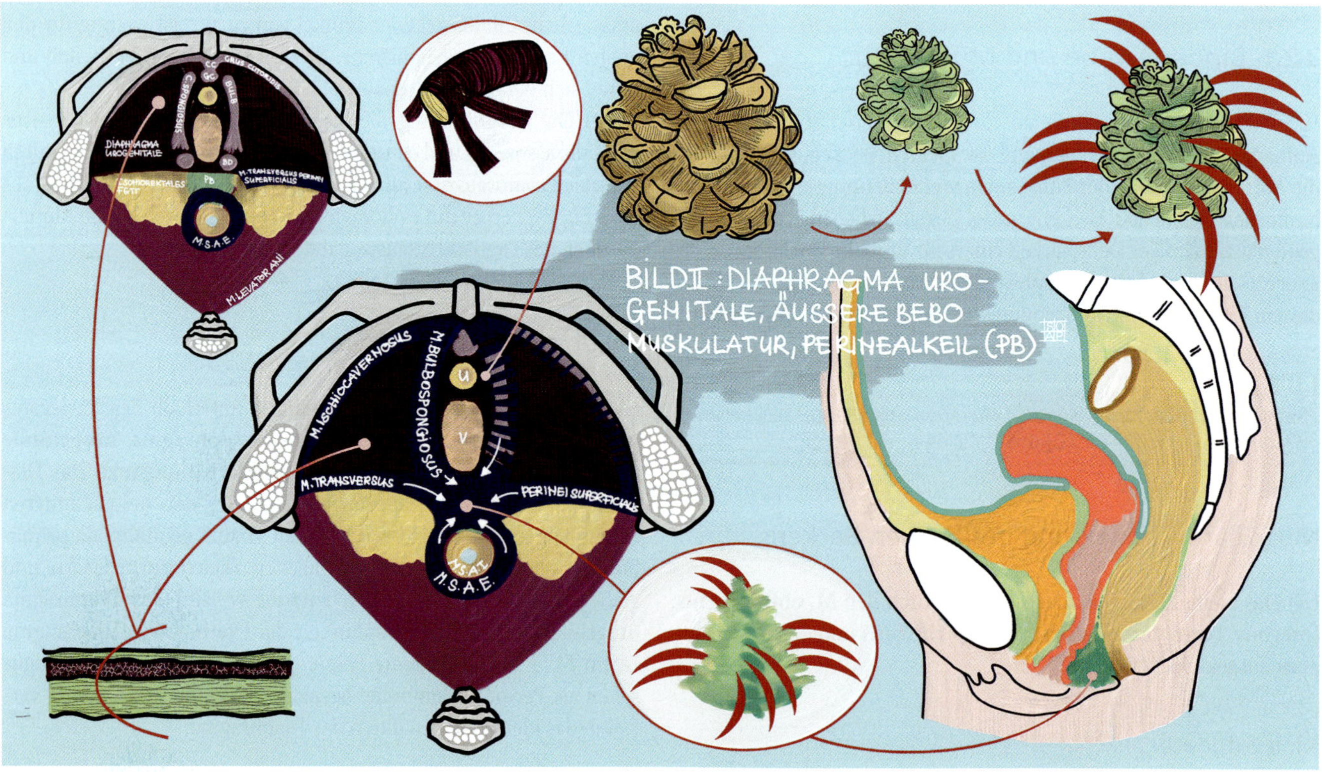

Abb. 3.2 Diaphragma urogenitale, äußere Beckenbodenmuskulatur und Perinealkeil [M1403]

M. sphinkter ani externus sind die äußeren Beckenbodenmuskeln paarig angelegt. Die MM. bulbospongiosi umschließen den Introitus und bedecken ventral die Corpora spongiosi (Schwellkörper, Bulb) und dorsal die Bartholin-Drüse und werden, um die Funktion zu beschreiben, auch als urethrovaginaler Sphinkter bezeichnet.

Der N. dorsalis clitoridis als Ast des Nervus pudendus läuft über den Klitoriskörper zur Klitorisspitze und verzweigt sich dort in ein feines Netz aus freien Nervenendigungen. Die Klitoris wird über zwei Äste der A. pudenda interna versorgt. Die A. dorsalis clitoridis versorgt die Klitorisfaszie und die Haut über der Klitoris. Die A. profunda clitoridis versorgt den Schwellkörper und sorgt für dessen Anschwellung bei Erregung. Der venöse Abfluss erfolgt über die Vv. dorsales profundae clitoridis und die V. dorsalis superficialis clitoridis.

Die MM. ischiocavernosi liegen medial dem unteren Schambeinast an und bedecken die Crura clitoridis.

Die MM. transversi perinei superficiales schließen das Diaphragma gegen dorsal ab und vereinigen sich zentral mittig im kleinen Becken mit den MM. bulgospongiosi und dem M. sphincter ani externus im Centrum tendineum bzw. Perinealkeil (Perineal Body, PB).

(F) Den Strukturen unterhalb des Diaphragma urogenitale kommen wichtige Bedeutungen in der Sexualfunktion zu: den Corpora spongiosi und den MM. ischiocavernosi als Schwellkörpern. Die Klitoris, bestehend aus den beiden Schenkeln (Crura) und dem Körper (Corpus), ist erektil.

INFO

Die Spitze der Klitoris (Glans) weist die höchste Nervendichte im Körper auf. Es besteht eine hohe Vaskularisation und eine enge Nachbarschaft zur Urethra und zur Vagina. Außen ist die Klitoris durch eine lockere Vorhaut, dem Präputium, bedeckt.

3.2.2 Perinealkeil

(A) Der Perinealkeil ist eine bindegewebige gegen kranial pyramidenförmige Struktur zentral im kleinen Becken, welche auch gerne mit einem Tannenzapfen (Pinecone) verglichen wird, da Strukturen von lateral, kranial und kaudal in diesem konfluieren. Der PB ist ca. 3 cm lang und verläuft etwa 3 cm nach kranial, um sich dann im Spatium rectovaginale aufzulösen, bzw. geht in die rektovaginale Faszie über, welche je nach Disziplinen auch mesorektale Faszie genannt wird (➤ Abb. 3.5 und ➤ Abb. 3.6).

3.2.3 Konzept endopelvine Faszie, Levels of Vaginal Support, vorderes Kompartiment (➤ Abb. 3.3)

(A) Eine zweite strangförmige Faszienverdickung verläuft medial vom Arcus tendineus levator ani an der Oberseite des Levatormuskels von der Spina ischiadica von lateral kranial nach medial kaudal an die Symphysenhinterwand, des Arcus tendineus fascia pelvis.

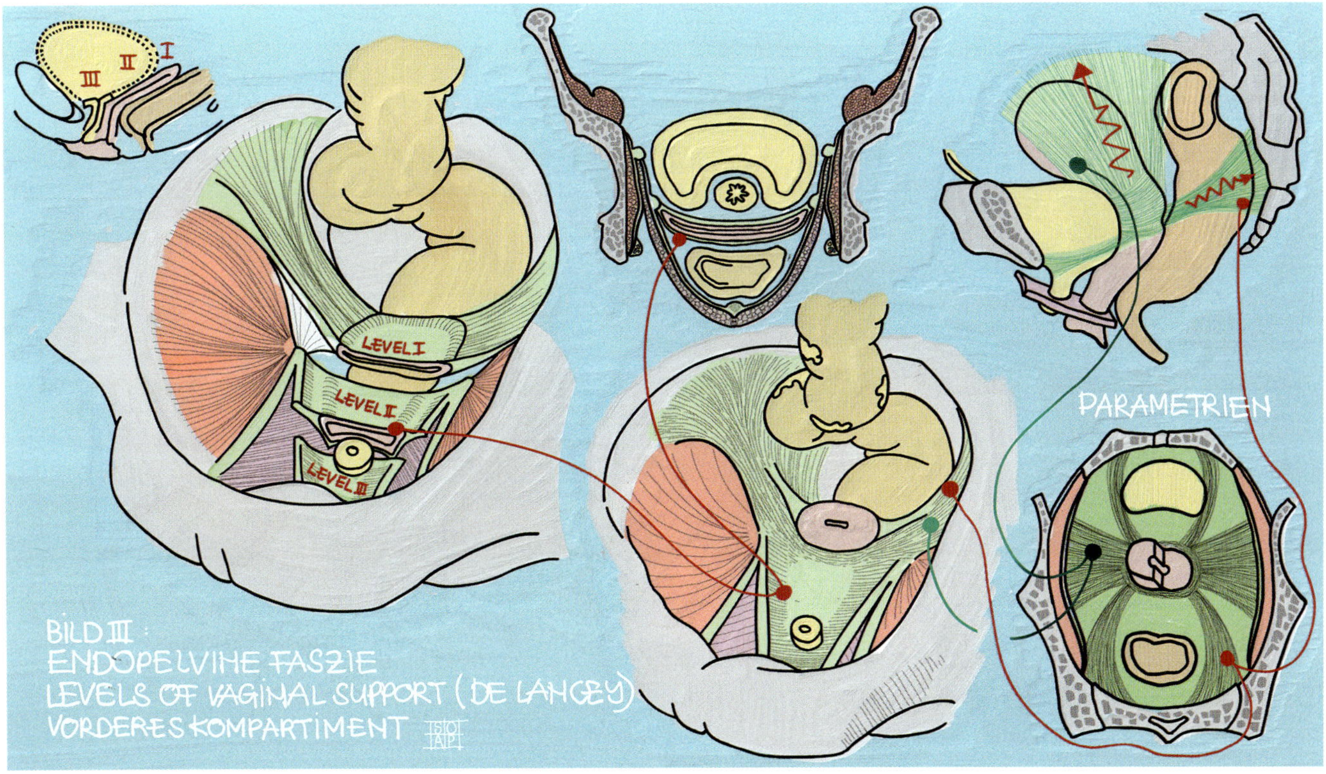

Abb. 3.3 Endopelvine Faszie, Levels of Vaginal Support, vorderes Kompartiment [M1403]

INFO

Vom Arcus tendineus fascia aus spannt sich die endopelvine Faszie (Fascia pubocervicalis) über das kleine Becken, nimmt die Vagina auf und bildet die tragende Struktur für die Blase.

(P) Laterale Abrisse oder zentrale Einrisse der Faszie erklären die verschiedenen Zystozelenformen.

Im Wesentlichen beschreibt das anatomische Konzept von DeLancey die seitliche, kraniale und kaudale Fixation der Vagina:

- Die mittlere Vagina ist durch die endopelvine Faszie am Arcus tendineus fascia pelvis und damit am Levator fixiert (Level II).
- Gegen kranial geht diese kontinuierlich in die Parametrien (Parazervix) über (Level I). Obwohl die Parametrien (➤ Abb. 3.3) keine Bänder im eigentlichen Sinn sind, werden sie als solche beschrieben und entsprechen bindegewebiger Verdichtung, Gefäßen und Nerven. Die Ligamenta sacrouterina entspringen der Zervix und ziehen nach dorsolateral zum Sakrum um auf Höhe S2–S4 in die Fascia parietalis zu inserieren und garantieren einen Zug nach dorsal-kranial. Sie können durch Raffung für die chirurgische Elevation des Apex genutzt werden. Die Ligamenta cardinalia Mackenrodt, die an der stehenden Frau nach kranial lateral ziehen, hingegen nicht. Die Ligamenta vesicouterinae verbinden die Zervix nach ventral mit der Blase und werden auch als Blasenpfeiler bezeichnet. Die Bänder verschmelzen zentral im perizervikalen bindegewebigen Ring.
- Level III beschreibt die kaudale Fixation, welche aus dem kaudalen und ventralen Anteil der endopelvinen Faszie (➤ Abb. 3.3) sowie kaudal-ventralen Anteilen des Levators, welcher kaudal auch in das Diaphragma urogenital und den Perinealkörper inseriert, sowie aus dem Perinealkeil und dem Diaphragma urogenitale bestehen.

(O) Bei einer vorderen Raffung oder Diaphragmaplastik wird nach der anterioren Kolpotomie von kaudal nach kranial zuerst Gewebe des Diaphragma urogenitale (Level III), dann das der endopelvinen Faszie (beide Level II) gerafft, um zum Schluss jenes des perizervikalen Rings (Level I) zu fixieren.

3.2.4 Urethra (➤ Abb. 3.4)

(A) Die Urethra durchbricht die endopelvine Faszie und das Diaphragma urogenitale. Die glatte Muskulatur des Blasendetrusors setzt sich nach kaudal in die glatte Muskulatur der Urethra fort: Der **M. sphincter urethrae internus** besteht hauptsächlich aus zirkulär angeordneten glatten Muskelfasern, ergänzt durch wenige längs ausgerichtete Muskelstränge (➤ Abb. 3.4).

MERKE

Der glatte Sphinkter der Urethra wird durch den Sympathikus über α-1-Adrenorezeptoren tonisiert.

Der **Rhabdomyosphinkter der Urethra,** bestehend aus **M. sphincter urethrae, M. uretherovaginalis** und **M. compressor urethrae** ist im ventralen Anteil des Diaphragma urogenitale integriert. Der

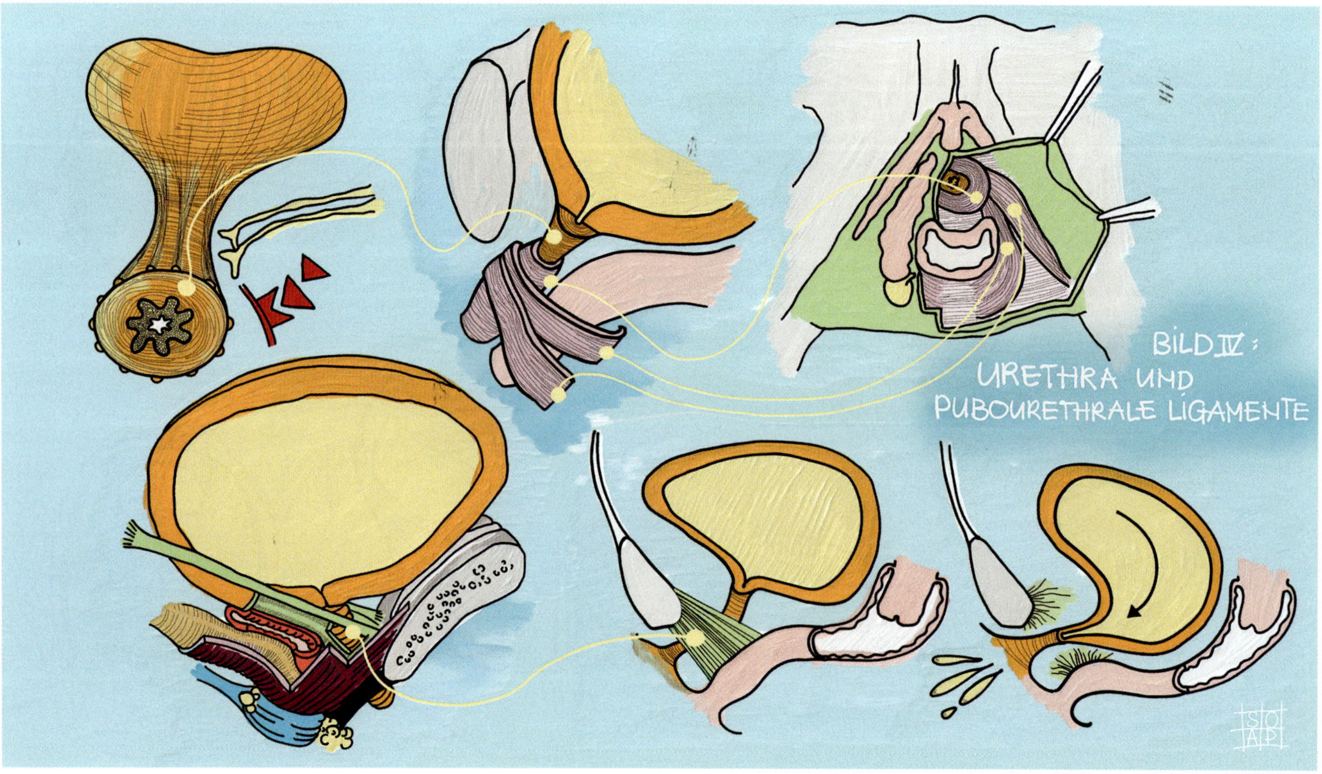

Abb. 3.4 Urethra und pubourethrale Ligamente [M1403]

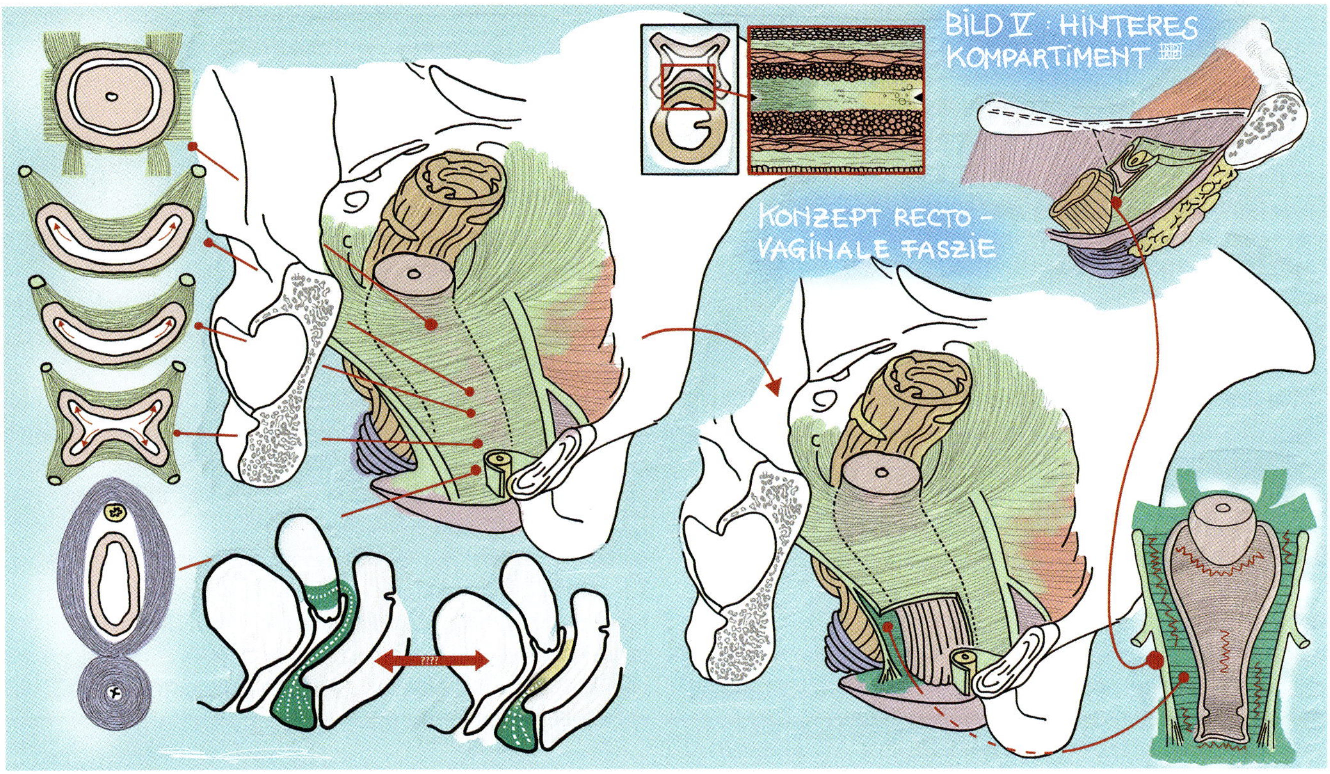

Abb. 3.5 Hinteres Kompartiment – Konzept rektovaginale Faszie [M1403]

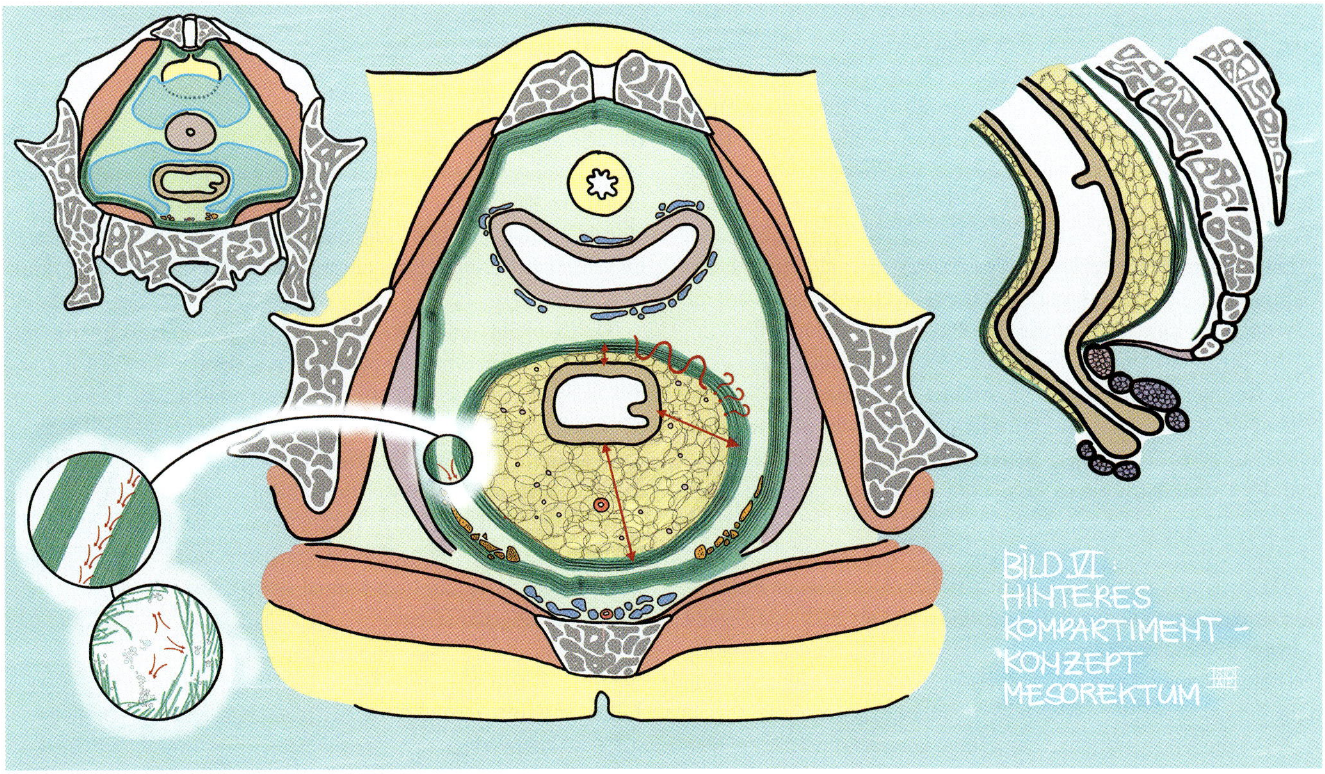

Abb. 3.6 Hinteres Kompartiment – Konzept mesorektale Faszie [M1403]

N. perinealis profundus, motorischer Ast des N. pudendus (S2–S4), innerviert den quer gestreiften Sphinkter der Urethra.

Pubourethrale Ligamente werden gerne in sagittaler Ansicht gezeichnet, um die Fixation der mittleren Urethra an die Symphysenhinterwand zu illustrieren. Dabei handelt es sich anatomisch am ehesten um das kaudale ventrale Ende des Arcus tendineus fascia pelvis und den dazugehörigen Anteil der endopelvinen Faszie (➤ Abb. 3.8).

(F) Die Überdehnung sowie der Abriss dieser Strukturen lässt die mittlere Urethra bei intraabdomineller Druckerhöhung nach kaudal dorsal abweichen und können zu einer Belastungsinkontinenz führen (SUI).

(O) Umgekehrt führt die Unterstützung der pubourethralen Ligamente und des Rhabdomyosphinkterapparates der Urethra mit einem suburethralen Band wieder zur Kontinenz.

3.2.5 Hinteres Kompartiment

(A) Das hintere Kompartiment bietet mehr Interpretationsspielraum, ist sowohl in der Anatomie als auch der Pathophysiologie weniger verstanden und es ist schwieriger, dieses mit einem einzigen anatomischen Konzept zu erklären (➤ Abb. 3.9).

Das Konzept der **rektovaginalen Faszie** lässt sich zeichnerisch gut in das Konzept der Levels nach DeLancey mit der endopelvinen Faszie integrieren: Im unteren Drittel der Vagina spaltet sich ein Arcus tendineus fascia rectovaginalis nach kaudal vom Arcus tendineus fascia pelvis ab und bildet die laterale Fixation der rektovaginalen Faszie am Levator. Das Konzept einer von kaudal nach kranial durchgehenden rektovaginalen Faszie vom Perinealkeil bis zur Zervix ist aus der männlichen Anatomie entlehnt, beim Mann ist eine prostatorektale Faszie beschrieben (Denonvillier-Faszie). Das Konzept der rektovaginalen Faszie ist interessant, können doch Rektozelen ebenso wie Zystozelen als verschiedene Fasziendefekte verstanden werden.

Eine durchgehende rektovaginale Faszie existiert allerdings histologisch nicht: Die Adventitia des Rektums trifft histologisch auf die Adventitia der hinteren Vaginalwand. Dieses Zusammentreffen kann in der MR-Bildgebung als Septum rectovaginale oder mesorektale Faszie interpretiert werden. Betrachtet man axiale MRT-Bilder, sieht man, dass sich der u-förmige Querschnitt der Vagina gegen kaudal zu einem h-förmigen wandelt, was einer zusätzlichen Fixation der Vagina nach dorsal kaudal am Levator entsprechen muss, ein Fakt, der wiederum zum Konzept der rektovaginalen Faszie passt (➤ Abb. 3.10).

(O) Auch makroskopisch lässt sich bei der chirurgischen Präparation sowohl von abdominal (Sakrokolpopexie) als auch von vaginal (hintere Raffung) zwischen Vagina und Rektum in den zwei kranialen Dritteln eine schöne präparatorische avaskuläre Schicht öffnen, ohne dass man auf eine Faszie trifft (Spatium rectovaginale).

Bei vaginalen Operationen von kaudal kommend präpariert man im unteren Drittel die hintere Vaginalwand sicher vom derben Perinealkeil ab, welcher sich dann gegen kranial im artifiziell gebildeten Spatium rectovaginale verläuft. Abdominal und laparoskopisch präpariert man im lockeren Bindegewebe zwischen Rektum und Vagina (artifiziell gebildetes Spatium rectovaginale), bis man tief kaudal auf den derben Perinealkeil und seitlich auf die Levatorenschenkel stößt.

Ein anderes sehr nützliches anatomisches Konzept, um das hintere Kompartiment zu verstehen und in ihm zu operieren ist das der **mesorektalen Faszie:**

(A) Das Rektum nimmt sein Meso retroperitoneal mit und wird lateral und dorsal von zentimeterdickem mesorektalem Fett, gegen ventral zur Vagina lediglich von millimeterdickem mesorektalem Fett umhüllt. Das Mesorektum seinerseits ist zirkulär von feinem Bindegewebe begrenzt, der mesorektalen Faszie. Ventral und dorsal fließen Fasern der medialen Lamelle der Fascia pelvis parietalis dazu, ventral wird diese Trennschicht zwischen Rektum und Vagina auch Denonvillier-Faszie, kaudal zwischen Rektum und Sakrum (unter S4) auch Waldeyer-Faszie genannt. Man kann die Präparation zwischen Rektum und Vagina auch als Präparation in der mesorektalen Faszie (Denonvillier-Faszie) oder zwischen mesorektaler Faszie und parietaler Faszie verstehen.

(O) Die mesorektale Faszie bzw. der artifizielle Spaltraum zwischen mesorektaler und parietaler Faszie ist eine wunderbare präparatorische Schicht. Präpariert man schichtgerecht, blutet es nicht. Bei der laparoskopischen Präparation bilden sich „Bubbles", bei der offenen Präparation Angel Hairs. Man spricht auch von Holy Plane oder Self Opening Plane.

MERKE

Präpariert man zu nahe an der Vagina, eröffnet man Venen des venösen vaginalen Plexus und es blutet, präpariert man zu nahe am Rektum, erscheint Fett. Darum auch die Merksprüche „Fat is your friend" oder „Fat belongs to the viscera".

(A) Die autonome Innervation mit den Nn. hypogastrici, den Nn. splanchnici pelvici und dem tiefen hypogastrischen Plexus verläuft lateral des Mesorektums in den Lamellen der parietalen Beckenfaszie oder medial anhaftend und durchbricht lediglich tief kaudal lateral ventral als Paraproktium die mesorektale Faszie, um ans Rektum zu ziehen.

(O) Es bleibt für Operierende nach wie vor eine interessante Frage, welche anatomische Struktur man bei der hinteren Raffung bzw. Kolpoperineoplastik rafft. Die mesorektale Faszie ist keine stabile Struktur und eine stabile durchgehende rektovaginale Faszie im engeren Sinne gibt es nicht. Wahrscheinlich ist dies also abhängig davon, von wo aus und in welcher Schicht man präpariert. Man rafft eine fibromuskuläre Schicht (Tunica muscularis und adventitia) des Rektums oder der Vagina. Die feine mesorektale Faszie selbst wird allenfalls gerafft, wenn man kranial bei der hinteren Raffung perirektale Raffungsnähte legt.

3.2.6 Neuroanatomie kleines Becken – somatische Innervation

(A) Der Beckenboden ist aus neurologischer Sicht weiter weg vom Hirn als die Fußspitze und wird fast ausschließlich vom Pudendalnerv bedient. Er wird lateral und dorsal des Plexus lumbosacralis aus den Sakralnerven S2–S4 gebildet (Kerngebiet im Onuf-Kern in den Vorderhörner), läuft aus dem Foramen infrapiriformis aus dem kleinen Becken und um die Spina ischiadica herum, um durch das Foramen ischiadicus minor wieder in das kleine Becken einzutreten, läuft medial am Tuber ischiadicus, geschützt in einer Einhüllung des Lig. sacrotuberale (Processus falciformis) nach kaudal und weiter in einer Fasziendoppelung des M. obturatorius internus (Alcock-Kanal) sublevatoriell nach ventral, wo er im **N. clitoridis dorsalis** endet. Zuvor gibt er den **N. rectalis inferior,** welcher motorisch den M. sphincter ani externus innerviert, ab und zwar vor seinem Eintritt in den Alcock-Kanal. Nach dem Alcock-Kanal gibt er den motorischen **N. perineus profundus** und den sensiblen **N. perineus superficialis** ab. Diese verlaufen in der Fossa ischiorectalis und durchbrechen wie auch der N. clitoridis dorsalis das Diaphragma urogenitale und innervieren den kaudalen Beckenboden sensibel und motorisch. Der N. pudendus ist durch eine gleichnamige Arterie und Vene begleitet.

MERKE

Der **N. pudendus** innerviert den Beckenboden motorisch, sensibel und autonom und ist damit der urogynäkologische Hausnerv schlechthin (➤ Abb. 3.7).

(O) Den Pudendalnerv kann man auf Höhe der Spina ischiadica von vaginal mit einer Trompetennadel oder von außen auf Höhe des Tuber ischiadicum infiltrieren (Pudendusblock).

(P) Die Äste des Pudendalnervs werden unter der Geburt um bis zu 30 % gedehnt. Dies kann zu Neuralgien oder Parästhesien oder auch einseitiger Atrophie des M. levator postpartal führen.

(A) Der äußere Rhabdomyosphinkter der Urethra wird durch den N. perinealis profundus innerviert.

Der **N. pudendus** bildet sich aus S2, S3 und S5 lateral und dorsal des Plexus lumbosacralis (➤ Abb. 3.7).

Die Sakralnerven S3 und S4 laufen knapp oberhalb (kranial) des Lig. sacrospinale bzw. des Coccygeus-Sakrospinalkomplexes.

Die Nn. levatores (S3–S5) laufen nicht wie der N. pudendus hinter (dorsal) dem Lig. sacrouterinum durch, sondern direkt über den Coccygeus-Sakrospinalkomplex zur kranialen Fläche der Levatorenmuskulatur.

Der **Plexus lumbosacralis** wird aus den Spinalnerven L4–S3 gebildet und formt den größten Nerv des Körpers, den N. ischiadicus, welcher ebenfalls durch das Foramen infrapiriforme das kleine Becken verlässt.

Der N. obturatorius wird aus den Spinalnerven L2–L4 gebildet und innerviert die Adduktorenmuskulatur. Er verlässt das kleine Becken mit gleichnamigen Gefäßen durch den Canalis obturatorius, welcher kranial dorsal im Foramen obturatum liegt.

(O) Bei operativen Techniken, bei welchen man die Membrana obturatoria perforiert, muss man darum streng medial kaudal bleiben. Die Membrana obturatoria (Fascia obturatoria) ist eine palpable Leitstruktur bei transobturatorisch eingelegten Inkontinenzschlingen (inside-out und outside-in) als bei vaginalen Deszensuskorrekturen mit Meshes, wo die kaudalen Meshärmchen in der membrana obturatoria fixiert werden.

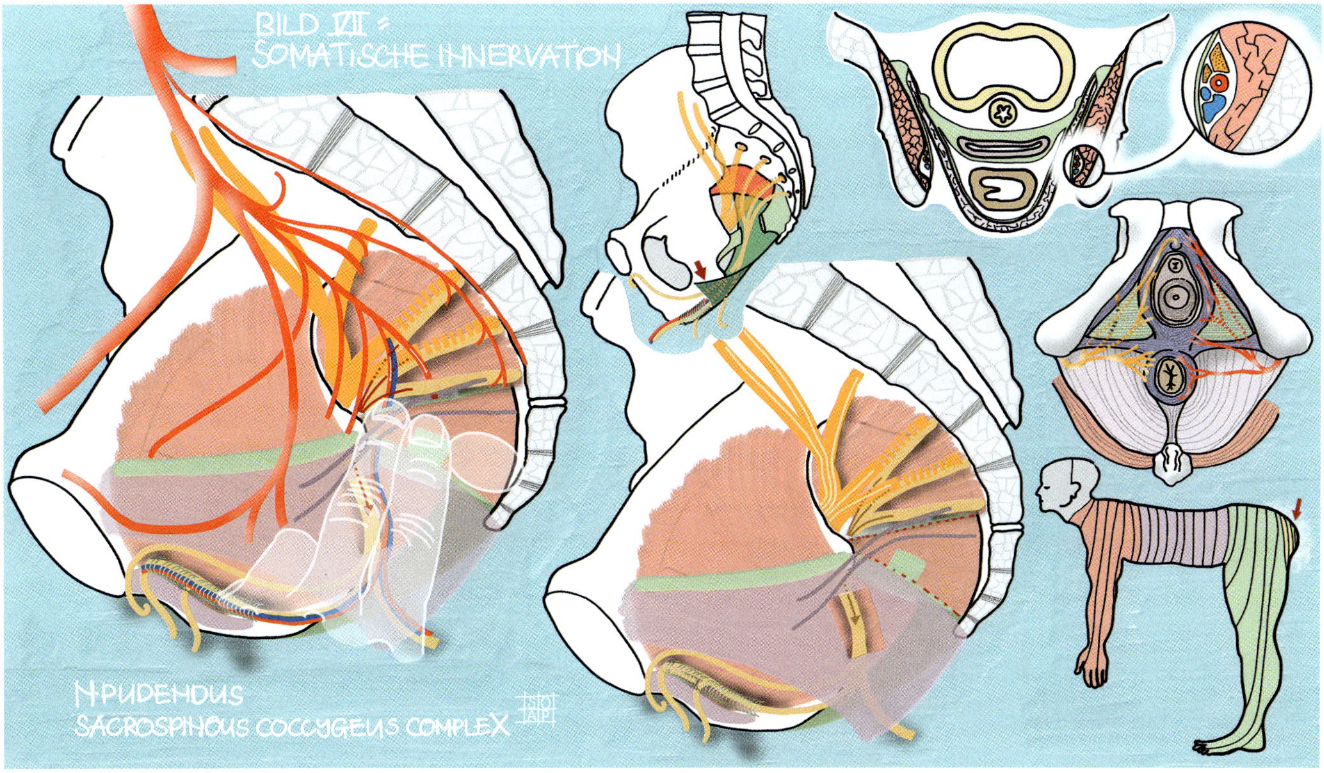

Abb. 3.7 Urethra [M1403]

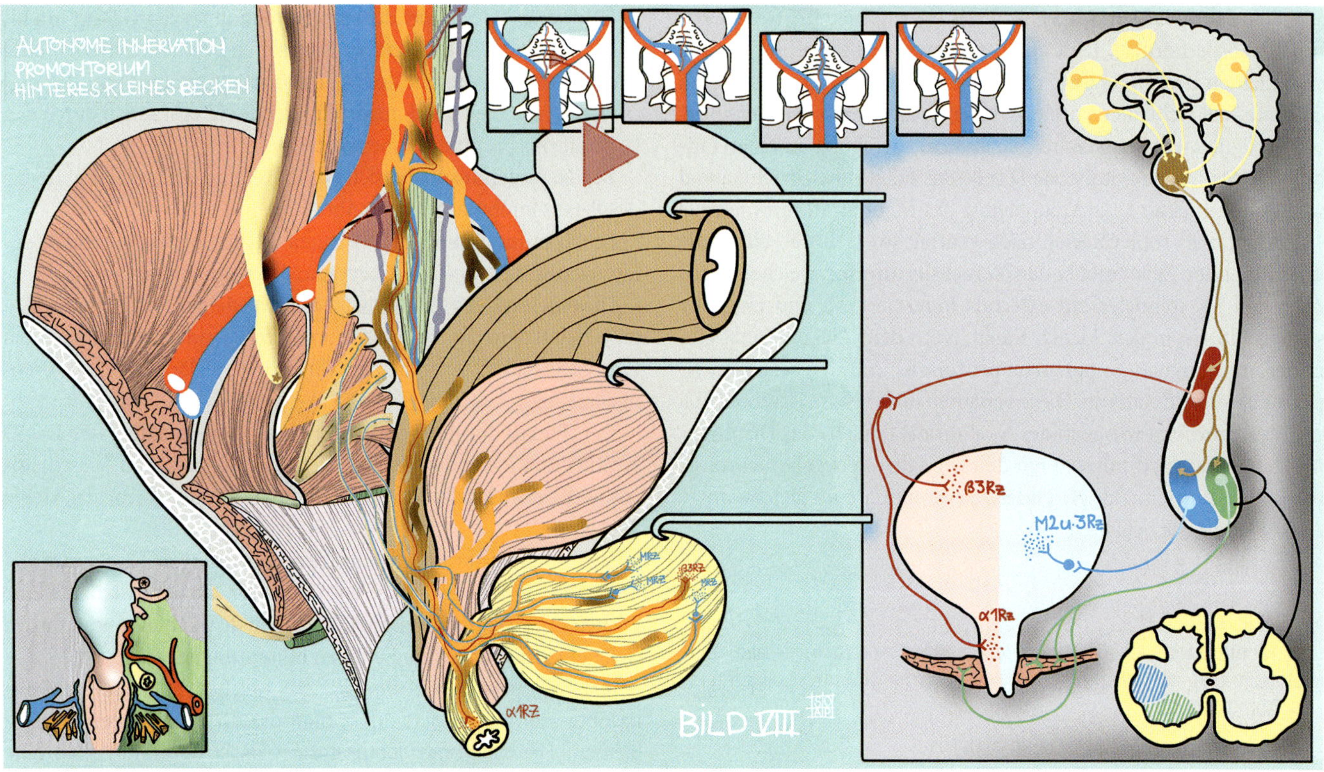

Abb. 3.8 Pubourethrale Ligamente: sagittal und Aufsicht [M1403]

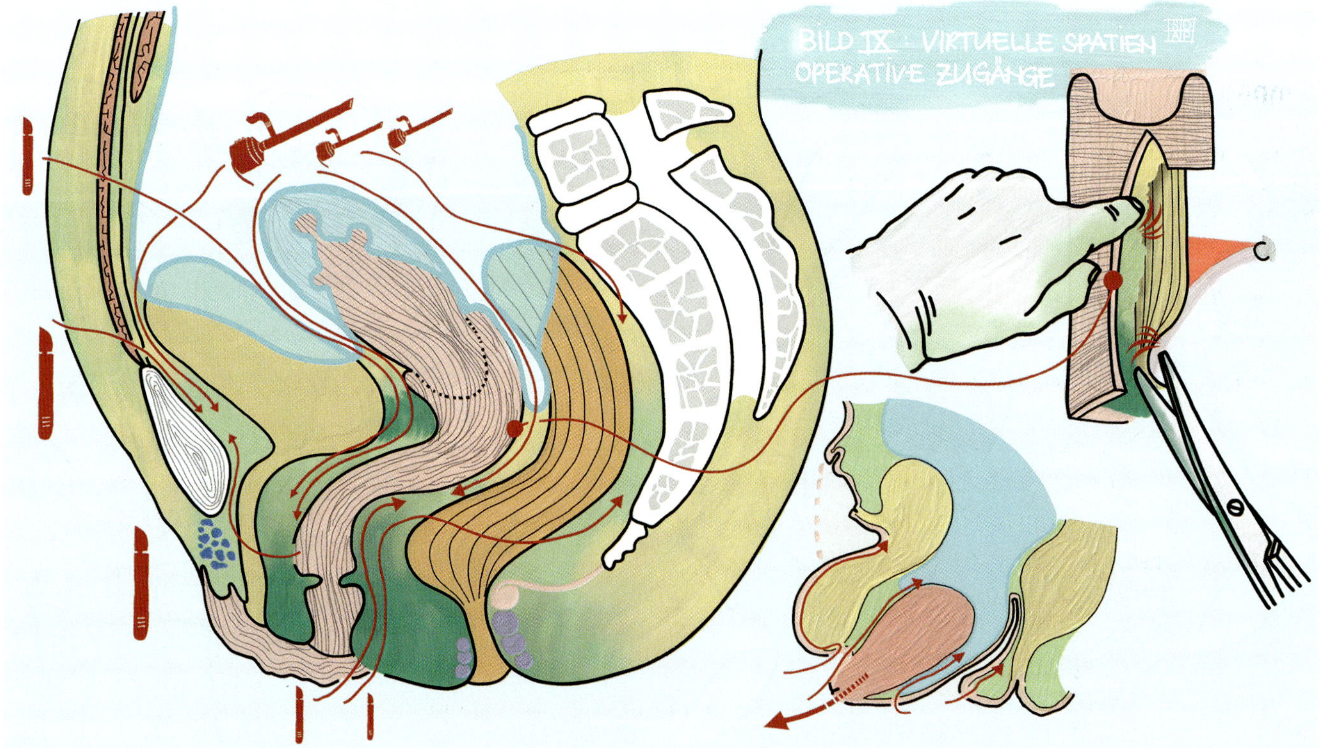

Abb. 3.9 Hinteres Kompartiment [M1403]

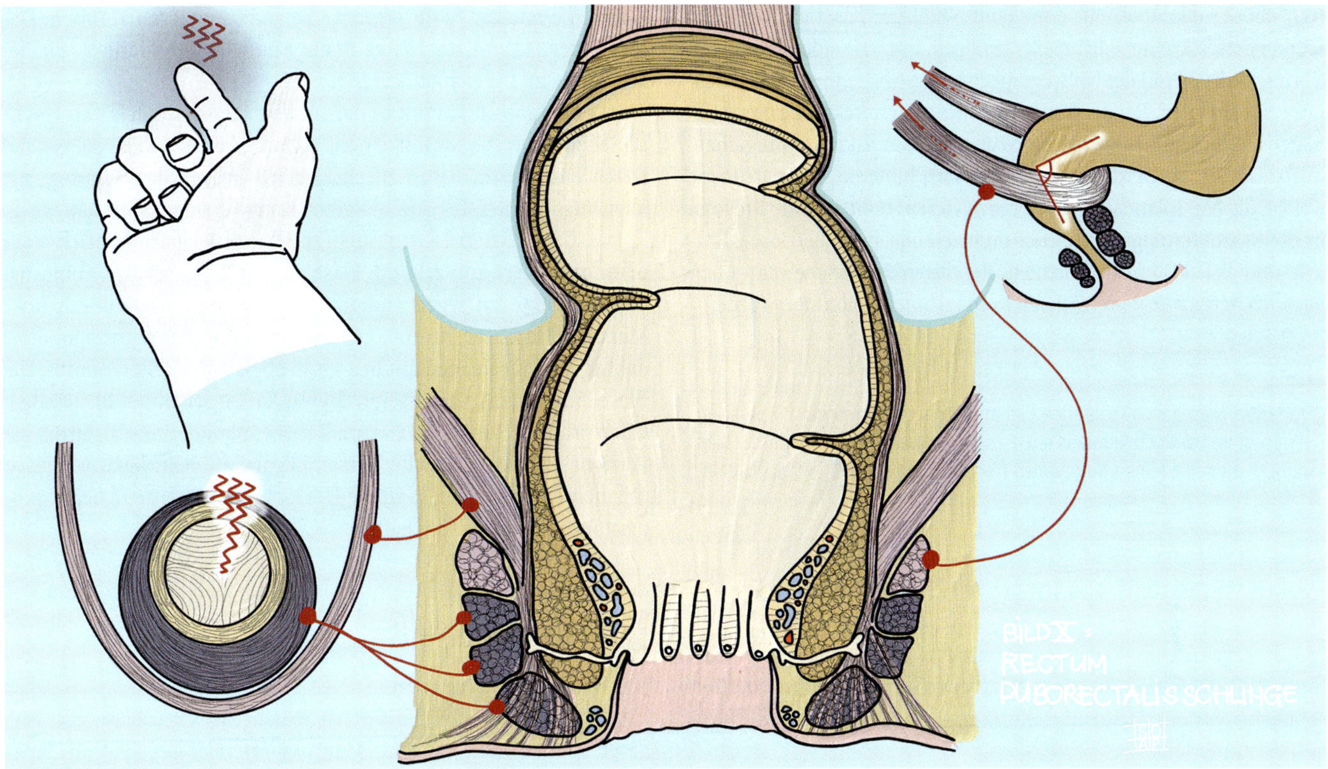

Abb. 3.10 Querschnitte Vagina [M1403]

3.2.7 Neuroanatomie kleines Becken – autonome Innervation

Sympathikus

(A) Der Plexus hypogastricus superior ist Zentrum der autonomen Innervation des kleinen Beckens. Der obere Plexus ist eine Verdichtung von vorwiegend postsynaptischen Nervenfasern auf der kaudalen Aorta und der Bifurkation und teilt sich gegen kaudal auf Höhe des Promontoriums in zwei Stränge auf, die Nn. hypogastrici, welche pararektal subperitoneal nach kaudal lateral laufen und den tiefen hypogastrischen Plexus sympathisch alimentieren. Die Nn. hypogastrici laufen lateral der mesorektalen Faszie in Lamellen der parietalen pelvinen Faszie und medial vom Ureter.

Der Sympathikus relaxiert über β3-Adrenorezeptoren den Detrusormuskel und kontrahiert über α1-Adrenorezeptoren den glatten inneren Sphinkter der Urethra. Der Sympathikus ist der Speichernerv der Blase.

Zusätzlich ziehen die sympathischen Grenzstränge, die Trunci sympathici, paravertebral bis tief zum Coccygis, um sich darauf in einem Ganglion impar zu vereinen.

Der Sympathikus hat demzufolge zwei Zugänge ins kleine Becken.

(F) Der Plexus hypogastricus ist zuständig für Sphinkterfunktionen von Urethra und Rektum und für Sexualfunktionen wie Lubrifikation oder Ejakulation.

(O) Bei der Präparation des Promontoriums und/oder des Rektums ist es essenziell, die Nn. hypogastici nicht zu verletzen, um nicht funktionelle Störungen wie z. B. eine neurologisch bedingte Urin-Stressinkontinenz, Darmmotilitätsstörungen wie z. B. eine Obstipation oder eine Störung der Sexualfunktion zu generieren.

Parasympathikus

(A) Aus den Sakralnerven S2, S3 und S4 zweigen gleich nach deren Durchtritt durch die Foraminae sacraliae anteriorae die parasympathischen Nn. splanchnici pelvici ab, welche man auch, um einen Teil deren Funktion zu beschreiben, als Nn. eregentes bezeichnet. Diese verlaufen nach kaudal lateral und ventral an der Beckenwand zuerst auf dem M. piriformis unter der parietalen Faszie, nach deren Perforation auf oder in den Lamellen der Faszie. Sie verlaufen in der Tiefe der Sakrouterinligamente nach ventral in den Plexus hypogastricus inferior, welcher sich demzufolge sowohl aus sympathischen als auch aus parasympathischen Nervenfasern zusammensetzt.

(F) Die parasympathischen Nn. splanchnici pelvici modulieren nicht nur die Schwellkörper, sondern initiieren cholinerg auch über Muskarinrezeptoren (M2, M3) die Kontraktion des Detrusormuskels der Blase.

INFO

Der Parasympatikus ist somit der Entleerungsnerv der Blase und vermittelt ab einer gewissen Blasenfüllung reflektorisch die Miktion, natürlich moduliert durch das übergeordnete pontine Miktionszentrum und dessen übergeordnete suprapontine Areale.

(O) Gibt es funktionell eine dominante Seite, kann die tiefe Resektion schon eines Sakrouterinligaments genügen, um eine atone Blasenentleerungsstörung mit der Notwendigkeit zum Selbstkatheterismus definitiv zu etablieren. Bei der laparoskopischen Hysterektomie empfiehlt es sich aus diesem Grund, die Portio oberhalb der Sakrouterinligamente abzusetzen. Auch können Störungen im hinteren Kompartiment, welche die Nn. splanchnici pelvici involvieren, infiltrierende Prozesse in die Sakrouterinligamente (tief infiltrierende Endometriose), Dysurie und Pollakisurie hervorrufen, Beschwerden, welche man oberflächlich betrachtet dem vorderen Kompartiment zuordnen würde.

MERKE

Präpariert man das sakrouterine Ligament, gilt es, durch die Präparation des Spatium pararectale mediale (Okabayashi Space) nicht nur den Ureter, sondern auch die feinen autonomen Nervenfasern nach lateral abzuschieben.

Plexus hypogastricus inferior (Plexus pelvicus)

(A) Der gemischte Plexus hypogastricus inferior (Px. pelvicus) umhüllt die Viszera mit seinem Nervengeflecht und wird von dorsal nach ventral in Plexus rectalis, Plexus uterovaginalis und Plexus vesicalis unterteilt.

Das Nervengeflecht des tiefen hypogastrischen Plexus liegt lateral außerhalb der mesorektalen Faszie, je nach Interpretation in einer äußeren Doppelung derselben oder medianen Doppelung der parietalen Faszie. Bezogen auf das Rektum ist es das Paraproktium, welches die autonomen Nerven sowie die A. rectalis media beinhaltet, die das Rektum gegen lateral fixieren und die mesorektale Faszie durchbrechen.

(O) Bezüglich der Höhe in Bezug zum Parametrium/zur Parazervix oder zum Parakolpium ist die tiefe uterine Vene (Deep Uterine Vein) die Landmarke, unterhalb der der Px. pelvicus liegt. Entsprechend wird die autonome Innervation gefährdet, wenn man parametran unterhalb davon operiert.

3.2.8 Spatien, sagittale Ansicht, operative Zugänge

(O) Das Verständnis für die urogynäkologische, aber auch onkologische chirurgische Anatomie im kleinen Becken wird wesentlich erleichtert, wenn man sich vergegenwärtigt, dass man sich als Operierende in künstlich geschaffenen, also nicht vorbestehenden Räumen bewegt.

Die streng sagittale Ebene mittig durch das kleine Becken zeigt die wichtigsten artifiziellen Spatien, die für urogynäkologische Operationen als Zugänge dienen:

Cavum Retzii

Das Cavum Retzii ist der mit lockerem Bindegewebe angefüllte Raum zwischen Symphysenhinterwand und Blase. Das Cavum Retzii enthält, abgesehen von einem kaudal liegenden Venenplexus, keine relevanten Strukturen, die verletzt werden könnten. Der Venenplexus kann, angelehnt an die Anatomie des Mannes, als Plexus Santorini bezeichnet werden.

(O) Fast obligat kommt es darum beim retrosymphysären Hochschieben einer Nadel mit einem suburethralen Band von vaginal durch das Cavum Retzii zu einer gewissen venösen Blutung, die allerdings problemlos durch digitale Kompression beherrscht wird.

Das Cavum Retzii wird auch von kranial laparoskopisch oder offen präpariert, um z. B. die Blase zu mobilisieren oder Kolposuspensionsnähte zu legen (Inkontinenzoperation nach Burch oder Marshall-Marchetti-Kranz). Laparoskopisch durchtrennt man dazu das Lig. umbilicale medianum 2–3 cm oberhalb des Blasendoms. Die Blase kann dazu zur besseren Identifikation leicht gefüllt werden. Offen präpariert man das Cavum Retzii von präperitoneal, öffnet die Peritonealhöhle also nicht. Dieser Zugang ist auch laparoskopisch möglich, braucht aber spezielle Devices, um einen artifizieller präperitonealen Raum zu schaffen.

Spatium vesicovaginale

(O) Das Spatium vesicovaginale ist ein künstlicher Raum, welcher bei der Präparation in der lockern Schicht zwischen Blase und vorderer Vaginalwand entsteht. Man präpariert dieses Spatium laparoskopisch von kranial, um z. B. den vorderen Netzanteil bei einer Sakrokolpopexie oder das Mesh bei einer beidseitigen lateralen Fixation nach Dubussion an der vorderen Vaginalwand fixieren zu können. Sind die Verhältnisse nach Voroperationen unübersichtlich, kann es helfen, die Blase intermittierend zu füllen. Je weiter man nach kaudal gegen Trigonum und Urethra präpariert, desto mehr sind Blase und Vagina aneinander fixiert und die Gefahr einer distalen Ureter- oder Urethraläsion steigt.

Von vaginal präpariert man den vesikovaginalen Raum, um z. B. eine vordere Raffung durchzuführen oder ein vorderes vaginales Netz einzulegen. Obwohl man gefühlt von kaudal präpariert, ist die Schnittrichtung der apikalen Kolpotomie Richtung Urethra ein kranialer Zugang in des Spatium vesicovaginale. Die etwas dichteren medial gelegenen Fasern zwischen Zervixvorderwand und Blasenhinterwand, die man dabei zuerst durchtrennt, werden auch als Lig. supravaginale bezeichnet. Lateral kranial begrenzen die Blasenpfeiler den Raum (Lig. vesicovaginale). Die kaudale Begrenzung des Spatium vesicovaginale ist der Meatus internus urethrae, der durch den Sitz des Katheterballons von vaginal palpiert werden kann.

Spatium rectovaginale

Das Spatium rectovaginale ist der virtuelle Raum, welchen man zwischen Vagina und Rektum kreiert, wenn man zwischen denselben präpariert.

(O) Bei der laparoskopischen Präpararation durchtrennt man zuerst retrozervikal das Peritoneum. Uterus und Rektum können zur besseren Darstellung mit Uterusmanipulator und Rektumbougie gegeneinander aufgespannt werden. Präpariert man schichtgerecht, eröffnet sich das Spatium von selbst, bis man kaudal auf den

Perinealkeil oder lateral an die Levatoren stößt (➤ Kap. 3.2.5 und ➤ Kap. 3.2.7). Wie man die Schichten verstehen kann, wird im Abschnitt „hinteres Kompartiment" und „autonome Innervation" besprochen.

MERKE

Von kaudal kommend muss man zuerst die Vagina 2–3 cm nach kranial scharf vom Perinealkeil abpräparieren, bevor man das Spatium supralevatoriell stumpf eröffnen kann.
Die laparoskopische Präparation des Spatium rectovaginale ist zur Platzierung des hinteren Netzteils an die Vaginalhinterwand und ggf. für dessen Fixierung an den Levatoren bds. notwendig.

Die Präparation des Spatium rectovaginale von kaudal ist für eine hintere Raffungsoperation (Level II) oder im Falle einer sakrospinalen Fixation (Level I) unabdingbar, um das Rektum mit dem Mesorektum von vaginal nach medial abzuschieben und um an das sakrospinale Ligament zu gelangen.

Retrorektaler Raum

Der virtuelle retrorektale Raum zwischen parietaler und mesorektaler Faszie entsteht bei der Mobilisation des Rektums bei der offenen oder laparoskopischen Präparation, aber auch, wenn man das Rektum für die sakrospinale Fixation von kaudal kommend nach medial wegschiebt. Die **rektosakrale Faszie,** eine bindegewebige Verdichtung zwischen parietaler Faszie (Waldeyer-Faszie) und der mesorektalen Faszie auf Höhe S4, verhindert die Invagination (Intususszeption) des Rektums bei der Defäkation.

Region Lig. sacrospinale

Es gibt nur wenige anatomische Strukturen im kleinen Becken, die zur Fixation oder Elevation genutzt werden können. Das Lig. sacrospinale ist eine davon und bleibt auch nach mehreren Geburten erhalten.

Das sakrospinale Ligament läuft vom Sakrum zur Spina ischiadica und wird vom analog verlaufenden M. coccygeus gegen ventral bedeckt.

INFO

Der M. coccygeus kleidet wie der M. piriformis das kleine Becken dorsal aus. Der Verlauf des Coccygeus-Muskels macht funktionell wenig Sinn. Entwicklungsgeschichtlich handelt es sich um eine regressive Evolution, um einen rückgebildeten und partiell ligamentär umgewandelten Muskel der Schwanzmuskulatur.

Der Begiff Coccygeus-Sakrospinalkomplex beschreibt die intraoperative Anatomie besser. Bei der Präparation ist das Ligament von mehr oder weniger Muskulatur bedeckt bzw. mehr oder weniger muskulär bzw. ligamentär ausgebildet.

Der N. pudendus verläuft mit der begleitenden A. und V. pudenda lateral um den Ansatz des Ligaments an der Spina ischiadica herum, die Sakralnerven S3 und S4 verlaufen direkt unterhalb des kranialen Rands des Ligaments, die Nn. levatores lateral über den Coccygeus-Sakrospinalkomplex auf die kraniale Fläche der Levatoren, welche sie auch innervieren. Die A. glutea inferior verlässt das kleine Becken durch das Foramen infrapiriforme mittig kranial über dem Ligament. Der Plexus lumbosacralis verlässt das kleine Becken lateral durch das Foramen infrapiriforme oberhalb des Ligaments.

(P) Will man Blutungen und neurogene Schäden vermeiden, muss man auf dem Band zwei Querfinger von der Spina nach medial tasten, bevor man Anchor-Systeme oder Fäden einbringt. Die Safety Zone des Ligaments liegt medial kaudal.

(O) Will man andererseits den N. pudendus infiltrieren muss man kaudal unter dem Ansatz an der Spina ischiadica einstechen (➤ Abb. 3.7).

Region Promontorium

Lig. longitudinale anterius

(A) Das Lig. longitudinale anterius, welches von der Schädelbasis über das Promontorium bis kaudal zum Os coccygis zieht, gehört zu den wenigen Strukturen am Becken, an denen die Operierenden in der midsagittalen Ebene Strukturen fixieren können. Bei der Sakrokolpopexie und bei der anterioren Rektopexie nach D'Hoore wird ebendort der zentrale Mesh-Arm eingenäht.

INFO

Die Präparation kann je nach den Verhältnissen (Adipositas) schwierig sein. Zur besseren Darstellung ist es nützlich, das Sigma nach links an die Beckenwand zu hängen.

Gefäße und Ureteren

(A) Die Aorta teilt sich etwa auf Höhe des 4. LWK in die Aa. iliacae communes auf. Aus der Bifurkation läuft die kleinkalibrige A. sacralis mediana mit ein oder zwei Begleitvenen nach kaudal über das Promontorium. Die V. cava verläuft rechts der Aorta, die V. iliaca communis rechts verläuft lateral der A. iliaca communis rechts, während die V. iliaca communis links die rechte A. iliaca communis unterkreuzt und medial und kaudal der A. iliaca communis links verläuft.

(O) Präpariert man das Lig. longitudinale anterius von kaudal nach kranial, muss man exakt auf die V. iliaca communis links aufpassen, insbesondere da die Venen bei der Laparoskopie kollabieren und dadurch schlecht sichtbar sind. Während man sich auf die Anatomie der arteriellen Gefäße verlassen kann, ist die Anatomie der Venen ziemlich variabel und nur in 70 % der Fälle wie oben beschrieben. Die Darstellung derselben ist also eminent. Blindes Tackern ins Ligament muss vermieden werden.

(A) Ureteren: diese verlaufen etwa 3 cm lateral vom Promontorium über die Beckengefäße, rechts etwas ventraler über die A. iliaca externa, links über die A. iliaca communis.

Plexus hypogastricus superior, Nervi hypogastrici

(A) Autonome Nerven präsentieren sich als filigrane Nervengeflechte und sind wesentlich schwieriger zu präparieren als somatische Nerven. Auf der distalen Aorta und Bifurkation liegt das rein sympathisches Nervengeflecht, der Plexus hypogastricus superior. Er wird durch die Nn. splanchnici thoracici und lumbales (Th 10–L2) alimentiert. Ebendieser Plexus teilt sich i. d. R. in zwei Nervenstränge auf, in den N. hypogastricus sinister und dexter. Am Promontorium liegen sie etwa 1 cm weg von der Mittellinie und 2 cm medial von den Ureteren, direkt unter dem Peritoneum. Sie verlaufen nach kaudal lateral, folgen dem Verlauf von Ureter und A. iliaca interna, um dann dem gemischten tiefen hypogastrischen Plexus die sympathischen Fasern beizusteuern. Wie das ganze autonome Nervengeflecht verlaufen die hypogastrischen Nerven lateral außerhalb des Mesorektums bzw. der feinen mesorektalen Faszie auf oder in den feinen Lamellen der parietalen Faszie. Es ist das Ziel der schichtgerechten Präparation (Self Opening Plane), die autonome Innervation maximal zu schonen.

(O) Die Safety Zone am Promontorium ist eine dreieckige Zone, nach kaudal begrenzt durch das Promontorium, gegen medial begrenzt durch die A. sacralis mediana und gegen lateral durch die A. iliaca communis rechts.

Rektum

Mesorektum: Das Rektum hat auch retroperitoneal ein Meso, das fettige Mesorektum, welches durch eine feine bindegewebige Schicht, der mesorektalen Faszie, zirkulär umhüllt ist. Beim Durchtritt durch den Hiatus genitalis gegen kaudal und beim Übergang vom Rektum zum analen Sphinkter verschmelzen die faszialen Strukturen und das Mesorektum endet. Eine intakte mesorektale Faszie ist bei der onkologischen Rektumchirurgie wichtig. Im Mesorektum verlaufen eigene Lymphgefäße und die A. rectalis superior, die aus der A. mesenterica inferior stammt.

Longitudinal Sheet: Die Tunica muscularis des Rektums besteht aus dem äußeren Stratum longitudinale und Stratum circulare. Das Stratum longitudinale setzt sich als Longitudinal Sheet zwischen dem äußeren und inneren Sphinktermuskel fort und verankert mit Fasersträngen den Sphinkter im Subkutangewebe und in der Haut. Ebenfalls drängt sich der M. puboanalis, ein Anteil des M. puboviszeralis des Levatormuskels, zwischen den externen und internen Analsphinkter.

(F) Dem Longitudinal Sheet kommt bei der Defäkation die Aufgabe zu, den Stuhlgang Richtung After zu propulsieren, indem es eine Hebewirkung ausübt.

Analer Sphinkter: Der **M. sphincter internus** hat keinen kranialen Abschluss, sondern läuft kontinuierlich in das Stratum circulare über, er ist weißlich und wird als chicken- oder fish-like beschrieben.

(F) Der anale Sphinkter besteht aus glatter Muskulatur, produziert 70 % des Ruhedrucks und wird autonom innerviert.

(A) Der **M. sphincter ani externus** wird in ein Pars subcutanea, Pars superficialis und Pars profundus eingeteilt. Beim primären Sphinkterrepair postpartal erkennt man diese Unterteilung nicht. Der M. sphincter ani externus ist dorsal stärker ausgebildet als ventral (omegaförmig). Er besteht aus quer gestreifter Muskulatur und konfluiert mit den Mm. transversi peronei superficiales und Mm. bulbospongiosi im Perinealkeil. Er wird von den somatischen Nn. rectales inferiores und Nn. perineales profundes als Äste des N. pudendus, innerviert und verantwortet den willentlichen Quetschdruck (Squeeze).

(O) Intraoperativ wird er farblich als Red Meat beschrieben. Seine chirurgische Adaptation kann überlappend oder End-zu-End erfolgen.

(P) Störungen des inneren Sphinkters führen zu passivem Stuhlschmieren, Störungen des externen Sphinkters zu Stuhl-Urge und Stuhlinkontinenz.

Puborektalisschlinge

(A) Der M. puborectalis (auch Puborektalisschlinge) wird dem Levatormuskel zugeordnet, schließt gleich kranial dem M. sphincter ani externus an, umschlingt von dorsal den anorektalen Übergang und führt so zur Ausbildung des anorektalen Winkels, welcher zur analen Kontinenz beiträgt.

Plexus hemorrhoidalis

(A) Für den kompletten Verschluss des Analkanals braucht es neben dem zirkulären Sphinkter den arteriovenösen inneren Hämorrhoidalplexus.

Linea dentata

(A) Die Linea dentata markiert den Übergang vom unverhornten Plattenepithel der Analhaut zum Zylinderepithel des Rektums. Analog zur Zervix ist auch hier die Übergangszone empfänglich für HPV-Viren. Die Ausführungsgänge der Proktodealdrüsen, welche zwischen dem inneren und äußeren Sphinkter liegen, münden zwischen den Columnae anales, den Schleimhautfalten, welche die Linea dentata bilden.

(F) Anders als im vorderen ist es im hinteren Kompartiment schwieriger, Deszensusphänomene wie Rektozele, Intussuszeption oder Rektumprolaps anatomischen Strukturen klar zuzuordnen (s. o. und ➤ Kap. 3.2.8).

Einfach geht die Zuordnung bei der analen Inkontinenz. Hier sind unerkannte oder unversorgte geburtshilfliche Verletzungen des analen Sphinkters bei der Frau die häufigste Ursache.

KAPITEL

4

Klaus Höfner

Physiologie und Pathophysiologie von Harnspeicherung und -entleerung

Das komplexe Zusammenspiel von Harnspeicherung, Kontinenz und Miktion steht unter Kontrolle einer zentralen und peripheren Dreifachinnervation aus parasympathischen, sympathischen und somatischen Anteilen. **Harnspeicherung** und **Harnentleerung** werden durch nervale Regelkreise zwischen kortikalen, subkortikalen, spinalen und peripheren Nerven gesteuert. Die Nervenbahnen zur Steuerung der Funktion des unteren Harntrakts sind als einfache Schaltkreise „Ein/Aus" organisiert, die eine reziproke Beziehung zwischen der Harnblase und dem urethralen Verschlussmechanismus gewährleisten (Beckel und Holstege 2011; Blok und Holstege 1998; de Groat et al. 2015; Fowler et al. 2008).

4.1 Physiologie

4.1.1 Zentrale Kontrolle

Während der Speicherphase erzeugen zunehmende afferente Signale zum pontinen Speicherzentrum (PSC; laterale Pons) efferent eine Hemmung der Detrusoraktivität und über die Verbindung zum motorischen Kern des externen Sphinkters (Onuf-Kern) die Aufrechterhaltung eines konstanten Tonus im externen Sphinkter. Ein plötzlicher Anstieg des intraabdominellen Drucks und die zunehmende Blasenfüllung verursachen eine Kontraktion des Harnröhrenschließmuskels, was eine Urinleckage verhindert. Diese spinobulbospinalen Reflexe werden zusammenfassend als **Guarding-Reflexe** bezeichnet, die entweder „ein-" (Speicherung) oder „aus-" (Entleerung) geschaltet sind.

Während der Entleerungsphase ist das pontine Miktionszentrum (PMC) der Hauptkoordinator der Miktion. Es steuert die Aktivität der Motoneuronen und garantiert die Synergie der Reflexe. Wenn das PMC aufgrund einer neurologischen Erkrankung nicht mit dem Rückenmark kommunizieren kann (Läsion des Rückenmarks oberhalb der motorischen Zentren), resultiert eine Detrusor-Sphinkter-Dyssynergie. Das PMC empfängt Nachrichten aus dem medialen Frontallappen der Großhirnrinde und der periäquaduktalen grauen Substanz (PAG). Die PAG transformiert eingehende unbewusste Sinnessignale aus der Blase in die Bewusstseinswahrnehmung (Empfindungen, Drangsymptomatik) und reguliert Signale aus dem präfrontalen Kortex in das PMC. Während der Blasenfüllung bewirkt der präfrontale Kortex eine tonische Hemmung des PAG, um eine Stimulation des PMC und die Aktivierung des Entleerungsreflexes zu verhindern. Absteigende Axone vom PMC werden zum parasympathischen Kern im Rückenmark gesendet. Bei Individuen mit überaktiver Blase ist die Aktivität des PAG erhöht.

4.1.2 Harnspeicherung

Urodynamisch zeigen intravesikale Druckmessungen während der Blasenfüllung bis unterhalb der kritischen Schwelle zum Auslösen der Miktion niedrige und relativ konstante Blasendruckwerte. Dies ist auf einen Mangel an parasympathischer Nervenaktivität und die viskoelastischen Eigenschaften der Blasenwand zurückzuführen, die eine Dehnung der Harnblase bei kontinuierlich wachsendem Urinvolumen ermöglichen (➤ Abb. 4.1).

1. Die Wahrnehmung der Blasenfüllung wird zentral über afferente Wege, Urothel und Myofibroblasten geleitet, die zusammen mit der glatten Muskulatur als integriertes Dehnungsrezeptororgan bezeichnet werden. Afferente Aδ-Fasern in der glatten Detrusormuskulatur bilden einen mechanosensorischen Spannungsrezeptor und sind die primären Vermittler der Blasenfüllung. Die Zellen der Aδ-Fasern sind spinal im hinteren Grenzstrang von S2–S4 und T11–L2 lokalisiert und besitzen neuronale Verbindungen zum PSC.
2. Während des Füllens aktivieren mechanosensitive Rezeptoren in der Blasenwand die afferenten Nerven der Blase, was zu einer erhöhten neuralen Aktivität im N. hypogastricus und Plexus pelvicus führt. Eine Aktivierung sympathischer postganglionärer Fasern setzt Norepinephrin frei, das über β_3-adrenerge Rezeptoren eine Relaxation des Detrusors und über α_1-adrenerge Rezeptoren in der glatten Muskulatur des inneren Sphinkters eine Kontraktion des Blasenhalses bewirkt.
3. Die zentrale Aktivierung somatischer Motoneuronen im Onuf-Nukleus aktiviert Acetylcholin zur Kontraktion des quer gestreiften äußeren Harnröhrenschließmuskels über nikotinerge Rezeptoren (Guarding Reflex). In der urodynamischen Messung zeigt sich die Zunahme der efferenten Aktivität im N. pudendus sowohl in der Zunahme der Aktivität des Beckenboden-EMGs mit zunehmender Blasenfüllung als auch bei abdomineller Druckerhöhung (Husten und Pressen).

4.1.3 Harnentleerung

Die Speicherphase der Harnblase kann auf die Entleerungsphase entweder unfreiwillig oder freiwillig umgeschaltet werden (➤ Abb. 4.2).

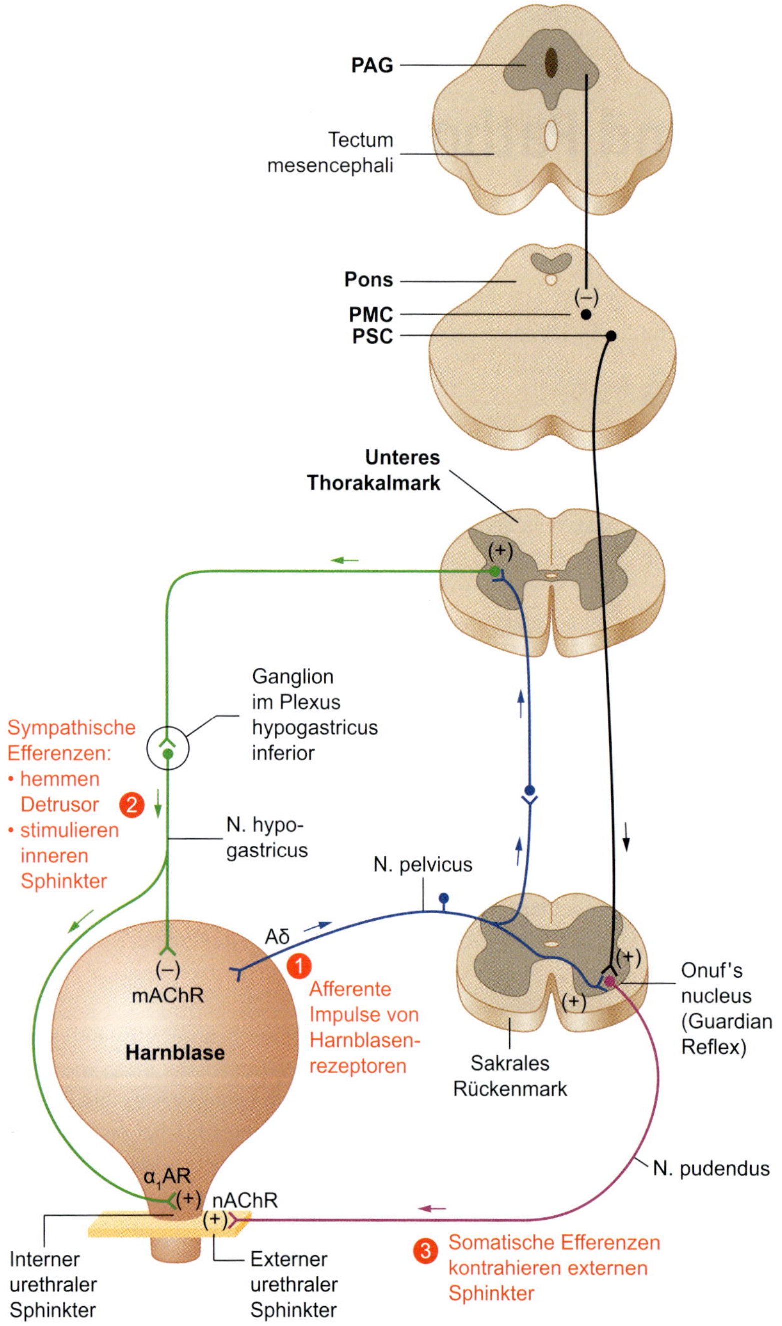

Abb. 4.1 Urinspeicherung – neurale Regelkreise [L231]
PAG = periäquaduktales Grau; PMC = pontines Miktionszentrum; PSC = pontines Speicherzentrum; mAChR = muskarinerge Acetylcholinrezeptoren; nAChR = nikotinerge Acetylcholinrezeptoren; α_1AR 0 = Alpha-1-Adrenorezeptor

1. Afferente Impulse von Dehnungsrezeptoren der Harnblase stimulieren das PMC. Wenn die Miktion willkürlich eingeleitet werden soll, wird die Hemmung der PAG und des PMC beendet.
2. Das PMC wird aktiviert und initiiert den Miktionsreflex.
3. Daraufhin sendet das PMC Signale über lang absteigende Fasern zum intermediolateralen Kern des sakralen Rückenmarks, wo sie auf parasympathischen präganglionären Motoneuronen enden.
4. Diese Aktivierung führt zur Erregung von parasympathischen postganglionären Neuronen, die Acetylcholin und ATP zur Kontraktion der glatten Muskulatur der Blase und NO zur Relaxierung des glattmuskulären inneren Sphinkters freisetzen.
5. Die Aktivierung des PMC bewirkt darüber hinaus eine Relaxierung des äußeren Harnröhrenschließmuskels. Diese Relaxierung wird über PMC-Terminierungen an inhibitorischen Interneuronen vermittelt, die sich in der intermediomedialen Zellgruppe des sakralen Rückenmarks befinden und somatische Motoneuronen des Onuf-Kerns hemmen.

Die kombinierte Wirkung der Aktivierung des PMC resultiert somit in einer Kontraktion des Detrusors und einer Relaxierung der

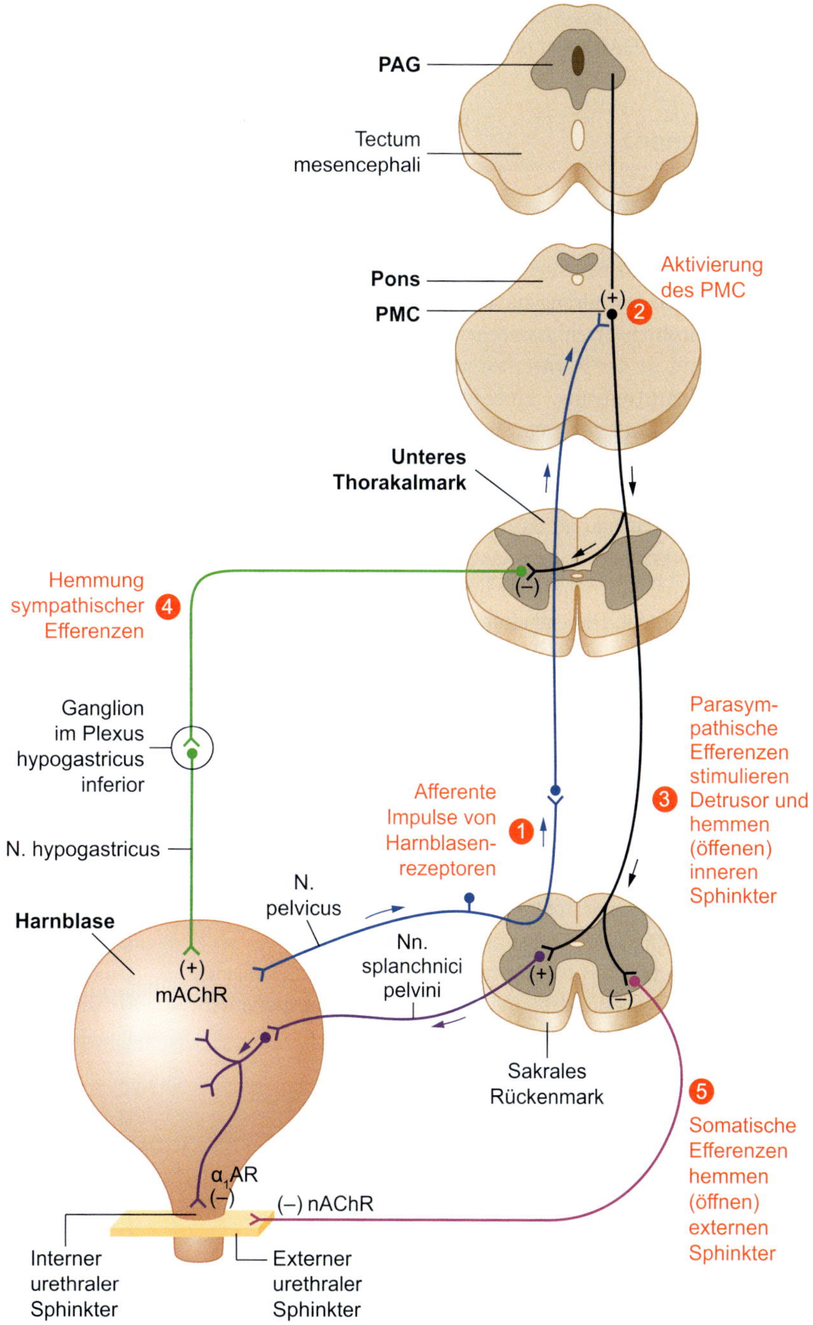

Abb. 4.2 Urinentleerung – neurale Regelkreise [L231]
PAG = periäquaduktales Grau; PMC = pontines Miktionszentrum; PSC = pontines Speicherzentrum; mAChR = muskarinerge Acetylcholinrezeptoren; nAChR = nikotinerge Acetylcholinrezeptoren; α_1AR 0 = Alpha-1-Adrenorezeptor

glatten und quer gestreiften Muskeln des internen und externen Sphinkters, was zur Miktion führt. Die Miktionsphase besteht aus einer initialen Relaxation der Sphinkteren, gefolgt von einer Kontraktion der Blase.

4.2 Pathophysiologie

Funktionsstörungen des unteren Harntrakts werden in Speicher- und Entleerungsstörungen eingeteilt.

4.2.1 Speicherstörungen

Speicherstörungen der Harnblase umfassen (Abrams et al. 2022):

- **Harninkontinenz**
  - bei neurogener und nichtneurogener (idiopathischer) Detrusorhyperaktivität.
  - bei insuffizientem Harnröhrenverschlussmechanismus aufgrund einer verminderten Drucktransmission (aktiv/passiv), einer hypotonen Urethra, einer Hyporeaktivität der Sphinktermuskulatur oder einer unwillkürlichen Harnröhrenrelaxierung.

- **Überaktive Blase** (Overactive Bladder, OAB); Symptomen-Syndrom mit (wetOAB) oder ohne Harninkontinenz (dryOAB).

Harninkontinenz

Belastungsinkontinenz

Belastungsinkontinenz bedeutet Harnverlust während körperlicher Anstrengung, ohne Harndrang zu verspüren. Ursache ist ein insuffizienter Harnröhrenverschlussmechanismus. Der korrelierende klinische Befund ist der Harnverlust aus der Harnröhre synchron zu physischer Anstrengung. Eine urodynamischen Belastungsinkontinenz liegt dann vor, wenn während einer urodynamischen Untersuchung festgestellt wird, dass Harnverlust bei erhöhtem Abdominaldruck (z. B. beim Husten oder Pressen) in Abwesenheit jeglicher Detrusorkontraktionen eintritt. **Voraussetzungen der Harnkontinenz** sind eine intakte quer gestreifte Muskulatur des Beckenbodens, eine ungestörte Innervation und ein funktionstüchtiger Bandapparat. Diese anatomischen Strukturen weisen eine spezielle Wirkung am Blasenhals und der proximalen Urethra sowie an der Muskulatur von quer gestreiftem Sphinkter und periurethralem Gewebe auf. Voraussetzung ist ein regelrechtes Zusammenspiel folgender funktioneller Komponenten des Harnröhrenverschlussmechanismus:

- Harnröhrentonus
- Drucktransmission auf Blasenhals und proximale Urethra (passive Drucktransmission)
- Kontraktion der quer gestreiften Sphinkter- und Beckenbodenmuskulatur (aktive Drucktransmission)

Ursachen eines insuffizienten Harnröhrenverschlussmechanismus resultieren aus Defekten der drei geschilderten Komponenten, wobei diese einzeln oder kombiniert auftreten können.

MERKE

Die Ursache einer Belastungsinkontinenz ist eine Harnröhrenverschlussschwäche!

Dranginkontinenz

Das Symptom der Dranginkontinenz bedeutet unwillkürlichen Harnverlust, der von imperativem Harndrang begleitet ist oder dem imperativen Harndrang vorausgeht. Dabei kann es zum Verlust kleiner Urinportionen zwischen den einzelnen Miktionen bis hin zur kompletten Blasenentleerung kommen. Die Dranginkontinenz beim Syndrom der überaktiven Blase (Overactive Bladder, OAB) wird auch als wetOAB bezeichnet. Bei der urodynamischen Untersuchung sind verfrühter erster Harndrang, imperativer Harndrang und Detrusorüberaktivität (Detrusor Overactivity, DOA) charakteristische Befunde. Urodynamisch ist die DOA durch spontane oder provozierte unwillkürliche Detrusorkontraktionen während der Füllphase gekennzeichnet. Kommt es aufgrund der DOA zum Urinverlust, wird diese Form als Inkontinenz bei DOA bezeichnet. Die durch eine urodynamische Untersuchung nachgewiesene DOA kann in Abhängigkeit vom Nachweis einer neurologischen Erkrankung in eine **neurogene** bzw. **nichtneurogene** (idiopathische) DOA unterteilt werden. Auftretender Urinverlust wird dementsprechend als Inkontinenz bei neurogener bzw. nichtneurogener DOA bezeichnet. Die Inkontinenz bei neurogener DOA wurde früher als Reflexinkontinenz bezeichnet. Der nichtneurogenen DOA liegt keine definierte Ursache ähnlich der wetOAB zugrunde. Pathophysiologisch kommt es zur DOA, wenn ein Missverhältnis zwischen Stärke der afferenten Impulse und der zentralen Hemmung des Miktionsreflexes besteht.

Drei Formen können unterschieden werden:

- Ein **Defizit der zentralnervösen Hemmung auf den Miktionsreflex** kann bei neurologischen Erkrankungen des zentralen Nervensystems bzw. bei jeder Form der Hirnleistungsstörung entstehen und zu einer neurogenen DOA führen. Während bei der zerebral enthemmten Blase die Schädigung hemmender suprapontiner Kerne der Blasenkontrolle hierfür verantwortlich ist, kommt es bei der suprasakralen Rückenmarkläsion zur Ausbildung pathologischer segmentaler spinaler Reflexbogen infolge der Unterbrechung hemmender suprasegmentaler spinaler Bahnen.
- Eine **gesteigerte Erregbarkeit des Detrusors** kann zu einer nichtneurogenen DOA führen und durch anatomische oder funktionelle Veränderungen im Detrusor selbst verursacht werden.
- **Vermehrte afferente Impulse** können durch Reizzustände an Blase und Harnröhre ohne erkennbare Pathologie zu einem Missverhältnis von stimulierenden und hemmenden Impulsen und somit zur DOA führen.
- Eine **Sonderform der nichtneurogenen DOA** stellt Urinverlust in bestimmten Situationen dar, die z. B. beim Lachen oder Geschlechtsverkehr auftreten. Dies wird als **Giggle-Inkontinenz** bezeichnet. Die symptomatische Dranginkontinenz besteht bei Ursachen wie chronischem Harnwegsinfekt, infravesikaler Obstruktion, Blasenstein, Blasentumor etc. und bedarf der gezielten Behandlung dieser Ursachen.

MERKE

Die Dranginkontinenz wird durch unwillkürliche Detrusorkontraktionen verursacht und ist ein Blasenmuskelproblem.

Mischharninkontinenz

Bei dieser Form handelt es sich um eine Kombination aus Belastungs- und Dranginkontinenz.

Inkontinenz bei chronischer Harnretention

Die chronische Harnretention beschreibt einen Zustand, der durch eine nicht schmerzhafte Blase mit reichlich Restharn charakterisiert ist. Patienten mit dieser Problematik können infolge eines Überlaufmechanismus inkontinent sein. Der auftretende Harnverlust wird dann als Inkontinenz bei chronischer Harnretention bezeichnet und ersetzt den früher gebräuchlichen Begriff der Überlaufinkontinenz.

MERKE

Ursachen der Inkontinenz durch chronische Harnretention können ausgeprägte Prolapszustände oder andere subvesikale Obstruktionen mit Überlauf oder eine verminderte Detrusoraktivität durch neurogene Probleme sein.

Extraurethrale Harninkontinenz
Das Symptom des kontinuierlichen Harnverlustes weist auf diese Form der Harninkontinenz hin. Klinisch versteht man unter der extraurethralen Harninkontinenz den objektivierbaren Urinverlust, der nicht über die Urethra, sondern andere Öffnungen entleert wird (z. B. vesiko- bzw. ureterovaginale Fisteln)

Überaktive Blase

Der Begriff überaktive Blase (Overactive Bladder, OAB) wurde als Symptomen-Syndrom im Jahr 2002 von der International Continence Society (ICS) definiert, das mit Drangsymptomatik mit (wetOAB) oder ohne Harninkontinenz (dryOAB), Pollakisurie und Nykturie einhergeht. Harnwegsinfektionen und andere nachweisbare Pathologien müssen ausgeschlossen sein (Abrams er al. 2002).

Die Definition der OAB als Symptomen-Syndrom mit Ausschluss von Harnwegsinfektionen und anderen Pathologien impliziert ihre überwiegend idiopathische Genese. Das urodynamische Korrelat der Detrusorinstabilität ist häufiger bei wetOAB als bei dryOAB (90 % der Männer und 58 % der Frauen mit Inkontinenz; 69 % der Männer und 44 % der Frauen ohne Inkontinenz). Für die Detrusorinstabilität sind verstärkte afferente Signale nachgewiesen worden. Im Unterschied dazu ist es für Drangsymptome/imperativen Harndrang bisher unklar, inwieweit diese peripher oder zentral entstehen. Die Folgen sind Hypothesen, die sowohl erhöhte afferente Aktivitäten **(A)** als auch Mechanismen einer abnormen Verarbeitung von afferenten Signalen beinhalten **(B).** Darüber hinaus sind hormonelle und psychische Einflüsse beschrieben worden **(C).** Die Hypothesen überlappen sich teilweise (Höfner 2016).

A) Instabile Detrusorkontraktionen erzeugen eine vermehrte afferente Aktivität und generieren auf diesem Weg Symptome einer überaktiven Blase. In der Urothelhypothese werden sowohl funktionelle Veränderungen der urothelialen Rezeptoren als auch der Sensitivität und Kopplung suburothelialer Myofibroblasten diskutiert, die letztlich zu einer ansteigenden Aktivität von afferenten Signalen führen. Die myogene Hypothese basiert auf der Annahme, dass instabile Detrusorkontraktionen durch Veränderungen ihrer Erregbarkeit und Kopplung mit anderen Myozyten oder Myofibroblasten ausgelöst werden können.
B) Die Hypothese einer abnormen Verarbeitung von afferenten Signalen nimmt an, dass Schäden an zentralen hemmenden Bahnen und/oder Sensibilisierung der afferenten Nerven zur Aktivierung des Miktionsreflexes führen, was wiederum instabile Detrusorkontraktionen auslöst.
C) Östrogene haben durch Veränderungen der Funktion von Muskarinrezeptoren und durch Hemmung des Transports von extrazellulären Kalziumionen in die Muskelzellen direkten Einfluss auf den Detrusor. Östradiol reduziert die Amplitude und die Häufigkeit spontaner rhythmischer Detrusorkontraktionen. Darüber hinaus gibt es Hinweise darauf, dass die Wahrnehmungsschwelle des Blasenvolumens angehoben wird. Bei Hormonmangel können diese Funktionen gestört sein.

4.2.2 Entleerungsstörungen

Man unterscheidet detrusorbedingte Blasenentleerungsstörungen von Blasenentleerungsstörungen infolge einer Erhöhung des urethralen Widerstands (Höfner und Oelke 2022).

Detrusorunteraktivität (Detrusor Underactivity, DUA)

Die DUA ist durch eine unzureichende Stärke bzw. Dauer der Detrusorkontraktion während der Miktion gekennzeichnet, die zu einer unvollständigen Blasenentleerung führt. Es resultiert Restharnbildung bis hin zur Inkontinenz bei chronischer Harnretention. Der DUA liegen myogene, neurogene oder psychogene Ursachen zugrunde:

- Bei den **myogenen Formen** kommt es durch glattmuskuläre Degeneration und Schädigung des Muskelzellverbands zu einer Störung der myogenen Erregungsübertragung, was z. B. infolge einer infravesikalen Obstruktion auftreten kann.
- Den **neurogenen Formen** liegt eine Schädigung der parasympathischen motorischen Innervation im Sinne einer Läsion des unteren motorischen Neurons zugrunde. Die motorischen Efferenzen können hierbei auf Höhe der peripheren Nerven, der Vorderwurzeln oder Spinalnerven (Kaudasyndrom) oder des sakralen Miktionszentrums (Konussyndrom) betroffen sein. Ursächlich für Kauda-Konus-Veränderungen sind daher sämtliche Läsionen oder Erkrankungen des sakralen Rückenmarks, der Spinalnerven oder der peripheren autonomen Nerven, in denen motorische Efferenzen der Harnblase geleitet werden. Prototypen dieser Erkrankung sind Querschnittläsionen im Bereich der thorakolumbalen Wirbelsäule oder ein lumbaler medianer Diskusprolaps, wobei auch degenerative, vaskuläre, tumoröse oder entzündliche Erkrankungen des Spinalmarks derartige Veränderungen in diesem Bereich auslösen können. Besonders Virusinfektionen wie Herpes zoster oder Borreliose können Ursache einer neurogenen Detrusorunteraktivität sein. Die ausgedehnte Chirurgie im kleinen Becken z. B. bei abdominosakraler Rektumamputation oder radikalen gynäkologischen Eingriffen (Wertheim-Meigs-Operation) können ebenfalls zu neurogenen Läsionen mit Schädigung des Plexus pelvicus führen, woraus eine Detrusorunteraktivität resultieren kann. Der dorsoventrale Verlauf des autonomen Nervengeflechts im Bindegewebe des Beckens vom Sakrum entlang des Rektums und des Uterus zur Blase erklärt dieses Risiko.

Mechanische Obstruktion

Von mechanischen Blasenentleerungsstörungen wird dann gesprochen, wenn ein morphologisch definierbares Abflusshindernis an einer beliebigen Stelle des urethralen Abflusses nachweisbar ist. Mechanische Obstruktionen sind bei der Frau selten. Ursachen können eine hochgradige Meatusstenose, Urethrastrikturen,

Deszensuszustände mit Abknickung der Urethra oder Überkorrekturen von Band- oder Netzplastiken sein.

Funktionelle Obstruktion

Eine funktionelle Obstruktion liegt vor, wenn die Synergie von Detrusorkontraktion und simultaner Relaxation der Urethramuskulatur gestört ist.

Detrusorsphinkterdyssynergie

Diese funktionelle infravesikale Obstruktion des quer gestreiften urethralen Sphinkters entsteht auf dem Boden einer neurologischen Grunderkrankung mit Läsion des suprasakralen Rückenmarks. Infolge einer Entkopplung des sakralen Miktionszentrums vom pontinen Koordinationszentrum für Detrusor und Sphinkter resultiert eine Fehlsteuerung zwischen Detrusor und somatisch innerviertem externem Sphinkter/Beckenboden. Anstelle einer normalen Relaxierung ist eine mit der Detrusorkontraktion simultan verlaufende Kontraktion des urethralen Verschlusses nachweisbar.

Detrusorsphinkterdyskoordination

Diese funktionelle Veränderung entspricht klinisch und urodynamisch der zuvor beschriebenen Dyssynergie zwischen Detrusor und Sphinkter ohne neurologisches Korrelat.

LITERATUR

Abrams P et al. The standardisation of terminology of lower urinary tract function: report from the Standardisation Sub-committee of the International Continence Society. Am J Obstet Gynecol 2002 187(1) 116–126.

Beckel JM, Holstege G. Neurophysiology of the lower urinary tract. Handb Exp Pharmacol 2011(202) 149–169.

Blok BF, Holstege G. The central nervous system control of micturition in cats and humans. Behav Brain Res 1998 92(2) 119–125.

de Groat WC, Griffiths D, Yoshimura N. Neural control of the lower urinary tract. Compr Physiol 2015 5(1) 327–396.

Fowler CJ, Griffiths D, de Groat WC. The neural control of micturition. Nat Rev Neurosci 2008 9(6) 453–466.

Höfner K. Terminologie und Pathophysiologie der Überaktiven Harnblase (ÜAB). Aktuelle Urol 2016 47(6) 468–474.

Höfner K, Oelke M. Entleerungsstörungen. In: Urodynamik, Schultz-Lampel M, Goepel M, Hampel (Hrsg.). Springer-Verlag GmbH Heidelberg, Berlin 2022 305–340.

KAPITEL

5 Diagnostik von Beckenbodenfunktionsstörungen

Annette Kuhn, Miriam Deniz, Stefan Albrich, und Cäcilia S. Reiner

5.1 Anamnese und Fragebögen, Sexualität

Annette Kuhn

5.1.1 Anamnese

Spezifische urogynäkologische Anamnese

Während der Anamnese müssen die Beschwerden, die die Patientin loswerden möchte und die sie am meisten stören, erfasst werden; dies ist individuell sehr unterschiedlich. Entsprechend sollte die Therapie darauf abzielen.

Die urogynäkologische Anamnese bei Patientinnen mit Beckenbodenstörungen sollte eine genaue Anamnese der aktuellen Miktionsgewohnheiten inklusive des Beginns der Beschwerden, der Häufigkeit, triggernder Faktoren und des Ausmaßes des Urinverlustes enthalten. Die Frage nach der Anzahl und der Art benutzter Einlagen gibt einen Anhaltspunkt darüber, wie schwerwiegend der Urinverlust ist.

Die weitere Miktionsanamnese sollte Angaben zur Trinkmenge, zur Häufigkeit der Miktionen, idealerweise mittels Miktionstagebuch (➤ Abb. 5.1), zu Störungen der Miktion wie abgeschwächtem Harnstrahl, Restharngefühl, Pressmiktion, Dysurie, Algurie,

INSELSPITAL
UNIVERSITÄTSSPITAL BERN
HOPITAL UNIVERSITAIRE DE BERNE

Name:
Vorname:
Geburtsdatum:
Tagesdatum: 11.10.2008

Frauenklinik
Gynäkologische Ambulatorien
Zentrum für Uro-Gynäkologie
Effingerstrasse 102
CH 3010 Bern

Telefon 031 632 16 14
Telefax 031 632 16 05
urogynaekologie.fkl@insel.ch

MIKTIONSKALENDER

(Erklärungen auf der Rückseite)

WC				Trinken		
Zeit	Menge in ml	Harndrang x=ja	Urinverlust x=wenige Tropfen xx=geringe Menge xxx=viel	Zeit	Menge in ml 1dl = 100ml	Was
6^{10}	230	x		6^{30}	250 ml	Kaffee
7^{45}	150	xx	x		250 ml	Tee
8^{30}	70	xx	x	8^{00}	250 ml	Kaffee
10^{05}	80		xx	9^{30}	200 ml	Wasser
12^{00}	150	x		13^{00}	500 ml	Wasser
13^{40}	210	x		16^{00}	150 ml	Saft
14^{45}	225				200 ml	Wasser
16^{20}	80	x		18^{30}	200 ml	Wein
18^{10}	145			18^{45}	300 ml	Tee
19^{50}	130			21^{00}	150 ml	Wasser
21^{00}	210	x	xxx			
22^{05}	130					
22^{55}	55	x	x			
23^{30}	120	x	x			
0^{45}	100	xx				
2^{50}	80	x	x			
4^{50}	110	x				
Total	2335			ca.	2450	

Anzahl Miktionen am Tag: 14
Anzahl Miktionen in der Nacht: 3

Anzahl Binden am Tag: 4
Anzahl Binden in der Nacht: 2

Zentrum für Uro-Gynäkologie: Handbuch

Januar 2006

Abb. 5.1 Miktionstagebuch bei überaktiver Blase [M602]

Steinleiden, Makrohämaturie und Harnwegsinfektionen beinhalten.

MERKE

Die subtile Anamnese mit Erfassung aller relevanten Beschwerden ist der Grundbaustein einer erfolgreichen Therapie!

Das **Miktionstagebuch** oder auch **Miktionskalender** wird idealerweise über drei Tage ausgefüllt. Sollte dies nicht möglich sein, ist auch bereits ein Tag hilfreich.

Notiert werden die Art und die Menge der Trinkflüssigkeit, das Vorhandensein von Drang, Inkontinenzepisoden und die Menge der Miktionen in Millilitern. Miktionskalender sind oft sehr aufschlussreich und können blasenreizende Substanzen wie Kaffee, Tee, Alkohol etc. dokumentieren, was dann beim Blasentraining Anlass zur Information über blasenreizende und nicht reizende Substanzen (Wasser, Kräutertee) geben kann.

Der Miktionskalender kann auch sehr gut als Verlaufsparameter bei Drangbeschwerden benutzt werden. Kalender können selbst kreiert werden, sind aber auch im Internet zum Herunterladen verfügbar oder werden von Firmen angeboten.

Ein weiterer wichtiger Aspekt im Zusammenhang mit Beckenbodenerkrankungen ist die **Stuhlanamnese.** Eine Stuhlinkontinenz kann rezidivierende Harnwegsinfekte begünstigen, chronische Obstipation führt zu langen Pressphasen, die Senkungen begünstigen können. Eine Outlet Obstruction für Stuhl wird möglicherweise auf eine Intussuszeption hinweisen.

Die **allgemeine gynäkologische Anamnese** sollte die Zyklusanamnese, die Kontrazeption, den Menopausenstatus, die Sexualanamnese und Senkungsbeschwerden erfassen. Die Anzahl und der Modus der Geburten, das Geburtsgewicht der Kinder und Dammschnitte und -risse sind ebenso wie gynäkologische und viszerale Operationen oder Malignome und ihre Therapie zu erheben. Insbesondere eine Radiatio im kleinen Becken ist eine wichtige Information, auch im Hinblick auf zukünftige Therapien mit möglicher Implantation von alloplastischem Material.

Allgemeine Anamnese

In der Erfassung der allgemeinen Anamnese spielen endokrine Erkrankungen wie Diabetes mellitus, Diabetes insipidus und – sehr wichtig – die Medikamentenanamnese eine wichtige Rolle.

Die **Medikamentenanamnese** ist sowohl wegen potenzieller Nebenwirkungen, die Blase und Darm betreffen, wichtig als auch im Hinblick auf zu verordnende Medikamente; hier in erster Linie Anticholinergika mit einer Summation anticholinerger Effekte (➤ Tab. 5.1). Zerebrale Nebenwirkungen, störende Mundtrockenheit und Obstipation können hier die Folgen sein.

Diabetes und Niereninsuffizienz können zu einer Veränderung der Urinausscheidung mit den Folgen einer Polyurie oder einer Pollakisurie führen.

Neurologische Erkrankungen wie multiple Sklerose, Querschnittslähmungen, neurologisch-degenerative Erkrankungen, Demenzerkrankungen, Morbus Parkinson und vaskuläre zentrale Erkrankungen können die Wahrnehmung der Blasenfüllung, die Koordination der Blasenentleerung und die Einschätzung der sozial akzeptablen Situation der Blasenentleerung beeinflussen.

Tab. 5.1 Medikamente, blasenwirksame Substanzen und deren mögliche Nebenwirkungen auf die Blasenfunktion

Medikament	Effekt
Diuretika	Drangbeschwerden, Dranginkontinenz, unbemerkte Inkontinenz, Polyurie
Kalziumkanalblocker	Polyurie, Nykturie
Anticholinergika (Anti-Parkinsonmedikamente, Antihistaminika, Spasmolytika u. a.)	Verwirrtheit
Alphaantagonisten	Belastungsinkontinenz
Alphaagonisten	Harnretention
Opiate	Harnretention, Obstipation, Sedation, verlangsamter Harnstrahl
Angiotensin-Converting-Enzyme-Hemmer (ACE-Hemmer), Sedativa	Belastungsinkontinenz
Vincristin, Antidepressiva	Harnretention
Alkohol	Polyurie, Pollakisurie, Delirium, Mobilitätseinschränkung, Inkontinenz
Benzodiazepine u. Neuroleptika	Inkontinenz durch Benommenheit, Reduktion der Blasenwahrnehmung, Muskelrelaxation des Beckenbodens

Soziale Anamnese und Noxen

Bei der sozialen Anamnese sollten Fragen zur häuslichen Unterbringung, familiären Unterstützung und Betreuung, medizinischen pflegerischen Unterstützung und zu beckenbodenschädigenden Noxen wie Alkohol, Nikotin und Drogen erfasst werden.

Bei einer störenden Nykturie mit erhöhtem Sturzrisiko, Gehbehinderung und möglicherweise Schlafmittelgebrauch kann beispielsweise ein Toilettenstuhl, der neben dem Bett steht, eine große Hilfe sein und das Sturzrisiko mindern.

5.1.2 Fragebögen

Fragebögen – am besten einfach verständlich und idealerweise validiert – können bei Studien notwendig sein und im klinischen Alltag helfen, den Störwert der Inkontinenz und Beckenbodenprobleme longitudinal einzuschätzen und zu verfolgen.

Validierte Fragebögen sind beispielsweise der Deutsche Beckenbodenfragebogen, der Inkontinenz für Urin und Stuhl sowie Senkungsbeschwerden erfasst, der I-PSS (International Prostate Symptoms Score), der King's Health Questionnaire oder der ICIQ-Fluts. Diese Fragebögen sind z. B. auf der ICIQ-Website inklusive

Auswertungsschlüssel verfügbar und in vielen Sprachen validiert (https://iciq.net/iciq-fluts).

5.1.3 Sexualität

Aufgrund von Inkontinenz und Senkungen kann die Sexualität gestört sein. Es gibt durchaus Daten, die zeigen, dass das eigene Körperbild bei Inkontinenz sehr gestört sein kann, die Sexualität damit auch nicht unbelastet ist und sich nach einer Therapie der Inkontinenz die Sexualfunktion wieder bessert.

Urininkontinenz bei Penetration wird i. d. R. als Belastungsinkontinenz eingeordnet, Inkontinenz beim Orgasmus als überaktive Blase oder Reizblase identifiziert, auch wenn genauere Untersuchungen hier nicht möglich sind. Die Therapie richtet sich nach dem Grundleiden.

5.2 Klinische und neurologische Untersuchung, Restharn

Annette Kuhn

Die gynäkologische Untersuchung soll sich auf die anamnestisch angegebenen Beschwerden konzentrieren und erklärende Ursachen und morphologische Korrelate finden.

Nach der Positionierung der Patientin (so bequem wie möglich) auf dem gynäkologischen Untersuchungsstuhl erfolgt die Inspektion der Haut des Abdomens und des Genitales.

Narbenbildung nach Operationen, Striae gravidarum, die gerade bei Patientinnen mit Kollagensynthesestörungen auftreten, sollten dokumentiert werden.

Rötungen, Exkoriationen, Erosionen, Pilzinfekte und Intertrigo sind Hinweise auf eine Inkontinenz und auf unzulängliche Versorgung mit Vorlagen. Eine Atrophie sollte ebenso wie ein Lichen sclerosus dokumentiert und behandelt werden (➤ Abb. 5.2).

Eine Folge einer Östrogenmangelatrophie kann ein Urethralkarunkel sein, welches zu Irritationen und Schmerzen sowie zur Thrombosierung führen kann. Ein Karunkel kann sehr groß sein, zu Makrohämaturie führen und sehr gut auf eine lokale Östrogenisierung ansprechen.

Ein klaffender Introitus ist häufig bei Multiparen zu finden und kann auch allein zu einem Senkungsgefühl führen. Es gibt eine beträchtliche Variabilität in der Größe und Länge von Labien, Perineum und genitalem Hiatus. Das Perineum einer gesunden nulliparen Frau ist zwischen 1 und 4 cm lang, der genitale Hiatus zwischen 2 und 4 cm. Episiotomie- und Dammrissnarben können sichtbar sein und Schmerzen bereiten. Die normalerweise zirkuläre anale Fältelung fehlt über großen anterioren Analsphinkterdefekten.

Bereits die äußere Inspektion kann bei Stuhlverschmutzung Hinweise auf eine Stuhlinkontinenz geben, die bei Harnwegsinfekten therapeutisch berücksichtigt werden muss.

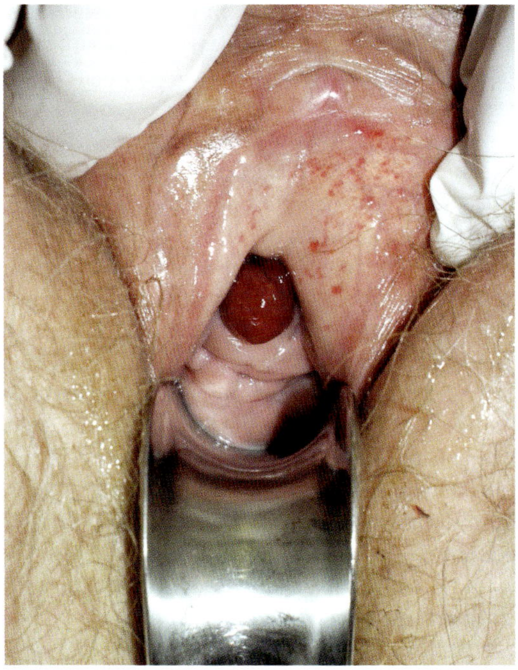

Abb. 5.2 Ausgeprägte Atrophie mit urethralem Karunkel [M602]

5.2.1 Untersuchung der Beckenbodenfunktion

Die Beurteilung der Beckenbodenfunktion gehört zur urogynäkologischen Beurteilung (Oxford Testing oder Beckenboden-Testing).

Hier werden Punkte vergeben:

- 0 Pkt. = keinerlei Beckenbodenkontraktion
- 1 Pkt. = minimale, kurze Beckenbodenaktivität
- 2 Pkt. = etwas stärkere Beckenbodenkontraktion
- 3 Pkt. = das Perineum hebt sich
- 4 Pkt. = stärkere, ausdauernde Kontraktion
- 5 Pkt. = sehr starke Beckenbodenkontraktion

Ein Testing < 3 Pkt. macht die Verordnung von Elektrostimulation im Sinne eines Biofeedbacks für die Physiotherapie sinnvoll.

Die **Instruktion der Patientin** erfolgt im Sinne von *„Bitte aktivieren Sie Ihre Muskulatur, als wollten Sie Urin oder Durchfall zurückhalten."*

- Die Palpation der Beckenbodenmuskulatur von vaginal oder anal erfasst Symmetrie, schmerzhafte Punkte und Symmetrie der Kontraktion. Die Patientin wird angehalten, zu Husten. Bei der Palpation kann festgestellt werden, ob eine reflektorische Kontraktion der Beckenbodenmuskulatur beim Husten stattfindet oder ob der Hustenstoß ungebremst auf den Beckenboden erfolgt.
- Bei Beckenschmerzsyndromen sind häufig die Region der Spinae sowie die dort ansetzende Faszie dolent. Therapeutisch bieten solche Befunde Raum für eine Triggerpunktmassage durch die Physiotherapie.
- Die optische Beurteilung des äußeren und inneren Genitales sollte Lichenifikation, Atrophie und selbstverständlich Neoplasmen erfassen. Ein Hustentest mit voller Blase kann hier bereits Hin-

weise auf eine Belastungsinkontinenz geben; es ist wichtig, die Patientin darüber zu informieren, dass die untersuchende Ärztin den Urinverlust sehen will und dass sie sich deswegen nicht schämen sollte.

- Zur vaginalen Beurteilung von Senkungen ist ein Sims-Spekulum hilfreich, mit dem die verschiedenen Kompartimente separat untersucht werden können. Die Untersuchung wird i. d. R. im Liegen in Rückenlage durchgeführt. Findet sich eine große Diskrepanz zwischen den Befunden und den geschilderten Senkungsbeschwerden, ist eine Untersuchung der Patientin im Stehen empfehlenswert. Dabei positioniert die Patientin ein Bein auf einem Schemel oder Absatz.
- Die Ärztin führt zur Quantifizierung der Senkung das **ICS-IUGA-Prolaps-Staging** durch, bei der insgesamt neun Punkte teilweise in Ruhe und teilweise während des Pressens gemessen werden. Im Rahmen des ICS-IUGA-Prolaps-Stagings wird auch das Perineum gemessen, ein oft wenig beachteter Bereich in der Gynäkologie. Es darf nicht außer Acht gelassen werden, dass das Perineum zwar nur aus bindegewebigem Raphe besteht, hier aber Muskeln ansetzen und das Perineum auch die Distanz zum Anus vergrößert, also funktionell wichtig ist.
- Bei der vaginalen Palpation ist insbesondere auf palpable Implantate, Netzanteile sowie Dolenzen in diesem Bereich zu achten, ebenso, ob es nicht epithelialisierte Netzanteile, die nicht von vaginalem Gewebe bedeckt sind, Infektzeichen oder Ulzerationen gibt.
- Bei Patientinnen mit Lichen, nach weiblicher Genitalbeschneidung (FGC) oder nach Operationen oder Traumata ist darauf zu achten, ob der Meatus urethrae frei oder von Hautbrücken bedeckt ist, was die Miktion behindern kann oder Restharn begünstigt.
- Bei Intimbeschwerden mit Juckreiz, Brennen und Dyspareunie können sich vulvovaginale und perineale Entzündungszeichen, Atrophie, Dystrophie, ekzematöse Veränderungen und Dermatosen an Haut und Vaginalhaut zeigen.
- Bei der bimanuellen Untersuchung wird auf Dolenzen, Raumforderungen oder Indurationen, insbesondere nach Netzimplantationen, gesucht.
- Ein Nativabstrich gibt Aufschluss über aktuelle Infektionen.
- Sphinkterreflexe können während einer digitalen rektalen Untersuchung geprüft werden. Um den Sphinktertonus zu testen (Nervenwurzeln auf Höhe S2–S4), führt die Untersucherin einen behandschuhten Finger in den Enddarm ein und bittet die Patientin, Druck darauf auszuüben. Alternativ wird die Perianalregion leicht mit einem Wattebausch berührt; die normale Reaktion ist die Kontraktion des M. sphincter ani externus (Analreflex). Ein schwacher rektaler Tonus liegt typischerweise bei Patientinnen mit akuter Rückenmarkverletzung oder Cauda-equina-Syndrom vor.
- Beim Bulbus-cavernosus-Reflex, der die Segmente auf Höhe S2–S4 untersucht, wird die Klitoris vorsichtig beklopft; die normale Reaktion ist eine Kontraktion des M. bulbocavernosus.
- Die Sakralnerven S2–S4 sind für die parasympathische Versorgung von Blase und Darm verantwortlich und können hinsichtlich Sensibilität und Spitz-Stumpf-Diskriminierung bei der klinischen Untersuchung überprüft werden.

5.2.2 Restharn

Als Restharn bezeichnet man die Menge an Harn (Urin), die nach einer normalen Miktion in der Harnblase zurückbleibt. Die **Ursache** für eine Restharnbildung ist i. d. R.

- eine Abflussbehinderung z. B. nach einer Inkontinenzoperation, oder
- eine neurologische Störung der Harnentleerung.

Bei älteren Personen nimmt die Detrusorkontraktilität ab, was zu Restharn führen kann.

Chronischer Restharn tut nicht weh, eine akute Harnretention ist je nach neurologischer Situation schmerzhaft oder schmerzlos. Eine chronische Restharnbildung kann durch Inkontinenz, rezidivierende Harnwegsinfekte oder Dilatation der oberen Harnwege auffallen.

MERKE
Rezidivierende Harnwegsinfekte der älteren Patientin sind häufig mit Restharn vergesellschaftet.

Restharn sollte immer unmittelbar nach der Miktion gemessen werden, sodass zwischen Miktion und Messung keine Zeit vergehen sollte, um falsch positive Messwerte zu vermeiden.

Es gibt sehr unterschiedliche Definitionen von Restharn, in den meisten Kliniken werden absolute Werte (50 ml, 100 ml) oder prozentuale Werte, die sich auf die Blasenkapazität beziehen (15 % der Blasenkapazität) benutzt.

Eine Restharnbestimmung erfolgt meist durch Ultraschall, der automatisiert misst (Bladderscan©), oder über eine sonografische Messung in zwei Ebenen. Die Ultraschallapplikation kann suprapubisch, perineal oder transvaginal sein. Üblich ist der suprapubische Zugang mit Curved-Array-Sonde.

Die Restharnmessung ist auch mittels Einmalkatheter möglich, der in der Klinik steril durchgeführt wird. Vorteil dieses Vorgehens: Auf diese Weise kann sauberer Urin für einen Urinstatus oder eine Kultur gewonnen werden.

Bei Patientinnen mit suprapubischer Harnableitung kann der Restharn über den suprapubischen Katheter bestimmt werden.

5.3 Urinanalyse und Katheterismus

Annette Kuhn

Urin, der untersucht werden soll, sollte entweder durch einen korrekt abgenommen Mittelstrahlurin oder Katheterurin gewonnen werden. Ein Screening außerhalb der Schwangerschaft wird aktuell nicht empfohlen, sofern Patientinnen asymptomatisch sind.

Für die Gewinnung von Mittelstrahlurin empfiehlt sich eine gute Instruktion der Patientin, z. B.: *„Spreizen Sie Ihre kleinen und großen Schamlippen. Lassen Sie den Urin für ca. 3 Sekunden in die Toilette laufen. Fangen Sie nun ca. 10 bis 20 ml des Urins in dem Uringefäß auf, ohne den Harnstrahl zu unterbrechen. Entleeren Sie den restlichen Urin in die Toilette. Verschließen Sie das Uringefäß."*

Bei sehr adipösen Frauen, Sprachproblemen oder bei fortgeschrittener Schwangerschaft kann die Gewinnung des Mittelstrahlurins sehr schwierig sein und es besteht das Risiko der Kontamination, die unbedingt vermieden werden sollte. In solchen Fällen ist ein Einmalkatherterurin vorzuziehen.

Urin dient zur Regelung des Flüssigkeitshaushalts sowie zur Entsorgung von Harnstoff, Harnsäure und anderen Stoffwechselendprodukten. Ein gesunder Erwachsener scheidet täglich ungefähr 20 g Harnstoff aus. Urin enthält darüber hinaus kleine Mengen an Zucker (Traubenzucker, Glukose). In der Schwangerschaft können diese Mengen erhöh sein. Ein erhöhter Glukosegehalt im Urin deutet auf **Diabetes mellitus** hin. Die Konzentration von Proteinen beträgt üblicherweise < 2–8 mg je 100 ml, die maximale Ausscheidung 100–150 mg/d, durchschnittlich zwischen 40 und 80 mg. Eine erhöhte Proteinausscheidung wird **Proteinurie** genannt. Die Proteine sind auch für die Bildung von Schaum auf dem Urin verantwortlich. Eine ungewöhnlich starke Schaumbildung ist somit auch ein Indiz für eine **Nephropathie.**

Viele weitere Substanzen wie Hormone oder Duftstoffe kommen in geringen Mengen im Urin vor, der Uringeruch ist auch von Nahrungsmitteln (Spargel!) oder Trinkflüssigkeiten abhängig.

5.3.1 Säure-Basen-Haushalt

Der **pH-Wert des Urins** liegt bei normaler Ernährung zwischen 4,6 und 7,5, also eher im sauren Bereich. Eine einzelne pH-Wert-Messung des Urins hat aber nur eine bedingte Aussagekraft, da der pH-Wert tageszeitlichen Schwankungen unterliegt.

Eine eiweißreiche Ernährung (Fleisch) verschiebt den pH-Wert in Richtung sauer, während Gemüse eine Verschiebung ins basische Milieu verursacht.

Die Dichte beträgt zwischen 1015 und 1025 g/l. Unter extremen Bedingungen (wie z. B. extrem hohe Flüssigkeitszufuhr oder Dehydration) kann sie zwischen 1001 und 1040 g/l schwanken. Gelöste Proteine oder Glukose können die Dichte des Urins erhöhen. Die Osmolarität von Urin beträgt im Normalfall zwischen 600 und 900 mosmol/l. Urin ist dann hyperosmotisch, bezogen auf Blutplasma (290–300 mosmol/l), d. h., die Konzentration der gelösten Stoffe ist höher als im Blutplasma. Die Osmolarität kann aber v. a. in Abhängigkeit von Flüssigkeitszufuhr und -verlusten zwischen 50 und 1200 mosmol/l schwanken.

Früher nahm man an, dass frisch gelassener Urin bakterienfrei ist, diese Annahme wurde in den letzten Jahren revidiert: Die Blase enthält zahlreiche Keime, die dort zum normalen Mikrobiom gehören können.

Da die untere Harnröhre nicht keimfrei ist, enthält Urin beim Austritt bis zu 10.000 Keime/ml.

Frischer Urin riecht nach Brühe, während abgestandener Urin aufgrund bakterieller Kontamination und Metabolismen den stechenden Geruch von Ammoniak annimmt. Dabei wird der Harnstoff enzymatisch (Urease) in Ammoniak und Kohlendioxid umgewandelt. Der initial eher neutrale bis saure Urin wird basisch (pH-Wert ca. 9–9,2). Bei einer schweren Stoffwechselentgleisung im Rahmen eines Diabetes mellitus kann der Urin nach Azeton riechen, dies wird durch Ketoazidose verursacht. Auch bei akuten Krankheiten (Infektionen, Fieber) kann der Urin einen atypischen Geruch aufweisen.

Bei ungefähr 50 % der Menschen tritt nach dem Verzehr von Spargel ein charakteristischer Geruch des Urins auf. Der Geruch ist auf den Abbau bestimmter Inhaltsstoffe des Spargels wie Asparagusinsäure zu S-Methyl-thioacrylat sowie dessen Methanthiol-Additionsprodukt S-Methyl-3-(methylthio)thiopropionat u. a. zurückzuführen. Die Fähigkeit zu diesem Abbau wird dominant vererbt.

Der Urin von Schwangeren enthält humanes Choriongonadotropin (hCG), ein in der Plazenta gebildetes Hormon, das in den gängigen Urinschwangerschaftstesten nachgewiesen wird.

5.3.2 Urinfarbe

Die gelbe Farbe des Urins entsteht durch sog. Urochrome wie die Bilirubin-Abbauprodukte Sterkobilin und Urobilin, die beim Abbau des Hämoglobins oder Blutfarbstoffs entstehen. Die Farbintensität hängt von der Konzentration der Urochrome im Urin ab. Hypertonischer (erhöhte Konzentration der gelösten Stoffe) Urin ist gelb oder – bei höherer Konzentration, z. B. als Folge einer zu geringen Trinkmenge – gelborange, während geringer konzentrierter (hypotonischer Urin) hellgelb bis farblos ist.

Blutbeimengungen im Urin werden als **Hämaturie** bezeichnet und können den Urin rot färben. Ebenso tritt bei gewissen Stoffwechselstörungen (z. B. Porphyrie) eine Rotfärbung auf. **Blutbeimengungen sind abklärungsbedüftig,** ein Karzinom der ableitenden Harnwege oder Nieren muss ausgeschlossen werden.

- Eine **Makrohämaturie** ist eine mit bloßem Auge sichtbare Hämaturie.
- Eine mikroskopisch sichtbare Beimengung von Blut wird als **Mikrohämaturie** benannt.

Bei einigen Personen kann es zu einer kurzzeitigen Rotfärbung des Urins kommen, ohne dass durch einen Tumor oder eine Entzündung Blut in den Harn gelangt, wenn die Person vermehrt Karotine oder Betanin (in Roter Bete) aufgenommen hat.

Zu einer rötlichen Urinverfärbung kann es zudem durch Anthrazykline, Rifampicin, hoch dosiertes Methotrexat und viele andere Medikamente kommen.

Ist der Harn gesättigt, so kommt es bei Abkühlung zu einer Ausfällung von Uraten und damit zu ziegelroter oder dunkelgelber Färbung. Bei Erwärmung verschwindet sie wieder.

Dunkelorange oder braun gefärbter Urin kann ein Hinweis auf eine **Bilirubinurie** und damit auf eine Leberfunktionsstörung (Ikterus) oder einen Morbus Meulengracht sein. Als **Melanurie** wird eine schwarze Färbung des Harns bezeichnet. Dieser enthält Melanogen, das an der Luft zu Melanin oxidiert. Eine Melanurie kann beim Vorhandensein von Melanomen auftreten. Ebenfalls schwarzer oder dunkler Urin findet sich bei **Alkaptonurie.** Hier wird Homogentisat aufgrund eines Defekts oder Mangels des Enzyms Homogentisat-Dioxygenase mit dem Urin ausgeschieden. Dieser wird nach Kontakt mit der Luft dunkler.

Bräunlicher Urin tritt bei **Myoglobinurie** auf, z. B. bei Personen mit Rhabdomyolyse, Malaria oder bei Porphyrie.

Eine grünliche Verfärbung des Urins kann durch das Medikament Propofol ausgelöst werden. Propofol wird primär hepatisch abgebaut. Es gibt eine Hypothese, dass phenolische Metaboliten den Urin grün färben können. Diese Metaboliten sind nicht nephrotoxisch. Auch Indomethacin, Amitriptylin, Cimetidin und Methylenblau (Fisteldarstellungen) können eine Grünfärbung des Urins auslösen.

5.3.3 Katheterismus

Ein Blasenkatheter ist ein flexibler Kunststoffschlauch, mit dem Urin aus der Blase abgeleitet wird. Er besteht entweder aus Silikon oder Latex. Der Katheter kann entweder eine Dauerableitung sein oder mittels Ventil verschlossen oder geöffnet werden.

Bei einem Harnverhalt, therapiebedürftigem Resturin oder zur Diagnostik kann es notwendig sein, die Harnblase mittels Katheter zu entleeren und Urin zu gewinnen.

Dafür stehen mehrere Methoden zur Auswahl:

1. Der transurethrale Katheterismus,
2. der suprapubische Katheterismus oder
3. der intermittierende Selbstkatheterismus (ISK).

Hinsichtlich rezidivierender Harnwegsinfektionen ist der ISK den beiden anderen Methoden überlegen.

Welche Methode gewählt wird, hängt von verschiedenen Faktoren wie erwarteter Dauer des Katheterismus, Fingerfertigkeit und individuellen Gegebenheiten und Wünschen der Patientin ab.

Kathetertypen können anhand ihrer Spitze eingeteilt werden:

- Nelaton-Katheter (stumpfe Spitze, meist bei Frauen verwendet)
- Tiemann-Katheter (konisch zulaufende, gebogene Spitze, gut geeignet für schwierige Katheteranlagen, enger Meatus, V. a. Strkitur)
- Mercier-Katheter (ähnlich dem Tiemann-Katheter)
- Stöhrer-Katheter (flexible Spitze)

Der Außendurchmesser eines Blasenkatheters wird in Charrière (Ch) angegeben (1 Ch ≙ ⅓ mm). Gebräuchliche Stärken bei Männern sind 16 oder 18 Ch, während für Frauen meist Katheter zwischen 12 und 14 Ch verwendet werden.

Katheterismus in der Klinik oder in medizinischen Einrichtungen ist i. d. R. steril, der intermittierende Selbstkathetersmus (ISK) zu Hause in den meisten Fällen nur sauber, d. h. es sind keine Desinfektion und keine sterilen Handschuhe notwendig. Die Häufigkeit des ISK hängt von der Restharnmenge ab.

Als Faustregel gilt:

- > 100 ml Restharn → 1 ×/d
- > 200 ml → 2 ×/d
- > 300 ml → 3 ×/d usw.

Je nach klinischer Situation kann ein intermittierender Katheterismus alle 3 h notwendig sein.

Für das Erlernen eines ISK ist eine gute Instruktion durch erfahrenes Personal extrem hilfreich. Das Ausprobieren verschiedener Kathetertypen hilft der Patientin, das optimale Material für sich selbst zu finden.

5.4 Urethroszystoskopie

Annette Kuhn

Das erste Urethrozystoskop wurde am 9. Mai 1879 von dem Dresdner Maximilian Nitze (1848–1906) in Wien der Öffentlichkeit vorgestellt. Dieser Tag gilt als Geburtsstunde der modernen urogynäkologischen und urologischen Spiegelungstechnik.

Weitere wichtige Pioniere auf diesem Gebiet waren auch Friedrich Voelcker (1872–1955) und Eugen Joseph (1879–1933) in Heidelberg, Leopold Casper (1859–1959) in Berlin, Joaquín Albarrán in Paris (1860–1912), Edwin-Hurry Fenwick (1856–1944) in London und Walter Stoeckel in Erlangen und Berlin (1871–1961).

Indikation für eine Zystoskopie besteht

- bei der Abklärung von Hämaturien zum Tumorausschluss,
- im Rahmen der onkologischen Nachsorge bei Blasenkarzinomen,
- bei V. a. Fremdkörper in der Blase oder Urethra,
- bei der Abklärung bei rezidivierenden Harnwegsinfekten sowie
- bei der Abklärung von vesikalen Fisteln und dem Bladder Pain Syndrome (➤ Abb. 5.3; in solchen Fällen mit adäquater Narkose).

Eine **akute Harnwegsinfektion** muss vor Zystoskopie ausgeschlossen werden und stellt eine Kontraindikation dar.

Für eine **Blasenspiegelung** gibt es die Möglichkeit der flexiblen oder starren Zystoskopie. Die Untersuchung findet im Liegen i. d. R. in Lokalanästhesie statt. Eine Narkose ist bei Erwachsenen in aller Regel nicht notwendig. Bei Kindern wird die Zystoskopie in Narkose durchgeführt.

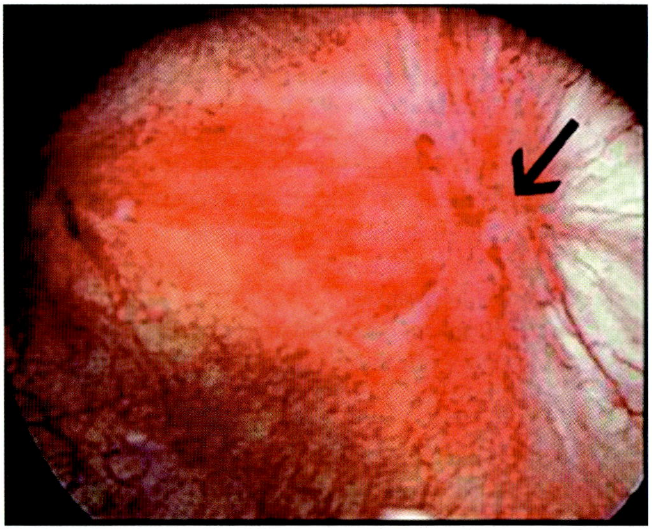

Abb. 5.3 Hunner-Ulkus bei Bladder Pain Syndrome [M602]

Vor der Einführung des Zystoskops wird urethral und vesikal eine Mischung aus einem Gleit- und Betäubungsmittel appliziert. Die Untersuchung wird zumeist als sog. Video-Urethrozystoskopie durchgeführt. Hierbei wird das Bild über eine auf die Optik aufgesetzte Kamera auf einen Bildschirm übertragen und kann aufgezeichnet werden.

Bei beiden Methoden wird die Harnblase mit steriler Flüssigkeit über das Instrument gefüllt und gespült.

5.4.1 Starre Urethrozystoskopie

Die starre Urethrozystoskopie wird in der sog. **Steinschnittlage** durchgeführt. Der Patient liegt hierbei auf dem Rücken und die Beine sind angewinkelt und nach außen gespreizt. Das Genitale wird desinfiziert und lokalanästhetisches Gleitmittel appliziert.

Für die Inspektion der weiblichen Harnröhre wird eine 0°-Optik verwendet, für die Blase eine 30°- oder 70°-Optik.

Es empfiehlt sich, die Beurteilung der Harnblase immer nach dem gleichen Schema durchzuführen. Jeder Millimeter muss hier eingesehen werden:

1. Beurteilung des Blasenhalses: Wie ist er tonisiert, ist er weit offen und klaffend?
2. Beurteilung des Trigonums (➤ Abb. 5.4): entzündliche Veränderungen, Leukoplakien, Aussehen der Ureterostien, sind sie orthotop und schlitzförmig, ejakulieren sie klar und beidseitig, wie viele Ostien gibt es? Stellt sich hier eine Senkung (Zystozele) dar?
   Eine ausgeprägte Senkung kann die Beurteilung der Ostien unmöglich machen, ein Finger, der das Trigonum von vaginal her eleviert, kann hier hilfreich sein.
3. Der Rest der Harnblase wird auf Rötungen, Trabekulierungen, das Vorhandensein von tumorverdächtigen Läsionen, Fremdkörper und Steine untersucht. Am Ende wird die zystoskopische Blasenkapazität notiert und eine Spülzytologie abgenommen.

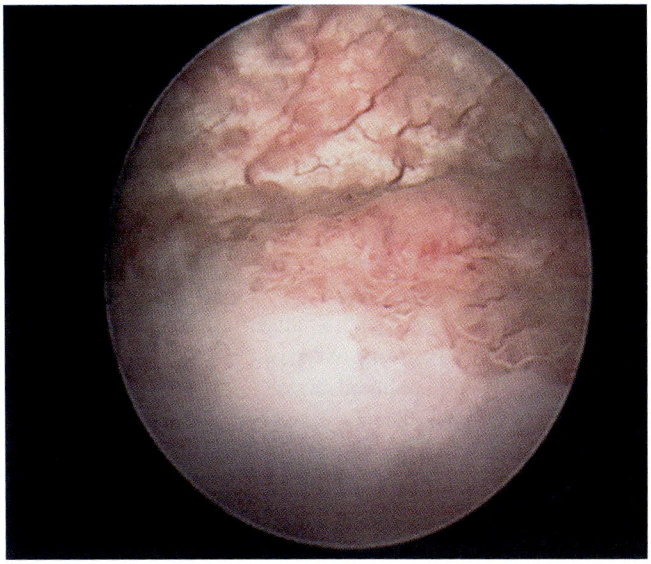

Abb. 5.4 Trigonumleukoplakie: scharf abgegrenzte Leukoplakie im Trigonum [M602]

5.4.2 Flexible Urethrozystoskopie

Im Unterschied zur starren Urethrozystoskopie kann die Patientin bei der flexiblen Urethrozystoskopie auch flach auf dem Rücken liegen. Die Beurteilung erfolgt ansonsten wie bei der Untersuchung der starren Urethrozystoskopie (➤ Kap. 5.4.1).

MERKE

- Die **Anamnese** ist bei Beckenbodenerkrankungen ein wichtiger Schritt, um die Beschwerden, die die Patientin am meisten stören, zu therapieren.
- Die **urogynäkologische Untersuchung** umfasst zusätzlich zur gynäkologischen Basisuntersuchung ein Beckenboden-Testing und eine Untersuchung auf Senkungen im Liegen und ggf. im Stehen.
- Die **Patientin sollte vor der Untersuchung darauf aufmerksam gemacht werden,** dass die Darstellung eines Urinverlustes erwünscht ist und für sie keinesfalls peinlich sein muss.
- **Katheterismus** kann transurethral, suprapubisch oder mittels intermittierendem Selbstkatheterismus erfolgen und kann diagnostisch und therapeutisch indiziert sein.
- Vor einer **Zystoskopie** müssen ein Harnwegsinfekt und eine Bakteriurie ausgeschlossen werden.

INFO

Der intermitierende Selbstkatherismus (ISK) ist aus Gründen der rezidivierenden Harnwegsinfekte, wenn immer möglich zu bevorzugen.

TIPP

Miktionstagebücher spiegeln oft den Alltag der Patientinnen hinsichtlich des Urin- und Miktionsverhaltens wider.
Bei großen Zystozelen ist bei der Zystoskopie eine digitale vaginale Elevation hilfreich, um die Ureterostien beurteilen zu können.

LEITLINIE

Weiblicher Descensus genitalis, Diagnostik und Therapie, AWMF-Reg.-Nr. 015-006, Leitlinienklasse: S2e, April 2016 Version: 1.1. https://register.awmf.org/de/leitlinien/detail/015-006.

CAVE

Das Beckenboden-Testing spiegelt nicht unbedingt die Beckenbodenfunktion unter Belastungssituationen wider; insbesondere die Reflexleistung des Beckenbodens ist für eine Kontinenz wichtig.

5.5 Urodynamik der unteren Harnwege

Miriam Deniz

Die Urodynamik dient der Objektivierung, Quantifizierung und weiteren Ursachenabklärung von Symptomen des unteren Harntrakts.

Zudem können Risikofaktoren identifiziert werden, die mit einem schlechteren Therapieansprechen assoziiert sein können.

Die Urodynamik umfasst in der Routineuntersuchung:

- **Zystometrie:** Erfassung der max. Blasenkapazität, der Compliance (Volumendehnbarkeit) und der Detrusoraktivität (autonome Detrusorkontraktionen) sowie des Harndrangs in Abhängigkeit vom Volumen
- **Urethradruckprofil** (Ruhe- und Stressprofil)**:** Erfassung des max. Urethraverschlussdrucks (MUVD), der funktionellen Urethralänge sowie aktiver und passiver Drucktransmission bei Belastung (Husten)
- **Uroflowmetrie:** Erfassung der max. und mittleren Harnflussrate, Flussanstiegszeit, des Miktionsvolumens und der Miktionszeit
- **EMG** (Pelvic Muscle Electromyography)**:** Erfassung der Aktivität der Beckenbodenmuskulatur
- **Restharnvolumen:** Erfassung des Blasenvolumens nach Miktion

Zur weiteren Abklärung von Blasenentleerungsststörungen (Obstruktion vs. Detrusorhypokontraktilität) kann eine **Druck-Fluss-Messung** indiziert sein. Hier erfolgt bei liegenden Kathetern die simultane Aufzeichnung des Detrusordrucks und des Harnflusses bei der Miktion. Diese Untersuchung kommt im urogynäkologischen Alltag seltener zum Einsatz und wird daher in diesem Kapitel nicht weiter vertieft.

5

5.5.1 Indikationen

Bei einer unkomplizierten Belastungsinkontinenz oder einer bislang unbehandelten überaktiven Blase ist die Urodynamik in der klinischen Routine nicht indiziert. Bei unklaren anamnestischen Angaben oder Untersuchungsergebnissen kann eine Urodynamik sinnvoll sein, um den richtigen therapeutischen Ansatz zu wählen. Entscheidend ist, dass das Ergebnis der Urodynamik unmittelbaren Einfluss auf die Therapieentscheidung hat. Der routinemäßige Einsatz der Urodynamik vor einer operativen Therapie der unkomplizierten Belastungsinkontinenz wird immer wieder diskutiert. In klinischen Studien wurde bisher kein Nachweis erbracht, dass hierdurch das operative Outcome hinsichtlich Komplikationen und Therapieerfolg verbessert wurde. Dennoch dient die Urodynamik präoperativ der Erfassung möglicher Risikofaktoren (➤ Kap. 5.5.3). Dies kann für die Beratung und Aufklärung der Patientin von Relevanz sein.

CAVE

Vor einer invasiven Therapie sollte daher in folgenden Situationen eine Urodynamik erfolgen:

- Bei unklaren anamnestischen Angaben
- Bei einer Diskrepanz zwischen klinischem Befund und Anamnese
- Bei V. a. Mischharninkontinenz
- Bei V. a. neurogene Ursachen der Inkontinenz
- Bei Blasenentleerungsstörungen
- Vor Rezidiveingriffen

MERKE

Eine urodynamische Abklärung sollte nur dann erfolgen, wenn sich anhand der Ergebnisse eine therapeutische Konsequenz erwarten lässt.

5.5.2 Durchführung

Vorbereitung

Vor der Urodynamik muss eine Urinkontrolle zum Ausschluss eines Harnwegsinfekts durchgeführt werden. Die Messung erfolgt in (halb) sitzender Position auf dem gynäkologischen Untersuchungsstuhl. Nach Spontanmiktion erfolgt die vollständige Entleerung und Restharnbestimmung mittels Einmalkatheter, die Platzierung des transurethralen Katheters mit den beiden Drucksonden zur Messung des intravesikalen und urethralen Drucks, des transrektalen Katheters zur Messung des Abdominaldrucks sowie der EMG-Elektroden perianal. Entscheidend sind die genaue Beobachtung der Patientin während der Messung (v. a. unwillkürlicher Urinverlust) und die Kommunikation über deren Empfindungen.

Zystometrie

Langsame Füllung der Blase mit körperwarmer Kochsalzlösung (Harnblasenfüllrate meist 50 ml/min bzw. KG in kg ÷ 4 [nach ICS]). Dokumentation des ersten Empfindens, des ersten Harndrangs und des starken Harndrangs, welcher kurz vor der maximalen Harnblasenkapazität auftritt. Aufgezeichnet werden der intravesikale Druck (P_{ves}), der intraabdominelle Druck (P_{abd}). Der Detrusordruck (P_{det}) berechnet sich aus $P_{ves} - P_{abd}$. Zudem können autonome Detrusorkontraktionen als Zeichen einer Detrusorinstabilität dargestellt werden. Hierbei kann z. T. auch ein simultaner Urinverlust beobachtet werden. Die Compliance als Maß der Dehnbarkeit wird automatisiert berechnet.

Urethradruckprofil

Durch langsames Zurückziehen des transurethralen Katheters erfolgt die simultane Aufzeichnung des P_{ves} und des urethralen Drucks über die gesamte Urethralänge mit Bestimmung des maximalen urethralen Drucks (MUP) und des maximalen urethralen Verschlussdrucks (MUCP) als Differenz aus MUP – P_{ves}; anschließend Erstellen eines Ruheprofils mit funktioneller Urethralänge (urethraler Druck > P_{ves}). Durch kräftige Hustenstöße während des Urethraprofils wird das Stressprofil erstellt und somit die Verschlusskompetenz der Urethra während intraabdomineller Druckerhöhung erfasst. Hierbei werden die aktive und die passive Drucktransmission unterschieden:

- **Aktive Drucktransmission:** Druckaufbau in der Urethra, der durch die reflektorische, aktive Kontraktion der quer gestreiften Beckenbodenmuskulatur z. B. bei Husten entsteht.
- **Passive Drucktransmission:** Druckaufbau in der Urethra, der durch die passive Übertragung des intraabdominellen Drucks

auf das paraurethrale Gewebe und damit auf die Urethra entsteht.

Uroflowmetrie

Die Miktion erfolgt im Sitzen auf einem speziellen Stuhl in ein Gefäß auf einer Waage. Die Urinmenge (ml) wird pro Zeiteinheit (s) erfasst. Dabei werden die maximale Harnflussrate, die Miktionszeit und das Miktionsvolumen erfasst. Der Uroflow ergibt sich aus Detrusorleistung und Auslasswiderstand (➤ Abb. 5.5).

5.5.3 Befunde und Interpretation

Normwerte

In der Literatur finden sich unterschiedliche Angaben zu den Normwerten, sodass die angegebenen Werte der Orientierung dienen (➤ Tab. 5.2).

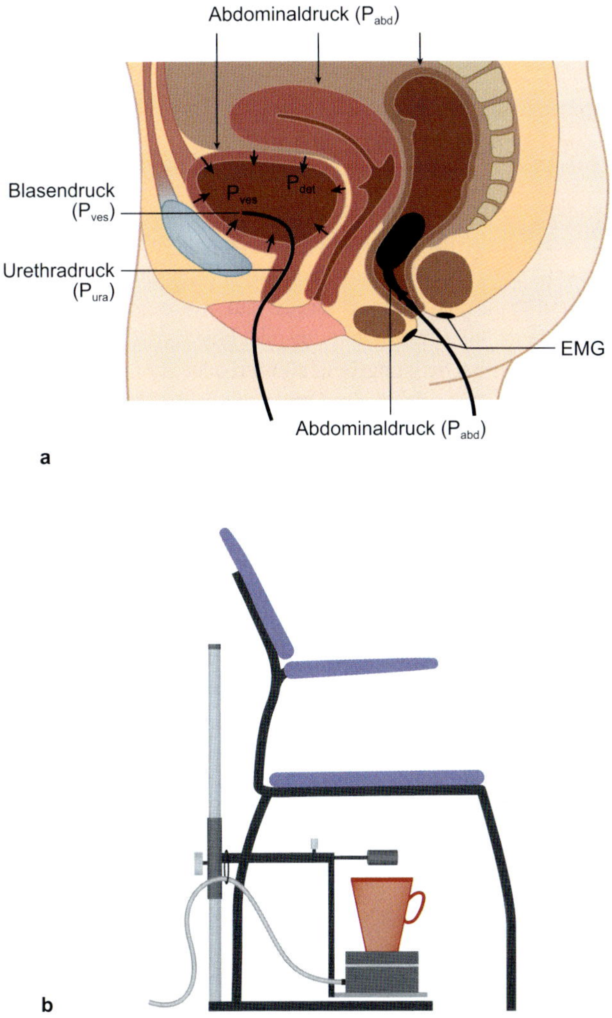

Abb. 5.5 **a** Aufbau Zystometrie und Urethradruckprofil **b** Aufbau Uroflow [L231]

Tab. 5.2 Normwerte

Zystometrie	
Max. Blas enkapazität	**350–500 ml**
Erster Harndrang	150–250 ml
P_{det} während der Füllphase	< 20 cmH_2O
Autonome Detrusorkontraktionen	Keine
Compliance	> 25 ml/cmH_2O
Urethradruckprofil	
Ruheprofil	
Max. Urethraverschlussdruck (MCUP)	≤ 50. Lj. > 50 cm H_2O ≥ 50. Lj. 100 – Lebensalter cm H_2O
Funktionelle Urethralänge	> 25 mm
Stressprofil (Darstellung aktiver u. passiver Drucktransmission)	Positiver Verschlussdruck über gesamte Urethralänge
Uroflow	
Glockenförmige Kurve (visuelle Beurteilung) **Normwerte sind abhängig von Alter und entleertem Volumen (→ z. B. Haylens-Liverpool-Normogramme)**	
Max. Harnfluss (Q_{max})	> 20 ml/s
Zeit der Entleerung	< 30 s

5

Pathologische Befunde und Interpretation

Zystometrie

Insbesondere bei der Zystometrie ist die Erfassung der Empfindungen der Patientin in der Gesamtbetrachtung der Messparameter entscheidend. Die Interpretation der Befunde unter Berücksichtigung der Symptomatik und der möglichen Ursachen (neurogen, anatomisch, urologisch) kann sehr detailliert und komplex sein. Im Folgenden sollen die häufigsten urogynäkologischen Befunde dargestellt werden.

Erniedrigte Harnblasenkapazität/gesteigerte Blasensensibilität: Eine erniedrigte Harnblasenkapazität geht im klinischen Alltag häufig mit einer gesteigerten Blasensensibilität und damit den Symptomen einer überaktiven Blase mit Harninkontinenz einher. Differenzialdiagnostisch kommen z. B. auch strukturelle Störungen (z. B. nach Bestrahlung, Fibrose, postoperativ) in Betracht.

Detrusorüberaktivität: Hier wird zwischen neurogenen und nicht neurogenen Ursachen unterschieden. Es kommt zu einem Missverhältnis zwischen afferenten Impulsen und unzureichender zentraler Hemmung und damit zu Detrusorkontraktionen, die oft mit einer Blasenhypersensitivität einhergehen und Zeichen einer überaktiven Blase sind. Phasische Detrusorkontraktionen im Verlauf der Messung können zu Urinverlust führen. Bei einer terminalen Detrusorkontraktion am Ende der Füllphase entleert sich die Blase meist fast vollständig. **Sonderform „Giggle-Inkontinenz".** Durch bestimmte Trigger (z. B. Husten, Untersuchung und Berührung der anterioren Vaginalwand mit dem Spekulum, Geschlechtsverkehr) kommt es zu einer Detrusorkontraktion mit Inkontinenz. Dies ist in Abgrenzung zu einer Belastungsinkontinenz zu berücksichtigen.

Erhöhte Harnblasenkapazität/reduzierte Harnblasensensitivität: Hier können Schädigungen der sensiblen Innervation durch unterschiedliche Ursachen (z. B. neurologische Erkrankungen, entzündliche Erkrankungen) zugrunde liegen. Im klinischen Alltag kommt es dabei oft zur Restharnbildung und in der Folge zu einer myogenen Schädigung des Detrusors.

Urethradruckprofil

Mithilfe des Urethradruckprofils können Symptome einer Belastungsinkontinenz objektiviert oder bei einer unklaren Harninkontinenz eine Verschlussproblematik dargestellt werden (➤ Abb. 5.6).

Hypotone Urethra: Ein erniedrigter Ruheverschlussdruck entsteht meist aufgrund einer intrinsischen Sphinkterinsuffizienz. Diese kann neurogen, durch Östrogenmangel oder z. B. Vernarbungen nach Voroperationen bedingt sein. Das Vorliegen einer hypotonen Urethra kann Ursache einer Belastungsinkontinenz sein und ist mit einer geringeren Heilungsrate bei der operativen Therapie assoziiert.

Verminderte aktive und/oder passive Drucktransmission: Bei der Interpretation des Stressprofils ist im klinischen Alltag die visuelle Auswertung ausreichend. Hierbei sind negative Druckzacken der Kurve des Urethraverschlussdrucks Zeichen einer Belastungsinkontinenz. Finden sich diese im proximalen Anteil der funktionellen Harnröhre, spricht dies für eine verminderte passive Drucktransmission, finden sie sich im mittleren Anteil, spricht dies eher für eine verminderte aktive Drucktransmission.

CAVE
Während der Messung auch auf einen klinisch sichtbaren Urinverlust aus der Urethra während des Hustens achten **(= positiver Hustentest).**

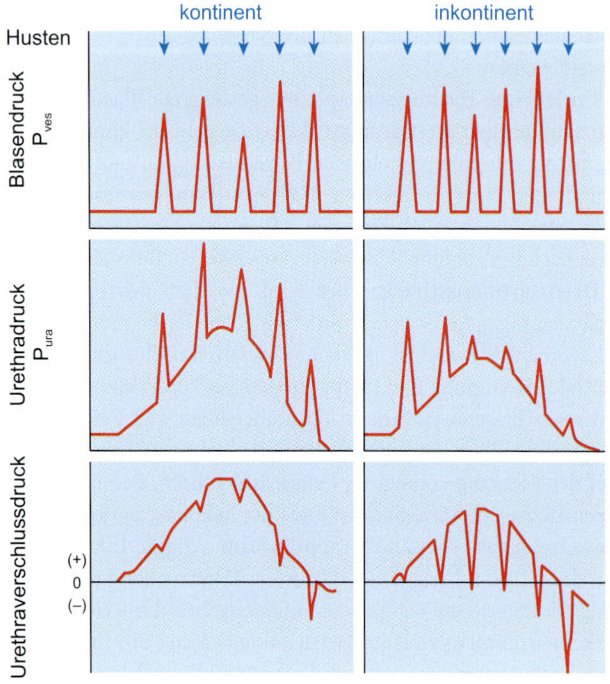

Abb. 5.6 Kontinentes und inkontinentes Stressprofil [M602]

Uroflow

Intermittierende o. undulierende Flusskurve, reduzierter Q_{max}: Stellen sich in der Flusskurve mehrere Gipfel dar, liegt ein verringerter Q_{max} oder eine verlängerte Miktionszeit vor, so spricht dies für eine Entleerungsstörung der Blase. Ursächlich können eine Obstruktion oder eine Detrusorhypokontraktilität vorliegen. Hier sollte eine weitere Abklärung mittels Druck-Fluss-Kurven in Erwägung gezogen werden. Wichtig bei der Interpretation ist die Berücksichtigung des Miktionsvolumens und der Normogramme. Eine Blasenentleerungsstörung sollte unbedingt vor einer operativen Therapie der Belastungsinkontinenz ausgeschlossen werden, da diese sich hierdurch verstärken kann.

5.6 Bildgebende Diagnostik

Stefan Albrich und Cäcilia S. Reiner

5.6.1 Beckenbodensonografie

Stefan Albrich

Die Beckenbodensonografie hat sich in den letzten drei Jahrzehnten zur unverzichtbaren Bildgebung in der Urogynäkologie entwickelt.

Anwendung und Indikation

Nach der urogynäkologischen Anamnese und der gynäkologischen Untersuchung ist die Sonografie fester Bestandteil der Basisabklärung jeder urogynäkologischen Patientin. Während der Ultraschall bei Harninkontinenz nur Hinweise auf die zugrunde liegende Pathologie wie eine Trichterbildung oder eine verdickte Blasenwand liefert, zeigt er bei Senkungsbeschwerden oder anorektaler Inkontinenz direkt die betroffenen Strukturen wie Zystozelen oder Sphinkterdefekte auf.

Untersuchungstechnik

Die Beckenbodensonografie kann mit dem Vaginalschallkopf als Introitussonografie oder mit der Abdominalsonde als Perinealsonografie durchgeführt werden. Während Vaginalsonden eine höhere Auflösung aufweisen, besitzen Abdominalsonden eine größere Schalleindringtiefe und erlauben über die breitere Oberfläche die gleichzeitige Beurteilung aller Kompartimente auch bei weitem Introitus.

Die Sonden sollten in der Beckenachse auf dem Introitus bzw. das Perineum der Patientin positioniert werden. Der Druck des Schallkopfes auf das Gewebe muss angepasst werden:

- in Ruhe und bei Beckenbodenkontraktion erhöht (die Distanz zwischen Sonde und knöcherner Symphyse sollte knapp 1 cm betragen),
- unter Valsalva maximal reduziert, um das Tiefertreten der Strukturen zu ermöglichen.

Die Untersuchung kann in Steinschnittlage, im Liegen oder im Stehen durchgeführt werden.

TIPP

Die Untersuchung im Stehen kann bei einer nicht erwünschten Levator-Kontraktion bei Valsalva oder bei Diskrepanz von subjektiven Senkungsbeschwerden und fehlendem klinischen Deszensus im Liegen von Vorteil sein.

Die mediane Sagittalebene ist die Standardebene der 2-D-Sonografie. Die deutschsprachigen urogynäkologischen Fachgesellschaften haben sich auf eine standardisierte Bildorientierung geeinigt – kaudale Strukturen im Bild unten und die Symphyse rechts (Tunn et al. 2014; ➤ Abb. 5.7). Insbesondere in den angelsächsischen Ländern wird die um 180° rotierte Darstellung verwendet (Santoro et al. 2011).

Für ein aussagekräftiges Valsalva-Manöver spielt nicht die aufgewendete Kraft, sondern eher die Dauer des Pressens (mind. 6 s) und die korrekte Ausführung ohne Beckenbodenkontraktion eine entscheidende Rolle (Orejuela et al. 2012).

TIPP

Die Entleerung von Blase und möglichst auch Darm vor der Untersuchung ermöglicht eine Aussage über den Restharn und erlaubt eine größere Beweglichkeit aller Kompartimente.

Zur Positionsbestimmung der Strukturen eignet sich die Distanz von Blasenhals, Blasenboden, Uterus und Ampulla recti von der Symphysen-Unterrand-Ebene, welche bei stabiler Sondenorientierung auch eine hervorragende Reproduzierbarkeit der Abstände bietet (➤ Abb. 5.7).

MERKE

Die Aussage der Sonografie ist eher deskriptiv als metrisch.

Einstellungen

Für die Bildeinstellung eignen sich die geburtshilflichen Voreinstellungen des letzten Trimenons. Moderne Geräte erlauben eine Bildrotation um 180°, das Setzen von 1–2 Fokuszonen und einen maximalen Aufnahmewinkel (> 80°).

Bei der 3-D-/4-D-Sonografie werden automatische Sonden mit einem Schwenkwinkel von mind. 70° verwendet (s. u.).

Vorderes Kompartiment

Wegen fehlender Artefakte und kurzer Distanz zum Schallkopf eignet sich die Darstellung von Harnröhre und Blase am besten für die Beckenbodensonografie.

Neben der Bestimmung der Urethralänge zur optimalen Planung einer Bandeinlage können u. a. auch Divertikel, Zysten oder bereits vorhandene Fremdkörper (Bänder, Bulking Agents) dargestellt werden.

Die Position des Blasenhalses in Ruhe, unter Valsalva und bei Beckenbodenmuskelkontraktion kann problemlos bestimmt werden und gibt Aufschluss über die Blasenhalsmobilität und die Auswirkung eines Beckenbodentrainings auf die Blasenfunktion.

Traktions- können von Pulsionszystozelen unterschieden werden (➤ Abb. 5.8). Bleibt der retrovesikale Winkel auch unter Belastung erhalten und ist der Blasenboden der tiefste Punkt, spricht man von einer **Pulsionszystozele,** welche mit Senkungs- oder Blasenentleerungsbeschwerden assoziiert werden. Bei der **Traktionszystozele** vergrößert sich der retrovesikale Winkel unter Belastung, tiefster Punkt bleibt der Blasenhals und häufig besteht eine Belastungsinkontinenz.

- Ein zentraler Defekt mit Distensions- oder Pulsionszystozele mit stabilem Blasenhals und Tiefertreten des Blasenbodens wird durch Faszienrepair korrigiert.

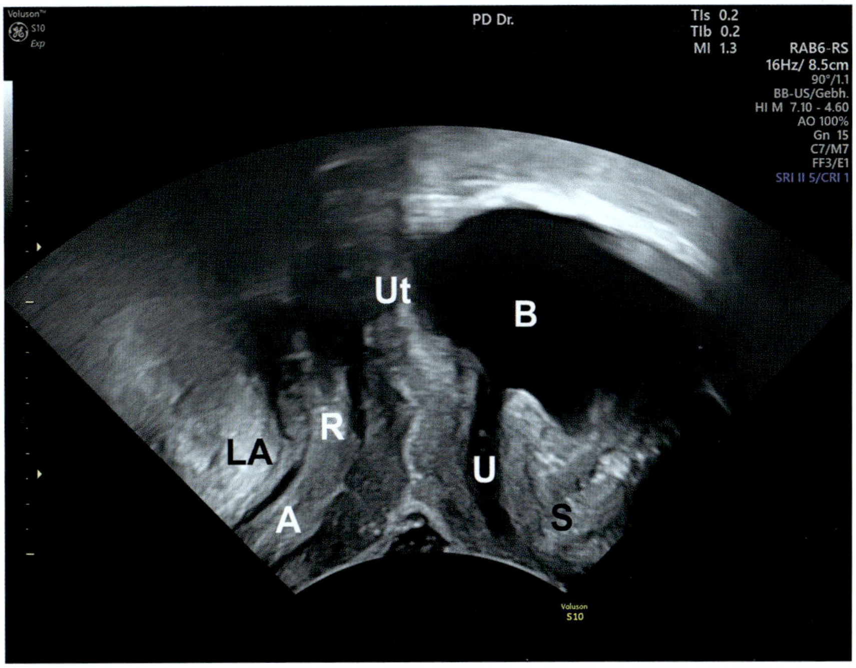

Abb. 5.7 Normalbefund in der Midsagittalebene [M602]
S = Symphyse; U = Urethra; B = Blase, Ut = Uterus; R = Rektum; A = Analkanal; LA = M. levator ani

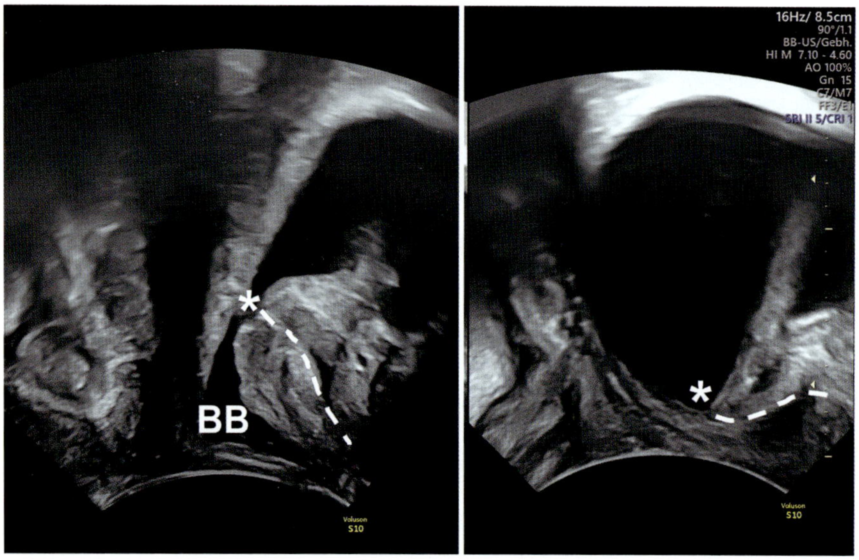

Abb. 5.8 Zystozelen: Pulsionszystozele (li.), Traktionszystozele (re.) [M602]
BB = Blasenboden; * = Blasenhals; --- = Urethra

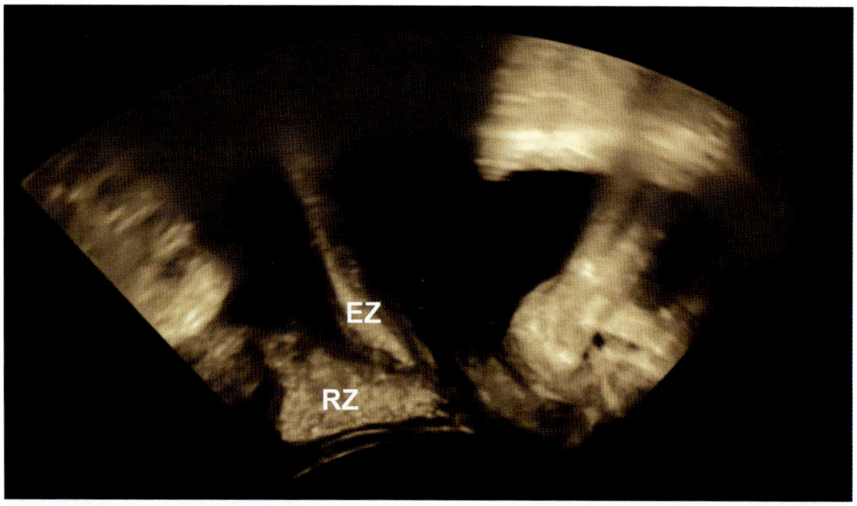

Abb. 5.9 Rektoenterozele. Unter Valsalva zeigen sich im hinteren Kompartiment kaudal eine Rektozele (RZ) und kranial davon eine Enterozele (EZ). [M602]

- Ein lateraler Defekt mit Traktionszystozele mit Tiefertreten des Blasenhalses und Blasenboden wird durch Lateralrepair korrigiert.
- Eine Blasenwanddicke von > 5 mm bei Frauen ist mit einer überaktiven Blase assoziiert.

MERKE
Die Unterscheidung zwischen zentralem und lateralem Defekt hat große klinische Bedeutung!

Mittleres Kompartiment

Die Beurteilung des mittleren Kompartiments mit Scheidenblindsack und Uterus ist aufgrund der höheren Distanz zum Schallkopf und dem echoarmen Signal des Uterus häufig erschwert. Apikale Strukturen sind dann v. a. im bewegten Bild einer Sequenz sichtbar.

Hinteres Kompartiment

Rektozelen, Enterozelen, Intussuszeption

Im hinteren Kompartiment ermöglicht die Beckenbodensonografie die Unterscheidung einer Rektozele (echoleer durch Stuhl und Luft in der Ampulla recti) von einer Enterozele (inhomogener Dünndarminhalt) durch die unterschiedliche Echogenizität und das Vorhandensein von Dünndarmperistaltik bei Enterozelen im bewegten Bild (➤ Abb. 5.9). Unter Valsalva gelingt so auch die Darstellung von Kombinations-Befunden wie Rekto-Enterozelen oder sogar die Aufweitung und Einstülpung von Darmstrukturen in der Ampulla recti als Ausdruck einer Intussuszeption.

Für die Beurteilung der Integrität des externen und internen Analsphinkters können neben endoanalen Sonden hoch spezialisierter koloproktologischer Einrichtungen auch herkömmliche gynäkologische Sonden von exoanal verwendet werden (Peschers et al. 1997). Nach Rotation um 90° werden sie von außen auf das Perineum quer über den Analkomplex aufgesetzt. Durch Schwenken der Sonde können alle Ebenen des Sphinkterkomplexes von subkutan bis zur Höhe des Levator ani beurteilt oder in der 3-D-/4-D-Sonografie auch tomografisch über den gesamten Verlauf dargestellt werden (➤ Abb. 5.10; Subramaniam und Dietz 2020).

3-D-/4-D-Sonografie

Technik: Die Standardebene der 3-D-Sonografie ist die axiale Ebene auf Höhe der kürzesten Distanz zwischen Symphyse und Puborectalis-Schlinge des M. levator ani (Plane of Minimal Hiatal Dimensions oder Hiatusenge) im jeweiligen Funktionszustand (Ruhe, Kontraktion oder Valsalva). Um alle Manöver in einer Bildsequenz zu erfassen, wird der 4-D-Echtzeit-Modus angewandt. Für die Darstellung der axialen Ebene können die Einzelebene, eine tomografische Darstellung oder ein Rendered Volume (die semitransparente Darstellung von Bildpunkten in einer definierbaren Volumenbox) verwendet werden.

Levator-Status: Die Integrität der Puborectalis-Schlinge des M. levator ani wird am knöchernen Ansatz unter Kontraktion beurteilt. Ein Levator-Defekt (oder Avulsion) wird als Diskontinuität der echoreichen Muskelschlinge im Rendered Volume oder in der tomografischen Darstellung (Abstand Mitte Urethra zu Muskelansatz > 2,5 cm) deutlich (➤ Abb. 5.11; Dietz et al. 2012).

Hiatus urogenitalis: Die Aufweitung des Hiatus genitalis kann auf Höhe der Hiatusenge zwischen knöcherner Symphyse ventral und Levator-Muskel dorsal in der axialen Ebene gemessen werden. Als signifikante Aufweitung (Ballooning) des Hiatus urogenitalis wird eine Fläche von über 25 cm^2 unter Valsalva bezeichnet.

Alloplastische Materialien

Die Beckenbodensonografie ermöglicht als einziges Verfahren alloplastische Strukturen wie Bänder oder Netze sowie Bulking Agents direkt darzustellen (Taithongchai et al. 2019).

Vor allem die Bandlage und die Beeinflussung der Urethramobilität sind intensiv erforscht worden (Kociszewski et al. 2008).

Eine Hauptanwendung der Beckenbodensonografie ist die prä- und postoperative Beurteilung der Bandlage bei einer Inkontinenzoperation mit suburethraler Bandeinlage.

Sonografische Kriterien für eine erfolgreiche Bandeinlage präoperativ:

- Mobilität der Harnröhre muss gegeben sein (rotatorischer oder vertikaler Blasenhalsdeszenus), bei fehlender Mobilität (Frozen Urethra) eher Indikation zu einer intraurethralen Injektion.
- Kein relevanter Restharn, keine relevante Zystozele.
- Kein relevanter Lateraldefekt (kein Abriss der endopelvinen Faszie am Arcus tendineus), hier bessere Indikation für eine modifizierte Kolposuspension.

Sonografische Kriterien für eine erfolgreiche Bandeinlage postoperativ:

- Restharnfreie Miktion möglich
- Lage des Bandes in Bezug auf Länge der Harnröhre:

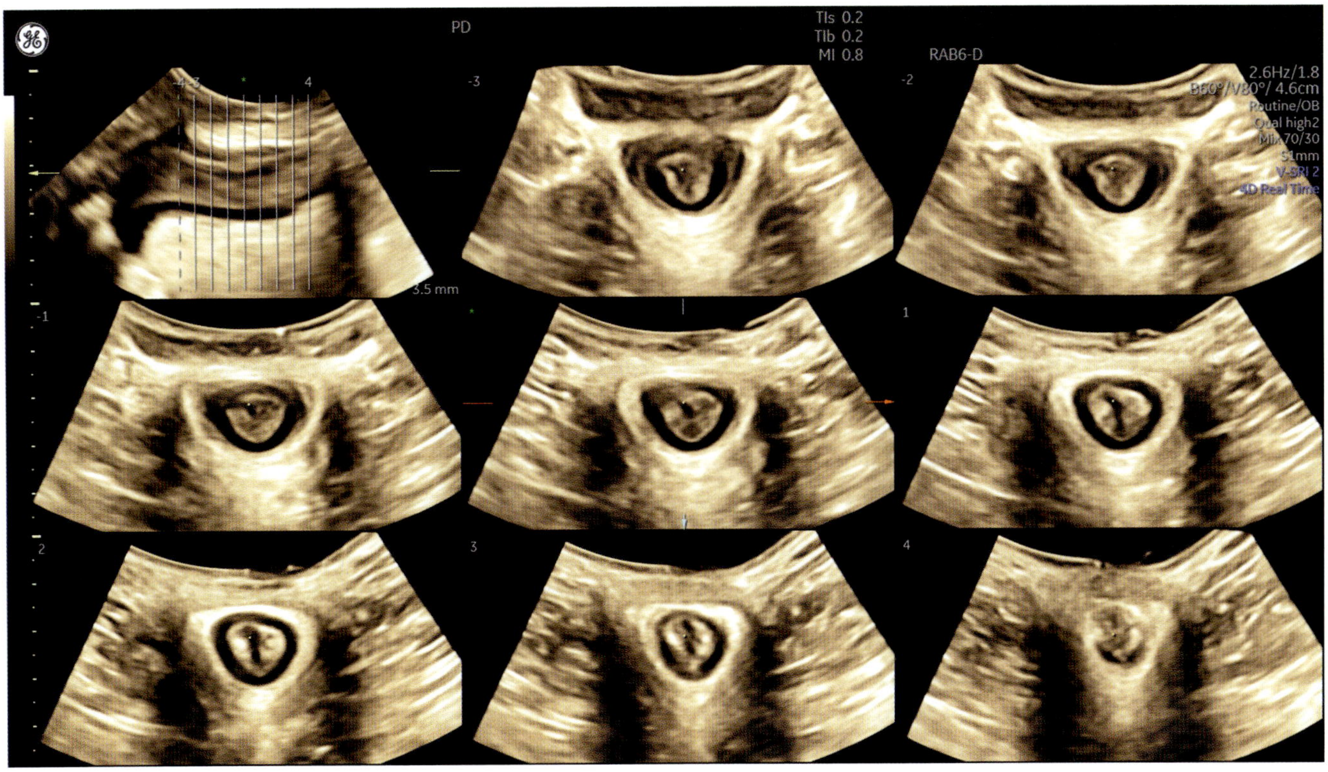

Abb. 5.10 Analsphinkter in der tomografischen Darstellung [M602]
Analsphinkterkomplex im gesamten Verlauf. Midsagittalebene mit Schnittintervallen zur Orientierung (o. li.). Sphinkter auf Levator-Höhe (o. M.) → Schnittbilder → bis zum subkutanen Sphinkter (u. re.)

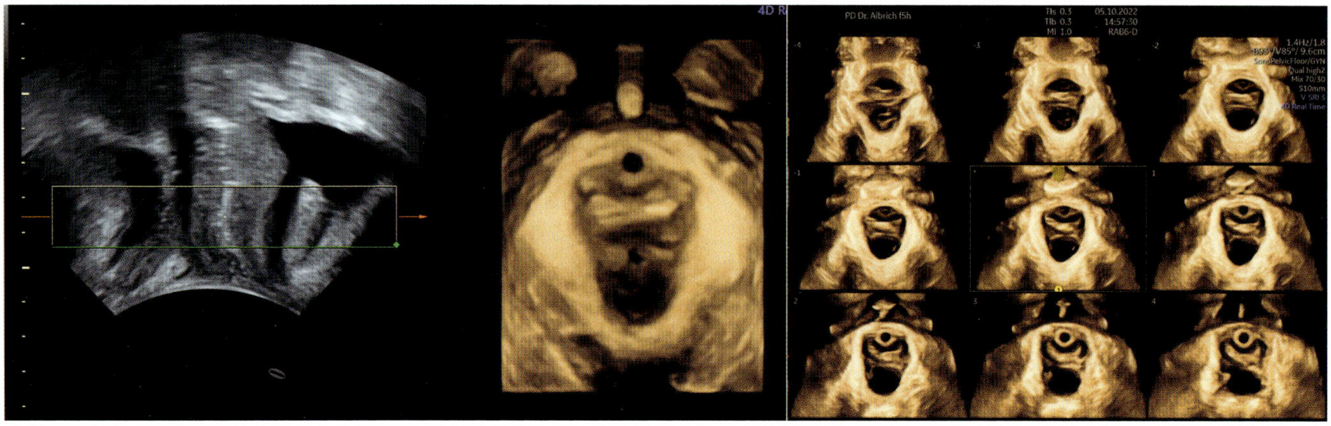

Abb. 5.11 Levator-Status [M602]
2-D-Midsagittale mit Volumen-Box (li.). Intakter Levator ani in der axialen Ebene als Rendered Volume (M.). Rechts Tomografische Darstellung mit 2,5-cm-Schnittintervall (re.)

- Transobturatorisches Band liegt in Ruhe im mittleren Harnröhrendrittel.
- Retropubisches Band liegt im Übergang vom unteren zum mittleren Drittel.
- Liegt das Band zu proximal (Richtung Blasenhals), dann häufig Harndrangbeschwerden.
- Liegt das Band zu distal (Richtung externem Ostium), dann häufig unzureichender Erfolg.

- Lage des Bandes hinsichtlich des Abstands zur Harnröhre:
  - Idealer Abstand: zwischen 3 und 5 mm
  - Zu geringer Abstand: häufig Harndrang und Blasenentleerungsstörung
  - Zu weiter Abstand: häufig noch postoperative Inkontinenz
- Form des Bandes:
  - Idealeerweise gerade Form des Bandes in Ruhe und gebogene Form (C-Form oder Hufeisenform) unter Belastung
  - Wenn Band schon in Ruhe in C-Form, häufig zu straffe Lage und Harndrangbeschwerden

5.6.2 MRT bei Beckenbodenfunktionsstörungen

Cäcilia S. Reiner

Indikationen

Die Magnetresonanztomografie (MRT) ist häufig Teil einer umfassenden Abklärung von Beckenbodenfunktionsstörungen wie Harninkontinenz, Stuhlentleerungsstörungen (Obstipation, Stuhldrang, Nachschmieren, manuell unterstützte Darmentleerung) oder Beckenbodenprolaps. Die MRT liefert dabei detaillierte statische anatomische Informationen zu Beckenbodenmuskulatur, Ligamenten und Beckenorganen. Des Weiteren bietet die MRT die Möglichkeit die Beckenboden- und -organbewegung darzustellen. Somit können sowohl morphologische (Defekte der Beckenbodenmuskulatur, Zystozele, Rektozele, Enterozele, Intussuszeption, Beckenbodendeszensus) als auch funktionelle Ursachen (Blasenhals- und Urethrahypermobilität, dyssynergische Defäkation) mittels MRT erkannt werden. Obwohl sich Frauen möglicherweise mit Symptomen nur eines Kompartiments vorstellen, liegen häufig begleitende Defekte in anderen Beckenbodenkompartimenten vor. Diese zusätzlichen Pathologien können mittels MRT erkannt werden, während sie in der klinischen Untersuchung okkult bleiben.

Neben der initialen Diagnostik dient die MRT der Planung rekonstruktiver oder kontinenzherstellender Eingriffe, wobei ebenso nach zusätzlichen Befunden, die die Operationsplanung beeinflussen, gesucht wird (Hetzer et al. 2006). Insbesondere in der Diagnostik zusätzlicher Intussuszeptionen hat die MRT einen hohen Stellenwert, da diese nicht in der klinischen Untersuchung diagnostiziert werden können.

MERKE

Bei zunehmender sonografischer und rückläufiger radiologischer Diagnostik am Beckenboden ist die MRT-Diagnostik bei komplexen Funktionsstörungen gerade bei wissenschaftlichen Fragestellungen unverzichtbar. Nachteilig für eine weitere Verbreitung sind hohe Kosten und begrenzte Verfügbarkeit.

Untersuchungstechnik

Patientenvorbereitung

Zur Erlangung aussagekräftiger statischer und dynamischer Aufnahmen des Beckens und Beckenbodens ist eine entsprechende Patientenvorbereitung notwendig.

- Aufklärung über Zweck, Ablauf und Ziel der Untersuchung.
- Ausschluss möglicher Kontraindikationen (z. B. Herzschrittmacher, Klaustrophobie, Metallprothesen).
- Schulung des ärztlichen und technischen Personals zu möglichst angenehmer Untersuchung im Intimbereich mit besonderer psychologischer Komponente (Patientinnen oft mit langem Leidensweg, nervös, verunsichert).
- Instruktion der Patientin über verschiedene Beckenbodenpositionen während der Untersuchung (in Ruhe, bei Beckenbodenkontraktion, beim Pressen und während der Defäkation).
- Patientin muss Instruktionen über den Kopfhörer zu Beckenbodenkontraktion, Pressen und Defäkation während der Untersuchung gut verstehen.

- Vorbeugende Maßnahmen gegen Verschmutzung der Liege (Zellstoff, Plastikdefäkationsbeutel an Patientin).

Für die Darstellung des Defäkationsvorgangs wird vor Beginn der Untersuchung ein rektaler Einlauf appliziert. Der rektale Einlauf sollte eine stuhlartige, visköse Konsistenz aufweisen, da Manifestationen der Beckenbodenpathologien abhängig von der Konsistenz variieren können. Für den rektalen Einlauf kann Ultraschallgel oder ein Methylzellulose-Wasser-Gemisch verwendet werden. Die Menge des rektalen Einlaufs liegt je nach Institution bei 120–300 ml (Reiner und Weishaupt 2013). Außerdem ist die verabreichte Menge abhängig vom individuellen rektalen Fassungsvermögen der Patientin. Die Rektumampulle wird so weit gefüllt, dass die Patientinnen den rektalen Einlauf noch halten können, aber Stuhldrang verspüren. Dies erleichtert das Auslösen des Defäkationsvorgangs während der Untersuchung. Eine weitere Patientenvorbereitung wie Darmreinigung, retrograde Harnblasenfüllung oder Instillation von Ultraschallgel in die Vagina ist nicht notwendig. Die Patientinnen werden lediglich aufgefordert, die Harnblase eine Stunde vor der Untersuchung zu entleeren und in der Zwischenzeit nichts mehr zu trinken, um einen mittleren Füllungszustand der Harnblase zu erzielen. Eine zu volle Harnblase könnte einen allfälligen Organdeszensus maskieren. Die Verabreichung von intravenösem Kontrastmittel ist für die Untersuchung nicht notwendig.

TIPP

Um eine aussagekräftige MRT des Beckenbodens zu erhalten ist eine hohe Patientencompliance erforderlich. Daher müssen die Patientinnen vorab über den Zweck, den genauen Ablauf und das Ziel der Untersuchung aufgeklärt werden.

Aufnahmetechnik

Die MRT des Beckens und des Beckenbodens kann in einem 3,0- oder 1,5-Tesla-MRT-Gerät durchgeführt werden. Niedrigere Feldstärken sind aufgrund der weniger genauen Darstellung der Beckenbodenstrukturen (insbesondere Muskulatur und Ligamente) nicht empfehlenswert. Für eine optimale Bildqualität wird eine Oberflächenspule auf das Becken gelegt. Die Untersuchung erfolgt üblicherweise in Rückenlage, wobei die Knie abgewinkelt sind und die Unterschenkel mit einem Polster unterlegt werden. Der Einfluss der Körperposition während der Untersuchung auf das Ausmaß der Beckenbodenbefunde wurde in einzelnen Studien untersucht. In einer Studie, in der die MRT in liegender und sitzender Position während des Pressvorgangs verglichen wurde, konnte gezeigt werden, dass die meisten klinisch relevanten Befunde unabhängig von der Untersuchungsposition identifiziert werden konnten (Bertschinger et al. 2002). Lediglich Intussuszeptionen können verpasst werden, wenn in liegender Position der Defäkationsvorgang nicht ausgelöst werden kann. Alternativ zur Rückenlage können Patientinnen mit Schwierigkeiten, den Defäkationsvorgang in Rückenlage auszulösen, in der MRT auch in Seitenlage untersucht werden (Schawkat et al. 2018). Eine andere Studie, die dynamische Beckenboden-MRT in liegender Position und konventionelle Defäkografie in sitzender Position verglichen hat, zeigte keine Unterschiede der Position des anorektalen Übergangs oder des anorektalen Winkels.

Das MRT-Protokoll besteht aus statischen, T2-gewichteten Turbo-Spin-Echo (TSE)-Sequenzen in axialer, sagittaler und koronarer Ebene. Die statischen Sequenzen dienen der Beurteilung der Morphologie der Weichteilstrukturen des Beckenbodens und der Beckenorgane. Anschließend folgt die Aufnahme dynamischer Sequenzen als Einzelschichtaufnahme in sagittaler Schnittführung in Beckenmitte mit einer Bildwiederholungsrate von ca. 1 Bild/s. Die dynamischen Aufnahmen erfolgen während der Beckenbodenkontraktion, des Pressens und der Defäkation mittels balanced Steady-State-Free-Precession (bSSFP)-Sequenzen (FIESTA oder trueFISP). Dabei sind häufig mehrere Valsalva-Manöver notwendig, um den maximalen Organdeszensus zu provozieren. Ebenso müssen die Patientinnen üblicherweise mehrmals pressen, um das Rektum in der Defäkationsaufnahme zu entleeren. Bei 40 % der Frauen nimmt der Organdeszensus vom ersten zum dritten Valsalva-Manöver um mehr als 2 cm zu (Tumbarello et al. 2010).

Auch wenn eine Defäkationsproblematik im klinischen Beschwerdebild nicht im Vordergrund steht, besteht eine vollständige MRT-Untersuchung des Beckenbodens immer auch aus einer Abbildung des Defäkationsvorgangs. Nur während dieses Vorgangs treten das volle Ausmaß eines Beckenbodendeszensus und Intussuszeptionen zutage (Fllusberg et al. 2011).

Bildanalyse

Durch die hohe Bildauflösung der Weichteile gelingt die Darstellung der Morphologie von Harnblase, Urethra (El Sayed et al. 2017), Rektum, Anus inklusive Analsphinkterkomplex, Vagina, Musculus levator ani und benachbarter Faszien- und Bandkomplexe (➤ Abb. 5.12 und ➤ Abb. 5.13; Broekhuis et al. 2009; Woodfield et al. 2009).

Für die Bildanalyse wird das **3-Kompartiment-Modell** herangezogen:

- Das anteriore Kompartiment enthält Harnblase und Urethra,
- das mittlere Kompartiment Uterus und Vagina und
- das hintere Kompartiment das Anorektum.

Zur Bewertung des Beckenorganprolaps können verschiedene Referenzlinien herangezogen werden. Die bisher am häufigsten verwendete Referenzlinie ist die Pubokokzygeallinie (PCL), die auf einem midsagittalen Bild den Unterrand der Symphyse mit dem letzten Kokzygealgelenk verbindet. Die Position des Blasenbodens, der Zervix und des anorektalen Übergangs wird in einem 90°-Winkel zur PCL gemessen. Die Messungen erfolgen jeweils in Ruhe, beim maximalen Pressen und während der Defäkation (➤ Abb. 5.12). Für die **Graduierung des Organdeszensus** kann die sog. **3er-Regel** angewandt werden (El Sayed et al. 2017):

- Organprolaps ≤ 3 cm unterhalb der PCL = mild
- > 3–6 cm = moderat
- > 6 cm = schwer

Diese Graduierung basiert hauptsächlich auf Daten während des Pressens und nicht während der Defäkation. Ein Deszensus des vorderen Kompartiments bis 1–2 cm unterhalb der PCL und des hinteren Kompartiments bis 4 cm unterhalb der PCL kann auch bei asymptomatischen Gesunden beobachtet werden (El Sayed et al. 2017). Flusberg et al. (2011) haben gezeigt, dass die Beckenorgane während der Defäkation signifikant tiefer liegen als während des Pressens. Der Beckenorgandeszensus kann also unterschätzt

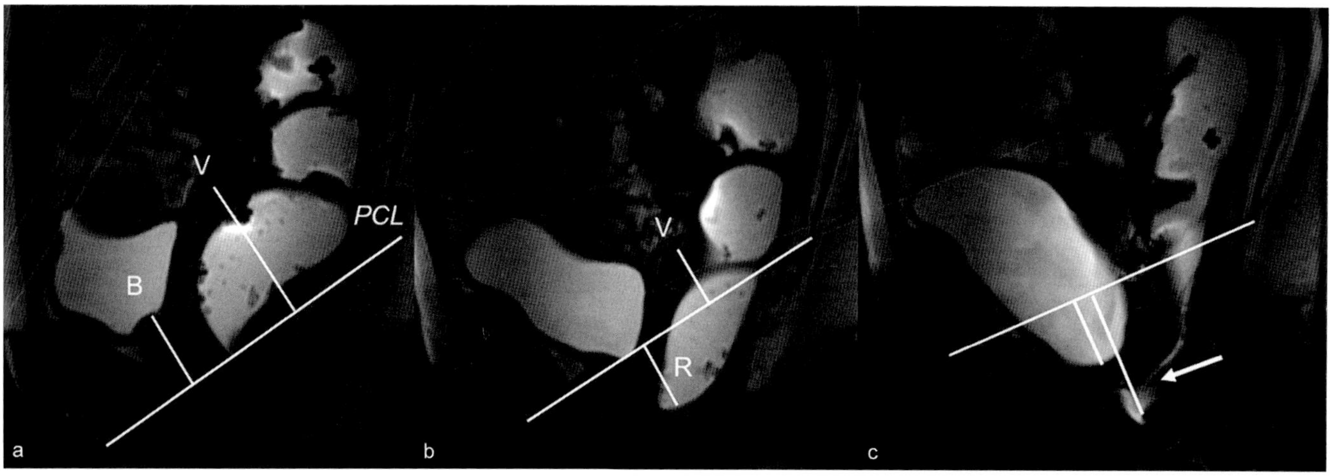

Abb. 5.12 MR-Defäkografie in Ruhe **(a)**, während des Pressens **(b)** und der Defäkation **(c)**. Die Position des vorderen Kompartiments (B, Blasenboden), des mittleren Kompartiments (V, Vaginaldach) und des hinteren Kompartiments (R, anorektaler Übergang) wird im Verhältnis zur Pubokokzygeallinie (PCL) gemessen. Das maximale Ausmaß des Deszensus wird während der Defäkation erfasst. Die 27-jährige Patientin zeigt einen mässigen Deszensus im vorderen und einen schweren Deszensus im hinteren Kompartiment. Am Ende der Defäkation zeigt sich eine intrarektale Intussuszeption (Pfeil in **c**). [M602]

5

werden, wenn ausschließlich Aufnahmen während des Pressens generiert werden.

In Vergleichsstudien zeigten die PCL-Messungen eine gute bis ausgezeichnete Reproduzierbarkeit und waren im Vergleich zu anderen Messmethoden die verlässlichsten (Broekhuis et al. 2009). In bisherigen Studien konnte jedoch keine gute Übereinstimmung zwischen klinischem Staging und MRT-basierten Klassifikationen eines Beckenorganprolaps gezeigt werden (Woodfield et al. 2009).

Ein weiteres Klassifikationssystem ist das sog. **HMO-System** (Comiter et al. 1999). Es klassifiziert die Beckenbodenrelaxation und den Beckenorgandeszensus. Das Ausmaß der Beckenbodenrelaxation wird mithilfe der H-Linie und der M-Linie gemessen. Die H-Linie reicht vom Unterrand der Symphyse bis zum Hinterrand des anorektalen Übergangs und repräsentiert den Hiatus levatoris. Der Hiatus wird vom M. puborectalis gebildet und enthält Urethra, Vagina und Anorektum. Die M-Linie misst den Deszensus der Beckenbodenmuskulatur und reicht senkrecht von der PCL zum Hinterrand der H-Linie (➤ Abb. 5.13). Bei einer Beckenbodenrelaxation liegt eine Kombination aus Erweiterung des Hiatus und Deszensus des Beckenbodens vor. Eine Beckenbodenrelaxation wird als pathologisch angesehen, wenn die H-Linie > 6 cm und die M-Linie > 2 cm misst (Boyadzhyan et al. 2008). Ein Organprolaps liegt vor, wenn ein Beckenorgan unterhalb der H-Linie liegt.

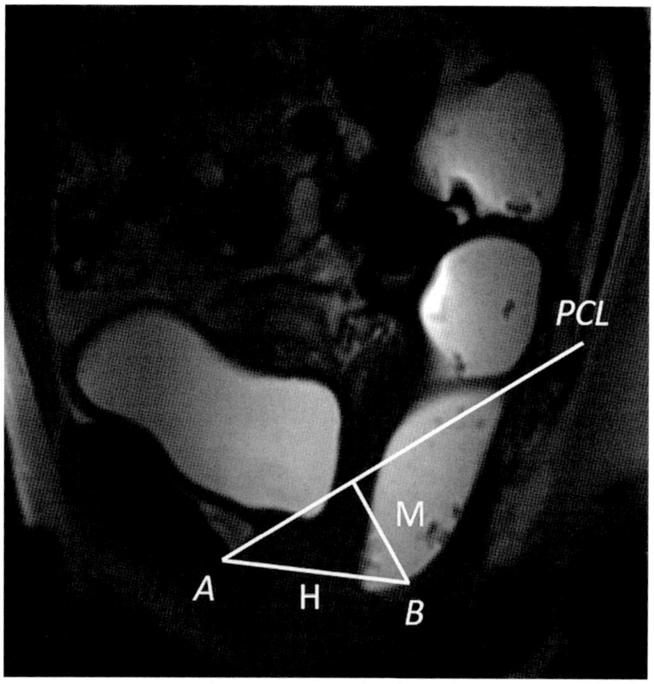

Abb. 5.13 Midsagittale Aufnahme während des Pressens mit Messungen des HMO-Systems. Die Landmarken sind der Unterrand der Symphyse (A) und die Hinterwand des Rektums auf Höhe des anorektalen Übergangs (B). Die H-Linie (H) repräsentiert die anteroposteriore Weite des Hiatus (von A nach B). Die M-Linie (M) repräsentiert den Deszensus und zieht im rechten Winkel von der Pubokokzygeallinie (PCL) zum hinteren Ende der H-Linie. [M602]

Befunde bei Beckenbodenfunktionsstörung

Beckenbodendefekte

Strukturelle Defekte der Beckenbodenmuskulatur – des M. levator ani und M. puborectalis – können mittels statischer MRT-Bilder mit hoher Verlässlichkeit und Reproduzierbarkeit von verschiedenen Beobachtern beurteilt werden (Lammers et al. 2013). Einerseits wird die Muskeldicke beurteilt, andererseits Muskelavulsionen. Bei Patientinnen mit Beckenorganprolaps liegen in bis zu 55 % der Fälle große Muskeldefekte (> 50 % der Muskeldicke) vor, während diese nur in 16 % asymptomatischer Frauen vorliegen (DeLancey et al. 2007). Kleine Muskeldefekte sind gleich häufig bei Frauen mit und ohne Beckenorganprolaps zu sehen. Avulsionen des M. puborectalis treten typischerweise am Ursprung des Muskels am Schambein nach vaginaler Geburt auf und können unilateral oder bilateral sein (Otcenasek et al. 2007).

Ebenso können Defekte der Haltestrukturen der Urethra (Ligamentum urethrae) und der Vagina (paravaginale Faszie, M. iliococcygeus) detektiert werden (El Sayed et al. 2008), die eine Rolle bei Organprolaps und Urininkontinenz spielen.

Beckenorganprolaps

Die MRT spielt eine Schlüsselrolle in der Beurteilung des Beckenorganprolaps und liefert ein umfassendes Bild struktureller Defekte in statischen Aufnahmen und der Bewegung der Beckenorgane unter Valsalva und während der Defäkation. Der Grad des Beckenbodendeszensus ist assoziiert mit Symptomen des Organdeszensus, aber nicht mit Symptomen der Urin- oder Stuhlinkontinenz (Broekhuis et al. 2010).

Zystozele

Die Zystozele ist definiert als ein Deszensus des Blasenbodens unterhalb des Unterrands der Symphyse bzw. als ein Deszensus von > 1 cm unterhalb der PCL während eines Valsalva-Manövers in der MRT (➤ Abb. 5.14; El Sayed et al. 2017). Die Zystozele entsteht bei Defekten in der endopelvinen Faszie. Außerdem können Defekte der urethralen Ligamente vorliegen, die zu einer Hypermobilität der Urethra führen. Die Hypermobiliät der Urethra ist in 80–90 % der Fälle ursächlich für die Stressinkontinenz (Macura et al. 2006). Neben der Bewegung der Harnblase kann in der MRT auch die Hypermobilität der Urethra erkannt werden (➤ Abb. 5.14). Eine schwere Zystozele kann eine Urininkontinenz maskieren bzw. zu einer Blasenobstruktion führen, da der Blasenhals abknickt.

In der dynamischen MRT wird das Ausmaß der Zystozele vom Blasenboden senkrecht zur PCL gemessen und entsprechend der 3er-Regel als gering, mäßig oder schwer graduiert.

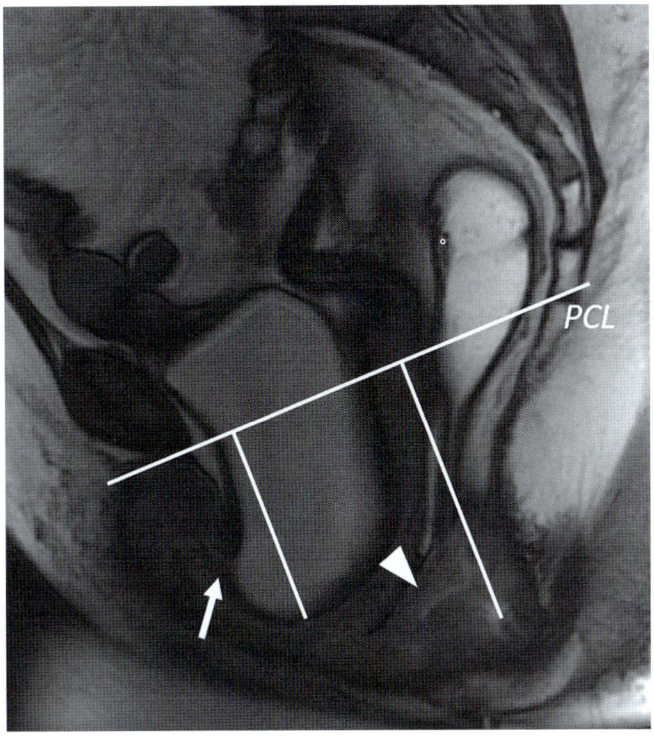

Abb. 5.14 48-jährige Patientin mit Rezidivdeszensus nach Sakrokolpopexie und Inkontinenzschlinge. Während der Defäkation Ausbildung einer schweren Zystozele (5,5 cm kaudal der Pubokokzygeallinie, PCL) mit Abknickung der Urethra und geringem Urinverlust. Zusätzlich schwerer Deszensus des hinteren Kompartiments und Ausbildung einer mittelgroßen anterioren Rektozele, welche entleert wird. [M602]

TIPP

! Eine übermäßige Füllung der Harnblase während der Untersuchung kann zur Unterschätzung des Organdeszensus führen, kann Befunde in anderen Kompartimenten maskieren und sollte daher vermieden werden.
! Während der funktionellen Aufnahmen kann eventuell der Übertritt von Urin in die Urethra als Zeichen einer Urininkontinenz beobachtet werden.

Vaginal- und Uterusprolaps

Vaginal- und Uterusprolaps werden begünstigt durch Schwangerschaft, vaginale Geburten und Alterung, die zu Schädigung der Beckenbodenmuskulatur (M. levator ani, M. puborectalis) und der Haltestrukturen (Lig. sacrouterinum) führen. Obwohl der Uterusprolaps in der klinischen Untersuchung einfach zu erkennen ist, ist die MRT eine nützliche Methode, um die strukturellen Verhältnisse zu Harnblase und Rektum darzustellen. Die MRT liefert zusätzliche Informationen zu allfälligen Uterus- und Ovarpathologien (Myome, Ovarialtumoren), zu einer Zystozele oder Rektozele, zu urethraler Hypermobilität, zu einem Divertikel der Urethra und zu einer Ureterobstruktion (Gousse et al. 2000), die die therapeutischen Überlegungen beeinflussen.

Ein Vaginal- oder Uterusprolaps ist in der MRT definiert als ein Deszensus des Vaginaldachs oder der äußeren Öffnung des Zervikalkanals > 1 cm unterhalb der PCL während eines Valsalva-Manövers (➤ Abb. 5.15; El Sayed et al. 2017). Bei einem Vaginalprolaps geht die typische H-Form der Vagina in den axialen Bildern der MRT verloren. Häufig ist eine Deformität der Vaginalwand nach posterior zu sehen.

Anorektaler Deszensus

In der dynamischen MRT bzw. MR-Defäkografie ist der anorektale Deszensus als ein Deszensus des anorektalen Übergangs während des Pressens von> 3 cm unterhalb der PCL definiert (El Sayed 2017). Eine neuere Studie konnte zeigen, dass der Grenzwert zum normalen anorektalen Deszensus während der Defäkation sogar bei 4 cm unterhalb der PCL liegt (Schawkat et al. 2018). Der anorektale Deszensus tritt häufig in Kombination mit einem pathologischen Deszensus des vorderen und mittleren Kompartiments auf (➤ Abb. 5.12, ➤ Abb. 5.14 und ➤ Abb. 5.15; Elshazly et al. 2010). Die Hauptursache ist wiederholtes exzessives Pressen mit einer Schwächung der Beckenbodenmuskulatur. Andere Ursachen sind traumatische Schädigung der Muskulatur während vaginaler Geburten und Nervenschädigungen.

Rektozele

Die Rektozele ist eine Vorwölbung meist der anterioren, seltener auch der posterioren oder lateralen Rektumwand. Die anteriore Rektozele entsteht durch eine Schwächung der rektovaginalen

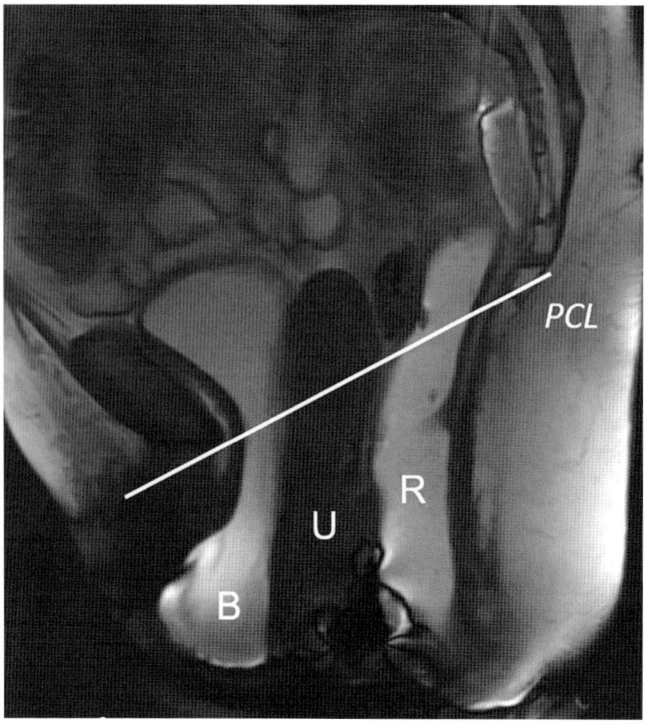

Abb. 5.15 61-jährige Patientin mit globalem Beckenbodendeszensus. Während des maximalen Pressens schwerer Deszensus des vorderen (B, Harnblase), mittleren (U, Uterus) und hinteren Kompartiments (R, Rektum). [M602]
PCL = Pubokokzygeallinie

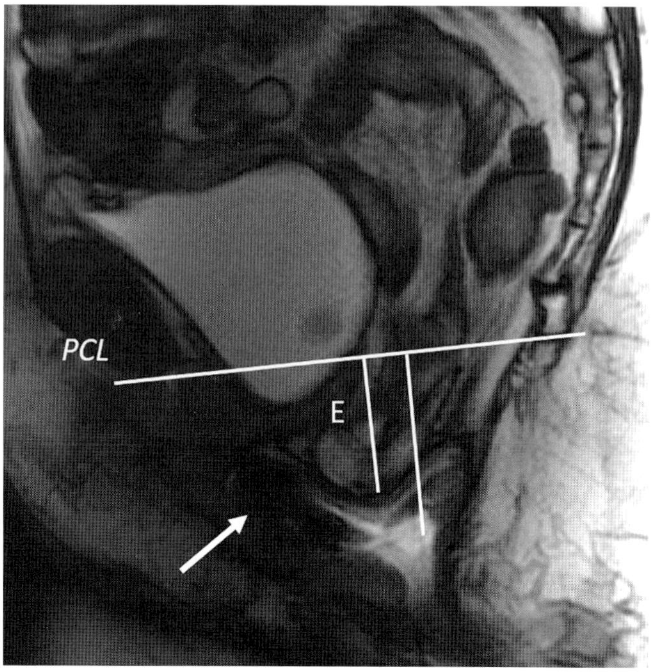

Abb. 5.16 65-jährige Patientin nach mehrfachen Deszensusoperationen, Z. n. Hysterektomie, aktuell mit Stuhlinkontinenz, anteriorer Rektozele und Stool-outlet-Symptomatik. Gegen Ende der Defäkation Prolaps von Dünndarmschlingen in den Douglas-Raum im Sinne einer Enterozele (E), Deszensus des hinteren Kompartiments und anteriore Rektozele (Pfeil). [M602]
PCL = Pubokokzygeallinie

Faszie oberhalb des Analkanals (Garcia del Salto et al. 2014). Die meisten Rektozelen sind erst während der Defäkation sichtbar und daher häufig in der klinischen Untersuchung nicht erkennbar (➤ Abb. 5.14 und ➤ Abb. 5.16). Typische Symptome sind Dyspareunie, Gefühl der unvollständigen Entleerung und Obstipation. In der MRT wird die Größe der Rektozele während des maximalen Pressens bzw. während der Defäkation bestimmt. Die Messlinie wird von der Stelle der normalerweise zu erwartenden Rektumvorderwand zum ventralen Rand der anterioren Rektozele gezogen. Kleine Rektozelen (< 2 cm) sind ein häufiger Befund bei asymptomatischen Frauen und werden als Normalbefund erachtet. Moderate (2–4 cm) und große (> 4 cm) Rektozelen werden als pathologisch gewertet. Neben der Größeninformation liefert die MRT auch Informationen über die Entleerung oder Retention von Kontrastmittel in der Rektozele (Maccioni 2013). Die Retention von Kontrastmittel am Ende des Defäkationsvorgangs ist ein Indikator für Stuhlretention, die ein Gefühl der unvollständigen Entleerung auslösen kann. Die klinische Relevanz einer Rektozele ist abhängig von Größe, Kontrastmittelretention, Notwendigkeit der digitalen Entleerung und Symptomen. Mit der dynamischen MRT werden häufig zusätzliche Pathologien des Beckenbodens entdeckt, die ebenso einen Einfluss auf die Therapieentscheidung haben.

Enterozele

Enterozele ist ein Überbegriff für die Herniation des Peritonealsacks unterhalb der PCL in den rektovaginalen Raum. Die Herniation kann omentales Fettgewebe (Peritoneozele), Dünndarm (Enterozele) oder Dickdarm (meist Sigma, daher Sigmoidozele) enthalten. Insbesondere bei St. n. Hysterektomie sind Enterozelen häufig. In der klinischen Untersuchung kann das Vorliegen einer Enterozele nicht suffizient beurteilt werden. Die MRT zeigt eine hohe Sensitivität (87 %), Spezifität (80 %) und positiven Vorhersagewert (91 %) für die Diagnose einer Enterozele (Gousse et al. 2000). Bei Patienten mit Beckenbodenpathologie liegt in 17–37 % der Fälle eine zusätzliche Enterozele vor (Maccioni 2013). Insbesondere für die Planung einer chirurgischen Beckenbodenrekonstruktion spielt das Vorliegen einer zusätzlichen Enterozele eine Rolle. Das Ausmaß der Enterozele wird am Ende der Defäkation gemessen, wobei eine senkrechte Linie von der PCL zum kaudalsten Rand der Enterozele gezogen wird (➤ Abb. 5.16). Die Graduierung erfolgt nach der 3-er Regel (Roos et al. 2002).

Intussuszeption und Rektumprolaps

Unter einem Rektumprolaps versteht man eine Einfaltung der Rektumwand. Es wird zwischen dem **inneren Rektumprolaps (= Intussuszeption)** und dem **äußeren Rektumprolaps** unterschieden.

Intussuszeption

Während der Defäkation kommt es zu einer Einfaltung der Rektumwand in Richtung Analkanal. Dabei können lediglich Anteile der Mukosa (mukosale Intussuszeption) oder die gesamte Rektumwand

(Vollwandintussuszeption) einfalten. Abhängig von der Lokalisation und Ausdehnung der Invagination liegt die Intussuszeption entweder intrarektal oder intraanal. Bei Patientinnen mit einer intraanalen Intussuszeption kann es zu einer unvollständigen Entleerung durch die Obstruktion des Analkanals kommen. Die Intussuszeption kann ausschließlich in funktionellen Aufnahmen detektiert werden. Häufig treten Intussuszeptionen erst am Ende des Defäkationsvorgangs auf (➤ Abb. 5.17). Ohne die Abbildung des Defäkationsvorgangs in der MRT kann keine sichere Aussage bezüglich des Vorliegens einer Intussuszeption getätigt werden (Flusberg et al. 2011). 30 % der Patientinnen mit Intussuszeption haben zusätzliche Pathologien im vorderen und/oder mittleren Kompartiment (Dvorkin et al. 2004). Intussuszeptionen haben eine direkte therapeutische Konsequenz, da ihre Symptome durch eine Kolpoperineoplastik nicht behoben wären.

Äußerer Rektumprolaps

Bei einem äußeren Rektumprolaps prolabieren Anteile der Rektumwand durch den Analkanal nach außen. Symptome reichen von Obstipation bis Stuhlinkontinenz. Die Diagnose wird in der klinischen Untersuchung gestellt. Dennoch ist die Durchführung einer dynamischen MRT nützlich, um zusätzliche Beckenbodenpathologien zu detektieren und eine adäquate Operationsplanung durchführen zu können.

- Mögliche **Indikationen für eine MRT-Diagnostik** am Beckenboden sind:
  - Hochauflösende Analysen möglicher Fehlbildungen, postpartaler Veränderungen (z. B. Levator-Abrisse, Fibrosierungen durch Vernarbungen)
  - Bessere Detektion von Arosionen, Vernarbungen nach Netzeinsatz im kleinen Becken
  - Bessere Analyse kombinierter Defekte durch dynamische Aufnahmen, differenzialdiagnostische Abklärung Rektozele und Enterozele
  - Entwicklung von 3-D-auswertbaren Modulen zur besseren Sichtbarmachung komplexer Veränderungen
  - Wissenschaftliche Untersuchungen zu individualisierten anatomischen Gegebenheiten und Ermittlung eines personalisierten Risikos zukünftiger Beckenbodenerkrankungen
- Mögliche **Indikationen für eine MR-Defäkografie:** obstruktive Defäkationsstörung

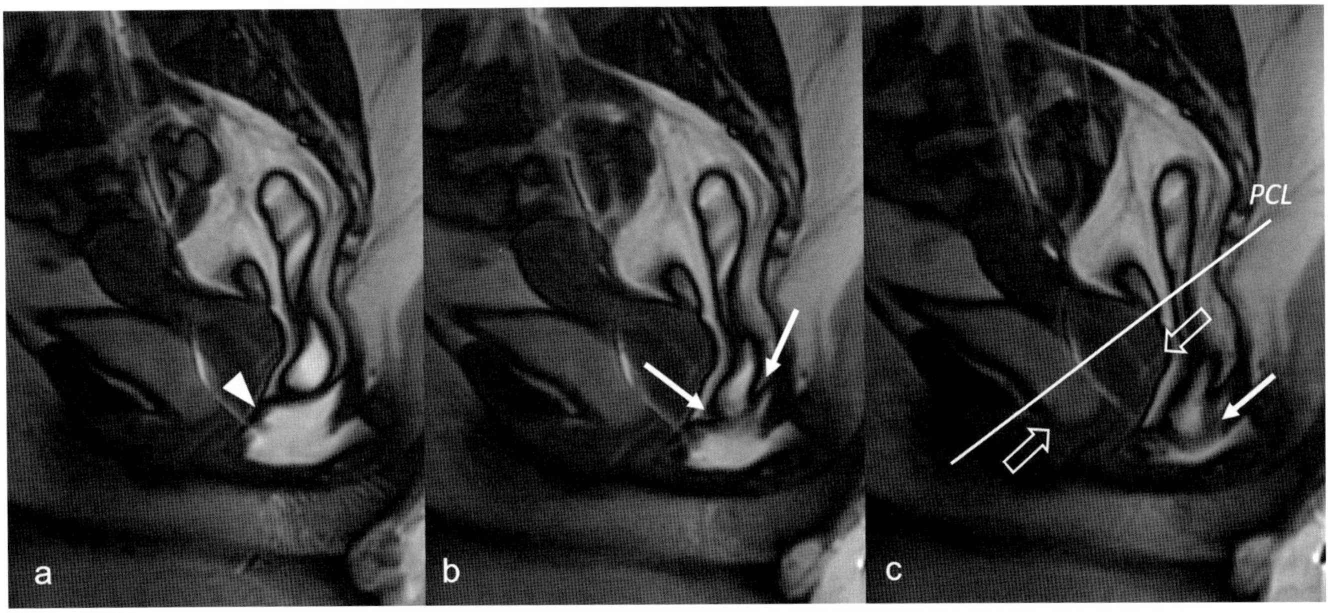

Abb. 5.17 31-jährige Patientin mit Analsphinkterinsuffizienz. Zu Beginn der Defäkation bildet sich eine anteriore Rektozele (Pfeilspitze in **a**). Während der Defäkation Ausbildung einer zirkumferentiellen, intrarektalen Intussuszeption (weiße Pfeile in **b** und **c**). Zusätzlich bildet sich eine kleine Zystozele und ein geringer Deszensus des mittleren Kompartiments (offene Pfeile in **c**). [M602]
PCL = Pubokokzygeallinie

LITERATUR

AWMF. S2k-Leitlinie Harninkontinenz der Frau. Reg.-Nr. 015-091. Version 1.0. 2022. https://register.awmf.org/de/leitlinien/detail/015-091.

Bertschinger KM, Hetzer FH, Roos JE et al. Dynamic MR imaging of the pelvic floor performed with patient sitting in an open-magnet unit versus with patient supine in a closed-magnet unit. Radiology 2002 223(2) 501–508.

Boyadzhyan L, Raman SS, Raz S. Role of static and dynamic MR imaging in surgical pelvic floor dysfunction. Radiographics 2008 28(4) 949–967.

Broekhuis SR, Hendriks JC, Fütterer JJ et al. Perineal descent and patients' symptoms of anorectal dysfunction, pelvic organ prolapse, and urinary incontinence. Int Urogynecol J 2010 21(6) 721–729.

Broekhuis SR, Kluivers KB, Hendriks JC et al. Dynamic magnetic resonance imaging: reliability of anatomical landmarks and reference lines used to assess pelvic organ prolapse. Int Urogynecol J Pelvic Floor Dysfunct 2009 20(2) 141–148.

Comiter CV, Vasavada SP, Barbaric ZL et al. Grading pelvic prolapse and pelvic floor relaxation using dynamic magnetic resonance imaging. Urology 1999 54(3) 454–457.

DeLancey JO, Morgan DM, Fenner DE et al. Comparison of levator ani muscle defects and function in women with and without pelvic organ prolapse. Obstet Gynecol 2007 109(2 Pt 1) 295–302.

Dietz HP, Moegni F, Shek KL. Diagnosis of levator avulsion injury: a comparison of three methods. Ultrasound Obstet Gynecol 2012 40(6) 693–698.

Dvorkin LS, Hetzer F, Scott SM et al. Open-magnet MR defaecography compared with evacuation proctography in the diagnosis and management of patients with rectal intussusception. Colorectal Dis 2004 6(1) 45–53.

El Sayed RF, Alt CD, Maccioni F et al. Magnetic resonance imaging of pelvic floor dysfunction – joint recommendations of the ESUR and ESGAR Pelvic Floor Working Group. Eur Radiol 2017 27(5) 2067–2085.

El Sayed RF, El Mashed S, Farag A et al. Pelvic floor dysfunction: assessment with combined analysis of static and dynamic MR imaging findings. Radiology 2008 248(2) 518–530.

Elshazly WG, El Nekady AIA, Hassan H. Role of dynamic magnetic resonance imaging in management of obstructed defecation case series. Int J Surg 2010 8(4) 274–282.

Flusberg M, Sahni VA, Erturk SM, Mortele KJ. Dynamic MR defecography: assessment of the usefulness of the defecation phase. AJR Am J Roentgenol 2011 196(4) W394–W399.

García del Salto L, de Miguel Criado J, Aguilera del Hoyo LF et al. MR imaging-based assessment of the female pelvic floor. Radiographics 2014 34(5) 1417–1439.

Gousse AE, Barbaric ZL, Safir MH et al. Dynamic half Fourier acquisition, single shot turbo spin-echo magnetic resonance imaging for evaluating the female pelvis. J Urol 2000 164(5) 1606–1613.

Haylen B, Frazer M. Reference values for urine flow parameters in normal female populations: Liverpool nomograms universally applicable after population-specific comparisons. Neurourol Urodyn 2022 Jan 41(1) 523–524. doi: https://doi.org/10.1002/nau.24853. Epub 2021 Dec 10. PMID: 34888937.

Hetzer FH, Andreisek G, Tsagari C et al MR defecography in patients with fecal incontinence: imaging findings and their effect on surgical management. Radiology 2006 240(2) 449–457.

Kociszewski J, Rautenberg O, Perucchini D et al. Tape functionality: sonographic tape characteristics and outcome after TVT incontinence surgery. Neurourol Urodyn 2008 27(6) 485–490.

Lammers K, Kluivers KB, Vierhout ME et al. Inter- and intraobserver reliability for diagnosing levator ani changes on magnetic resonance imaging. Ultrasound Obstet Gynecol 2013 42(3) 347–352.

Maccioni F. Functional disorders of the ano-rectal compartment of the pelvic floor: clinical and diagnostic value of dynamic MRI. Abdom Imaging 2013 38(5) 930–951.

Macura KJ, Genadry RR, Bluemke DA. MR imaging of the female urethra and supporting ligaments in assessment of urinary incontinence: spectrum of abnormalities. Radiographics 2006 26(4) 1135–1149.

Mahfouz W, Al Afraa T, Campeau L, Corcos J. Normal urodynamic parameters in women: part II- -invasive urodynamics. Int Urogynecol J 2012 Mar 23(3) 269–277. doi: https://doi.org/10.1007/s00192-011-1585-y. Epub 2011 Oct 20. PMID: 22011933.

Orejuela FJ, Shek KL, Dietz HP. The time factor in the assessment of prolapse and levator ballooning. Int Urogynecol J 2012 23(2) 175–178.

Otcenasek M, Krofta L, Baca V et al. Bilateral avulsion of the puborectal muscle: magnetic resonance imaging-based three-dimensional reconstruction and comparison with a model of a healthy nulliparous woman. Ultrasound Obstet Gynecol 2007 29(6) 692–696.

Peschers UM, DeLancey JO, Schaer GN, Schuessler B. Exoanal ultrasound of the anal sphincter: normal anatomy and sphincter defects. Br J Obstet Gynaecol 1997 104(9) 999–1003.

Reiner CS, Weishaupt D. Dynamic pelvic floor imaging: MRI techniques and imaging parameters. Abdom Imaging 2013 38(5) 903–911.

Roos JE, Weishaupt D, Wildermuth S et al. Experience of 4 years with open MR defecography: pictorial review of anorectal anatomy and disease. Radiographics 2002 22(4) 817–832.

Rosier PFWM, Schaefer W, Lose G et al. International Continence Society Good Urodynamic Practices and Terms 2016: Urodynamics, uroflowmetry, cystometry, and pressure-flow study. Neurourol Urodyn 2017 Jun 36(5) 1243–1260. doi: https://doi.org/10.1002/nau.23124. Epub 2016 Dec 5. PMID: 27917521.

Santoro GA, Wieczorek AP, Dietz HP et al. State of the art: an integrated approach to pelvic floor ultrasonography. Ultrasound Obstet Gynecol 2011 37(4) 381–396.

Schawkat K, Heinrich H, Parker HL et al. How to define pathologic pelvic floor descent in MR defecography during defecation? Abdom Radiol (NY) 2018 43(12) 3233–3240.

Schultz-Lampel D, Goepel M, Haferkamp H. Urodynamik. Berlin Heidelberg: Springer Medizin 2012 3. A.

Subramaniam N, Dietz HP. What is a significant defect of the anal sphincter on translabial ultrasound? Ultrasound Obstet Gynecol 2020 55(3) 411–415.

Tumbarello JA, Hsu Y, Lewicky-Gaupp C et al. Do repetitive Valsalva maneuvers change Taithongchai A, Sultan AH, Wieczorek PA, Thakar R. Clinical application of 2D and 3D pelvic floor ultrasound of mid-urethral slings and vaginal wall mesh. Int Urogynecol J 2019 30(9) 1401–1411.

Tunn R, Albrich S, Beilecke K et al. Interdisciplinary S2k Guideline: Sonography in Urogynecology: Short Version – AWMF Registry Number: 015/055. Geburtshilfe Frauenheilkd 2014 74(12) 1093–1098.

Woodfield CA, Hampton BS, Sung V, Brody JM. Magnetic resonance imaging of pelvic organ prolapse: comparing pubococcygeal and midpubic lines with clinical staging. Int Urogynecol J Pelvic Floor Dysfunct 2009 20(6) 695–701.

II Konservative Therapie

KAPITEL

6 Allgemeine Behandlungsoptionen, Lebensstilmodifikationen

Oliver Preyer

Die allgemeinen Behandlungsoptionen von Beckenbodenstörungen umfassen neben den operativen Therapiemöglichkeiten auch konservative Behandlungsmöglichkeiten.

Zu Letzteren zählen:

1. Medikamentöse Therapie
2. Physiotherapie, Biofeedback, Elektrostimulation
3. Pessartherapie
4. Blasentraining
5. Lebensstilmodifikationen

Während 1.–4. in den nachfolgenden Kapiteln dieses Buches abgehandelt werden, wird hier nur auf das Blasentraining und Lebensstilmodifikationen näher eingegangen.

6.1 Blasentraining

Die Toilette nach einem fixen Zeitschema (z. B. alle 2 h) aufzusuchen, es zu vermeiden öfter zu gehen und somit graduell die Intervalle zwischen zwei Toilettenbesuchen zu verlängern, reduziert Blasensymptome.

Bei Frauen mit überaktiver Blase ist das Blasentraining sehr effektiv (Shamliyan et al. 2012). Auch bei Frauen mit Belastungsharninkontinenz in Kombination mit höheren Blasenfüllmengen kann das Blasentraining helfen, die Blase kontinent zu halten. Sie bleibt von der Füllmenge unter dem Wert, der bei der Patientin zur Belastungsharninkontinenz führt.

Blasentraining wird auch immer gerne mit Lifestyle-Modifikationen, Diäten zum Abnehmen und Beckenbodentraining kombiniert. So ist z. B. eine Reduktion der Trinkmenge auf 1,5 l und das Vermeiden von koffein- oder teeinhältigen Getränken zielführend.

Die klinische Erfahrung stützt die Anwendung von Blasentraining, dennoch steht die Evidenz dafür eher auf schwachen Beinen (Ostaszkiewicz et al. 2004; Ostaszkiewicz et al. 2004; Roe et al. 2007).

Unter Anwendung eines **Blasentagebuchs** zur Erfolgskontrolle, beginnt das Blasentraining meist mit einem sog. Miktion nach der Uhr **(Timed Voiding).** Darunter versteht man, dass nicht auf den Harndrang gewartet wird, sondern dass sich die Miktionsintervalle nach dem vereinbarten zeitlichen Intervall (z. B. alle 2 h) richten. Oft ist es nämlich zu spät, wenn eine Frau einen Harndrang spürt. Dahinter steckt die Idee, die Blase vor einer Überfüllung zu bewahren, rechtzeitig die Toilette aufzusuchen und so die Blase vor einem unwillkürlichen Harnverlust zu bewahren.

Mittels eines Blasentagebuchs wird das kürzeste Miktionsintervall identifiziert und zum Initiieren des Blasentrainings und als initiales Maß für alle weiteren Miktionen herangezogen. Die Patientin wird nun aufgefordert, während sie wach ist, nach der Uhr (am Beginn basierend auf dem kürzesten Miktionsintervall) zu miktionieren. Die Kontrolle des Handrangs zwischen den Miktionen wird entweder mit Ablenkungs- oder mentalen Entspannungstechniken (z. B. Kopfrechnen, tiefes Atmen, an etwas Anderes denken etc.) zusammen mit schnellen Kontraktionen der Beckenbodenmuskulatur („schnelle Schläge") kontrolliert, um den Harndrang und die Blasenkontraktion zu unterdrücken (Nygaard 2010). Gelingt dies und die Patientin kann bei Einhaltung des initialen Intervalls einen ganzen Tag ohne Inkontinenzepisode verbringen, so kann das Miktionsintervall, also vorerst die Miktion nach der Uhr um 15 min verlängert werden. Schrittweise werden die Intervalle verlängert, bis die Patientin wieder alle 3–4 h ohne Ablenkungs- oder mentale Entspannungstechniken, ohne Beckenbodenmuskelkontraktionen und ohne häufigen Harndrang oder Harninkontinenz die Blase entleeren kann.

Die Verteilung einer standardisierten Anleitung zum Blasentraining erleichtert den erfolgreichen Abschluss dieser konservativen Verhaltensmaßnahme. Das Training kann bis zu 6 Wo. dauern. Die Patientinnen müssen darauf aufmerksam gemacht werden, dass sich der Trainingserfolg erst mit der Zeit einstellt. Auf diesem Weg hilft es, die Patientinnen in ihrem Tun zu bestätigen und zu ermutigen weiterzumachen, indem man sie auch darauf hinweist, regelmäßig die Toilette aufzusuchen, auch wenn sie das Haus oder die Wohnung verlassen.

6.2 Lebensstilmodifikationen

Blasentraining wird auch immer gerne mit Lifestyle-Modifikationen, Diäten zum Abnehmen und Beckenbodentraining kombiniert. So ist z. B. eine Reduktion der Trinkmenge auf 1,5 l und das Vermeiden von koffein- oder teeinhältigen Getränken zielführend.

Ein gesundes Körpergewicht zu halten, nicht zu rauchen, eine ballaststoffreiche Kost zu sich zu nehmen, Nahrungsmittel zu vermeiden, welche die Blasen- und Darmaktivität fördern und ein regelmäßiges körperliches Training vermeiden Beckenbodendysfunktionen.

Kostengünstige, nichtinvasive Änderungen des Lebensstils werden häufig von medizinischem Fachpersonal oder Patientinnen mit Inkontinenz empfohlen. Solche Empfehlungen basieren jedoch selten auf eindeutigen Beweisen.

Einzelne Studienergebnisse können die o. g. Empfehlungen unterstützen. Allerdings wird in einem Cochrane Review die mangelhafte Qualität der einzelnen Studien und die fehlende Vergleichbarkeit aufgrund der heterogenen Studiendesigns kritisiert (Imamura et al. 2015).

Einzig der Verweis auf den positiven Effekt einer Gewichtsreduktion konnte durch qualitativ hochwertigere Studienergebnisse bestätigt werden, allerdings sind auch hier weitere Studienergebnisse gefordert (Imamura et al. 2015).

Ganz generell hat bei übergewichtigen Frauen eine **Gewichtsreduktion** neben der Verbesserung von Symptomen der Harninkontinenz viele weitere Vorteile. Weniger untersucht wurden andere Lebensstilmodifikationen, obwohl diese allgemein risikoarm sind und empfohlen werden, wie z. B. Flüssigkeitsbeschränkungen, die Reduktion des Konsums koffeinhaltiger Getränke und Ernährungsumstellungen (Imamura et al. 2015).

Andere Studienergebnisse berichten, dass die Vermittlung solcher Lebensstilmodifikationen in Selbsthilfegruppen Harn- und Darminkontinenzsymptome bei Patientinnen zu bessern vermag (Brown et al. 2019).

Adipositas stellt einen bekannten **Risikofaktor für Harninkontinenz** dar. Eine Reduktion des Gewichtes scheint bei übergewichtigen Frauen die Symptome der Harninkontinenz verbessern zu können (Subak et al. 2009; Brown et al. 2006; Wing et al. 2010; Phelan et al. 2012; Yazdany et al. 2020; Hagovska et al. 2020; Sheridan et al. 2021). So konnte in einer randomisierten Studie mit Frauen, die einen durchschnittlichen Body-Mass-Index (BMI) von 36 kg/m^2 aufwiesen, gezeigt werden, dass nach einem intensiven Gewichtsreduktionprogramm über 6 Wo. die Probandinnen im Vergleich zur Kontrollgruppe signifikant (47 % vs. 28 %), im Mittel 7,8 kg, abnahmen. Beschrieben wurde in dieser Studie auch eine Reduktion der Belastungsharninkontinenzepisoden um 70 %, nicht aber der Drangharninkontinenzepisoden in der Interventionsgruppe (Subak et al. 2009).

6

Da einige Getränke die Symptome einer Harninkontinenz verschlimmern können, empfiehlt es sich, die Patientinnen darauf hinzuweisen, den Konsum von kohlensäure- und koffeinhaltigen sowie von alkoholischen Getränken zu reduzieren (Bradley et al. 2017; Gleason et al. 2013; Dallosso et al. 2003).

Ein häufiges Diskussionsthema mit Patientinnen ist die Menge der täglichen Flüssigkeitszufuhr. Sollte es keinen medizinischen Grund geben, warum Patientinnen mehr Flüssigkeit zu sich nehmen sollten, empfiehlt es sich, die tägliche Trinkmenge auf etwa 1,5 l zu normalisieren. Unterhalb dieses Niveaus besteht wiederum die Gefahr einer Dehydrierung. Es empfiehlt sich auch, Frauen dahingehend anzuleiten, Flüssigkeiten meist in mehreren kleinen Mengen über den Tag verteilt zu sich zu nehmen, anstatt große Mengen auf einmal zu trinken. Sehr oft wird auch am Abend aufgeholt, was an Flüssigkeitszufuhr über den Tag verteilt versäumt wurde. Dann klagen Patientinnen gehäuft über Nykturie. Hier soll die Empfehlung lauten, den Flüssigkeitskonsum nach dem Abendessen oder innerhalb einiger Stunden vor dem Schlafengehen zu reduzieren oder zu eliminieren.

Da eine **Obstipation** die Harninkontinenz verschlimmern und das Risiko eines Harnverhalts erhöhen kann, ist deren Behandlung bei betroffenen Patientinnen indiziert (Wood und Anger 2014).

Obwohl Rauchen mit einem erhöhten Risiko für Harninkontinenz in mehreren Studien assoziiert wurde (Dallosso et al. 2003; Tähtinen et al. 2011), hat bis dato keine Studie untersucht, ob eine Harninkontinenz potenziell durch eine Raucherentwöhnung reduziert wird.

LITERATUR

Bradley CS, Erickson BA, Messersmith EE et al.; Symptoms of Lower Urinary Tract Dysfunction Research Network (LURN). Evidence of the Impact of Diet, Fluid Intake, Caffeine, Alcohol and Tobacco on Lower Urinary Tract Symptoms: A Systematic Review. J Urol 2017 Nov 198(5) 1010–1020. doi: https://doi.org/10.1016/j.juro.2017.04.097. Epub 2017 May 4. PMID: 28479236; PMCID: PMC5654651.

Brown HW, Braun EJ, Wise ME et al. Small-Group, Community-Member Intervention for Urinary and Bowel Incontinence: A Randomized Controlled Trial. Obstet Gynecol. 2019 Sep 134(3) 600–610. doi: https://doi.org/10.1097/AOG.0000000000003422. PMID: 31403596; PMCID: PMC6732187.

Brown JS, Wing R, Barrett-Connor E et al.; Diabetes Prevention Program Research Group. Lifestyle intervention is associated with lower prevalence of urinary incontinence: the Diabetes Prevention Program. Diabetes Care 2006 Feb 29(2) 385–390. doi: https://doi.org/10.2337/diacare.29.02.06.dc05-1781. PMID: 16443892; PMCID: PMC1557353.

Dallosso HM, McGrother CW, Matthews RJ, Donaldson MM; Leicestershire MRC Incontinence Study Group. The association of diet and other lifestyle factors with overactive bladder and stress incontinence: a longitudinal study in women. BJU Int 2003 Jul 92(1) 69–77. doi: https://doi.org/10.1046/j.1464-410x.2003.04271.x. PMID: 12823386.

Gleason JL, Richter HE, Redden DT et al. Caffeine and urinary incontinence in US women. Int Urogynecol J 2013 Feb 24(2) 295–302. doi: https://doi.org/10.1007/s00192-012-1829-5. Epub 2012 Jun 15. PMID: 22699886; PMCID: PMC3505252.

Hagovska M, Švihra J, Buková A et al. Effect of an exercise programme for reducing abdominal fat on overactive bladder symptoms in young overweight women. Int Urogynecol J 2020 May 31(5) 895–902. doi: https://doi.org/10.1007/s00192-019-04157-8. Epub 2019 Nov 26. PMID: 31773200.

Imamura M, Williams K, Wells M, McGrother C. Lifestyle interventions for the treatment of urinary incontinence in adults. Cochrane Database Syst Rev 2015 Dec 2 2015(12) CD003505. doi: https://doi.org/10.1002/14651858.CD003505.pub5. PMID: 26630349; PMCID: PMC8612696.

Nygaard I. Clinical practice. Idiopathic urgency urinary incontinence. N Engl J Med 2010 Sep 16 363(12) 1156–1162. doi: https://doi.org/10.1056/NEJMcp1003849. PMID: 20843250.

Ostaszkiewicz J, Johnston L, Roe B. Timed voiding for the management of urinary incontinence in adults. Cochrane Database Syst Rev 2004a 2004(1) CD002802. doi: https://doi.org/10.1002/14651858.CD002802.pub2. PMID: 14973993; PMCID: PMC6993947.

Ostaszkiewicz J, Johnston L, Roe B. Habit retraining for the management of urinary incontinence in adults. Cochrane Database Syst Rev 2004b 2004(2) CD002801. doi: https://doi.org/10.1002/14651858.CD002801.pub2. PMID: 15106179; PMCID: PMC8078200.

Phelan S, Kanaya AM, Subak LL et al.; Look AHEAD Research Group. Weight loss prevents urinary incontinence in women with type 2 diabetes: results from the Look AHEAD trial. J Urol 2012 Mar 187(3) 939–944. doi: https://doi.org/10.1016/j.juro.2011.10.139. Epub 2012 Jan 20. PMID: 22264468; PMCID: PMC3646565.

Roe B, Ostaszkiewicz J, Milne J, Wallace S. Systematic reviews of bladder training and voiding programmes in adults: a synopsis of findings from data analysis and outcomes using metastudy techniques. J Adv Nurs 2007 Jan 57(1) 15–31. doi: https://doi.org/10.1111/j.1365-2648.2006.04097.x. PMID: 17184371.

Shamliyan T, Wyman J, Kane RL. Nonsurgical Treatments for Urinary Incontinence in Adult Women: Diagnosis and Comparative Effectiveness [Internet]. Rockville (MD): Agency for Healthcare Research and Quality (US). 2012 Apr. Report No.: 11(12)-EHC074-EF. PMID: 22624162.

Sheridan W, Da Silva AS, Leca BM et al. Weight loss with bariatric surgery or behaviour modification and the impact on female obesity-related urine incontinence: A comprehensive systematic review and meta-analysis. Clin Obes 2021 Aug 11(4) e12450. doi: https://doi.org/10.1111/cob.12450. Epub 2021 May 6. PMID: 33955687.

Subak LL, Wing R, West DS et al.; PRIDE Investigators. Weight loss to treat urinary incontinence in overweight and obese women. N Engl J Med 2009 Jan 29 360(5) 481–90. doi: https://doi.org/10.1056/NEJMoa0806375. PMID: 19179316; PMCID: PMC2877497.

Tähtinen RM, Auvinen A, Cartwright R et al. Smoking and bladder symptoms in women. Obstet Gynecol 2011 Sep 118(3) 643–648. doi: https://doi.org/10.1097/AOG.0b013e318227b7ac. PMID: 21860295.

Wing RR, West DS, Grady D et al.; Program to Reduce Incontinence by Diet and Exercise Group. Effect of weight loss on urinary incontinence in overweight and obese women: results at 12 and 18 months. J Urol 2010 Sep 184(3) 1005–1010. doi: https://doi.org/10.1016/j.juro.2010.05.031. PMID: 20643425; PMCID: PMC3038435.

Wood LN, Anger JT. Urinary incontinence in women. BMJ 2014 Sep 15 34 :g4531. doi: https://doi.org/10.1136/bmj.g4531. PMID: 25225003.

Yazdany T, Jakus-Waldman S, Jeppson PC et al.; American Urogynecologic Society. American Urogynecologic Society Systematic Review: The Impact of Weight Loss Intervention on Lower Urinary Tract Symptoms and Urinary Incontinence in Overweight and Obese Women. Female Pelvic Med Reconstr Surg 2020 Jan/Feb 26(1) 16–29. doi: https://doi.org/10.1097/SPV.0000000000000802. Erratum in: Female Pelvic Med Reconstr Surg. 2020 Jul;26(7):466. Mamik, Mamta [corrected to Mamik, Mamta M]. PMID: 31860569.

6

KAPITEL

7

Oliver Preyer

Medikamentöse Therapie der Belastungsharninkontinenz und des Genitalprolaps

7.1 Medikamentöse Therapie der Belastungsharninkontinenz

Bereits in den 1980er-Jahren liefen erste doppelblind randomisierte Studien zur Erprobung von therapeutischen Substanzen zur Entwicklung einer medikamentösen Therapie der Belastungsharninkontinenz z. B. mit **Phenylpropanolamin** (Collste und Lindskog 1987). In der Folge wurde Phenylpropanolamin auch mit einer Östradiol- und Östriolgabe kombiniert (Rud 1980; Ahlström et al. 1990). Die Ergebnisse dieser Kombination nährten die Annahme, dass offenbar das Östrogen allein einen positiven Effekt haben könnte (Fantl et al. 1994).

Eine Phase-II-Studie zu **Midodrinhydrochlorid** erbrachte keine objektivierbaren Verbesserungen bei der Belastungsharninkontinenz (Weil et al. 1998).

Die Therapie mit **Propiverin** machte die Risiko-Nutzen-Abwägung aufgrund von proarrhythmogenen Nebenwirkungen des Präparats notwendig. Das Präparat konnte somit nicht als Mittel der ersten Wahl und als sicheres Medikament eingestuft werden (Dorschner et al. 2000). Auch **Methoxamin** zeigte in einer Studie nur eine limitierte Wirkung und deutliche Nebenwirkungen (Radley et al. 2991).

Die Therapie mit dem Serotonin-/Noradrenalinantagonist **Duloxetin** wirkt über einen spezifischen Effekt am Onuf-Kern mit einer Kontraktionskraftsteigerung am urethralen Sphinkter. In einer Studie von Norton et al. 2002 wurde **Duloxetin** vs. Placebo in der Behandlung der Belastungsharninkontinenz geprüft (Norton et al. 2002). Darin waren 553 Frauen im Alter von 18–65 J. mit dem dominanten Symptom einer Belastungsharninkontinenz eingeschlossen. Die Verumgruppe wurde in drei Dosierungsgruppen zu 20 mg/d, 40 mg/d und 90 mg/d aufgeteilt. Die vierte Gruppe erhielt ein Placebo.

Die drei Verumgruppen zeigten eine signifikante dosisabhängige Reduktion der Frequenz an Inkontinenzepisoden, gemeinsam mit Verbesserungen in der Patient Global Impression of Improvement Scale und dem Incontinence Quality of Life Questionnaire. Die Absetzrate betrug 5 % in der Placebogruppe und 9–15 % in den drei Verumgruppen. Übelkeit war in der Studie die häufigste Nebenwirkung, die zum Absetzen der Medikation führte. Keine der Nebenwirkungen wurde als klinisch schwerwiegend eingestuft.

Die Autoren kamen folglich zu dem Schluss, dass die Effektivität und Sicherheit für Duloxetin als Medikament zur Behandlung der Belastungsharninkontinenz gezeigt werden konnte (Norton et al. 2002).

Dieser Effekt wurde auch in zahlreichen nachfolgenden Phase-3-Studien, Metaanalysen, Reviews und Studien zur Medikamentensicherheit und Pharmakokinetik bestätigt (Li et al. 2013; Cardozo et al. 2010; Lobo et al. 2009; Bimp et al. 2008; Lin et al. 2008; Mariappan et al. 2007; Hurley et al. 2006; Kinchen et al. 2005; Mariappan et al. 2005; van Kerrebroeck 2004; van Kerrebroeck et al. 2004; Millard et al. 2004; Dmochowski et al. 2003).

Die Anwendung des Serotonin-Antagonisten Duloxetin reduziert Belastungs- und Dranginkontinenzepisoden deutlich, bei einschleichender Dosierung von 1 × 20 mg bis max. 2 × 40 mg/d sind mögliche Nebenwirkungen wie Übelkeit, Erbrechen und Schwindel vertretbar. Duloxetin sollte v. a. Frauen angeboten werden, die eine vorübergehende Verbesserung der Inkontinenzepisoden anstreben und einer Operation eher skeptisch gegenüberstehen.

Das Antimuskarinikum **Fesoterodin** zeigte keinen Effekt auf den urethralen Druck oder eine Senkung der Inkontinenzepisoden bei der Belastungsharninkontinenz (Klarskov et al. 2014).

Studien für einen 5-HT_{2C}-Rezeptor-Agonisten, adrenerge Medikamente wie **Midodrin** und **Clenbuterol** verliefen ohne den Nachweis eines positiven Effekts auf die Belastungsharninkontinenz (Alhasso et al. 2005).

Aktuelle Studien (2022) zeigen vielversprechende Ergebnisse für **TAS-303,** einen neuen selektiven Noradrenalin-Reuptake-Hemmer, der den urethralen Druck im Tierversuch zu steigern vermag und damit das Potenzial anzeigt, ein neues Therapeutikum für die Behandlung der Belastungsharninkontinenz zu werden (Mizutani et al. 2018). Bereits publizierte Ergebnisse aus Phase-I- und Phase-II-Studien zeigen, dass TAS-303 bei einigen Untergruppen von Patienten mit Belastungsharninkontinenz zur Verbesserung der Symptome der Inkontinenz wirksam ist (Takahashi et al. 2021; Yono et al. 2021). Um valide Aussagen zu treffen, sind aber weitere Studienergebnisse abzuwarten.

Die lokale Estrogenisierung mittels Estriol 2 ×/Wo. über einen langen Zeitraum erbringt durch trophische Effekte positive Veränderungen und saniert Harnwegsinfekte, während die systemische Hormongabe eher ein Auftreten oder eine Verschlechterung der Harninkontinenz provoziert. Es liegen inzwischen ausreichend Daten zur Sicherheit hinsichtlich Kanzerogenität und kardiovaskulärem Risiko für eine unbedenkliche Anwendung vor.

7.2 Medikamentöse Therapie des Genitalprolaps

Bereits 1992 zeigte sich in einer doppelblind randomisierten Studie, dass **Östradiol** bei Patientinnen mit Genitalprolaps möglicherweise einen positiven Effekt auf die Inzidenz einer rekurrenten Zystitis sowie die Stimulation der Vaginalmukosa haben könnte (Felding et al. 1992).

Nachfolgend wurde hypothetisiert, ob **Östrogen** in der Behandlung und Prävention des Genitalprolapses hilfreich sein könnte. Dies konnte nicht gezeigt werden. Allerdings bestätigte sich auch in dieser Studie der positive Effekt auf die Inzidenz einer postoperativen Zystitis nach einem gynäkologischen Eingriff (Ismail et al. 2010).

Widersprüchlich ist die Literatur im Hinblick auf die Sinnhaftigkeit einer präoperativen Östrogenisierung des Scheidenepithels. Während in Studien bei vaginaler **Östrogenapplikation** über 6 Wo. präoperativ ein Anstieg der Synthese von reifem Kollagen, eine verminderte Enzymaktivität und eine verstärkte Scheidenwanddicke festgestellt werden konnte (Rahn et al. 2014), zeigten Reviews die bis zu diesem Zeitpunkt eher mäßige Datenqualität und werteten **Östrogen** eher als Zusatz in der Behandlung von Funktionsstörungen des Beckenbodens (Rahn et al. 2015).

Eine weitere randomisiert kontrollierte Studie konnte einen positiven Effekt von ultraniedrig dosiertem topischem **Östriol** auf das Scheidenepithel bei Frauen, die sich einer Prolapsoperation unterzogen hatten, zeigen (Caruso et al. 2017).

Eine randomisiert kontrollierte Studie von Marschalek et al. (2021) evaluierte, ob lokal vaginal appliziertes **Östrogen** prolapsassoziierte Beschwerden im Vergleich zu einer Placebobehandlung in postmenopausalen Frauen vor einer Prolapsoperation beeinflusst (Marschalek et al. 2021). Es konnte in 120 randomisierten Patientinnen, wobei 103 Patientinnen bis zum Abschluss der Studie eingeschlossen blieben, gezeigt werden, dass präoperativ vaginal verabreichtes **Östrogen** zu keiner Verbesserung prolapsassoziierter Beschwerden führt (Marschalek et al. 2021).

Eine weitere Studie der gleichen Arbeitsgruppe konnte zeigen, dass lokal appliziertes Östrogen auch keinen positiven Effekt auf die Sexualität bei postmenopausalen Frauen mit Prolaps hat (Marschalek et al. 2022).

In einer randomisiert kontrollierten Studie konnte der positive Effekt von **Ornipressin,** einem vasokonstriktorischen, hämostatischen und renalen Wirkstoff, im Hinblick auf den intraoperativen Blutverlust bei vaginalen Prolapsoperationen gezeigt werden (Henn et al. 2016).

Im Zusammenhang mit der weitverbreiteten **Darmvorbereitung** vor einer operativen Deszensussanierung sei die Studie von Ballard et al. zitiert (Ballard et al. 2014). In diesem randomisiert kontrollierten Setting wurden 150 Frauen, von denen 145 die Studie auch beendeten, untersucht. Es zeigte sich in der Gruppe, welche die Darmvorbereitung erhielt, eine signifikant geringere Zufriedenheitsrate im Vergleich zur Kontrollgruppe. Die Patientinnen der Darmvorbereitungsgruppe berichteten über ein abdominelles Völlegefühl, Bauchkrämpfe, Müdigkeit, anale Irritation und Hungerattacken. Aus diesen Gründen sollte auf eine Darmvorbereitung vor vaginaler und minimalinvasiver Prolapschirurgie verzichtet werden (Ballard et al. 2014; Adelowo et al. 2017).

MERKE

Sinnvolle medikamentöse Therapien bei Belastungsinkontinenz und Genitalprolaps:

- Lokale Estrogenisierung vaginal 1–2 ×/Wo. mit niedrig dosiertem Estriol zur trophischen Vorbereitung periurethralen und vaginalen Gewebes
- Bei Kontraindikationen zur Hormongabe Anwendung von hormonfreien rückfettenden Pflegecremes
- Duloxetin in einschleichender Dosierung bis 2–40 mg bei leicht- bis mittelgradiger Belastungsinkontinenz bei Patientinnen empfehlen, die einer Operation kritisch gegenüber stehen.

LITERATUR

Adelowo AO, Hacker MR, Modest AM et al. The Use of Mechanical Bowel Preparation in Pelvic Reconstructive Surgery: A Randomized Controlled Trial. Female Pelvic Med Reconstr Surg 2017 Jan/Feb 23(1) 1–7. doi: https://doi.org/10.1097/SPV.0000000000000346. PMID: 27782976; PMCID: PMC5161559.

Ahlström K, Sandahl B, Sjöberg B et al. Effect of combined treatment with phenylpropanolamine and estriol, compared with estriol treatment alone, in postmenopausal women with stress urinary incontinence. Gynecol Obstet Invest 1990 30(1) 37–43. doi: https://doi.org/10.1159/000293211. PMID: 2227611.

Alhasso A, Glazener CM, Pickard R, N'dow J. Adrenergic drugs for urinary incontinence in adults. Cochrane Database Syst Rev 2005 Jul 20 2005(3) CD001842. doi: https://doi.org/10.1002/14651858.CD001842.pub2. PMID: 16034867; PMCID: PMC8407415.

Ballard AC, Parker-Autry CY, Markland AD et al Bowel preparation before vaginal prolapse surgery: a randomized controlled trial. Obstet Gynecol 2014 Feb 123 (2 Pt 1) 232–238. doi: https://doi.org/10.1097/AOG.0000000000000081. PMID: 24402594; PMCID: PMC3909883.

Bump RC, Voss S, Beardsworth A et al. Long-term efficacy of duloxetine in women with stress urinary incontinence. BJU Int 2008 Jul 102(2) 214–218. doi: https://doi.org/10.1111/j.1464-410X.2008.07577.x. Epub 2008 Jul 1. PMID: 18422764.

Cardozo L, Lange R, Voss S et al. Short- and long-term efficacy and safety of duloxetine in women with predominant stress urinary incontinence. Curr Med Res Opin 2010 Feb 26(2) 253–261. doi: https://doi.org/10.1185/03007990903438295. PMID: 19929591.

Caruso S, Cianci S, Vitale SG et al. Effects of ultralow topical estriol dose on vaginal health and quality of life in postmenopausal women who underwent surgical treatment for pelvic organ prolapse. Menopause 2017 Aug 24(8) 900–907. doi: https://doi.org/10.1097/GME.0000000000000851. PMID: 28350758.

Collste L, Lindskog M. Phenylpropanolamine in treatment of female stress urinary incontinence. Double-blind placebo controlled study in 24 patients. Urology 1987 Oct 30(4) 398–403. doi: https://doi.org/10.1016/0090-4295(87)90314-1. PMID: 3310369.

Dmochowski RR, Miklos JR, Norton PA et al.; Duloxetine Urinary Incontinence Study Group. Duloxetine versus placebo for the treatment of North American women with stress urinary incontinence. J Urol 2003 Oct 170 (4 Pt 1) 1259–1263. doi: https://doi.org/10.1097/01.ju.0000080708.87092.cc. Erratum in: J Urol. 2004 Jan;171(1):360. PMID: 14501737.

Dorschner W, Stolzenburg JU, Griebenow R et al. Efficacy and cardiac safety of propiverine in elderly patients – a double-blind, placebo-controlled clinical study. Eur Urol 2000 Jun 37(6) 702–708. doi: https://doi.org/10.1159/000020221. PMID: 10828671.

Fantl JA, Cardozo L, McClish DK. Estrogen therapy in the management of urinary incontinence in postmenopausal women: a meta-analysis. First report of the Hormones and Urogenital Therapy Committee. Obstet Gynecol 1994 Jan 83(1) 12–18. PMID: 8272292.

7

Felding C, Mikkelsen AL, Clausen HV et al. Preoperative treatment with oestradiol in women scheduled for vaginal operation for genital prolapse. A randomised, double-blind trial. Maturitas 1992 Dec 15(3) 241–249. doi: https://doi.org/10.1016/0378-5122(92)90208-I. PMID: 1465038.

Henn EW, Nondabula T, Juul L. Effect of vaginal infiltration with ornipressin or saline on intraoperative blood loss during vaginal prolapse surgery: a randomised controlled trial. Int Urogynecol J 2016 Mar 27(3) 407–412. doi: https://doi.org/10.1007/s00192-015-2821-7. Epub 2015 Aug 21. PMID: 26294207.

Hurley DJ, Turner CL, Yalcin I et al. Duloxetine for the treatment of stress urinary incontinence in women: an integrated analysis of safety. Eur J Obstet Gynecol Reprod Biol 2006 Mar 1 125(1) 120–128. doi: https://doi.org/10.1016/j.ejogrb.2005.08.006. Epub 2005 Sep 26. PMID: 16188367.

Ismail SI, Bain C, Hagen S. Oestrogens for treatment or prevention of pelvic organ prolapse in postmenopausal women. Cochrane Database Syst Rev 2010 Sep 8 (9) CD007063. doi: https://doi.org/10.1002/14651858.CD007063.pub2. PMID: 20824855.

Kinchen KS, Obenchain R, Swindle R. Impact of duloxetine on quality of life for women with symptoms of urinary incontinence. Int Urogynecol J Pelvic Floor Dysfunct 2005 Sep–Oct 16(5) 337–344. doi: https://doi.org/10.1007/s00192-004-1270-5. Epub 2005 Jan 21. PMID: 15662490.

Klarskov N, Darekar A, Scholfield D et al. Effect of fesoterodine on urethral closure function in women with stress urinary incontinence assessed by urethral pressure reflectometry. Int Urogynecol J 2014 Jun 25(6) 755–760. doi: https://doi.org/10.1007/s00192-013-2269-6. Epub 2013 Nov 21. PMID: 24258099.

Li J, Yang L, Pu C et al. The role of duloxetine in stress urinary incontinence: a systematic review and meta-analysis. Int Urol Nephrol 2013 Jun 45(3) 679–686. doi: https://doi.org/10.1007/s11255-013-0410-6. Epub 2013 Mar 16. PMID: 23504618.

Lin AT, Sun MJ, Tai HL et al. Duloxetine versus placebo for the treatment of women with stress predominant urinary incontinence in Taiwan: a double-blind, randomized, placebo-controlled trial. BMC Urol 2008 Jan 25 8 2. doi: https://doi.org/10.1186/1471-2490-8-2. PMID: 18221532; PMCID: PMC2266773.

Lobo ED, Quinlan T, O'Brien L et al. Population pharmacokinetics of orally administered duloxetine in patients: implications for dosing recommendation. Clin Pharmacokinet 2009 48(3) 189–197. doi: https://doi.org/10.2165/00003088-200948030-00005. Erratum in: Clin Pharmacokinet. 2011 Oct 1;50(10):687-8. PMID: 19385712.

Mariappan P, Alhasso A, Ballantyne Z et al. Duloxetine, a serotonin and noradrenaline reuptake inhibitor (SNRI) for the treatment of stress urinary incontinence: a systematic review. Eur Urol 2007 Jan 51(1) 67–74. doi: https://doi.org/10.1016/j.eururo.2006.08.041. Epub 2006 Sep 15. PMID: 17014950.

Mariappan P, Ballantyne Z, N'Dow JM, Alhasso AA. Serotonin and noradrenaline reuptake inhibitors (SNRI) for stress urinary incontinence in adults. Cochrane Database Syst Rev 2005 Jul 20(3) CD004742. doi: https://doi.org/10.1002/14651858.CD004742.pub2. PMID: 16034945.

Marschalek ML, Bodner K, Kimberger O et al. Does preoperative locally applied estrogen treatment facilitate prolapse-associated symptoms in postmenopausal women with symptomatic pelvic organ prolapse? A randomised controlled double-masked, placebo-controlled, multicentre study. BJOG 2021 Dec 128(13) 2200–2208. doi: https://doi.org/10.1111/1471-0528.16894. Epub 2021 Sep 21. PMID: 34464489; PMCID: PMC9293194.

Marschalek ML, Bodner K, Kimberger O et al. Sexual Function in Postmenopausal Women With Symptomatic Pelvic Organ Prolapse Treated Either with Locally Applied Estrogen or Placebo: Results of a Double-Masked, Placebo-Controlled, Multicenter Trial. J Sex Med 2022 Jul 19(7) 1124–1130. doi: https://doi.org/10.1016/j.jsxm.2022.04.007. Epub 2022 May 22. PMID: 35610142.

Millard RJ, Moore K, Rencken R et al.; Duloxetine UI Study Group. Duloxetine vs placebo in the treatment of stress urinary incontinence: a four-continent randomized clinical trial. BJU Int 2004 Feb 93(3) 311–318. doi: https://doi.org/10.1111/j.1464-410x.2004.04607.x. PMID: 14764128.

Mizutani H, Sakakibara F, Komuro M, Sasaki E. TAS-303, a Novel Selective Norepinephrine Reuptake Inhibitor that Increases Urethral Pressure in Rats, Indicating Its Potential as a Therapeutic Agent for Stress Urinary Incontinence. J Pharmacol Exp Ther 2018 Aug 366(2) 322–331. doi: https://doi.org/10.1124/jpet.118.248039. Epub 2018 Jun 6. PMID: 29875227

Norton PA, Zinner NR, Yalcin I, Bump RC; Duloxetine Urinary Incontinence Study Group. Duloxetine versus placebo in the treatment of stress urinary incontinence. Am J Obstet Gynecol 2002 Jul 187(1) 40–48. doi: https://doi.org/10.1067/mob.2002.124840. PMID: 12114886.

Radley SC, Chapple CR, Bryan NP et al. Effect of methoxamine on maximum urethral pressure in women with genuine stress incontinence: a placebo-controlled, double-blind crossover study. Neurourol Urodyn 2001 20(1) 43–52. doi: https://doi.org/10.1002/1520-6777(2001)20:1<43::aid-nau6>3.0.co;2-f. PMID: 11135381.

Rahn DD, Good MM, Roshanravan SM et al. Effects of preoperative local estrogen in postmenopausal women with prolapse: a randomized trial. J Clin Endocrinol Metab 2014 Oct 99(10) 3728–3736. doi: https://doi.org/10.1210/jc.2014-1216. Epub 2014 Jun 20. PMID: 24947034; PMCID: PMC4184065.

Rahn DD, Ward RM, Sanses TV et al.; Society of Gynecologic Surgeons Systematic Review Group. Vaginal estrogen use in postmenopausal women with pelvic floor disorders: systematic review and practice guidelines. Int Urogynecol J 2015 Jan 26(1) 3–13. doi: https://doi.org/10.1007/s00192-014-2554-z. Epub 2014 Nov 13. PMID: 25392183.

Rud T. The effects of estrogens and gestagens on the urethral pressure profile in urinary continent and stress incontinent women. Acta Obstet Gynecol Scand 1980 59(3) 265–70. doi: https://doi.org/10.3109/00016348009155409. PMID: 7191614.

Takahashi S, Kato K, Takei M et al. Efficacy and safety of the noradrenaline reuptake inhibitor, TAS-303, in women with stress urinary incontinence: Results of a double-blind, randomized, placebo-controlled, early phase II trial. Int J Urol 2021 Jan 28(1) 82–90. doi: https://doi.org/10.1111/iju.14411. Epub 2020 Nov 3. PMID: 33145841; PMCID: PMC7821236.

van Kerrebroeck P. Duloxetine: an innovative approach for treating stress urinary incontinence. BJU Int 2004 Jul 94 Suppl 1 31–37. doi: https://doi.org/10.1111/j.1464-410X.2004.04812.x. PMID: 15139861.

van Kerrebroeck P, Abrams P, Lange R et al.; Duloxetine Urinary Incontinence Study Group. Duloxetine versus placebo in the treatment of European and Canadian women with stress urinary incontinence. BJOG 2004 Mar 111(3) 249–257. doi: https://doi.org/10.1111/j.1471-0528.2004.00067.x. PMID: 14961887.

Weil EH, Eerdmans PH, Dijkman GA et al. Randomized double-blind placebo-controlled multicenter evaluation of efficacy and dose finding of midodrine hydrochloride in women with mild to moderate stress urinary incontinence: a phase II study. Int Urogynecol J Pelvic Floor Dysfunct 1998 9(3) 145–150. doi: https://doi.org/10.1007/BF02001083. PMID: 9745973.

Yono M, Irie S, Gotoh M. TAS-303 effects on urethral sphincter function in women with stress urinary incontinence: phase I study. Int Urogynecol J 2021 Mar 32(3) 673–680. doi: https://doi.org/10.1007/s00192-020-04470-7. Epub 2020 Oct 10. PMID: 32747975; PMCID: PMC7902327.

KAPITEL

8

Thomas Bschleipfer

Medikamentöse Therapie der OAB mit und ohne Dranginkontinenz

Liegt eine **Overactive Bladder (OAB)** mit und ohne (±) Dranginkontinenz vor und kann die Symptomatik mittels konservativer Behandlung nicht ausreichend verbessert werden, stehen den Patienten verschiedene Arten der medikamentösen Therapie zur Verfügung. Entscheidend für eine Erfolg versprechende Behandlung ist, dass (definitionsgemäß) der OAB ± Dranginkontinenz keine organischen Ursachen zugrunde liegen. Auch wenn eine vollständige Beherrschung von Harndrang und Harninkontinenz mit oralen Medikamenten nur selten zu erreichen ist, kann durch die gezielte **Kontrolle** und Absenkung einer häufig zugrunde liegenden Überaktivität des Detrusors (Detrusorüberaktivität, DÜA, DHA) eine spürbare Steigerung der Lebensqualität erzielt werden. Da die Wirksamkeit der einzelnen Substanzen sehr vergleichbar ist, richtet sich die Wahl des Wirkstoffs wesentlich nach dem **Nebenwirkungsprofil,** der **Patientenverträglichkeit,** aber auch nach den **Kontraindikationen** für die Anwendung.

In Deutschland steht zur medikamentösen Behandlung der OAB ± Dranginkontinenz entsprechend den aktuellen Leitlinien neben **Muskarin-Rezeptor-Antagonisten** (Antimuskarinika) auch der **β3-Adrenorezeptor-Agonist Mirabegron** zur Verfügung.

MERKE

Die medikamentöse Therapie bei OAB ± Dranginkontinenz kann als Zweitlinientherapie nach konservativen Behandlungsansätzen durch gezielte Kontrolle der Symptome zu einer Steigerung der Lebensqualität führen.

LEITLINIE

AWMF. S2k-Leitlinie Harninkontinenz der Frau. Reg.-Nr. 015-091. Version 1.0. 2022. https://register.awmf.org/de/leitlinien/detail/015-091.

8.1 Muskarin-Rezeptor-Antagonisten (Antimuskarinika)

Antimuskarinika, auch als Acetylcholin-Rezeptor-Antagonisten oder m-Cholinozeptor-Antagonisten bezeichnet, gehören zur Gruppe der Parasympatholytika und stellen eine der wichtigsten medikamentösen Therapieoptionen zur Behandlung der OAB ± Dranginkontinenz dar. Sie werden in tertiäre und quaternäre Amine eingeteilt und unterscheiden sich in ihren pharmakologischen Profilen und pharmakokinetischen Eigenschaften.

8.1.1 Wirkprinzip

Im menschlichen Körper werden insgesamt fünf verschiedene **Muskarin-Rezeptor-Subtypen** (M1–M5) unterschieden. Ihre Verteilung und Konzentration variieren zwischen den unterschiedlichen Organen (z. B. Gehirn, Herz, Gefäße, Auge, Speicheldrüsen, Darm und Haut). In der Harnblase sind M2- und M3-Subtypen die vorherrschenden Rezeptoren. Obwohl mit 20–30 % vs. 70–80 % mengenmäßig deutlich geringer exprimiert, scheinen insbesondere die **M3-Rezeptoren** eine dominante funktionelle Bedeutung für die Detrusorkontraktion zu haben. Zudem finden sich im Urothel der Blase alle muskarinischen Rezeptor-Subtypen (M1–M5), in blasenspezifischen Afferenzen die M2- bis M4-Rezeptoren.

Die Wirkung von Antimuskarinika basiert auf einer **pharmakologischen Inhibition** der muskarinischen Rezeptoren. Der muskarinrezeptorvermittelte Mechanismus spielt dabei eine Rolle bei der sensorischen Funktion des Urothels (urothelbezogene Mechanismen) sowie bei lokalen Kontraktionen der Blasenwand (detrusorbezogene Mechanismen), die beide zur Erzeugung afferenter Signale beitragen.

INFO

Die Wirkung von Antimuskarinika basiert auf einer Blockade der muskarinergen Rezeptoren. Ein Ankoppeln von Acetylcholin an diese Rezeptoren wird verhindert, die daraufhin fehlende Freisetzung von Kalziumionen führt zu einer Abschwächung oder Verhinderung der Muskelkontraktion.

Urothelbezogene Mechanismen

Aktuelle Studien haben, neben der Freisetzung zahlreicher anderer Signalmoleküle (ATP, Prostaglandine usw.), eine **basale Acetylcholin (ACh)-Freisetzung** nichtneuronalen Ursprungs in der Blase und im Urothel nachweisen können. Durch Dehnung der Blase während der Speicherphase nimmt die nichtneuronale Freisetzung von ACh aus dem Urothel zu. Es kommt zur **Aktivierung der Muskarin-Rezeptoren** und **Freisetzung von ATP.** ATP aktiviert zum einen die P2X3-Rezeptoren an den afferenten Nervenenden im Urothel. Zum anderen können ACh und ATP – freigesetzt vom Urothel – Muskarin-Rezeptor- bzw. **P2Y-Rezeptoren auf Myofibroblasten** aktivieren. Diese liegen als eine suburotheliale Schicht eng an nichtmyelinisierten Nerven (afferenten C-Fasern) an, was zusätzlich eine Verstärkung des afferenten Systems als Reaktion auf stimulierende Mediatoren ermöglichen könnte und zur Entwicklung von

OAB-Symptomen und DÜA beiträgt. Durch Blockade der Muskarin-Rezeptoren im Urothel und den suburothelialen Myofibroblasten verringern Antimuskarinika die Afferenzaktivität der Blase und verbessern so die OAB-Symptomatik.

Detrusorbezogene Mechanismen

In Detrusorbiopsieproben von Patienten mit verschiedenen Formen der nichtneurogenen DÜA ist regelmäßig eine **Denervierung** nachweisbar, weshalb auch myogene Veränderungen in Form einer partiellen Denervierung des Detrusors mit Veränderungen in der glatten Muskulatur und infolgedessen einer erhöhten Sensibilität gegenüber ACh bei einer OAB angenommen werden. Diese erhöhte **Sensibilität,** zusammen mit erhöhter ACh-Freisetzung sowohl aus neuronalen als auch aus nichtneuronalen Quellen (Urothel), kann lokale Kontraktionen kleiner Einheiten des Detrusors auslösen. Diese unkoordinierten **„Micromotions"** („afferentes Hintergrundrauschen") erzeugen afferente Signale, die eine entsprechende Drangsymptomatik erzeugen. Antimuskarinika regulieren durch Blockade der Muskarin-Rezeptoren im Detrusor die lokalen Kontraktionen und reduzieren somit die Aktivität der Blasenafferenzen.

INFO

Einige Präparate haben neben der antimuskarinergen zusätzlich eine kalziumantagonistische Wirkung. Durch direkte Blockade der Kalziumkanäle in der Zellmembran folgt eine ebenfalls wirksame Reduktion des intrazellulären Kalziums.

8.1.2 Verfügbare Antimuskarinika

In Deutschland stehen aktuell mehrere Muskarin-Rezeptor-Antagonisten als orale Medikation in verschiedenen Dosierungen und galenischen Zubereitungen zur Behandlung der OAB ± Dranginkontinenz zur Verfügung. Hierzu zählen einerseits die tertiären Amine Darifenacinhydrobromid **(Darifenacin),** Solifenacinsuccinat **(Solifenacin),** Oxybutyninhydrochlorid **(Oxybutynin),** Propiverinhydrochlorid **(Propiverine),** Fesoterodinfumarat **(Fesoterodine)** und Tolterodintartrat **(Tolterodine)** sowie das quaternäre Amin **Trospiumchlorid.** Eine Übersicht über die aktuell verfügbaren Antimuskarinika und entsprechende Dosierungsempfehlungen sind in ➤ Tab. 8.1 zusammengefasst.

Die tertiären Amine **Darifenacin** und **Solifenacin** zählen zu den selektiv wirkenden Muskarin-Rezeptor-Antagonisten mit hoher Bindungsaffinität am M3-Rezeptor. **Oxybutynin, Propiverine, Fesoterodine** und **Tolterodine** wirken dagegen nicht-subtypselektiv. Für **Oxybutynin** und **Propiverine** wird neben antimuskarinischer und relaxierender Wirkung auf die glatte Muskulatur zusätzlich eine antagonistische Wirkung auf Ca^{2+}-Kanäle sowie eine lokalanästhetische Wirkung gezeigt, **Propiverine** zeigt außerdem noch eine α(1)-Adrenozeptor-antagonistische Wirkung; die Bedeutung dieser Eigenschaften für die klinischen Ergebnisse dieses Wirkstoffs auf die überaktive Blase ist jedoch nicht bekannt.

Tab. 8.1 Übersicht über aktuell verfügbare Antimuskarinika

Medikamentenklasse			t_{max}	Empfohlene Dosierung [mg/d]
Darifenacin	Tertiäre Amine	Selektiv	7	1 × 7,5–15
Solifenacin			3–8	1 × 5–10
Oxybutynin IR		Nicht-selektiv	0,5–1	3–4 × 2,5–5
Oxybutynin ER			5	2–3 × 5
Propiverine			2,5	2–3 × 15
Propiverine ER			10	1 × 30
Fesoterodine			5	1 × 4–8
Tolterodine IR			1–3	2 × 1–2
Tolterodine ER			4	1 × 4
Trospium IR	Quaternäre Amin		5	3 × 10–15 2 × 10–20
Trospium ER			5	1 × 60

Bei **Trospiumchlorid** handelt es sich um eine quaternäre Ammoniumverbindung, bei welcher neben antimuskarinischer Aktivität zusätzlich eine direkte **myotrop relaxierende Wirkung** vorliegt. Trospium ist nicht selektiv für den Muskarinsubtyp und die unveränderte Ausscheidung dieses Wirkstoffs zeigt, dass, anders als bei den anderen Antimuskarinika, keine pharmakokinetischen Wechselwirkungen auf der Ebene des hepatischen Cytochroms P450 stattfinden. Es ist aufgrund seiner positiven Ladung hydrophil und nur begrenzt fähig, die Blut-Hirn-Schranke zu überwinden. Vergleichbar wie Fesoterodine wird es zudem aktiv über spezielle Transportsysteme aus dem ZNS transportiert.

MERKE

Antimuskarinika lassen sich in tertiäre und quaternäre Amine, aber auch in subtypselektive oder nichtsubtypselektive Muskarin-Rezeptor-Antagonisten unterteilen. Zudem zeigen einige Präparate neben antimuskarinischer und relaxierender Wirkung auf die glatte Muskulatur zusätzlich eine antagonistische Wirkung auf Ca^{2+}-Kanäle sowie eine lokalanästhetische Wirkung.

8.1.3 Wirksamkeit

Die unterschiedlichen Antimuskarinika zur Behandlung der OAB ± Dranginkontinenz sind in einer Vielzahl von Studien eingehend untersucht. Es zeigen sich durchwegs signifikant überlegene Ergebnisse gegenüber Placebo, insbesondere bei der Verbesserung der **Häufigkeit der Inkontinenz,** dem **Miktionsvolumen,** der Anzahl an **Drangperioden** und der **Miktionsfrequenz.** Eindeutige Schlussfolgerungen hinsichtlich der Überlegenheit eines Wirkstoffs gegenüber den anderen in Bezug auf die Wirksamkeit können aufgrund der spezifischen pharmakologischen Eigenschaften, der variablen Dosierung und der individuellen Co-Morbiditäten und der Co-Medikation der Patienten nicht gezogen werden. Somit ist die Wahl eines passenden Wirkstoffs weniger durch eine Überlegenheit eines Wirkstoffs, sondern vielmehr durch die Verträglichkeit und Häufigkeit unerwünschter Nebenwirkungen bestimmt.

INFO

Die Wirksamkeit aller aktuell verfügbarer Antimuskarinika ist vergleichbar; besonders die Verbesserung der Häufigkeit der Inkontinenz, des Miktionsvolumens, der Anzahl an Drangperioden und der Miktionsfrequenz gegenüber Placebo ist in einer Vielzahl von Studien nachgewiesen.

8.1.4 Sicherheit und Verträglichkeit

Trotz der vergleichbaren Wirksamkeit aller zugelassenen Antimuskarinika bei der Blasenkontrolle stehen pharmakologische Effizienz und langfristige Therapietreue der Patientinnen in einem bedeutsamen Gegensatz; es zeigen sich insgesamt sehr hohe Abbruchraten schon in den ersten Wochen. Nach drei Monaten nimmt etwa jede zweite Patientin ihr Medikament nicht mehr ein, nach einem halben Jahr bleibt nur noch jede sechste bis siebte Patientin ihrer Therapie treu. Diese ausgeprägte **Non-Compliance** ist v. a. den oft ausgeprägten **Nebenwirkungen** geschuldet. Dazu zählen insbesondere Mundtrockenheit, Obstipation, Dyspepsie, Tachykardie, trockene Augen und trockene Haut, Schwindel, Kopfschmerzen, Konzentrationsverlust, Schläfrigkeit, Verstärkung der Symptome einer Demenz, aber auch Angst, innere Unruhe und Verwirrung als mögliche psychische Nebenwirkungen.

MERKE

Hohe Abbruchraten bei Antimuskarinika sind v.a.den oft ausgeprägten Nebenwirkungen wie Mundtrockenheit, Obstipation, Dyspepsie, aber auch zentralnervösen und psychischen Nebenwirkungen geschuldet.

Entscheidend für das Sicherheits- und Verträglichkeitsprofil der einzelnen Wirkstoffe sind folgende drei Faktoren:

1. Selektivität zu entsprechenden Rezeptor-Subtypen
2. Fähigkeit, die Blut-Hirn-Schranke zu überwinden
3. Geschwindigkeit der Resorption

INFO

Selektivität, die Fähigkeit, die Blut-Hirn-Schranke zu überwinden und Geschwindigkeit von Resorption und Art der Verstoffwechselung beeinflussen maßgeblich das Nebenwirkungsprofil der Antimuskarinika und müssen bei der Wahl des geeigneten Antimuskarinikums bedacht werden.

Muskarinische Rezeptoren kommen nicht nur in der Blase, sondern ubiquitär im menschlichen Körper vor. In Hinsicht auf Sicherheit und Verträglichkeit ist die **Selektivität** von Antimuskarinika für die verschiedenen muskarinischen Rezeptor-Subtypen entscheidend: Da in der Harnblase M2- und M3-Subtypen vorherrschend sind, dagegen im Gehirn v. a. M1- und M2-Rezeptoren vorliegen, ist eine M3-Selektivität wie sie bei **Darifenacin** und **Solifenacin** vorliegt oft ausschlaggebend für weniger starke Nebenwirkungen.

Des Weiteren hängt das Auftreten **zentralnervöser Nebenwirkungen** davon ab, ob das eingesetzte Medikament bzw. dessen Metaboliten die **Blut-Hirn-Schranke** durchdringen kann. Drei Faktoren bestimmen überwiegend die passive Penetration einer Substanz durch die Blut-Hirn-Schranke (BHS):

1. Hohe Lipophilität
2. Neutrale Ladung
3. Kleine Molekülgröße

Tertiäre Wirkstoffe zeichnen sich durch eine insgesamt höhere Lipophilie und eine geringere Molekülladung gegenüber quaternären Aminen aus. Zusammen mit einer geringeren Molekülgröße wird daher eine erleichterte Passage durch die Blut-Hirn-Schranke ermöglicht, was das Risiko von ZNS-Nebenwirkungen erhöhen kann. In diesem Zusammenhang ist die Tatsache, dass die **Permeabilität der Blut-Hirn-Schranke** keine konstante Größe ist und mit dem Alter zunimmt, insbesondere bei der Behandlung älterer Menschen von großer Bedeutung.

Letztendlich ist ein weiteres Kriterium für das Auftreten von Nebenwirkungen der **Resorptionsweg** und die **Resorptionsgeschwindigkeit.** Antimuskarinerge Nebenwirkungen sind umso stärker, je ausgeprägter der initiale Serumspiegel der jeweiligen Substanz ist. Aus diesem Grund sind **Extended-Release (ER)-Formulierungen,** wie sie bei **Oxybutynin, Propiverine, Tolterodine** und **Trospium** erhältlich sind, besser verträglich als **Immediate-Release (IR)-Formulierungen.** Zudem werden orale Anticholinergika primär in der Leber unter Bildung nebenwirkungsrelevanter Metaboliten verstoffwechselt. Die Umgehung des First-Pass-Metabolismus in der Leber, z. B. durch eine **transdermale Applikation** (Oxybuytin-Pflaster), führt zu einer deutlich verringerten Nebenwirkungsrate.

CAVE

Anticholinerge Wirkung bzw. cholinerge Last insbesondere bei älteren Menschen sowie bei Polymedikation müssen dringend berücksichtigt werden.

TIPP

Berechnung des ACB-Score unter www.acbcalc.com.

LEITLINIE

AWMF. S2e-Leitlinie Harninkontinenz bei geriatrischen Patienten, Diagnostik und Therapie. Reg.-Nr. 084-001. Version 6.0. 2019. https://register.awmf.org/de/leitlinien/detail/084-001.

8.2 β3-Adrenorezeptor-Agonisten

β3-Adrenorezeptor-Agonisten (*Syn.:* β3-Rezeptor-Agonisten oder β3-Sympathomimetika) stellen eine nichtantimuskarinisch wirkende Medikamentengruppe dar, welche durch Bindung an den β3-Rezeptor über eine Kopplung der gebundenen Gs/Gi/0-Proteine zu einer Aktivierung nachgeschalteter Signaltransduktionswege führt. **Mirabegron** ist aktuell das einzige in der EU zugelassene Medikament zur Behandlung von Patienten mit OAB-Symptomen aus dieser Wirkstoffgruppe. Die Anwendung erfolgt oral als Retardtablette in einer Dosis von 25 oder 50 mg 1 ×/d.

8.2.1 Wirkprinzip von Mirabegron

β3-Adrenozeptoren (β3-AR) sind eine Gruppe phylogenetisch verwandter G-Protein-gekoppelter Rezeptoren, die insbesondere durch das Hormon Adrenalin aktiviert werden. β3-AR kommen in hoher Dichte im Herzen, in der glatten Muskulatur und im Fettgewebe vor und werden aufgrund ihrer pharmakologischen und molekularbiologischen Eigenschaften in drei Subtypen unterteilt: β1, β2 und β3. Die in den glatten Muskelzellen des Detrusors und im Urothel exprimierten β3-AR gehören zu etwa 97 % dem **β3-Subtyp** an. G_s-Proteine, die mit β3-AR gekoppelt sind, führen zu einer erhöhten Aktivität des Enzyms Adenylylcyclase und in der Folge zur Bildung von zyklischem AMP (cAMP). Durch die Aktivierung der β3-AR im Trigonum vesicae wird eine Elongation und Abflachung des Fundus vesicae und somit eine Verbesserung des Speichervermögens der Blase erreicht. Durch die adrenerge Stimulation soll zudem eine Relaxation der Blasenmuskulatur bewirkt werden.

Auch die **basale Acetylcholin (ACh)-Freisetzung** nichtneuronalen Ursprungs in der Blase kann durch Stimulation mit β3-AR-Agonisten gehemmt werden und so die spontanen, **myogenen Kontraktionen** und die Erzeugung **afferenter Aktivität** reduzieren.

Zusätzlich zu seiner Wirkung als β3-AR-Agonist ist **Mirabegron** ein kompetitiver Antagonist von α1A-Adrenozeptoren und α1D-Adrenozeptoren; inwieweit diese Funktion eine Rolle bei der Wirkung auf die OAB ± Dranginkontinenz spielt, ist aber unklar.

Mirabegron wird über mehrere Stoffwechselwege (Amidhydrolyse, Glucuronidierung, N-Dealkylierung und Oxidation), in begrenzter Weise auch über die CYP450-Enzyme CYP3A4 und CYP2D6, metabolisiert und muss bei einer **Funktionseinschränkung** der Eliminationsorgane und/oder bei gleichzeitiger Einnahme starker CYP3A-Inhibitoren durch **Dosisreduktion** angepasst werden.

INFO

Mirabegron ist ein nichtantimuskarinisch wirkendes Medikament aus der Gruppe der β-Adrenorezeptor-Agonisten, welches über eine Bindung an den in der Harnblase vorherrschenden β3-Adrenorezeptor eine Relaxation der glatten Muskulatur bewirkt.

8.2.2 Wirksamkeit und Verträglichkeit

Die Wirksamkeit von Mirabegron bei OAB ± Dranginkontinenz ist in mehreren randomisierten, doppelblinden, placebo- und/oder komparatorkontrollierten Phase-II- und -III-Studien belegt. Mirabegron reduziert gegenüber Placebo die Häufigkeit der Inkontinenz- und Drangepisoden, erhöht das Miktionsvolumen und verringert die Miktionsfrequenz. Die Verträglichkeit von Mirabegron ist im Allgemeinen gut und zeigt im Vergleich zu Antimuskarinika Vorteile in Bezug auf **Persistenz** und **Therapietreue.** Als nichtantimuskarinerg wirkendes Medikament sind insbesondere die bei Antimuskarinika oft ausgeprägten Nebenwirkungen wie Mundtrockenheit und Obstipation signifikant geringer und weniger häufig Ursache für einen Therapieabbruch. Auch neurokognitive Probleme, die mit einer antimuskarinischen Therapie verbunden sind und insbesondere für ältere Menschen häufig ein großes Problem darstellen, fallen deutlich weniger ins Gewicht.

INFO

Die Wirksamkeit von Mirabegron ist gut belegt; die Häufigkeit der Inkontinenz- und Drangepisoden sowie die Miktionsfrequenz werden verringert, das Miktionsvolumen erhöht.

Zu den **häufigsten Nebenwirkungen von Mirabegron** gehören:
- Bluthochdruck, Tachykardie, Herzklopfen, Vorhofflimmern
- Harnwegsinfektionen
- Nasopharyngitis
- Kopfschmerzen
- Schwindelgefühl
- Übelkeit
- Verdauungsbeschwerden
- Gelenkschwellungen und -schmerzen

Da β3-AR insbesondere auch im Herzen vorkommen, ist auch die kardiovaskuläre Sicherheit von Mirabegron gut untersucht. Innerhalb der therapeutischen Dosen sind Nebenwirkungen in Form einer korrigierten QT-Intervall-Verlängerung und ventrikulären Tachykardie, Kammerflimmern oder Torsade de pointes nicht signifikant erhöht. Da aber die Anwendung von Mirabegron mit **kardiostimulierenden Effekten** wie steigendem **Blutdruck** und Erhöhung der **Pulsfrequenz** korreliert, zählen insbesondere unkontrollierter Bluthochdruck, aber auch Schwangerschaft zu den Kontraindikationen.

Bei Einnahme von **CYP3A-Inhibitoren** wie z. B. Itraconazol, Ketoconazol, Ritonavir oder Clarithomycin erhöht sich die Konzentration von verfügbarem Mirabegron. Daher muss bei leichter Leber- oder leichter und mäßiger Niereninsuffizienz die Dosierung auf 25 mg reduziert werden. Bbei mäßiger Leber- oder schwerer Niereninsuffizienz ist die Einnahme in Kombination mit CYP3A-Inhibitoren nicht empfohlen.

INFO

Mirabegron ist im Allgemeinen gut verträglich und nur bei wenigen Ausnahmen wie z. B. unkontrolliertem Bluthochdruck, Schwangerschaft oder Kombination mit CYP3A-Inhibitoren bei mäßiger Leber- oder schwerer Niereninsuffizienz kontraindiziert.

KAPITEL

9 Medikamentöse Therapie von Harnwegsinfektionen

Dirk Watermann

Obwohl Harnwegsinfektionen meist blande verlaufen, beeinträchtigen sie die Lebensqualität erheblich und sind eine der häufigsten Ursachen für Krankschreibungen. Besonders chronisch rezidivierende Infektionen sind belastend. Bei der Diagnostik und Therapie ist es wichtig, einige Prinzipien zu beachten, um unnötige Kosten, Resistenzentwicklungen und ungünstige Verläufe zu vermeiden.

9.1 Definitionen

Es ist wichtig die verschiedenen Formen von Harnwegsinfektionen (HWI) bei Frauen zu unterscheiden, da es bei der Diagnostik und Therapie Unterschiede gibt.

Unterschieden werden **unkomplizierte** und **komplizierte Harnwegsinfektionen,** wobei Letztere durch Begleiterkrankungen mit immunsuppressiver Wirkung (z. B. schlecht eingestellter Diabetes mellitus, Chemotherapie, Leber- oder Niereninsuffizienz) sowie funktionelle oder anatomische Anomalien des Harntrakts gekennzeichnet sind. Zu den komplizierenden Anomalien gehören neben angeborenen Fehlbildungen auch iatrogene Veränderungen, wie Desinfektionen, Blasenkatheter und Fremdkörper. Auch erworbene Anomalien, die den Harnabfluss stören oder mit Restharn einhergehen, wie Divertikel, Stenosen oder externe Kompressionen, komplizieren eine HWI.

Die Infektionen des **unteren Harntrakts** werden von denen des **oberen** unterschieden, die sich durch eine Nierenbeteiligung auszeichnen. **Sporadische** HWI sind von **chronisch rezidivierenden** zu unterscheiden. Eine weitere besondere Form ist die Harnwegsinfektion in der **Schwangerschaft.** Auf die **asymptomatische Bakteriurie** ist besonders einzugehen, da sie im großen Umfang zum irrationalen Einsatz von Antibiotika führt. Einen Überblick zu den Definitionen gibt ➤ Tab. 9.1.

MERKE
Es ist wichtig, verschiedene Arten von Harnwegsinfektionen zu unterscheiden, da sich Diagnostik und Therapie erheblich unterscheiden können.

Tab. 9.1 Definitionen von Harnwegsinfektionen

Komplizierte HWI	Harnwegsinfektion, bei der durch • funktionelle Besonderheiten, • anatomische Besonderheiten, • Nierenerkrankungen sowie • Systemerkrankungen das Auftreten einer Infektion o. ein schwerwiegender Verlauf begünstigt werden
Oberer HWI	Ein oberer Harnwegsinfekt kann vermutet werden, wenn Symptome wie Fieber, Flankenschmerzen o. klopfschmerzhafte Nierenlager vorliegen
Chronisch rezidivierender HWI	> 2 symptomatische Infektionen in 6 Mon. o. > 3 in 12 Mon.
Asymptomatische Bakteriurie	Bakteriennachweis im Urin, ggf mit Leukozyturie, aber ohne klinische Symptome

9.2 Epidemiologie

Harnwegsinfektionen gehören zu den **häufigsten Infektionen** von Frauen. Da sie oft in Zusammenhang mit sexueller Aktivität auftreten, zeigt sich ein ersten Häufigkeitsgipfel bei ersten Sexualkontakten (Honeymoon-Zystitis). Ab der Menopause treten bakterielle Besiedlungen zunehmend häufiger auf und sind im Senium sehr verbreitet, wobei es sich oft um asymptomatische Bakteriurien handelt. Besonders häufig treten HWI nach Manipulationen am Genitaltrakt, wie Desinfektionen, Operationen oder Katheterisierungen auf. In der Schwangerschaft kommt es durch die gestagenbedingte Relaxation der Ureteren und deren Kompression durch den Uterus häufiger zu Pyelonephritiden.

MERKE
Harnwegsinfektionen gehören zu den häufigsten Infektionen überhaupt, wobei der größte Teil auf sporadische untere unkomplizierte Harnwegsinfektionen der Frau entfällt. Trotz der geringen Gefahr für schwerwiegende Komplikationen stellen sie wegen ihrer Häufigkeit ein relevantes Gesundheitsproblem der Bevölkerung dar.

9.3 Pathogenese

Der Introitus vaginae trägt bei ausreichender Östrogenversorgung eine bakterielle Flora, die uropathogene Bakterien verdrängt. Bei einer außerhalb des Krankenhauses erworbenen Infektion gelangen zu **über 90 % uropathogene Darmbakterien** vom Rektum in die Harnblase, nur zu etwa 5 % sind sie durch uropathogene Hautkeime bedingt. Bei nosokomial erworbenen Infektionen findet sich ein anderes Spektrum, aber auch hier bilden die Darmkeime mit Abstand die häufigste Erregergruppe.

Eine Störung der physiologischen Flora des Introitus durch eine Kolpitis, mechanische Einwirkungen (z. B. Geschlechtsverkehr oder Katheterisieren), Desinfektionen oder einen Hormonmangel begünstigt uropathogene Keime. Die kurze Harnröhre der Frauen erleichtert die Aszension in die Blase. Auch seltene oder gar ausbleibende Miktionen bei einliegenden Kathetern fördern einen HWI, da die spülende Wirkung der Miktion entfällt. Begünstigend wirken sich ebenfalls genetisch determinierte Oberflächeneigenschaften des Urothels aus, die eine verbesserte Anhaftung von Bakterien bewirken können. Auch die Besiedlung des Darms mit besonders uropathogenen Bakterien, die durch spezifische Organellen besonders gut am Urothel anhaften können, kann das Auftreten von Infektionen hervorrufen.

MERKE

Harnwegsinfektionen der Frau werden überwiegend durch uropathogene Darmkeime ausgelöst. Eine Störung der physiologischen Vaginalflora spielt dabei eine wichtige Rolle.

9.4 Diagnostik

Bei der Diagnostik der Harnwegsinfektionen spielt die **Anamnese** eine wesentliche Rolle. Das Ausmaß des diagnostischen Aufwands orientiert sich aus gesundheitsökonomischen Gründen und wegen des **Therapieprinzips der raschen Symptomlinderung** auch an den geringen Komplikationsrisiken.

9.4.1 Anamnese und Klinik

Der Anamnese kommt insbesondere bei der Diagnostik des unteren Harnwegsinfekts eine zentrale Rolle zu. Die typische **Symptomkombination** von neu aufgetretenen **Schmerzen beim Wasserlassen** sowie häufigem und starkem **Harndrang** ist richtungsweisend. Kommen suprasymphysäre Schmerzen, eine Hämaturie und eine neue oder verschlimmerte Inkontinenz hinzu, erhöht sich die Wahrscheinlichkeit für einen HWI. Weitere Risikofaktoren ergeben sich aus der Epidemiologie und der Pathogenese der Harnwegsinfektionen (➤ Tab. 9.2). Gleichzeitig bestehende Symptome einer Kolpitis, wie Juckreiz oder vaginaler Fluor, verringern hingegen die Wahrscheinlichkeit für einen HWI.

Frauen, die bereits einen Harnwegsinfekt erlitten haben, können meist **selbst die Symptome sehr gut einordnen** und spüren eine Infektion oft, bevor Streifentest oder Urinkulturen positiv werden.

Zur Diagnostik der Zystitis reichen eindeutige anamnestische Angaben und Symptome sowie zur Bestätigung ggf. ein Streifentest aus. Eine klinische Untersuchung ist nur bei unbekannten Patientinnen, unklaren anamnestischen Angaben oder dem V. a. eine Kolpitis erforderlich.

Bei klopfschmerzhaften Nierenlagern, Flankenschmerzen und evtl. Fieber sowie Übelkeit und Erbrechen kann eine **Pyelonephritis** angenommen werden. Die Symptome können mit denen einer Zystitis assoziiert sein, sie können aber auch unabhängig davon auftreten. Neben der Anamnese sind eine körperliche Untersuchung und eine Urinkultur erforderlich. Außerdem sollten Laboruntersuchungen (Blutbild, CRP, ggf. Procalcitonin) und eine Nierensonografie erfolgen.

Bei **chronisch rezidivierenden Harnwegsinfektionen** oder bei kurzfristigen Rezidiven nach erfolgreicher Antibiotikatherapie, sollten eine Urinkultur und eine körperliche Untersuchung durchgeführt werden. Auch eine Sonografie zur Bestimmung des Restharns und zum Ausschluss anderer komplizierender Faktoren sollte erfolgen. An eine Zystoskopie sollte v. a. bei persistierender Hämaturie oder zum Fremdkörperausschluss nach urogynäkologischen Operationen gedacht werden.

Ein Screening zur Diagnose einer asymptomatischen Bakteriurie ist nicht erforderlich, Ausnahmen bilden Patientinnen nach der Therapie einer Pyelonephritis und vor invasiven Eingriffen am Harntrakt.

Tab. 9.2 Symptome und Anamnese bei Harnwegsinfektionen

Symptome	• Schmerzen u./o. Brennen beim Wasserlassen • Pollakisurie, Nykturie, imperativer Harndrang • Neu aufgetretene o. verstärkte Inkontinenz • Makrohämaturie • Trüber u. unangenehm riechender Urin • Suprasymphysäre Schmerzen
Anamnestische Hinweise für einen HWI	• Geschlechtsverkehr • Verhütung mit Spermiziden, Scheidendiaphragmen, Intrauterinpessare • Desinfektion des Genitalbereichs (im Rahmen med. Interventionen) • Katheterisierung der Harnröhre • Antibiotikatherapie vor 2–4 Wo. • Anatomische o. funktionelle Besonderheiten (z. B. Restharn, Fisteln, Obstruktion) • Diabetes mellitus o. a. immunsuppressive Erkrankungen o. Therapien • Stuhlinkontinenz

MERKE

Bei der Diagnose der Harnwegsinfekte, insbesondere bei der Zystitis, kommt der Anamnese und den klinischen Symptomen eine entscheidende Rolle zu.

9.4.2 Streifentest

Ein Streifentest (Nitrit und/oder Leukozyten-Esterase) kann wertvolle Informationen liefern. Bei entsprechender Klinik und dem **Nachweis von Nitrit, kann ein Harnwegsinfekt angenommen werden.** Beim alleinigen Nachweis von Leukozyten sollte nur bei eindeutiger Symptomatik von einem Harnwegsinfekt ausgegangen werden, bei Zweifeln sind der Ausschluss einer Kolpitis oder eine Uringewinnung durch Einmalkatheterisierung und ggf. eine Urinkultur erforderlich. Bei fehlendem Nachweis von Nitrit und Leukozyten ist ein Harnwegsinfekt unwahrscheinlich.

CAVE

Beachte die zahlreichen Faktoren, die falsch positive und falsch negative Ergebnisse bei Streifentests verursachen können.

9

9.4.3 Urinkultur

Die Urinkultur stellt weiterhin den **Goldstandard** zum Nachweis einer Harnwegsinfektion dar, sie sollte bei einem V. a. eine Harnwegsinfektion durchgeführt werden. Einzige Ausnahme ist die sporadische, ambulant erworbene Zystitis, die aber am häufigsten beobachtet wird.

9.4.4 Weiterführende Diagnostik

Bei Unsicherheiten, bei Hinweisen auf eine Beteiligung der oberen Harnwege oder bei rezidivierenden oder komplizierten Infektionen sollte eine körperliche Untersuchung durchgeführt werden. Je nach Klinik und individueller Konstellation können die Sonografie oder andere bildgebende Verfahren eingesetzt werden. Endoskopische Verfahren sind nur bei begründetem V. a. Tumoren, Fremdkörper oder Fehlbildungen indiziert.

MERKE

Der Urin-Streifentest gibt eine gute Orientierung. Auf die Urinkultur sollte bei der sporadischen unkomplizierten Zystitis verzichtet werden, bei allen anderen Harnwegsinfektionen stellt sie den diagnostischen Goldstandard dar.

9.5 Therapie der Harnwegsinfektionen

9.5.1 Therapie der unkomplizierten, sporadischen Zystitis

Die unkomplizierte, sporadische Zystitis ist oft selbstlimitierend und klingt spontan ab, aszendierende oder systemische Infektionen sind selten. **Das primäre Ziel der Therapie ist die Verkürzung der symptomatischen Zeit.** Den Betroffenen sollte eine **Schmerztherapie** mit nichtsteroidalen Antiphlogistika angeboten werden. Da die symptomatische Zeit verkürzt werden soll, kommt eine kalkulierte Antibiotikatherapie nach Bestimmung des Resistenzstatus in der Urinkultur nicht infrage, vielmehr muss **empirisch therapiert** werden.

In ➤ Tab. 9.3 sind Antibiotika der 1. Wahl zur Therapie der Zystitis aufgeführt. Die aufgeführten Substanzen zeichnen sich durch niedrige Resistenzraten aus, da sie fast ausschließlich zur Therapie und Prophylaxe von Harnwegsinfektionen eingesetzt werden.

LEITLINIE

AWMF-Reg.-Nr. 043-044, S3-Leitlinie Epidemiologie, Diagnostik, Therapie, Prävention und Management unkomplizierter, bakterieller, ambulant erworbener Harnwegsinfektionen bei erwachsenen Patienten; https://register.awmf.org/de/leitlinien/detail/043-044.

TIPP

Oft trinken Frauen bei einer Zystitis viel, unter der Annahme, hierdurch den Heilungsprozess zu beschleunigen. Dies ist kontraproduktiv, sobald Antibiotika eingesetzt werden, da deren Konzentration im Harn vermindert wird.

Tab. 9.3 Mittel der 1. Wahl zur Antibiotikatherapie der unkomplizierten Zystitis

Substanz	Tagesdosis [mg]	Therapiedauer [d]	Bemerkungen
Fosfomycin-Trometamol	1 × 3000	1	Gastrointestinale Nebenwirkungen, suboptimale Eradikationsrate mit bis zu 10 % Rezidiven
Nitrofurantoin retard	2 × 100	5	Bei langfristiger Einnahme Lungenfibrose beobachtet (sehr selten, 1 : 50.000), Proteus mirabilis intrinsisch resistent
Nitroxolin	3 × 250	5	Allergische u. gastrointestinale Nebenwirkungen sind möglich
Pivmecillinam	2 × 400	3	Erst seit 2016 in Deutschland zugelassen

CAVE

Die früher weitverbreiteten Fluorchinolone (Cipro-, Levo, Nor- und Ofloxatin) sowie Cephalosporine sollten bei der Zystitis nicht eingesetzt werden, da sie der Ausbildung von multiresistenten Bakterienstämmen und einer *Clostridium-difficile*-assoziierten Kolitis Vortrieb leisten. Wegen der weitverbreiteten Resistenzen sollten Penicilline und Cotrimoxazol nicht mehr zur empirischen Therapie eingesetzt werden.

MERKE

Die rasche Behebung der Symptome ist das wichtigste Therapieziel bei der sporadischen, unkomplizierten Zystitis. Daher ist neben der empirischen Antibiotikatherapie eine gute Analgesie wichtig.

9.5.2 Therapie der Pyelonephritis

Auch bei der Pyelonephritis ist eine **empirische antibiotische Therapie angezeigt,** da wegen der Schwere der Symptome und der möglichen Progression zu einer Sepsis nicht auf die Ergebnisse der Urinkultur gewartet werden sollte.

Milde Verläufe können ambulant mit einer **oralen Antibiose** behandelt werden. Anders als bei der Zystitis sind nun die Fluorchinolone Levofloxacin (1 × 750 mg p. o. für 5 d) oder Ciprofloxacin (2 × 500–750 mg p. o. für 7–10 d) sowie das Cephalosporin Cefpodoxim (2 × 200 mg p. o. für 10 d) die Mittel der 1. Wahl.

Schwere Verläufe mit gastrointestinalen und Kreislaufsymptomen sollten stationär betreut werden und es sollte eine **i. v. Antibiose** durchgeführt werden. Als Antibiotika der 1. Wahl stehen hier wieder Levofloxacin (1 × 750 mg i. v.) oder Ciprofloxacin (2–3 × 400 mg i. v.) sowie die Cephalosporine Ceftriaxon (1 × 2 g i. v.) oder Cefotaxim (3 × 2 g i.v.) zur Verfügung.

In der **Schwangerschaft** neigen Pyelonephritiden zu schweren Verläufen, sodass eine **stationäre Aufnahme** frühzeitig erwogen werden sollte. Zur Therapie kommen hier v. a. die Cephalosporine infrage, da Fluorchinolone in der Schwangerschaft kontraindiziert sind.

Nach Ende der Antibiotikatherapie sollte bei der Pyelonephritis eine Urinkultur zum Nachweis der Keimeradikation angelegt werden.

9.5.3 Therapie und Prophylaxe der chronisch rezidivierenden Harnwegsinfektionen

Der Therapie und Prophylaxe chronisch rezidivierender Harnwegsinfektionen kommt eine besondere Bedeutung zu, da diese zu einer erheblichen Beeinträchtigung der Lebensqualität führen. Die Evidenz der meisten prophylaktischen Maßnahmen ist schwach. Oftmals führen patienteninitiierte Versuche zur Prophylaxe (z. B. Verzicht auf Nahrungs- und Genussmittel, Schwimmbadbesuche, teure Nahrungsergänzungsstoffe, übermäßige Hygiene) zu weiteren Beeinträchtigungen der Lebensqualität, ohne einen Effekt auf die Häufigkeit der Infektionen zu haben.

Ernährung

Es ist nicht bekannt, ob die zur Prophylaxe oft durchgeführte große Flüssigkeitsaufnahme die Häufigkeit von Harnwegsinfektionen vermindert. Zu befürchten ist allerdings, dass die physiologisch im Urin vorhandenen antimikrobiellen Substanzen verdünnt werden. Zahlreiche Frucht- und Pflanzentees sind im Handel erhältlich, bezüglich ihrer Wirksamkeit gibt es bei **Bärentraubenblättern, Kapuzinerkresse, Löwenzahnwurzel und Meerrettichwurzelextrakt positive Hinweise.** Die Zufuhr von **Cranberrys** könnte zur Prophylaxe wirksam sein, allerdings sind Dosierung und Art der Zufuhr unklar. Die Zufuhr von 2 g/d **Mannose** hat einen schützenden Effekt. Bei alkalischem Urin kann die Ansäuerung mit bis zu 6 g/d **Methionin** (Ziel-pH < 6) erwogen werden.

Ob besondere diätetische Maßnahmen und die Meidung einzelner Nahrungsmittel einen Effekt haben, wurde nie systematisch untersucht.

Verhaltenstherapie

9

Eine **regelmäßige Miktion** kann die Häufigkeit von Infektionen durch „Spülung" der Harnröhre senken. Einer der wichtigsten Risikofaktoren für das Auftreten chronisch rezidivierender Harnwegsinfektionen ist die sexuelle Aktivität. Hiermit assoziiert ist ein erhöhtes Risiko bei der Verwendung von Spermiziden, Diaphragmen und intrauterinen Pessaren. Eine **postkoitale Miktion** wird häufig zur Prophylaxe des HWI angeraten, auch wenn deren Wirksamkeit nicht belegt ist.

Vaginalflora

Eine Störung der Vaginalflora durch desinfizierende Substanzen ist zu vermeiden. Die Zufuhr von Laktobazillen kann sinnvoll sein, wenn diese durch Antibiotika eradiziert wurden und der pH-Wert des Vaginalsekrets erhöht ist. In der Postmenopause ist eine intravaginale **Östrogenisierung** wichtig, da sich nur dann die Laktobazillen halten können.

Immunstimulanzien

Es besteht sowohl die Möglichkeit einer oralen Immunstimulation mit Zellwandbestandteilen von *E.-coli*-Bakterien (OM 89, Uro-Vaxom®) als auch die Möglichkeit einer parenteralen Immunstimulation mit inaktivierten Erregern (StroVac®). Für beide Applikationsformen sind deutlich Reduktionen von Harnwegsinfektionen bei guter Verträglichkeit nachgewiesen worden.

Antibiotikaprophylaxe und selbstinitiierte Therapie

Wenn die bisher genannten Maßnahmen nicht ausreichen, sollte eine antibiotikabasierte Prophylaxe diskutiert werden.

Sind rezidivierende Harnwegsinfektionen anamnestisch mit sexueller Aktivität assoziiert, so ist eine **postkoitale Prophylaxe** zu erwägen. Hierfür ist die einmalige Einnahme von Nitrofuratoin 50 mg geeignet, bei bekannter Resistenzlage kann auch Trimetoprim 100 mg verwendet werden.

Da Betroffene eine aufziehende Infektion sehr gut erkennen, ist eine **selbstinitiierte Therapie** durch vorsorgliche Rezeptierung eines Antibiotikums zu erwägen, so kann die symptomatische Zeit für die Betroffenen sehr effektiv verkürzt werden.

Eine **dauerhafte Antibiotikaprophylaxe** sollte erwogen werden, wenn es aufgrund von komplizierenden Faktoren zu schwerwiegenden Verläufen von Harnwegsinfektionen kommen kann. Eine **Information** über Zielen, Wirksamkeit und mögliche Nebenwirkungen der Therapie ist essenziell, um eine ausreichende Compliance zu erzielen. Bei einer dauerhaften Therapie ist es besonders wichtig, Kollateralschäden durch Fehlbesiedelungen von Vagina und Darm zu vermeiden und auf ein günstiges Nebenwirkungsprofil sowie eine einfache Applikationsform zu achten. Mögliche Applikationsformen sind Nitrofuratoin 50 mg 1 ×/d oder Fosfomycin 3 g alle 10 d. Alternativ kann auch Trimetoprim 100 mg 1 ×/d eingesetzt werden, wenn keine Resistenz vorliegt.

TIPP

Die Prophylaxe und Therapie der chronisch rezidivierenden Harnwegsinfektionen orientiert sich an den individuellen Bedürfnissen der Patientin. Die selbstinitiierte Antibiotikatherapie ist ein wichtiger Beitrag zur Verbesserung der Lebensqualität der Patientin.

Asymptomatische Bakteriurie

Eine Therapie der asymptomatischen Bakteriurie ist bis auf wenige Ausnahmen nicht erforderlich, vielmehr leistet sie Resistenzen Vorschub und widerspricht einem rationalen Antibiotikaeinsatz. Eine der wenigen Ausnahmen ist die Keimeradikation vor operativen

Eingriffen am Harntrakt, bei denen das Urothel eröffnet wird. Vor einer Eradikation sollte die asymptomatische Bakteriurie durch zwei aufeinanderfolgende Urinkulturen bestätigt werden und es sollte eine kalkulierte, resistenzgerechte Therapie durchgeführt werden. Vor urogynäkologischen Eingriffen bei Inkontinenz und Deszensus ist eine Keimeradikation nicht erforderlich.

Häufig werden bei Katheterträgerinnen Bakteriurien beobachtet. Bei einem dauerhaft liegenden Katheter ist keine Therapie erforderlich. Gleiches gilt auch bei einem temporären, postoperativen Katheter, da die Bakteriurie mit der Wiederaufnahme der Spontanmiktion nach Katheterentfernung rasch verschwindet.

TIPP

Manchmal ist der unangenehme Geruch bei Inkontinenten ein Problem. Hier kann eine intermittierende Prophylaxe diskutiert werden.

Bei Patientinnen mit einer überaktiven Blase und Bakteriennachweis im Urin ist es oft schwer zu differenzieren, ob eine asymptomatische Bakteriurie vorliegt oder ob die Bakterien für die Symptomatik verantwortlich sind. Eine probatorische Antibiotikatherapie kann helfen, die Krankheitsbilder zu differenzieren, wobei der Placeboeffekt von Interventionen aller Art bei Patientinnen mit überaktiver Blase berücksichtigt werden muss.

MERKE

Eine asymptomatische Bakteriurie sollte, abgesehen von wenigen Ausnahmen, nicht behandelt werden. Die Antibiotikatherapie würde der Entwicklung von Resistenzen und einer Störung der Darm- und Vaginalflora Vorschub leisten.

KAPITEL

10 Physiotherapie bei urogynäkologischen Beckenbodendysfunktionen

Silke von der Heide

10.1 Definition Physiotherapie

Seit den 1990er-Jahren wurde die Berufsbezeichnung der Krankengymnastin umgewandelt in die Berufsbezeichnung der Physiotherapeutin. Das dazugehörige Heilmittel hat bis heute im Sprachgebrauch jedoch noch keine Umwandlung erfahren und heißt im Allgemeinen noch immer Krankengymnastik.

Aus fachärztlicher – physikalischer/rehabilitativer – Sicht gehören in den Bereich der Physiotherapie auch solche physikalischen Applikationen, deren positive Effekte, die mittels thermischen (Wärme, Kälte), hydrotherapeutischen (Wasser), frequenzbasierten (Schall, Vibration, Musik etc.) oder anderen physikalischen Verfahren erzeugt werden, für bestimmte Indikationen mehr oder weniger wissenschaftlich nachgewiesen sind.

INFO

Definition Physikalische und Rehabilitative Medizin

Physikalische und Rehabilitative Medizin – nach Weiterbildungsordnung von 2014:
Das Gebiet Physikalische und Rehabilitative Medizin umfasst die sekundäre Prävention, die interdisziplinäre Diagnostik, die Behandlung und Rehabilitation von körperlichen Beeinträchtigungen und Struktur- und Funktionsstörungen mit konservativen, physikalischen, manuellen und naturheilkundlichen Therapiemaßnahmen sowie den Verfahren der rehabilitativen Intervention (www.aekno.de/aerzte/weiterbildung/weiterbildungsordnung-2014/weiterbildung-abschnitt-b-gebiete-facharzt-und-schwerpunktkompetenzen/25-gebiet-physikalische-und-rehabilitative-medizin).

Eine gute Definition für Physiotherapie findet sich bei einem großen Physiotherapieverband.

INFO

Definition Physiotherapie[1]

Physiotherapie – Definition nach Physio Deutschland e.V.: *Bei dem Begriff „Physiotherapie" handelt es sich um den Oberbegriff, der alle aktiven und passiven Therapieformen umfasst. Unter dem Oberbegriff Physiotherapie findet sich daher einerseits die Krankengymnastik*, die dem Physiotherapeuten vorbehalten ist sowie andererseits die physikalische Therapie, also das Berufsfeld, in dem Physiotherapeuten und Masseure gleichberechtigt nebeneinander tätig werden. Die physikalische Therapie ihrerseits untergliedert sich in die Bereiche Massagen, Elektrotherapie, Hydrotherapie sowie Thermotherapie. Physiotherapie umfasst die physiotherapeutischen Verfahren der Bewegungstherapie sowie die physikalische Therapie. Physiotherapie nutzt als natürliches Heilverfahren die passive – z.B. durch den Therapeuten geführte – und die aktive, selbstständig ausgeführte Bewegung des Menschen sowie den Einsatz physikalischer Maßnahmen zur Heilung und Vorbeugung von Erkrankungen. Physiotherapie findet Anwendung in vielfältigen Bereichen von Prävention, Therapie und Rehabilitation sowohl in der ambulanten Versorgung als auch in teilstationären und stationären Einrichtungen. Damit ist die Physiotherapie eine Alternative oder sinnvolle Ergänzung zur medikamentösen oder operativen Therapie.*
Inzwischen hat sich das Berufsfeld weiterentwickelt, das erweiterte Verständnis lässt sich in der Bewegungstherapie zum Ausdruck bringen. Bewegungstherapie bildet die Hauptaufgabe der Physiotherapie. Sie ist ein dynamischer Prozess, der sich an die Steigerung der Belastbarkeit im Verlauf des Heilungsprozesses anpasst.

1 www.physio-deutschland.de/patienten-interessierte/physiotherapie/definition.html
** Der Begriff „Krankengymnastik" wird den modernen Anforderungen physiotherapeutischer Verfahren inzwischen nicht mehr gerecht, weil nicht nur „Kranke" die Leistungen in Anspruch nehmen und „Gymnastik" als Leibes- und Körperübung die verwendete Methodenvielfalt sehr einschränken würde.*

MERKE

Physiotherapie als Oberbegriff meint auch die physikalische Therapie wie z.B. die Elektrotherapie.

10.2 Indikationen zur Physiotherapie

Im Bereich der Urogynäkologie gibt es verschiedene Indikationen, um Physiotherapie einzusetzen. Folgt man den Leitlinien so finden sich in den AWMF-Leitlinien nachstehende Indikationen.

10.2.1 Harninkontinenz/Stuhlinkontinenz

Ein physiotherapeutisch geleitetes Beckenbodentraining ist Therapie der ersten Wahl bei der Behandlung von Belastungs- und/oder gemischter Inkontinenz, besonders, da von keinen unerwünschten Wirkungen berichtet wird. Erforderlich sind die Fähigkeit und der Wille zur Kooperation auf der Seite der Patientin (Evidenzgrad I, Empfehlungsgrad A, 100 %).

Eine digitale und/oder sonografische Anleitung und Kontrolle des Therapieeffekts ist sinnvoll (Evidenzgrad IV, Empfehlungsgrad C, 100 %).

Eine physiotherapeutische Anleitung und Kontrolle des Trainingseffekts sowie die Einbettung des Beckenbodentrainings in andere verhaltenstherapeutische Maßnahmen wie Trinkmengenregulation, allgemeine körperliche und geistige Aktivierung sind sinnvoll (Evidenzgrad IV, Empfehlungsgrad C, 100 %).

LEITLINIE

Harninkontinenz der Frau

AWMF. S2k-Leitlinie Harninkontinenz der Frau. Reg.-Nr. 015-091. Version 1.0. 2022. 92 ff. https://register.awmf.org/de/leitlinien/detail/015-091.
- Blasentraining (empfohlen)
- Beckenbodentraining (starke Empfehlung)
- Krafttraining (starke Empfehlung)

10.2.2 Deszensus

Physiotherapeutische Behandlungsprinzipien bei Senkungszuständen sind abhängig von der Schwere und der Lokalisation des Befunds (vorderes, mittleres, hinteres Kompartiment) sowie dem zeitlichen Auftreten der Symptome (tageszeit-, zyklus-, belastungsabhängig, z. B. nach Heben/Tragen von Gewichten, sportlichen Aktivitäten oder allein durch die Schwerkraft). In der Leitlinie finden sich viele Studien zur therapeutischen Wirksamkeit.

LEITLINIE

Descensus genitalis

AWMF. S2e-Leitlinie Weiblicher Descensus genitalis, Diagnostik und Therapie. Reg.-Nr. 015-006. Version 5.1. 2015. 52 ff., 150. https://register.awmf.org/de/leitlinien/detail/015-006.

Empfehlungen:
1. Beckenbodentraining sollte angeboten werden.
2. Begleitende perioperative Beckenbodenrehabilitation kann erwogen werden.
3. Pessartherapie ist eine gute konservative Option.

Die Leitlinie befindet sich derzeit in Überarbeitung.

10.2.3 Schmerzen

Schmerzen des Beckenbodens, die auf einem muskulären Hypertonus und/oder einer reduzierten Stoffwechselfunktion beruhen, sind durch Physiotherapie beeinflussbar. Hier spielt die Detonisierung der verspannten Muskulatur, das Aufsuchen und Behandeln von schmerzhaften Triggerpunkten und das Erlernen von Entspannungstechniken eine wesentliche Rolle. Dazu gehören:
- Schmerzen nach rezidivierenden/chronischen Infektionen
- Dyspareunie
- Detrusor-Sphinkter-Dyskoordinationen
- Neurogene Ursachen/Erkrankungen
- Schmerzen bei interstitieller Zystitis

LEITLINIE

Interstitielle Zystitits

AWMF. S2k-Leitlinie Diagnostik und Therapie der Interstitiellen Cystitis (IC/BPS). Reg.-Nr. 043-050. Version 1.0. 2018. 20, 61. https://register.awmf.org/de/leitlinien/detail/043-050.
- Empfehlung: Physiotherapie: soll

10.2.4 Peri- und postpartale Komplikationen und Operationen

Geburten und Operationen stellen ein Risikopotenzial für Veränderungen, Verletzungen und Störungen des Wundheilungsprozesses dar. Sekundärprävention steht hier im Fokus, um spätere Folgen wie Inkontinenz, Senkung, Verhalt und Schmerzen rechtzeitig zu verhindern.

LEITLINIEN

Dammrisse III° und IV°

AWMF. S2k-Leitlinie Management von Dammrissen III. und IV. Grades nach vaginaler Geburt. Reg.-Nr. 015-079. Version 2.0. 2020. 44, 53. https://register.awmf.org/de/leitlinien/detail/015-079.
- Zuweisung zur Physiotherapie: Empfehlung: sollte, inklusiv vaginaler und rektaler Palpation

Sectio

AWMF. S2k-Leitlinie Die Sectio caesarea. Reg.-Nr. 015-084. Version 1.1. 2020. 101 ff., 136. https://register.awmf.org/de/leitlinien/detail/015-084.
- Atemtherapie: Empfehlung: sollte
- Funktionelles Bauchmuskeltraining: Empfehlung: sollte
- Beratung zu Schmerzreduzierung beim Lagewechsel, zum Heben, zum Tragen und zum Sportverhalten. Empfehlung: sollte
- Beckenbodentraining: Empfehlung: soll

Lymphödeme

Lymphödeme treten sowohl postoperativ als auch nach Entfernung von Lymphknoten auf. Der Wundheilungsprozess kann durch die manuelle Lymphdrainage positiv beeinflusst werden. Bei der manuellen Lymphdrainage handelt es sich um eine spezielle Massagetechnik, die von speziellen Lymphtherapeuten durchgeführt wird.

AWMF. S2k-Leitlinie Diagnostik und Therapie der Lymphödeme. Reg.-Nr. 058-001. Version 3.0. 2017. https://register.awmf.org/de/leitlinien/detail/058-001.
- Komplexe Physikalische Entstauungstherapie: starker Konsens.
- Manuelle Lymphdrainage (ist Teil der KPE).
- Tipp: MLD (Manuelle Lymphdrainage) und KPE (Komplexe Physikalische Entstauungstherapie) können als Heilmittel verordnet werden.

10.2.5 Harnverhalt/Stuhlverhalt

Auch bei Harn- oder Stuhlverhalt kann die spezifische Fachkompetenz der Physiotherapie unterstützend wirksam sein. Voraussetzungen sind die dezidierte Befundung und das Vorliegen einer funktionellen Störung (keine strukturelle Störung) im Bereich der Muskulatur zwischen Harnblase/Darm und Beckenboden. Insbesondere bei Darmfunktionsstörung ist auch an eine ökotrophologische Beratung zu denken.

10.2.6 Leitlinien und das System der GKV

Der gesetzliche Rahmen für die Indikationen zur Physiotherapie stellt der Heilmittelkatalog dar. Der Heilmittelkatalog ist bei den genannten Indikationen leider oft nicht konform mit der Verordnungsfähigkeit im Sinne der dazugehörigen Leitlinie. Heilmittel sind zudem budgetiert. Je nach Bundesland und Facharztgruppe in unterschiedlicher Art und Weise. So manch ein Facharzt muss Mut beweisen, wenn er nach Leitlinie behandeln will. Erfreulicherweise gilt seit einigen Jahren: Beratung vor Regress. Zudem hat der Gesetzgeber vor einigen Jahren einen besonderes Heilmittelbedarf extrahiert, der nicht in den Regress führt. So ist „Krankengymnastik" aktuell z. B. **für > 70-Jährige mit Inkontinenz unter der ICD-10-Ziffer R32 – nicht näher bezeichnete Harninkontinenz – SO2** unkompliziert zu verordnen (www.kbv.de/html/heilmittel.php#content49045).

TIPP

Heilmittel sind budgetiert. Es ist daher insbesondere darauf zu achten, in erster Linie alle relevanten budgetfreien Diagnosen aus der Liste der Kassenärztlichen Bundesvereinigung (KBV) zu verwenden:
www.kbv.de/media/sp/Heilmittel_Diagnoseliste_Webversion.pdf
Die Verordnung von physikalischer Therapie, z. B. in Form von Elektrotherapiegeräten zur 3-monatigen Ausleihe, ist eine Hilfsmittelverordnung und erfolgt über das Rezept Muster 16. Diese Hilfsmittelverordnungsrezepte sind nicht budgetiert!

CAVE

! Inkontinenz nicht mit einem anderen ICD-10-Code verschlüsseln, z. B. N39.3 – dann greift diese Besonderheit nicht mehr!

! Medikamente werden seit 1.1.2024 elektronisch versendet. Hilfsmittelverordnungen laufen aktuell noch analog.

Das Ausstellen eines Rezepts stellt sich nicht immer ganz einfach dar. Auch wenn die Gesetzeslage eine Praxissoftware fordert, die nur korrekt ausgefüllte Rezepte generiert, so ist dies in vielen Praxen vielfach noch immer nicht aktueller Stand der Technik.

INFO

Beispiele:

- Der Heilmittelkatalog sieht für die Diagnose Harninkontinenz unter dem Indikationsschlüssel SO2, Störung der Ausscheidung, Harninkontinenz, die Heilmittel Krankengymnastik und Elektrotherapie vor.
- Der Heilmittelkatalog sieht für die Diagnosen Zustand nach abdominalen/vaginalen Operationen unter dem Indikationsschlüssel EX, Erkrankung der Extremitäten und des Beckens, die Heilmittel Krankengymnastik, Elektrotherapie, Wärme- oder Kältetherapie vor.

Hier kann auch der Indikationsschlüssel LY, Lymphabflussstörung, das Heilmittel manuelle Lymphdrainage einschließlich Kompressionsbandagierung sowie ergänzend Wärme-/Kälte- oder Elektrotherapie verordnen.

! **Wichtig:** Leitsymptomatik nicht vergessen!

Hilfreiche Informationen hinsichtlich des korrekten Ausfüllens eines KG-Rezepts (➤ Abb. 10.1) bietet die Arbeitsgemeinschaft Gynäkologie, Geburtshilfe, Urologie, Proktologie des Physiotherapieverbandes Physio-Deutschland (www.ag-ggup.de/infos/informationen-fuer-aerzte).

10.3 Physiotherapie als Behandlungskonzept

10.3.1 Befunderhebung

Um einen adäquaten individuellen Behandlungsplan aufzustellen, bedarf es vorab einer Befunderhebung. Aus Sicht der Physiotherapie steht dabei die Befunderhebung mittels der eigenen Sinne im Fokus. Die Augen, die Ohren und v.a. die Hände sind wichtig, um einen Befund und eine daraus resultierende Arbeitshypothese mit Behandlungsplan aufstellen zu können.

In der Anamnese werden Ursache und Auswirkung der bestehenden Problematik eruiert. Zu einer Befunderhebung von urogynäkologischen Beckenbodendysfunktionen ist es sinnvoll, sich – neben dem Beckenboden – auch auf die auf den Beckenboden Einfluss nehmenden Nachbar- und Fernregionen zu konzentrieren. Zu den Nachbarregionen gehören Bauchwand, Rücken, Zwerchfell und Hüftgelenke sowie als Fernregion der Kopfbereich und die Extremitäten, die durch biomechanische Zusammenhänge auf den Beckenboden wirken.

Natürlich muss jedoch auch der Beckenboden selbst gründlich untersucht werden. Mittels Inspektion und manueller Untersuchung durch Fingerpalpation (➤ Abb. 10.2) der entsprechenden Muskulatur werden im Kontext eines Befundschemas der Tonus (Grundtonus), die Wahrnehmung, die Kontraktionsfähigkeit (gemessen als Kraftgrad [per Finger] oder in cm als Bewegungsweg [in der Sonografie] oder als µV [per EMG]), die Relaxation, die reflektorische Kontraktion, die Ausdauer und die Kraft/Ausdauer (Leistungsfähigkeit) untersucht.

Insgesamt sollten zur **Befundaufnahme am Beckenboden/am Körper folgende Kriterien** herangezogen werden:

1. Wahrnehmung des Beckenbodens
2. Koordination des Beckenbodens mit Bauch-, Rücken- und Zwerchfellmuskulatur
3. Grundtonisierung und ggf. Triggerpunkte des Beckenbodens: Ausdauer (der ST-Fasern)
4. Relaxationsfähigkeit
   - der Grundtonisierung
   - nach Kontraktion
5. Muskuläre Symmetrie und posturale Kontrolle (Gleichgewicht)
6. Kontraktionsfähigkeit hinsichtlich
   - Beweglichkeit des Blasenhalses (in cm), des Beckens (in Kippung), der Hüften (in Flexion/Extension, Abduktion/Adduktion, Außenrotation/Innenrotation in Grad)
   - Kraft/Schnellkraft des Beckenbodens (Reaktionsfähigkeit; Radlinger 1998)
   - Kraft/Maximalkraft (max. Kontraktionsfähigkeit)
   - Kraft/Ausdauer (Leistungsfähigkeit der kombinierten ST- und FT Fasern)

Nicht immer ist eine anale Untersuchung bei Frauen erforderlich. Da Physiotherapeuten aber auch Männer mit Beckenbodendysfunktionen behanden, ist bei Männern eine anale Untersuchung sinnvoll.

In der üblichen Physiotherapieausbildung wird die Untersuchung des Beckenbodens selten gelehrt. Hierzu finden sich spezia-

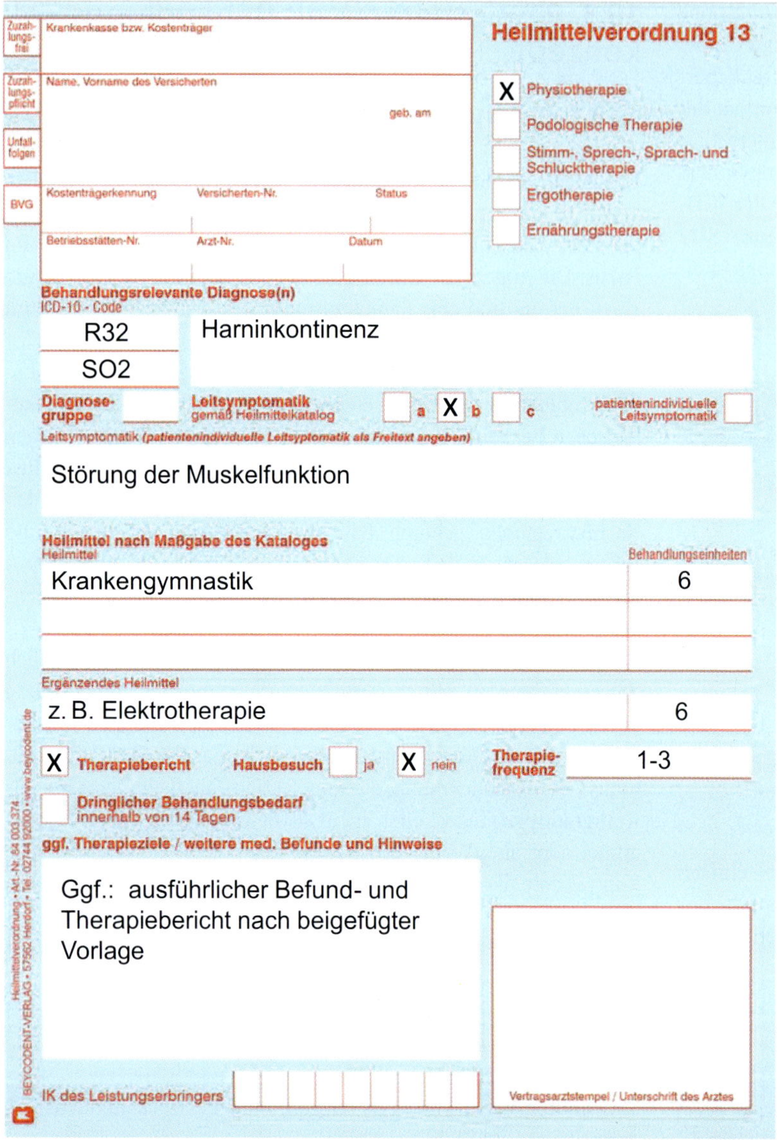
Zuzah-lungs-frei
Zuzah-lungs-pflicht
Unfall-folgen
BVG
Krankenkasse bzw. Kostenträger
Name, Vorname des Versicherten
geb. am
Kostenträgerkennung Versicherten-Nr. Status
Betriebsstätten-Nr. Arzt-Nr. Datum

Heilmittelverordnung 13
X Physiotherapie
Podologische Therapie
Stimm-, Sprech-, Sprach- und Schlucktherapie
Ergotherapie
Ernährungstherapie

Behandlungsrelevante Diagnose(n)
ICD-10 - Code
R32 Harninkontinenz
SO2
Diagnose-gruppe
Leitsymptomatik gemäß Heilmittelkatalog a X b c patientenindividuelle Leitsymptomatik
Leitsymptomatik (patientenindividuelle Leitsyptomatik als Freitext angeben)
Störung der Muskelfunktion

Heilmittel nach Maßgabe des Kataloges
Heilmittel Behandlungseinheiten
Krankengymnastik 6
Ergänzendes Heilmittel
z. B. Elektrotherapie 6
X Therapiebericht Hausbesuch ja X nein Therapie-frequenz 1-3
Dringlicher Behandlungsbedarf innerhalb von 14 Tagen
ggf. Therapieziele / weitere med. Befunde und Hinweise
Ggf.: ausführlicher Befund- und Therapiebericht nach beigefügter Vorlage
IK des Leistungserbringers
Vertragsarztstempel / Unterschrift des Arztes
Heilmittelverordnung • Art.-Nr. 64 003 374 BEYCODENT-VERLAG • 57562 Herdorf • Tel. 02744 92000 • www.beycodent.de

Abb. 10.1 Korrekt ausgefüllte Heilmittelverordnung für Krankengymnastik. Bei Ausstellung einer Heilmittelverordnung wie dargestellt, ist die Verordnung budgetfrei bei Patientinnen > 70 J. [W181]

lisierte Fortbildungen, die z. B. im Rahmen einer Weiterbildung zur Bezeichnung Physio-Pelvica-Therapeutin relevant sind.

Biofeedback

Biofeedback ist eine Lernmethode, die der Patientin das Bewusstsein für das korrekte Aktivieren des Beckenbodens vermittelt. Darüber hinaus unterstützen Biofeedbackverfahren die Therapie, indem sie auf Verbesserung der erhobenen Befunde fokussieren.

Die Arbeit mit Biofeedbackmethoden schließt jedoch eine unsachgemäße Anwendung nicht aus. Die Signalgebung des eingesetzten Biofeedbackgeräts – akustische oder optische Darstellung von Intensitäten – kann auch mit Co-Kontraktionen der antagonistisch wirkenden Muskulatur vergesellschaftet sein. Ein Einsatz von Biofeedback sollte daher immer erst nach einer initialen Untersuchung und Freigabe durch die Untersucherin erfolgen.

Neben akustischen oder optischen Biofeedbackgeräten können auch sensorisch-vibratorische Geräte dienen. Vibrationen sind möglicherweise auch als sexueller Stimulus bekannt, können jedoch grundsätzlich auch für eine verbesserte Wahrnehmung, Stoffwechselanregung und Stimulierung eines Körperbereichs eingesetzt werden. So finden Vibratoren schon lange Anwendung in der Physiotherapie, z.B. zur Atemtherapie bei pulmologischem Krankheitsgeschehen.

INFO

Biofeedback als Lernmethode für ein überprüfbares Outcome und zur Erlangung von Kompetenz war lange Zeit Bestandteil des Heilmittelkatalogs, ist aber vor einigen Jahren als ergänzendes Heilmittel aus dem Katalog gestrichen worden.

MERKE

Biofeedback kann im Rahmen des Heilmittelkatalogs nicht mehr verordnet werden, nur im Rahmen des Hilfsmittelverzeichnisses (z.B. in Kombination mit Elektrostimulation).

10

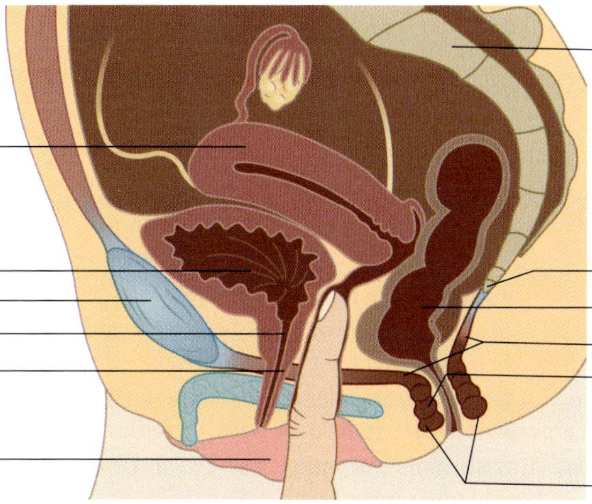

a

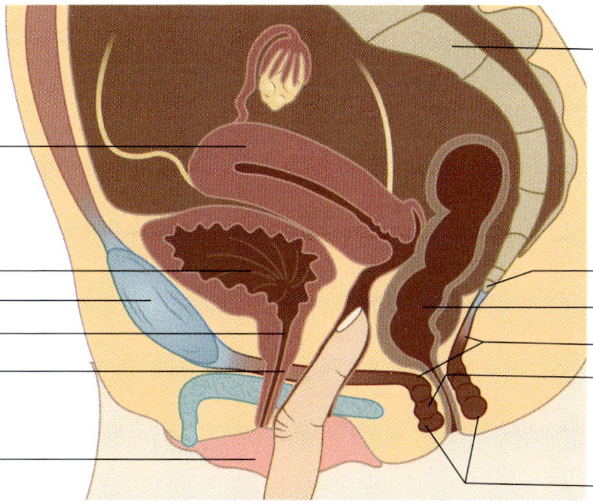

b

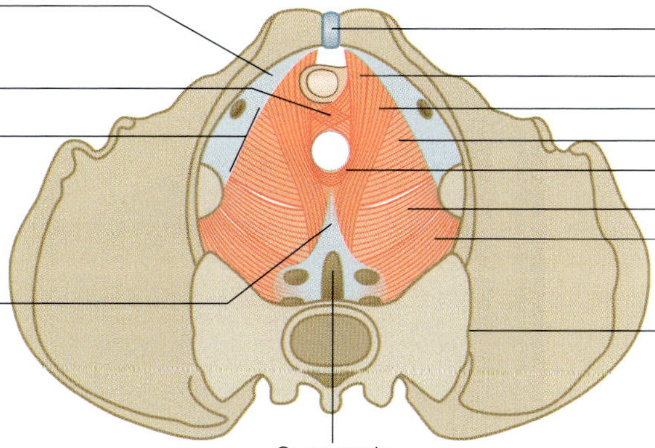

c

Abb. 10.2 Untersuchung mittels Palpation [L231]
a Rektale Palpationsuntersuchung der Ruhespannung und -morphologie
b Anale Untersuchung der Ruhespannung und -morphologie
Um den Grund- oder Ruhetonus der Muskulatur und des Gewebes zu erfassen ist die vaginale oder anale Untersuchung sinnvoll. Ist ein Muskel hyperton, so spürt der Untersucher einen Widerstand, die Vagina wird zugeschnürt, der Untersuchungsfinger kann nicht eingeführt werden.
c Ansicht Diaphragma pelvis von kranial: Untersuchung der seitlichen Schenkel der Puborektalschlinge
Insbesondere nach Geburten ist das Erspüren von seitlichen Verletzungen/Abrissen der Puborektalschlinge bedeutsam, um den Frauen Handlungsempfehlungen geben zu können.

Funktioneller Ultraschall

Als besonderes Biofeedbackverfahren ist insbesondere der funktionelle Ultraschall (FUS) zu nennen. In der Hand einer versierten Therapeutin, die auch in der Lage ist, den Beckenboden palpatorisch zu untersuchen, erlaubt der funktionelle Ultraschall der Patientin und der Therapeutin einen umfassenderen Einblick in die Funktionsweise des Beckenbodens.

Wichtig ist es, der Patientin zu vermitteln, wie die korrekte Kontraktion des Beckenbodens, die mithilfe des Ultraschalls sichtbar gemacht werden kann (Blasenhals hebt sich nach kranioventral), verläuft (➤ Abb. 10.3). Arbeiten Bauch- und Zwerchfellmuskulatur auf eine nicht zweckmäßige und synergistische Weise, so hebt sich der Blasenhals gar nicht oder lediglich nach hinten/unten. Dies kann in der Folge dann sogar zu einer Verschlechterung einer bestehenden Inkontinenz führen. Mit dem funktionellen Ultraschall können der Patientin Ablauf und Funktionsweise der Beckenbodenkontraktion vermittelt und verständlich gemacht werden. Der FUS unterstützt und verstärkt somit die therapeutischen Maßnahmen, die auf die Besserung der bestehenden Problematik abzielen.

LEITLINIE

Harninkontinenz der Frau

AWMF. S2k-Leitlinie Harninkontinenz der Frau. Reg.-Nr. 015-091. Version 1.0. 2022. 70, 260. https://register.awmf.org/de/leitlinien/detail/015-091.

- Die Pelvic-Floor-Sonografie sollte im Rahmen der konservativen Therapie eingesetzt werden, um Behandlungsfortschritte und Biofeedback zu dokumentieren.
- Zu Untersuchungspositionen werden in dieser Leitlinie keine Angaben gemacht.

Zum funktionellen Verständnis des Beckenbodens tragen bestimmte Bildeinstellungen bei. Wichtig ist dabei aber auch, dass der funktionelle Ultraschall auch in aufrechter (stehender) Ausgangsposition genutzt wird. Um die Grundspannung des Beckenbodens und die Organlagen auch unter Alltagsbedingungen (Schwerkraft) zu beurteilen – Stehen vs. Rückenlage – ist es unabdingbar, den Beckenboden und die darauf aufliegenden Organe auch im Stehen zu beurteilen (➤ Abb. 10.4). Die Grundspannung eines Muskels verändert sich beim Wechsel vom Liegen zum Stehen. Dies gilt insbesondere auch und sogar für den Beckenbodenmuskelapparat. Während dieser aus ca. 70 % Slow-Twitch-Fasern besteht, die gegen das Organgewicht und die Schwerkraft wirken und auf Ausdauerleistungsfähigkeit angelegt sind, sind die restlichen 30 % Fast-Twitch-Fasern für schnelle und reaktive Muskelaktivitäten erforderlich (sowohl im willkürlichen als auch im unwillkürlichen motorischen Nervensystem).

LEITLINIE

Descensus genitalis

AWMF. S2e-Leitlinie Weiblicher Descensus genitalis, Diagnostik und Therapie. Reg.-Nr. 015-006. Version 5.1. 2015. 47 ff., 95. https://register.awmf.org/de/leitlinien/detail/015-006.[1]

- Die Beckenbodensonografie kann ergänzend zur vaginalen und rektalen Untersuchung diagnostisch hilfreich sein. (Evidenzgrad 3, Empfehlungsgrad 0)
- Der Ultraschall kann auch als visuelles Biofeedbackinstrument eingesetzt werden, um der Patientin Befunde zu erklären und die blasenhalswirksame Beckenbodenkontraktion, z. B. vor dem Husten zur Reduktion der Senkung, darzustellen.

[1] Die Empfehlungsauswertung der dargestellten Ergebnisse fehlt in dieser Leitlinie. Die Leitlinie befindet sich derzeit in Überarbeitung.

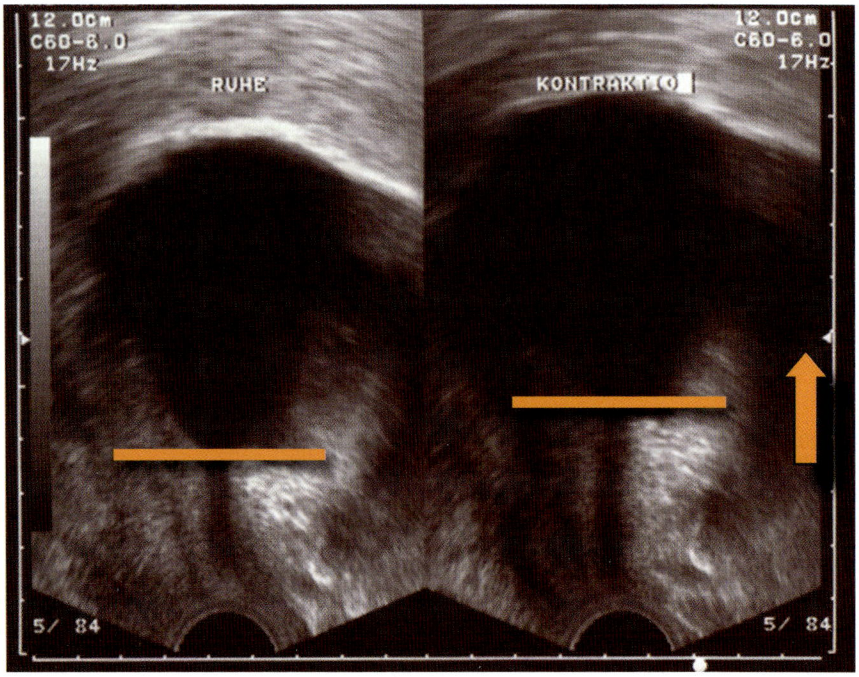

Abb. 10.3 Visuelles Biofeedback: Ruheposition (li.). Bei adäquater Beckenbodenkontraktion wird der Blasenhals (Übergang von proximaler Harnröhre zur Harnblase) nach kranial angehoben (re.). [M979]

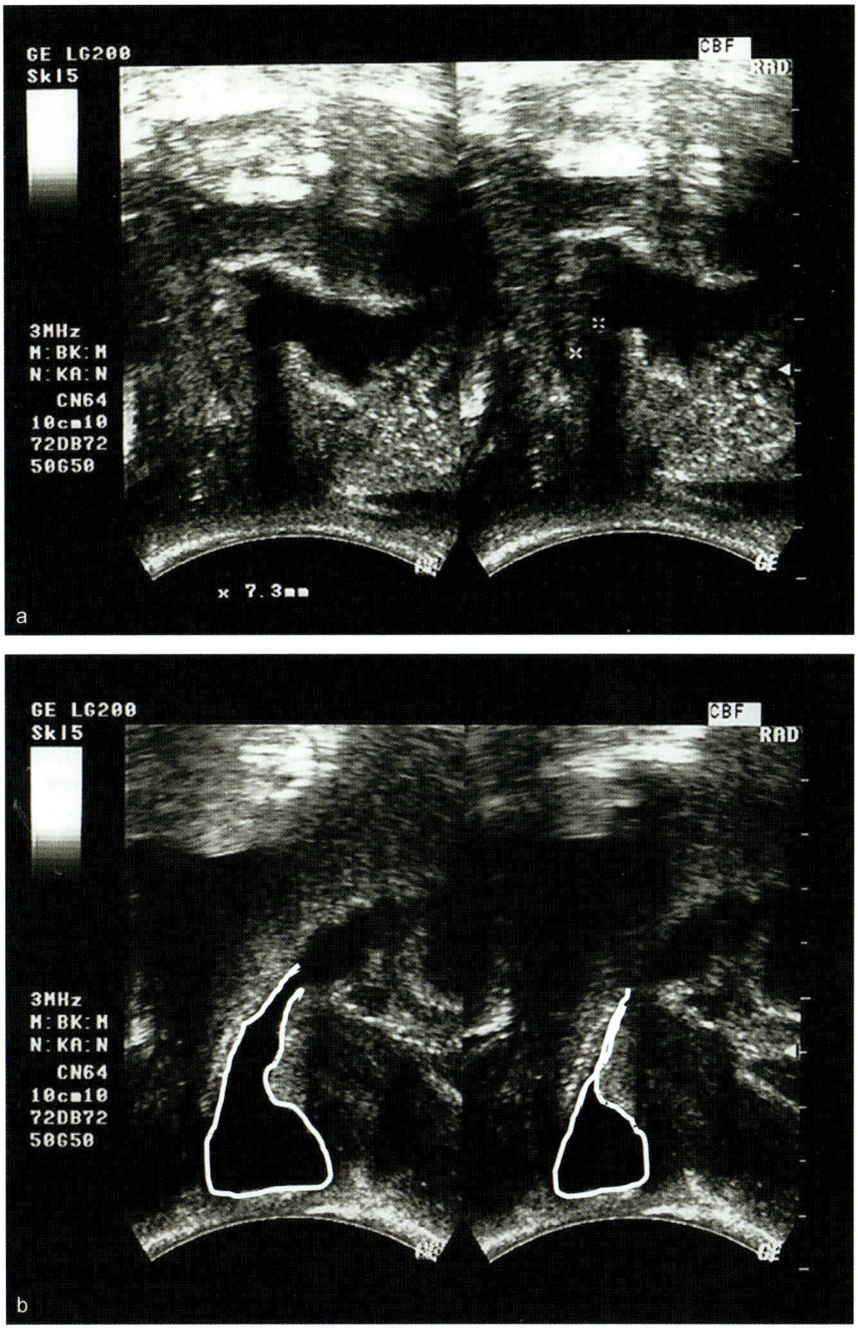

Abb. 10.4 **a** Blase in Rückenlage unter Ruhe und Kontraktion. Der Blasenhals hebt sich. **b** Die gleiche Blase im Stehen. Deutliche Zystozele. Die Blase kann nicht mehr im Blasenhals gehoben werden, sondern die Muskulatur kann die Blase nur noch einschnüren (Sanduhrphänomen). (mit freundlicher Genehmigung von Almut Köwing) [T1441]

CAVE

Die Überweisung einer Patientin zu einer versierten Therapeutin darf nur *„aus einem guten Grund"* erfolgen. Es gilt, die gesetzlichen Regelungen des Antikorruptionsgesetzes zu beachten. Die Rücksprache mit einer versierten Juristin ist empfehlenswert.
In Beckenbodenzentren kann dies juristisch anders geregelt sein. Der Netzwerkgedanke hat hier größere Bedeutung.

INFO

Auf der Webseite der KBV findet sich ein **Versorgungskonzept Harninkontinenz** (www.kbv.de/html/7428.php), das die interprofessionelle Zusammenarbeit bei Inkontinenz in den Fokus rückt. Das Konzept bietet Handlungshilfen an, wie ein solches Konzept von niedergelassenen Therapeuten, Hausärzten und Krankenversicherungen interprofessionell gemeinsam umgesetzt werden kann.

10.3.2 Therapeutisches Vorgehen

Das Spektrum von therapeutischen Möglichkeiten ist relativ groß und reicht von Wissensvermittlung bis Verhaltensänderung. Die Kunst in der Therapie ist immer, die jeweils „richtigen" individuellen Maßnahmen für die Patientinnen herauszufinden, die die Gesundheitskompetenz der Patientinnen erhöhen. In diesem Bereich spielen die Komponenten

- Wissen,
- Können und
- Machen (und dies am besten regelmäßig) eine entscheidende Rolle.

Somit ist es nicht verwunderlich, dass die Physiotherapie im Handlungsfeld „Wissen“ einige Basisinformationen an die Patientinnen vermitteln muss, die nicht auf „Übungen“ basieren. Von daher ist eine Kritik an dem Begriff der Krankengymnastik zu üben, denn dieses Heilmittel entspricht dieser Wissenskompetenz nicht. So manche Therapeutin muss sich den Satz anhören *„Wir haben heute ja gar keine Gymnastik gemacht“* – aber das ist auch oft gut so. Leider ist der Begriff der Verhaltenstherapie eher den Psychotherapeutinnen vorbehalten. Doch welchen Begriff könnte man sonst für physiotherapeutische Wissensvermittlung heranziehen? In der Leitlinie wird der Terminus Verhaltensmodifikation verwendet.

INFO

Exkurs Psychotherapie

Psychotherapeutische Kompetenzen sind bei Patientinnen mit Beckenbodendysfunktionen nicht selten ebenfalls wichtig – und erforderlich. Physiotherapeutinnen kommen durch ihre einfühlsame körperliche Arbeit am Beckenboden auch oft in Berührung mit diesen emotionalen Themen. Ein kompetenter und empathischer Umgang mit der Patientin und – im Sinn des Wortes – viel Fingerspitzengefühl sind erforderlich, z.B. bei der Vermittlung der erforderlichen Weiterleitung an andere zuständige Fachdisziplinen.

Wissen: Know-how und Erfahrung

„Wissen“ bedeutet zum einen **Know-how** und zum anderen **Erfahrung.** Insbesondere ist die Erfahrung im Bereich der Physiotherapie für eine kompetente Befundung und Beurteilung der Problemstellungen relevant, da sich die therapeutischen Maßnahmen auf folgende Bereiche erstrecken:

- Miktions-, Toiletten- und Kontinenzverhalten
- Wissen über Wundheilungsphasen
  - Peri- und postpartal
  - Peri- und postoperativ
  - Nach Verletzungen
- Wissen über Veränderungen in der Menopause, bei Kontrazeption, im Senium
- Wissen über Kriterien zur Wiederaufnahme von sportlichen Aktivitäten (häufig Joggen, Springsportarten)
- Wissen über körperliche Zusammenhänge mit anderen Organen (insbesondere der Atmung) und/oder Operationen
- Wissen über „richtiges“ Verhalten hinsichtlich Toiletten-, Trink- und Bewegungsgewohnheiten (inkl. Schuh und Bekleidungsberatung)

Im Zusammenhang mit der Wundheilung spielen z. B. Kriterien für Kraft und Leistungsfähigkeit in den ersten 4–6 Wo. keine vordergründige Rolle. Postoperativ oder -partal sind dann eher Techniken zu wählen, die entschwellend, gewebebeprotektiv und regerationsfördernd wirken und zur Heilungsunterstützung und nicht zur Überlastung des Gewebes beitragen.

Können: Behandlungstechniken

Aus der Befunderhebung leiten sich dann die gezielten Behandlungstechniken ab, die zu einer Verbesserung der Symptome führen sollen.

Wendet man dies auf die therapeutischen Behandlungskomponenten an, so sind immer die Körperhaltung und die Bewegungen, die eine Problematik auslösen, im Rahmen eines sachgemäßen Behandlungsregimes zu berücksichtigen. Eine Inkontinenz beim Husten ist z.B. vor dem Hintergrund der Technik des Hustens und der dabei eingenommenen Körperhaltung (im Sitzen, Stehen oder Gehen) mit Beckenbodenaktivierung zu betrachten. Ein Senkungsgefühl beim Bücken und Heben z.B. eines Babys inkl. Sitzschale, ist durch entsprechende Analyse des Bückens, der Sitzschale und der Belastungsfähigkeit des Beckenbodens zu befunden.

Die Vielfalt der Behandlungstechniken, die im Kontext der Physiotherapie möglich sind, füllen diverse Bücher. Ausführlichere Inhalte zur Physiotherapie würden dieses Kapitel sprengen.

Machen: Alltagstransfer vs. Trainingskriterien

Für Therapeutinnen ist besonders die Übertragung der therapeutischen Maßnahmen in den Alltag der Patientinnen relevant, die v.a. auf die Ansteuerungsfähigkeit und die korrekte Aktivierung einer im intermuskulären Verbund wirkenden Beckenbodenmuskulatur abzielen.

So steht für die Therapeutin im Vordergrund: **Eine noch nicht sicher vorhandene Fähigkeit/Kompetenz anleiten und sichern.** Hier wirkt die Therapeutin maßgeblich auf die Sicherung eines Handlungsprozesses ein.

Die Therapeutin wird dann zur **Trainerin,** wenn **eine bereits vorhandene Fähigkeit durch regelmäßiges Üben verbessert werden kann und muss.**

Dabei ist es relevant, eine Regelmäßigkeit in den Übungsprozess zu implementieren. Dies kann durch tägliche kleine Rituale oder Regeln erfolgen, so ähnlich wie man sich üblicherweise auch täglich die Zähne putzt.

Eine professionelle Physiotherapeutin leitet an und macht sich dann auch wieder entbehrlich. Inwieweit der Coachingprozess doch noch kleinerer persönlicher Kontakte bedarf, ist immer von der Patientin abhängig. Bedauerlicherweise sieht der Heilmittelkatalog Therapiepausen längerer Art nicht wirklich vor. Von daher müssen sinnhafte und zielorientierte Therapiepausen zwischen den Rezepten/Terminen umständlich eingearbeitet werden.

Beckenboden-Coaching in der Gruppe

Grundsätzlich sollte in der Bevölkerung ein Grundwissen über die Bedeutung und Aufgaben von Gesundheit existieren. Hier hat sich der Gesetzgeber vor einigen Jahren Gedanken gemacht und das **Präventionsgesetz** erlassen. In diesem regelt er, dass alle gesetzlich Versicherten Zugang zu primärpräventiven Maßnahmen haben sollten. Diese Maßnahmen gibt es für die Bereiche Bewegung,

Ernährung, Stressmanagement und Sucht. Hier findet auch das **Beckenboden-Coaching** seinen präventiven Ansatz. Insbesondere Schwangerschaft und Geburt sind Prädispositionsfaktoren für spätere Dysfunktionen am Beckenboden.

So gibt es neben den Kursen Geburtsvorbereitung und Rückbildungsgymnastik auch diverse Beckenbodenkurse, die der Wissensvermittlung und der Kompetenzerlernung dienen. Da es sich hier um Primärprävention handelt, können sowohl nicht betroffene als auch betroffene Personen teilnehmen. Die Schnittstelle zu den Hebammen ist hier sehr relevant.

MERKE

Präventionskurse für den Beckenboden sind mit Muster 36 der Praxissoftware ausstellbar. Sicher gibt es auch einige Angebote in Ihrer Nähe. Die Datenbank der Zentralen Prüfstelle Prävention (ZPP) ist für die GKV, die einen Teil der Kosten übernimmt, einsehbar. Also: Die Patientinnen zu ihrer Krankenversicherung schicken oder auf die Homepage ihrer Krankenversicherung verweisen.!

CAVE

Vermeiden Sie es, gleichzeitig ein Rezept für Physiotherapie und eine Empfehlung für Prävention (Beckenbodenschule) auszustellen. Hier reagieren die Krankenkassen mit finanziellen Kürzungen, da Primärprävention und Therapie nicht nebeneinander stattfinden sollten.

10.3.3 Von der Therapie ins Training

Entscheidend für einen Therapieerfolg ist es, aus der Befunderhebung ein Therapiekonzept zu entwickeln, welches den Patienten befähigt, die ausgewählten Aspekte zu lernen und in den Alltag zu integrieren. Bestimmte Befunde bedürfen jedoch bestimmten Trainingskriterien, da die Muskulatur für Veränderungsprozesse eine bestimmte Zeit und bestimmte Anstrengungen/Herausforderungen braucht, um entsprechende Anpassungen vornehmen zu können. Hier möchte ich den Begriff „zielgerichtetes Training" einführen, den auch Schulte-Frei im nachfolgenden Kapitel benutzt (➤ Kap. 12.5).

An diesem Punkt wird auch deutlich, was spezialisierte Physiotherapeuten von allgemeinen Trainern unterscheidet, wo aber auch allgemeine Trainer versuchen, sich mit Beckenbodenwissen weiterzuentwickeln. Wie messen wir Kompetenz? Was unterscheidet eigentlich Therapie von Training (➤ Tab. 10.1)? Schauen wir in der Literatur, so finden wir zahlreiche leicht unterschiedliche Definitionen

Therapie: *„Als Therapie (therapeia, griech. = Pflege, Heilung) wird in der Medizin die Behandlung von Krankheiten, einzelnen Beschwerden oder Verletzungen bezeichnet. Genauer sind damit die einzelnen Maßnahmen zur Behandlung einer Erkrankung gemeint. Diese Maßnahmen umfassen beispielsweise eine Änderung der Ernährungsweise, die Einnahme von Medikamenten, Operationen oder Krankengymnastik. Das Ziel einer Therapie ist Heilung oder zumindest eine Verbesserung der Beschwerden."* (www.gesundheitsinformation.de/glossar/therapie.html)

Training: Der Begriff Training oder Trainieren steht allgemein für alle Prozesse, die eine verändernde Entwicklung hervorrufen. Der Duden definiert Training als *„planmäßige Durchführung eines Programms von vielfältigen Übungen zur Ausbildung von Können, Stärkung der Kondition und Steigerung der Leistungsfähigkeit."* (www.duden.de/rechtschreibung/Training). Nach Hollmann und Hettinger (1990) ist Training die *„...systematische Wiederholung gezielter überschwelliger Muskelanspannungen mit morphologischen und funktionellen Anpassungserscheinungen zum Zwecke der Leistungssteigerung."* Carl (1983) sieht Fitnesstraining folgendermaßen: *„Sportliches Training ist ein komplexer Handlungsprozess mit dem Ziel der planmäßigen und sachorientierten Einwirkung auf die sportliche Leistungsentwicklung."* Und Ballreich und Kuhlow 1975 schlagen als Definition vor: *„Training ist offen für alle, vom Anfänger bis zum Spitzensportler, vom Schüler bis zum Alterssportler, für den, der seine Leistung steigern, erhalten oder wiederherstellen will."*

Übertragen auf die Beckenbodenprävention und -rehabilitation bedeutet dies, dass bei vorliegenden Symptomen initial eine Therapie vorausgehen sollte, die dann in ein Training übergeht. Denn folgende Fragen sollten sich auch im Training beantworten lassen: Welche „Übung" macht eine Patientin warum, wie, wann und wie oft?

Eine gute Trainerin plant und kontrolliert die Bewegungsaufträge (die „Übungen") hinsichtlich Kraft, Ausdauer, Koordination usw. bei hoffentlich bereits vorhandenen Fähigkeiten der zu Trainierenden.

Wendet man dies nun auf die oben beschriebenen Befunderhebungen an, so erscheint es nicht leicht, dies in ein individuelles effektives Trainingskonzept umzusetzen. Versierten Therapeutinnen wird dies jedoch gelingen.

Effektives Training kann nur gelingen, wenn auch die Sehnen und Faszien, die zur entsprechenden Muskulatur dazugehören, ebenfalls intakt sind.

So gilt nach allgemeiner Auffassung:

- Koordinationstraining sollte täglich in Einheiten von 7–10 min erfolgen. Dabei sollte propriozeptiv fühlend und wahrnehmend gearbeitet werden, um die neuromuskuläre Ansteuerung effektiv zu optimieren.
- Beweglichkeits- und tonusorientiertes Training kann ebenfalls täglich absolviert werden.
- Ausdauertraining kann täglich erfolgen, wenn man unter der Aerob-/Anaerob-Schwelle bleibt.
- Ein Muskel adaptiert sich hinsichtlich des Aspekts Kraft bereits bei zwei ausreichenden Trainingsreizen/Wo.
- Eine Bewegung muss grundsätzlich mehrfach bewusst ausgeführt und wiederholt werden, bis sie sich automatisiert.
- Die Veränderung von Haltung und Bewegung sollte im Alltag somit langsam automatisiert wahrgenommen werden.
- Reflektorisches Training kann nur so weit gebessert werden, wie die dazugehörigen Nerven- oder Muskelzellen auch funktionell dazu in der Lage sind. Erkrankungen, die strukturelle Schäden an Nerven oder Muskeln verursachen oder bei denen ein Muskel über die o. g. Kriterien nicht weiter trainierbar ist, weisen eine sportmedizinische Trainingslimitation auf.

Die Vermischung dieser Entitäten ist in der Realität sehr fließend. ➤ Tab. 10.1 versucht lediglich, die Problematik und Differenzierung zwischen Therapie und Training zu verdeutlichen. Der versierte Arzt sollte aufgrund seiner Befunderhebung entscheiden können, welchen Patienten er wohin verweisen sollte.

Tab. 10.1 Therapie vs. Training – Therapeut vs. Trainer

	Therapeut und Therapie	**Trainer und Training**
	Kennt sich mit Funktionsstörungen der Beckenbodenregion aus (optimal: Physiotherapeut mit entsprechenden Weiterbildungen)	Kennt sich mit Funktionsstörungen der Beckenbodenregion nur bedingt aus
	Untersucht den Patienten mit Anamnese u. Befundung am Beckenboden	Untersucht den Patienten mittels Trainingsassessments
	Kann Gewebe beeinflussen durch manuelle Techniken am Patienten	Keine Gewebebeeinflussung durch manuelle Techniken, nur verbal o. mittels Geräten
	Befähigt den Patienten mit Wissen (durch Information), Können (durch Fühlen/Spüren u. Vorstellen [visuell]) u. Machen	BeÜBT den Patienten durch Machen (etwas, was bekannt ist) und Wiederholen (u. somit sichern)
	I.d.R. Einzeltherapie	Auch Gruppentraining
Therapieinhalte	Alle Befunde sind im Therapiekonzept beinhaltet; auch Koordination (Beckenboden u. andere Muskeln) u. Wahrnehmung	Überwiegend üben von Kraft u. Ausdauer durch Wiederholung, Gewichte u. nach Trainingskriterien
	Aha-Effekt für den Patienten	Oho-Effekt für den Patienten
Patienten	Haben Beschwerden u. Funktionsstörungen	Haben keine Beschwerden, sind keine Patienten, sondern Kunden u. gehen ins Fitnesstraining
	Werden auf den Weg hin zum zielgerichteten Training gebracht (aus der Therapie ins Training)	Kommen aus der Therapie o. haben grundsätzlich keine Beschwerden
Verhalten	Therapeut bespricht Verhaltensmodifikationen im Alltag (Trinkverhalten, Miktionsverhalten …)	Trainer optimiert primär die muskulären Aspekte
Medizin	Therapie	Training

Beckenboden-Apps

Mithilfe von Apps lassen sich Beckenbodendysfunktionen ebenfalls beeinflussen und trainieren. Sie sind seit Kurzem verordnungsfähig. Vor der Verordnung ist eine Überprüfung des Inhalts der betreffenden App durch den Arzt – der diese DiGa auch verordnen muss –selbstverständlich und in jedem Fall dringend anzuraten. Therapeutisch orientierte Apps sollten eine an einem Befund orientierte Auswahlmöglichkeit von Behandlungstechniken und körperlichen Bewegungs- oder Übungsaufgaben anbieten, die durch eine versierte Ärztin oder Therapeutin gesteuert werden können.

Training und Sport

Bestimmte Sportarten sind für den Beckenboden förderlich, bestimmte Sportarten hingegen nicht. Dabei spielen die Kriterien der Druckwirkung („Belastung“) auf den Beckenboden eine Rolle sowie die Fähigkeiten des Beckenbodens, diesen Wirkungen entgegenzuwirken (Prinzip von Newton: Kräfte wirken wechselseitig [Actio = Reactio]

Um die wechselseitige Wirkung der Kräfte in jedem Einzelfall gut einschätzen zu können, ist eine Befundung des Beckenbodens der Patientin und eine Beurteilung ihrer sportlichen Aktivität und Intensität vorzunehmen. Der Beginn oder die Wiederaufnahme einer sportlichen Tätigkeit ist mit einer Wiedereingliederung in den Beruf nach einer längeren Arbeitsunfähigkeit zu vergleichen und sollte stufenweise begonnen werden.

Der Beckenboden kann sich in beide Richtungen adaptieren. „Use it or loose it“ – zeigt seine grundsätzliche Adaptationsfähigkeit, strukturelle Veränderungen machen aber auch seine Beeinträchtigungen deutlich. Ein Training ist – je nach Krankheitsbild – mehr oder weniger gut möglich.

Anstrengung (Adaptation bis an die Ermüdungsgrenze) im Leben ist immer relevant. Man muss an seine Grenze kommen, um sie zu erweitern, man muss sie spüren, sich an ihr erproben und sie mit ein wenig Ausdauer und dann schritt- und zeitweise erweitern.

Alle o. g. Befundungskriterien müssen bei der Beurteilung einer sportlichen Eignungsfähigkeit berücksichtigt werden. Insbesondere die Koordination mit anderen Muskelgruppen – sowohl inklusive der Rumpf- und Bauchmuskulatur als auch der Beinmuskulatur bei stehenden und gehenden Aktivitäten sowie zusätzlich der Armmuskulatur bei sportlichen Aktivitäten – spielen für die Beckenbodenmuskeln eine große Rolle.

Nicht nur im sportlichen Kontext ist auch der **Einfluss der Psyche und der Hormone** auf den Beckenboden zu berücksichtigen.

10.4 Physikalische Therapieverfahren

10.4.1 Elektrotherapie

Bei der Elektrotherapie handelt es sich um die Aktivierung motorischer Endplatten mittels stromerzeugender Geräte. Diesen Strom kann man an unterschiedlichen Orten mit unterschiedlicher Wirksamkeit auf den Beckenboden oder die Organe anwenden.

Ärztlicherseits wird operativ die sakrale Neuromodulation eingesetzt sowie konservativ die transkutane Nervenstimulation des N. tibialis mit Elektroden am medialen Fußrand. Im Fokus der Stimulierung steht hierbei die Blase. Werden die Elektroden am Beckenboden oberflächlich oder mithilfe intravaginaler oder analer Sonden aufgesetzt, so können auch Elektrotherapiegeräte ihren Einsatz finden. Diese kann man auf zweierlei Art und Weise verordnen.

Zum einen als ergänzendes Heilmittel auf einer Physiotherapieverordnung. Dann wird es im Rahmen der Physiotherapie mit eingesetzt, es kann aber auch alleinig verordnet werden.

Zum anderen als Hilfsmittelrezept zur Ausleihe an den Patienten über 3 Mon. Diese Geräte können mit einem Rezept Muster 16 (Hilfsmittelrezept) vom Arzt für die Versicherte verordnet werden, sodass diese sich – nach Genehmigung durch die Krankenversicherung – durch die Krankenversicherung ein Gerät beschafft. Die Anwendung und die Stimulationsart sind jedoch Grundlagen einer physiotherapeutischen Ausbildung und sollten daher zunächst unter Anleitung einer in der Behandlung des Beckenbodens versierten Therapeutin durchgeführt und erlernt werden. Die Firmen der Gerätevertreiber haben auch eigene Mitarbeiter, die dies mit dem Patienten durchführen.

Die Indikation zur Elektrotherapie besteht eher dann, wenn der Beckenboden nicht selbst aktiv gut angesteuert werden kann und die Stimulation zwischen Nerv und motorischer Endplatte weiter optimiert werden sollte.

Die Zuweisung zur Physiotherapie erfolgt zum Zweck der Kräftigung der Beckenbodenmuskulatur. Eine frühe biofeedbackunterstützte Physiotherapie hat keinen Vorteil gegenüber dem klassischen Beckenbodentraining. Bei analer Inkontinenz ist die sog. Triple-Target Therapy (Kombination aus amplitudenmodulierter Mittelfrequenzstimulation nd Elektromyografie-Biofeedback) einer Standardstimulationstherapie mit Elektromyografie-Biofeedback überlegen.

LEITLINIEN

Harninkontinenz der Frau

AWMF. S2k-Leitlinie Harninkontinenz der Frau. Reg.-Nr. 015-091. Version 1.0. 2022. 92 ff., 260. https://register.awmf.org/de/leitlinien/detail/015-091.

- Elektrostimulation kann zusätzlich zum Beckenbodentraining angewandt (offene Empfehlung).

Management von Dammrissen III. und IV. Grades

AWMF. S2k-Leitlinie Management von Dammrissen III. und IV. Grades nach vaginaler Geburt. Reg.-Nr. 015-079. Version 2.0. 2020. 45, 53. https://register.awmf.org/de/leitlinien/detail/015-091.

10.4.2 Ganzkörpervibrationstherapie

Zur Ganzkörpervibrationstherapie bei Harninkontinenz liegen zwei RCTs vor (von der Heide und Manke 2008). Die Vibrationstherapie in Kombination mit einer Physiotherapie stellt eine effiziente Therapie zur Behandlung von Beckenbodendysfunktionen dar

Dabei sollte aber auch auf die Auswahl des richtigen Geräts und die Kompetenz der Therapeutin hinsichtlich der richtigen Durchführung der Behandlung geachtet werden. Während einige Vibrationsgeräte eine nicht seitenalternierende Vibration aufweisen und sich auch die Geschwindigkeit der therapeutischen Frequenzen der Geräte unterscheidet, sollte auf die physiologische Wirkung bei einer Frequenz zwischen 5 und 30 Hz geachtet werden (von der Heide und Manke 2008; Rittweger 2020). Diese ergibt sich aus der Neurophysiologie von Impulsraten von Nervenzellen auf motorische Endplatten.

LEITLINIE

Interstitielle Zystitis

https://register.awmf.org/de/leitlinien/detail/043-050.

- Niedrigfrequente Vibrationen bis 10 Hz dienen auch der Entspannung der Muskulatur und der Schmerzreduktion.
- Empfehlung zur Vibrationstherapie: soll.

10.4.3 Weitere physikalische Verfahren

Die intravaginale Lasertherapie kann als therapeutische Möglichkeit zur Behandlung der leichten und mittleren Belastungsinkontinenz angeboten werden (offene Empfehlung).

Elektromagnetische Stimulation kann zur Behandlung der Harninkontinenz oder überaktiven Blase erwogen werden (offene Empfehlung).

LEITLINIE:

Harninkontinenz der Frau

AWMF. S2k-Leitlinie Harninkontinenz der Frau. Reg.-Nr. 015-091. Version 1.0. 2022. 92. https://register.awmf.org/de/leitlinien/detail/015-091.

10.5 Beckenbodendysfunktionen im Alter

Auch im geriatrischen Kontext sollten Beckenbodendysfunktionen noch einmal als besondere Herausforderung im interdisziplinären Kontext betrachtet werden (DGG 2024).

Auch der Gesetzgeber sieht offenkundig für > 70-Jährige einige Besonderheiten für Inkontinente vor, denn auch in der Heilmittelversorgung wird die Inkontinenz bei > 70-Jährigen von der Regresspflichtigkeit ausgenommen (KBV 2024):

Interdisziplinäre Zusammenarbeit setzt immer eine Kommunikation voraus. So können Ärzte seit einigen Jahren von Therapeuten einen gezielten Befund- und Therapiebericht einfordern.

MERKE

Ein ausführlicher Befund- und Therapiebericht kann nach den aktuellen gesetzlichen Bestimmungen auf schriftliche Anfrage des Arztes angefordert werden. von der Therpiepraxis kann der Bericht mit ca 60 EUR (GKV) und 17 EUR (PKV) den Kassen in Rechnung gestellt werden.

Nicht immer ist solch ein Bericht erforderlich. Hängt jedoch für die Patientin eine wichtige Entscheidung davon ab (z. B. OP Indikation, Reha-Antrag oder Pflegegradeinstufung), kann ein solcher Bericht ein wichtiges unterstützendes und hilfreiches Instrument darstellen.

TIPP

Die Arbeitsgemeinschaft Gynäkologie Geburtshilfe Urologie Proktologie im Deutschen Verband für Physiotherapeuten/Krankengymnasten (ZVK) e.V. **(AG GGUP)** hilft bei der Suche nach einer fachlich versierten und kompetenten

Therapeutin: www.ag-ggup.de/infos/informationen-fuer-aerzte.

Wichtig für die weitere Beurteilung ist der Therapiebericht. Bedauerlicherweise

sieht der Gesetzgeber nur Therapieberichte vor. Ein ausführlicher **Befund- und Therapiebericht** kann nach den aktuellen gesetzlichen Bestimmungen auf schriftliche Anfrage des Arztes angefordert werden. Von der Therapiepraxis der Krankenversicherung (GKV) kann der Bericht aktuell mit 55,– EUR (GKV) und ca. 16,50 EUR (PKV) in Rechnung gestellt werden.

Cave: Nicht in jedem Falle ist ein Befund- oder Therapiebericht für die Festlegung weiterer Therapiemaßnahmen erforderlich. Hängt jedoch eine für die Patientin wichtige Entscheidung davon ab, z. B. OP-Indikation oder

Pflegegradeinstufung, kann ein solcher Bericht ein wichtiges unterstützendes und hilfreiches Instrument darstellen.

LITERATUR

Ballreich R, Kuhlow A. Trainingswissenschaft – Darstellung und Begründung einer Forschungs- und Lehrkonzeption. Leistungssport 1975 5(2) 95–103.
Carl K. Training und Trainingslehre in Deutschland. Schorndorf-Verlag, Karl Hofmann 1983.
Deutsche Gesellschaft für Geriatrie (DGG). Harninkontinenz bei geriatrischen Patienten Diagnostik und Therapie. S2k-Leitlinie, AWMF-Reg.-Nr. 084-001 Version Nr. 7.1 (update 2024) https://register.awmf.org/assets/guidelines/084-001l_S2e_Harninkontinenz-bei-geriatrischen-Patienten-Diagnostik-Therapie_2024-01_1.pdf.
Heide von der S. Vortrag: Fitnessstudio oder professionelles Beckenbodentraining? DKG 2019.
Heide von der S., Manke S. Klinische Studie über den Einfluß niederfrequenter Schwingungen mittels Galileo 2000 in Kombination mit Physiotherapie zur Behandlung der weiblichen Belastungsharninkontinenz. Med. Dissertation 2008. Georg August Universität Göttingen.
Hollmann W, Hettinger T. Sportmedizin, Arbeits- und Trainingsgrundlagen. Schattauer. Stuttgart 1990.
Kassenärztliche Bundesvereinigung (KBV): Diagnoseliste langfristiger Heilmittelbedarf/besonderer Verordnungsbedarf. Stand 1. Januar 2024. www.kbv.de/media/sp/Heilmittel_Diagnoseliste_Webversion.pdf.
Radlinger L, Bachmann W, Homburg J et al. Rehabilitatives Krafttraining. Georg Thieme Verlag. Stuttgart 1998.
Rittweger J. Manual of Vibration Exercise and Vibration Therapy. Springer-Verlag 2020.

WEITERFÜHRENDE LITERATUR

Carrière B et al. Beckenboden. 2. A. Georg Thieme Verlag. Stuttgart, New York 2012.
Heide von der S. S2e-Leitlinie Harninkontinenz bei geriatrischen Patienten – Beckenbodenstörungen und Inkontinenz im Alter. Geriatrie Report 2021 16(2).
Heide von der S, Viereck V. Vibrationstherapie. In: Carrière B (Hrsg.). Beckenboden. Georg Thieme Verlag. Stuttgart, New York 2012. 254–261.
Henscher U. Physiotherapie in der Gynäkologie. Georg Thieme Verlag. Stuttgart 2022.

KAPITEL

11

Rainer Lange

Pessartherapie bei Harninkontinenz, analer Inkontinenz und Prolaps

Pessare sind **das** Diagnostikum in der Urogynäkologie. Das ca. 2222 Jahre alte Bronzepessar unterscheidet sich in der Form kaum von einem heutigen modernen Donut-Pessar (➤ Abb. 11.1 und ➤ Abb. 11.2). Außer dem Material hat sich hier wenig geändert. Warum werden Pessare in Deutschland so wenig eingesetzt und warum lernen unsere jungen Kolleginnen während ihrer Facharztweiterbildung kaum etwas über die Pessartherapie?

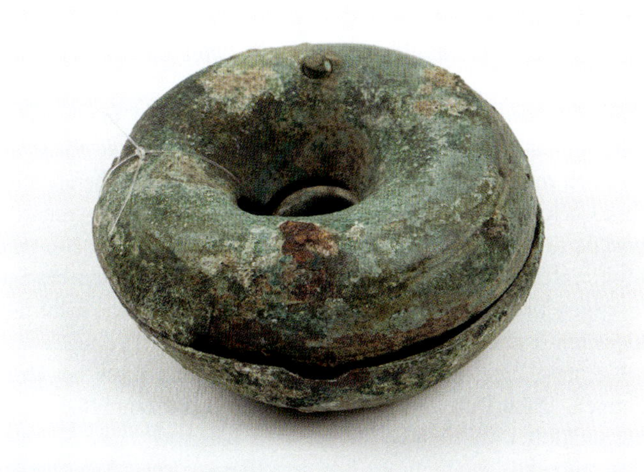

Abb. 11.1 Bronzepessar, ca. 2222 Jahre alt (Quelle: Science Museum, London, https://collection.sciencemuseumgroup.org.uk/objects/co88664/ring-pessary-bronze-roman-supportive-pessaries) [T1440]

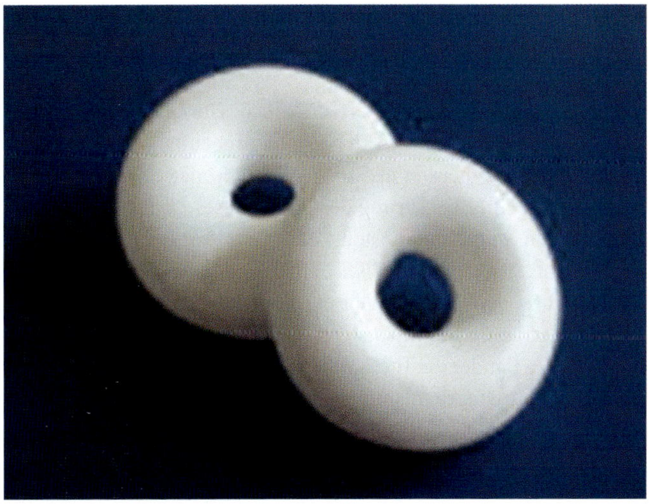

Abb. 11.2 Donut-Pessar [E1355]

Das scheint ein spezifisch deutsches Problem zu sein. In den 1960er-Jahren wurde den Krankenhäusern, abgesehen von Notfällen, die konservative Therapie entzogen. Damit entfiel in der Folge jedoch auch die gesamte konservative Therapie sowie die dazugehörige Diagnostik aus der Facharztweiterbildung. Ebenso kam parallel zu dieser Entwicklung die wissenschaftliche Forschung auf diesem Gebiet in der Bundesrepublik fast vollständig zum Erliegen.

Heute kann man zwar ein Jahr der Facharztweiterbildungszeit in einer Praxis absolvieren, aber auch dort finden sich selten Kolleginnen, die fundiertes Wissen über Pessare haben. So werden in Deutschland wesentlich weniger Pessare zur Behandlung von Inkontinenz und Prolaps eingesetzt als in anderen Industrieländern. Dies spiegelt sich in der Tatsache wider, dass es kaum Publikationen auf diesem Gebiet aus Deutschland gibt. Wie unzureichend die Pessartherapie angewandt wird, zeigte die BREST-Studie (Lange et al. 2021): Obwohl die Pessartherapie die besten Ergebnisse bei der Belastungsinkontinenz post partum zeigte, wandten nur 1 % der Gynäkologinnen diese Therapie konsequent an und über zwei Drittel legten überhaupt keine Pessare. Die Vernachlässigung der konservativen Therapie in der Urogynäkologie führte auch dazu, dass bei Inkontinenz und Prolaps meist auf Kriterien geachtet wird, die wenig aussagekräftig für die Therapie sind. In der Folge wird daher mit der Therapie oftmals zu spät begonnen.

Dass die Pessartherapie bei vielen, insbesondere jüngeren Kolleginnen kaum angewandt wird, hat verschiedene Gründe:

- Mangelnde Erfahrung mit Pessaren während der Facharztweiterbildung
- Mögliche Zunahme des Deszensus unter der Pessartherapie
- Häufige erosive, putride Kolpitiden
- Alter der Patientin

Dabei hat es in den letzten Jahren gerade in Deutschland wesentliche Innovationen bei den Pessaren gegeben, wie z. B. die Bügelpessare (Beilecke et al. 2020), die gegenüber allen anderen handelsüblichen Pessaren die natürliche Form der Vagina entfalten und kein Hindernis bei der Menstruation darstellen.

11.1 Indikationen für die Pessartherapie

Die Indikationen für die Pessartherapie sind:

1. Belastungsinkontinenz
2. Prolaps
3. Narbenauflockerung

Sowohl Harninkontinenz als auch Prolaps haben ihre Ursache fast immer in Schwangerschaft und Geburt. Durch die Auflockerung der Querverbindungen der kollagenen Fasern, eine Folge der progesteroninduzierten verstärkten Aktivität der Metalloproteasen, kommt es zu einer Überdehnung des Bandapparats des Beckenbodens, teilweise mit Ausrissen der Muskulatur, zu Levatoravulsionen. Durch die Einlage eines Pessars werden die überdehnten Strukturen geschient und es kommt zu einer Veränderung der Spannung des Beckenbodens. Hierdurch kann eine Kontinenz erzielt, aber auch eine larvierte Harninkontinenz demaskiert werden.

MERKE

Evidenzbasierte Empfehlung 4.E6

Die Pessartherapie ist eine gute konservative Option, die angeboten werden sollte. Ungeklärt ist, welches Pessar für welchen Deszensus am besten geeignet ist.

- Evidenzgrad 2
- Empfehlungsgrad B

11.1.1 Pessartherapie bei Belastungsinkontinenz

Die Einteilung in Belastungsinkontinenz, OAB und kombinierte Belastungsdranginkontinenz wird heute kontrovers diskutiert. Nach neueren Untersuchungen wird die häufige Mischform aus beiden, Mixed Incontinence oder kombinierte Belastungsdranginkontinenz, als schwerere Form der Belastungsinkontinenz angesehen (Minassian et al. 2018; Minassian 2020). Die Einteilung nach der Größe der verlorenen Urinmenge bei Belastung (Ingelmann-Sundberg oder Leak Point Pressure) hat nach unseren Erfahrungen keine Relevanz für die Therapie. Es macht mehr Sinn, die einzelnen pathophysiologischen Faktoren herauszuarbeiten und gezielt zu behandeln.

Die Belastungsinkontinenz fängt i. d. R. in der Schwangerschaft oder bei der Geburt an. Auch wenn diese jahrelang fast unbeachtet bleibt, da sie nur bei extremen Situationen, wie Trampolinspringen, Seilhüpfen oder stärkeren Erkältungen subjektiv bemerkt wird (Herrmann et al. 2009; MacArthur et al. 2016). Meistens werden die Patientinnen prämenopausal vorstellig, da in dieser Phase der Harndrang stärker wird. Ursache ist aber die Laxizität der Pubourethralligamente. Die Pessartherapie stellt somit die kausale Therapie dar. Physiotherapie, Duloxetin und Estriol verbessern dagegen die Kompensationsmechanismen.

Da die Übergänge von der reinen Belastungsinkontinenz zur prädominanten OAB vollkommen fließend sind, sollte man mit der primären konservativen Therapie zunächst die prädominante Symptomatik behandeln. Fälle einer reinen, „primären" OAB sind zumindest in der gynäkologischen Sprechstunde eher selten. Sie gehören i. d. R. in eine Spezialsprechstunde.

Die physiologischen Ursachen der Harninkontinenz (Lange und Naumann 2018; Herrmann et al. 2009) sind:

1. Ein defekter Bandapparat (Lig. pubouethrale)
2. Die fehlende Elastizität der vorderen Vaginalwand
3. Die ungenügende Kontraktilität der Beckenbodenmuskulatur
4. Ein mangelhafter Urethraltonus
5. Die ungenügende Steuerung des Miktionsreflexes

MERKE

Die bei Weitem häufigste Ursache der Belastungsinkontinenz sind anatomische Veränderungen des Beckenbodens.
Die Pessartherapie ist deshalb die kausale konservative Therapie.

Da i. d. R. meist mehrere Ursachen vorliegen sollte die Belastungsinkontinenz als multifaktorielles Geschehen entsprechend multimodal behandelt werden, wobei das Wichtigste der anatomische Support des Blasenhalses bzw. die Erhöhung der Spannung auf die Pubourethralligamente durch die Einlage eines Pessars ist. Eine adjuvante Physiotherapie ist immer angezeigt, nicht nur zur Erhöhung der Kontraktilität der Beckenbodenmuskulatur, sondern insbesondere auch zur Verbesserung der Kontrolle des Miktionsreflexes durch ein entsprechendes Toilettentraining. Zur Verbesserung des Urethraltonus sollte Duloxetin rezeptiert werden. Da die Erfolge einzelner Therapien bei Weitem nicht vollständig sind, insbesondere wenn die Belastungsinkontinenz über längere Zeit besteht, empfiehlt es sich, alle in Betracht kommenden Therapiemöglichkeiten parallel anzuwenden, anstatt nacheinander durchzuführen. Der unvollständige Erfolg einzeln angewandter Therapien führt zur Frustration der Patientinnen und beeinflusst somit i. d. R. deren Compliance nachteilig.

Als primäre Therapie der Belastungsinkontinenz post partum galt in Deutschland bisher die Beckenbodengymnastik, meist im Rahmen von Rückbildungskursen oder bei einer Physiotherapeutin. Eine Cochrane-Analyse zeigte jedoch, dass Beckenbodengymnastik post partum keinen positiven Effekt hat (Woodley et al. 2020). Eine Multicenterstudie (BREST-Studie) an 511 Wöchnerinnen brachte hingegen Klarheit. Die Physiotherapie post partum war nicht nur hinsichtlich des Therapieerfolgs ungenügend, sondern zeigte sogar schlechtere Ergebnisse als normale Rückbildungskurse bei Hebammen. Diese Differenz war jedoch nicht signifikant. 10,6 % der jungen Mütter wollten eine Therapie ihrer Blasenschwäche. Sie wurden prospektiv randomisiert den drei Therapiearmen zugewiesen: Rückbildungskurs bei einer Hebamme, Physiotherapie bei einer Krankengymnastin oder Verordnung und Anpassung eines Würfelpessars. Nach 10 (8–12) Wo. erfolgte die Kontrolle des Therapieerfolgs. Während die ersten beiden Therapieoptionen Erfolgsraten von deutlich < 50 % erbrachten, gaben 93 % der Wöchnerinnen, die mit einem Würfelpessar versorgt wurden, an, keine Inkontinenz mehr zu haben (➤ Abb. 11.3).

Dieses Ergebnis ist nicht verwunderlich. Durch das Durchtreten des kindlichen Kopfes wird der Hiatus urogenitalis auf das Dreifache gedehnt (Lapeer et al. 2019). Während der Schwangerschaft kommt es zu einer Lockerung des Blasenhalses, sodass die meisten Patientinnen mit einer postpartalen Belastungsinkontinenz eine Hypermobilität des Blasenhalses aufweisen (Lange et al. 1999). Eine Verbesserung der Kontraktilität der Beckenbodenmuskulatur kann dies nur geringfügig kompensieren, wohingegen die Schienung der überdehnten Bänder die Therapie der Wahl ist. Die Überdehnung des Blasenverschlussmechanismus als Ursache der postpartalen Harninkontinenz erklärt auch, warum die Erfolgsrate bei einer gezielten Beckenbodengymnastik sogar – wenngleich statistisch nicht signifikant – noch schlechtere Ergebnisse erbrachte als die bezüglich der Beckenbodenmuskulatur unspezifischeren Rückbildungskurse.

11

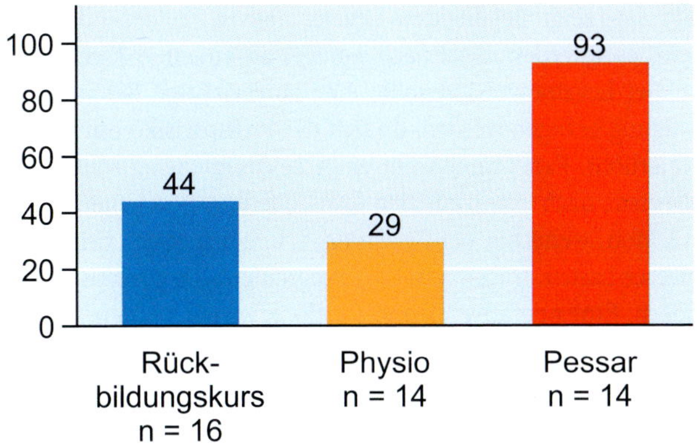

Abb. 11.3 BREST-Studie: Therapieerfolg der Harninkontinenz [L231]

Kein Orthopäde würde bei einer Überdehnung eines Gelenkbands primär Kraftübungen empfehlen, sondern das Band schienen, um es damit auf die alte Länge zu fixieren. Diese **Fixierung des überdehnten Blasenverschlussmechanismus** ist die Pessartherapie.

Neuere Studien konnten zeigen, dass die Inzidenz der postpartalen Belastungsinkontinenz praktisch kaum abnimmt (Moossdorff-Steinhauser et al. 2021) Die Tatsache, dass die meisten Frauen erst 10 oder 20 Jahre später zur Therapie kommen, hat eine andere Ursache. Minassian et al. (2018) konnten mit komplizierten Berechnungen zeigen, dass eine reine Belastungsinkontinenz in den meisten Fällen kontinuierlich in eine kombinierte Belastungsdranginkontinenz übergeht (Minassian et al. 2018; Minassian 2020). Diese wird dann offenbar präklimakterisch deutlicher wahrgenommen. Die Konsequenz hieraus ist, den Blasenhals direkt post partum durch eine entsprechende Pessartherapie zu schienen und so die normalen Rückbildungsvorgänge zu unterstützen, um wieder eine normale Lebensqualität zu erreichen, aber auch, um ein Fortschreiten zu einer kombinierten Belastungsdranginkontinenz zu vermeiden. Eine Umfrage im Rahmen dieser Studie bei Frauenärztinnen in Praxis und Klinik zeigte, dass < 10 % eine konsequente Pessartherapie bei postpartaler Inkontinenz durchführen und etwa zwei Drittel überhaupt keine Pessare in dieser Situation anwenden (Lange et al. 2021).

Die Einstellung, bei Inkontinenz und Prolaps zuzuwarten, ist nach heutiger Studienlage nicht mehr zu rechtfertigen, da die reine Belastungsinkontinenz oft in einer kombinierte Belastungsdranginkontinenz übergeht, die dann auch operativ wesentlich schlechtere Heilungsergebnisse zeigt (Minassian et al. 2018; Minassian 2020; Kulseng-Hanssen et al. 2007). Beim Prolaps wurde bisher in erster Linie nach dem Ausmaß des Tiefertretens eingeteilt (Stadien 0–3 nach ICS), nicht aber nach den wesentlich wichtigeren Kriterien wie Levatoravulsion und Vergrößerung des Hiatus, dem Ballooning. Mehrere Studien (Svabik et al. 2014; Dietz 2012) zeigten, dass dies wesentlichere Kriterien für das Outcome einer Senkungsoperation sind. Es ist daher angezeigt, durch eine frühestmögliche Pessartherapie zumindest die Zunahme der Hiatusvergrößerung, das Ballooning, zu verhindern. Eine operative Therapie der Levatoravulsion ist bisher nicht bekannt. Nach unseren Erfahrungen kann aber mit einer Pessartherapie eine Progression verhindert und in manchen Fällen zumindest sonografisch eine Besserung erzielt werden. Mehrere Studien haben gezeigt, dass es unter einer Pessartherapie zu einer klinischen Besserung des Prolapses kommt, wobei dies allerdings nicht sonografisch verifiziert wurde (Jones et al. 2008). Andererseits ist jedem, der Erfahrungen mit Pessaren hat, bekannt, dass es insbesondere bei Schalenpessaren über die Jahre oft zu einer Zunahme des Prolapses kommt, insbesondere wenn die Levatoren auseinandergewichen sind.

11.1.2 Pessartherapie in der Schwangerschaft

Jede 3.–5. Erstgravida entwickelt in der Schwangerschaft eine Harninkontinenz. Wie viele einen Prolaps bekommen, ist nicht untersucht. Da sich durch eine konservative Therapie beides bessern kann, kann bei entsprechenden Beschwerden in der Schwangerschaft bereits mit der Behandlung begonnen werden. Hierüber gibt es aber kaum Untersuchungen.

Eine adjuvante Beckenbodengymnastik bei einer subspezialisierten Krankengymnastin ist daher unterstützend sicherlich sinnvoll und anzuraten. Jedoch sind es in der Schwangerschaft in erster Linie die bindegewebigen Veränderungen durch die Auflösung der kollagenen Quervernetzungen, die primär eine Pessartherapie angezeigt erscheinen lassen. In Deutschland stößt dies bislang verbreitet noch immer auf Ablehnung. In anderen Ländern wie z. B. Kanada gehört die Pessartherapie bei Prolaps in der Schwangerschaft zum Standard (Harvey et al. 2021). Und wenn man in die alten Lehrbücher schaut, wurde früher die Aufrichtung der retroflektierten Gebärmutter zur Vermeidung einer Inkarzeration mittels Pessartherapie empfohlen.

In der Regel ist etwa ab der 18. Wo. durch die Größe des Uterus die Lage so stabil, dass die Pessartherapie ausgesetzt werden kann (Harvey et al. 2021). Ein Prolaps kann in der Schwangerschaft sehr groß imponieren, sich aber auch ohne Pessartherapie wieder vollständig zurückbilden. In welchen Fällen diese Rückbildung aber vonstattengeht und wann nicht, mögen wir noch nicht prädizieren. Hier sind dringend weitere Untersuchungen mittels 4-D-Beckenbodensonografie angezeigt.

11.1.3 Pessartherapie bei Prolaps

Der Prolaps genitalis ist die ursprüngliche Indikation für eine Pessartherapie, die es seit dem Altertum gibt. Während die Leitlinien von 2010 noch aussagten, dass es keine vergleichende Studie zwischen Pessartherapie und operativer Therapie gäbe, wurde in den Leitlinien 2016 die konservative Therapie der operativen gleichgestellt: *Bei den meisten Frauen können Pessare erfolgreich angepasst werden […], in Beobachtungsstudien bei etwa 50–100 %, die erfolgreiche Weiterführung der Pessartherapie ist mit 14–67 % jedoch geringer […]. Neben den Prolapssymptomen können sich die Belastungsinkontinenz in 23–45 %, aber auch eine überaktive Blase, Defäkationsbeschwerden, die Sexualfunktion und die Körperwahrnehmung verbessern […]. Die funktionellen Ergebnisse von Pessar- und operativer Therapie waren in einer prospektiven Studie bezüglich der Symptomscores nicht signifikant verschieden […].*

Die Indikationen zur Pessartherapie können der Wunsch nach konservativer Therapie, ggf. nur temporär, nicht abgeschlossene

Familienplanung und ein erhöhtes perioperatives Komplikationsrisiko aufgrund von Komorbiditäten sein [...]. Die Pessartherapie ist eine gute konservative Option, die angeboten werden sollte. Ungeklärt ist, welches Pessar für welchen Deszensus am besten geeignet ist. (Evidenzgrad 2 Empfehlungsgrad B)

Eine stringente Aussage, dass die konservative Therapie grundsätzlich der operativen vorgeschaltet werden sollte, ist hier nicht explizit zu finden. Wir sind jedoch der Meinung, dass man gut daran tut, dies zu machen. Insbesondere auch, um eine larvierte Belastungsinkontinenz zu demaskieren, die sich sonst erst nach der Beseitigung des Deszensus durch eine Operation zeigt und dann zu unangenehmen Auseinandersetzungen auch juristischer Art führen kann. Durch eine präoperative Pessareinlage, und sei es auch nur für wenige Tage, kann der Patientin dieses Phänomen verdeutlich werden.

Nach der International Continence Society (ICS) und der International Urogynecological Association (IUGA), wird der Prolaps nach dem Ausmaß des Tiefertretens klassifiziert. In der Praxis zeigte dies meist keine gute Korrelation zu den therapeutischen Erfolgen. Inzwischen ist belegt, dass die Avulsion des Levators eine wesentliche Rolle für die Prognose eines Prolapses spielt (Svabik et al. 2014). Dietz (2014) konnte zeigen, dass das Ausmaß des Hiatus mit den Erfolgsaussichten einer Prolapsoperation korreliert (Dietz 2014). Immer wieder werden junge Patientinnen mit Prolapsbeschwerden in Form eines Druckgefühls nach unten vorstellig, ohne dass sich klinisch oder in der sagittalen Beckenbodensonografie (2-D-Sonografie) ein signifikanter Deszensus darstellt. In der 3-D-Sonografie ist dann oftmals eine Levatoravulsion oder eine deutliche Vergrößerung des Hiatus (Ballooning) zu sehen. Nach Einlage eines Pessars sind diese Patientinnen meist beschwerdefrei.

Die hohe Prävalenz der postpartalen Beckenbodendefekte ist vielfach beschrieben. Seit 1975 sind die Untersuchungen in der Schwangerschaft um gut das Zehnfache gestiegen. Mit entsprechendem Erfolg: Die pränatale Mortalität hat sich im selben Zeitraum um den Faktor sieben verringert, wenngleich die Untersuchungsmethoden des Beckenbodens seither unverändert sind.

Dabei besteht heute in den meisten Praxen die Möglichkeit mittels Computertomosonografie (3-D-/4-D-Sonografie = „Babyfernsehen") die Defekte subtil darzustellen. Bestehende Beschwerden sollten auch ohne klinisch relevanten Deszensus mit einer Pessartherapie behandelt werden, um einem Deszensus vorzubeugen. Wie bei der Belastungsinkontinenz handelt es sich beim Prolaps auch um einen Defekt der bindegewebigen Strukturen, sodass eine alleinige muskuläre Therapie in Form einer Physiotherapie zwar eine subjektive Besserung bringen mag, aber keineswegs eine kausale Therapie darstellt. Bei einer Überdehnung von Bändern am Fußgelenk wird keine orthopädische Gymnastik verordnet, sondern eine Schienung in Form eines Gipses oder eines Verbands. Für den Beckenboden ist dies die Pessartherapie.

11.1.4 Dauer der Pessartherapie

Die Behandlung eines Deszensus bei intaktem Levator sollte nur so lange andauern, wie Beschwerden vorhanden sind oder sich klinisch ein Prolaps zeigt. Bei intaktem Levator sind die Prolaps- oder Inkontinenzbeschwerden meist nach weniger als einem ½ J. verschwunden. Bei Levatoravulsion sollte eine längerfristige Behandlung in Erwägung gezogen werden, da sich das Prolapsrisiko um das Doppelte erhöht. Patientinnen mit einer Levatoravulsion sollten daher das Pessar nach einer initialen konsequenten Pessartherapie über 6–12 Mon. weiterhin bei Belastung, z. B. beim Sport, beim Heben schwerer Lasten, tragen, um eine Progredienz des Prolapses zu verhindern. Eine operative Therapie sollte erwogen werden, wenn der Deszensus deutlich progrediert, wenn sich der Hiatus vergrößert oder die Levatoravulsion zunimmt. Eine Beschwerde, die häufig übersehen wird, ist die Störung der Harnableitung. Bei jedem klinisch relevanten Deszensus müssen initial und unter Pessartherapie ein Nierenstau sowie eine Restharnerhöhung ausgeschlossen werden (regelmäßiges Monitoring!).

Letztlich muss mit der Patientin evaluiert werden, ob im Alter eine entsprechende Handhabung des Pessars, sei es in Selbstapplikation oder bei regelmäßigen Arztbesuchen zum Pessarwechsel, weiterhin durchgeführt werden kann. Eine Operation sollte dann durchgeführt werden, wenn der allgemeine Gesundheitszustand der Patientin das Risiko noch vertretbar erscheinen lässt. Ein weiterer limitierender Faktor der Pessartherapie sind sehr weit auseinandergewichene Levatorenschenkel, sodass die Pessare dann meistens nicht mehr halten. Ein Prolaps führt in vielen Fällen zu einer Harninkontinenz. Bei weiterem Fortschreiten des Prolapses kann es jedoch durch ein Kinking der Urethra oder eine Kompression durch den Prolaps auch zu einer scheinbaren Kontinenz kommen (sog. larvierte Inkontinenz). Durch die Einlage eines Pessars kann diese dann demaskiert werden, was die meisten Patientinnen nicht tolerieren. Eine konservative Therapie der Inkontinenz ist in diesen Fällen oftmals frustran, sodass hier mit der Patientin das eventuell zweizeitige operative Vorgehen besprochen werden sollte.

Dia anale Inkontinenz ist keine Indikation für eine Pessartherapie. Selbst die Rektozele, die typischerweise höchstens eine Outlet-Störung verursachen kann, indem die Stuhlsäule in die Rektozele rutscht und die Patientin manuell reponieren muss, lässt sich kaum durch ein Pessar reponieren. Schalen- oder Ringpessare halten meist nicht wegen der auseinandergewichenen Levatoren und Würfelpessare sitzen oberhalb der Rektozele.

11.2 Pessartypen

11.2.1 Würfelpessar

Einfach zu handhabendes Pessar. Es wird grundsätzlich zur Nacht herausgenommen und nach der Morgenmiktion wieder eingesetzt (bei Dauerbelastung Ulzera!). Im Gegensatz zu den anderen Pessaren hält es nicht durch seitliches Stützen auf dem Levator, sondern durch seine Saugnäpfe (➤ Abb. 11.4).

CAVE

Nachteil: Der Faden reißt beim Herausnehmen öfter ab.

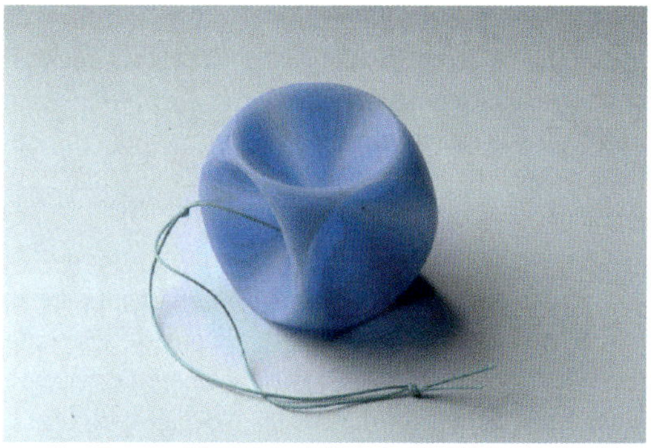

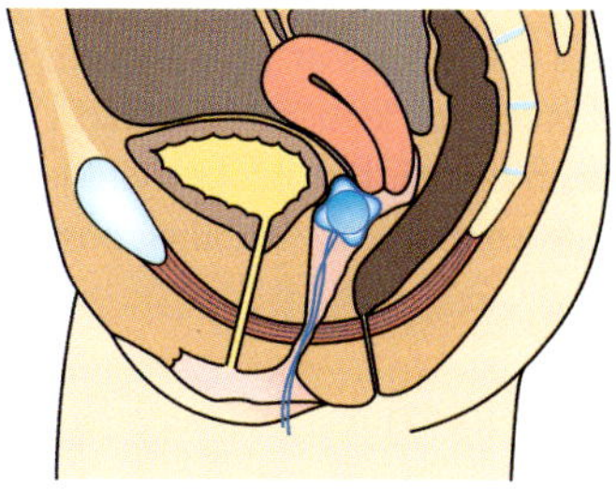

Abb. 11.4 Würfelpessar. Vorteil: einfache Handhabung, Nachteil: geringer Support der Urethra [L243]

TIPP

Beim Herausnehmen nicht stur in eine Richtung ziehen, sondern wie bei der Saugglocke verschiedene Richtungen ausprobieren und mit dem Finger die Saugnäpfe lösen.

Nach eigenen Beobachtungen kommt es bei richtigem Gebrauch oft schon nach kurzer Zeit (1–2 Wo.!) zu einer Verringerung des Deszensus. Die Patientin hat das Gefühl, dass das Pessar nicht mehr passt. Sie braucht manchmal schon nach kurzer Zeit ein kleineres. Zugleich lässt sich damit die regelmäßige Applikation von Estriol-Vaginalcremes verbinden, da das Würfelpessar morgens zum Einführen damit eingeschmiert wird. Reinigung und Pflege des Pessars nur mit klarem Wasser!

Einsetzen des Würfelpessars

Sehr einfach: Labien spreizen, mit einer Spitze zuerst und immer gegen die hintere Vaginalwand drücken. Wenn der Levator überwunden ist, hochschieben, bis es gut sitzt. Jetzt die Patientin husten lassen, um zu sehen, ob es hält. Falls nicht: Eine Nummer kleiner oder größer wählen (➤ Abb. 11.5).

Entfernen

Oft nicht so einfach. Am Faden **nicht** in eine Richtung ziehen, kreisförmige Bewegungen machen, sodass sich die Saugnäpfe nacheinander lösen können. Mit dem Zeigefinger der anderen Hand das Pessar von der Vaginalwand lösen.

11.2.2 Bügelpessar: Restifem®

Speziell zur Regeneration des Beckenbodens post partum wurde das Bügelpessar von Beilecke und Tunn entwickelt (Beilecke et al. 2020), das durch seine Verstrebungen die Scheide in ihrer natürlichen Form aufspannt. Durch den Querbügel kann es von der Patientin einfach gefasst und nachts entfernt werden. Gerade für jüngere Patientinnen gut geeignet und zu handhaben (➤ Abb. 11.6).

11.2.3 Schalen-, Pelotten- und Cerclagepessar

Die Schalenpessare (➤ Abb. 11.8) sind im Prinzip für dauerhafte Tragen konstruiert. Es spricht aber nichts dagegen und vieles dafür, das Pessar mit einem Zwirn zu versehen und nachts herauszunehmen. Ob Ring- oder Schalenpessar hängt vom „Passen" ab. Meist kommt es

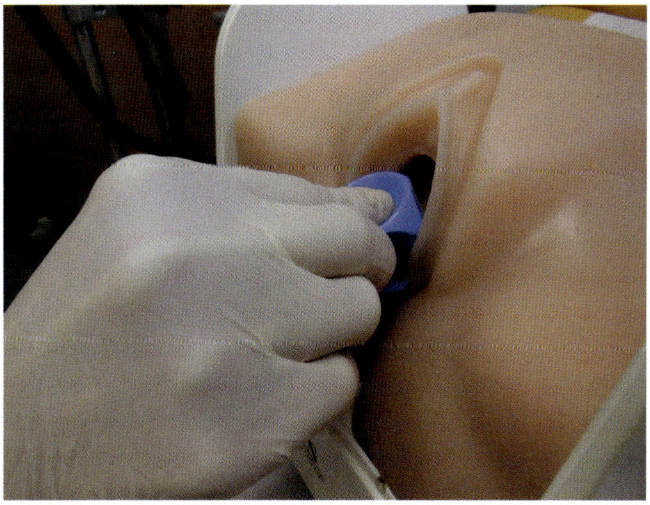

Abb. 11.5 Einsetzen eines Würfelpessars [M1406]

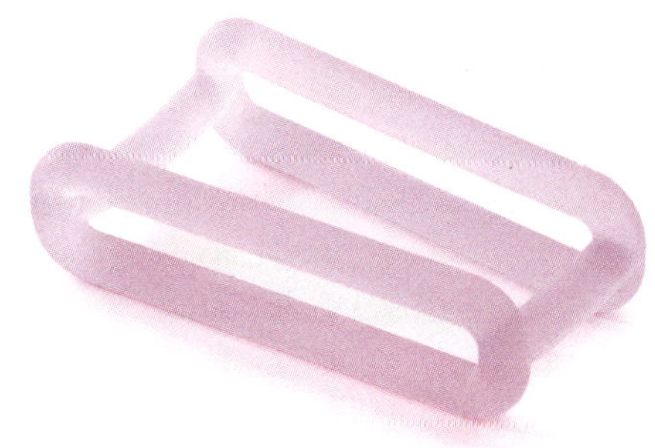

Abb. 11.6 Bügelpessar (Restifem®) [V1052]

nach einiger Zeit zu einer Zunahme des Deszensus und die Patientin wird das nächstgrößere Pessar benötigen. Eine Weiterentwicklung ist das Pelottenpessar. Hier wird empfohlen, es nachts herauszunehmen, damit es zu keinen Druckulzera kommt. Oftmals rutscht die Pelotte nach hinten. Der Effekt bleibt jedoch meistens erhalten. Die Pelotte sollte unter dem Blasenhals positioniert sein (➤ Abb. 11.7).

Einsetzen

Das Pessar mit der konkaven Seite nach oben halten. In der Mitte knicken, Labien spreizen, mit der entstandenen Spitze zuerst einführen, dabei immer gegen die hintere Vaginalwand drücken, wenn der Levator überwunden ist, aufklappen lassen und hochschieben, bis es gut sitzt. Jetzt die Patientin husten lassen, um zu sehen, ob es hält. Falls nicht: Eine Nummer kleiner oder größer wählen.

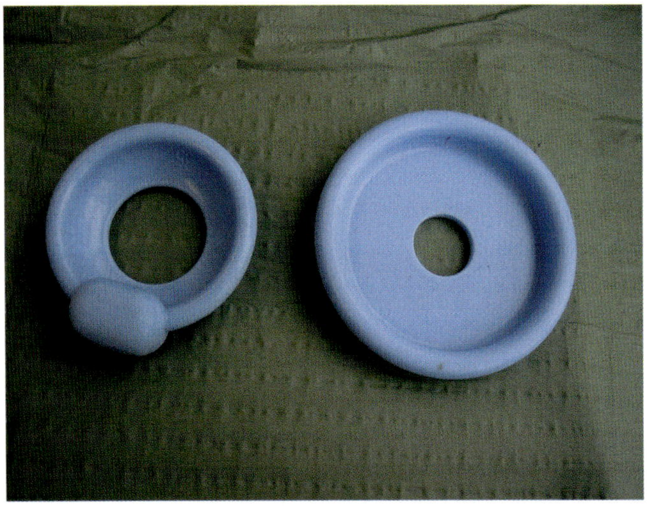

Abb. 11.7 Schalen- und Pelottenpessar. Vorteil: guter Support der Urethra, Nachteil: diffizile Handhabung [M1406]

CAVE

Schalenpessar haben ihre konkave Seite **oben.**

Cerclagepessare zur Behandlung der Frühgeburtsbestrebung haben die konkave Seite **unten.** Entsprechend werden sie umgekehrt eingesetzt. Bei einem Cerclagepessar wird die Zervix durch die Öffnung geführt. Beim Schalenpessar in der Urogynäkologie dient die Öffnung nur zum besseren Einfangen des Pessars beim Entfernen oder exakten Positionieren (➤ Abb. 11.8 und ➤ Abb. 11.9).

Entfernen

Oft nicht so einfach. Will die Patientin das Pessar täglich selbst wechseln, empfiehlt es sich, einen Bindfaden anzubringen. Ansonsten gibt es zwei Möglichkeiten:

1. Mit dem Zeigefinger über den Rand des Pessars gehen, das Pessar in die Vertikale kippen und entweder senkrecht herausziehen oder vorher intravaginal Einklappen.
2. Mit dem Finger durch das Loch des Pessars fassen und dann das Pessar in die Vertikale kippen und entweder senkrecht herausziehen oder vorher intravaginal Einklappen.

11.2.4 Ringpessar

Einfach im Handling. Sollten mit einem Bindfaden zur Eigenmedikation versehen werden, bei manchen Firmen Standard.

Beim Einlegen in der Mitte zusammendrücken und vertikal einführen, dann ausrichten. Beim Entfernen entsprechend in die Vertikale drehen und dann herausziehen (➤ Abb. 11.10).

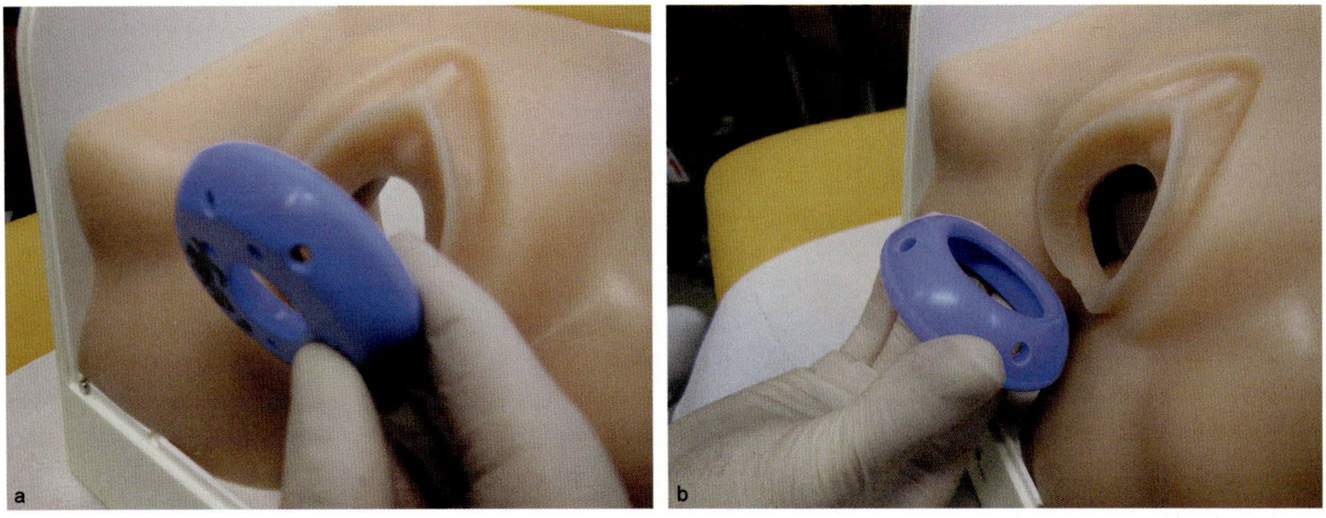

Abb. 11.8 a, b Schalenpeassar: Konkavität nach oben [M1406]

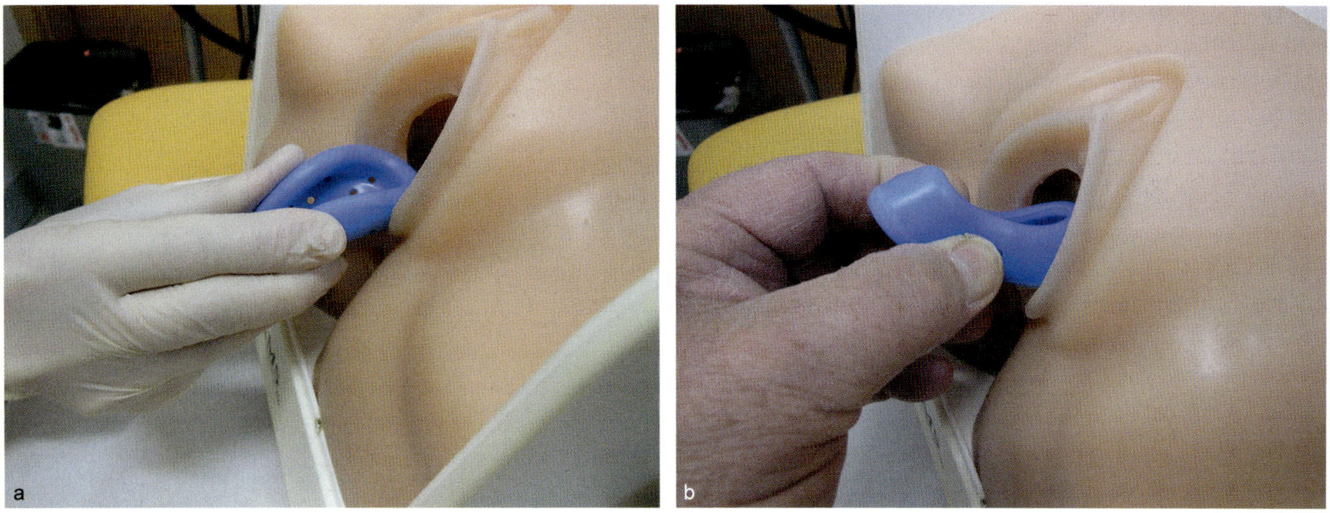

Abb. 11.9 a, b Cerclagepessar: Konkavität nach unten [M1406]

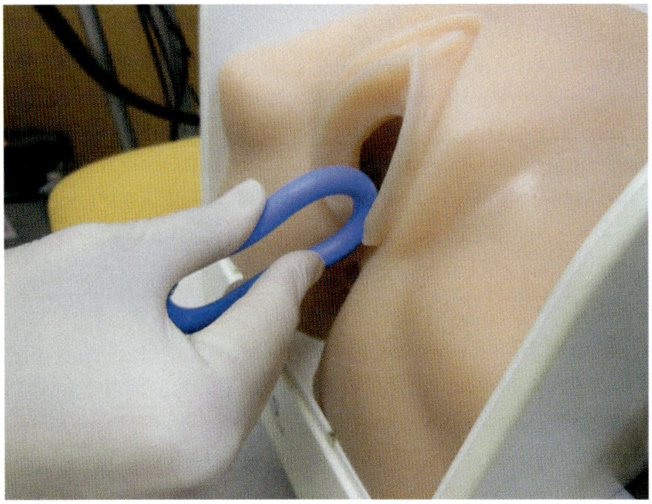

Abb. 11.10 Ringpessar. Kein guter Support bei Distensionszystozele; möglichst mit einem Sicherungsfaden zur Selbstapplikation versehen [M1406]

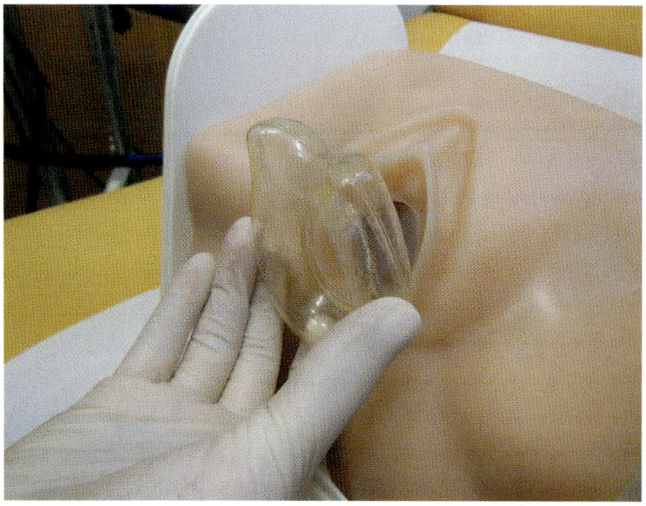

Abb. 11.11 Contiring-Luftpessar. Vorteil: gute Unterstützung der Urethra, keine Ulzerationen, Nachteil: wurden in Deutschland zu selten verschrieben, daher zurzeit nicht mehr erhältlich [M1406]

11.2.5 Luftpessar

Das Luftpessar wird unter die Urethra platziert, sodass der Blasenhals genügend Unterstützung hat. Insbesondere jüngere Patientinnen kommen damit gut zurecht. Ein Luftpessar sollte nur tagsüber getragen werden. Nachteil: Die Luft entweicht relativ schnell (➤ Abb. 11.11 und ➤ Abb. 11.12).

Einsetzen

Das Pessar in der Mitte zusammendrücken, Labien spreizen, das Pessar vertikal einführen, dabei immer gegen die hintere Vaginalwand drücken. Wenn der Levator überwunden ist, aufklappen lassen und von kranioanterior nach dorsokaudal hochschieben, bis es gut sitzt: Vorn muss das Pessar unter dem Blasenhals sitzen, hinten auf dem Levator. Jetzt die Patientin husten lassen, um zu sehen, ob es hält. Falls nicht: Eine Nummer kleiner oder größer wählen.

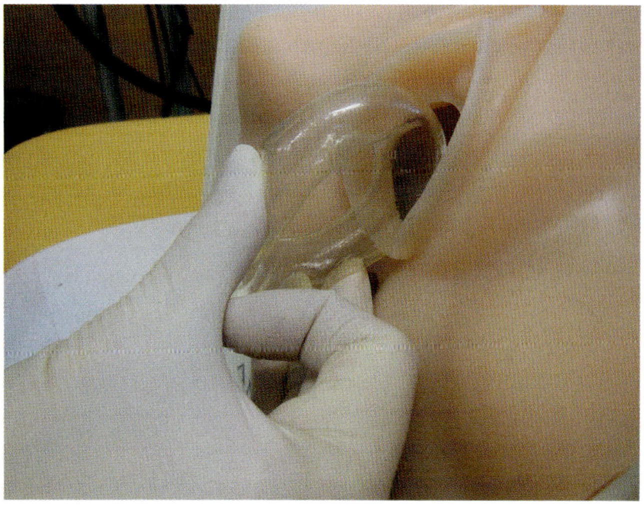

Abb. 11.12 Einlegen eines Contiring-Luftpessars [M1406]

Entfernen

Mit dem Finger in das Loch des Pessars greifen, dann Pessar in die Vertikale kippen und herausziehen.

Beim Einlegen, Pessar seitlich zusammendrücken und hochkant einführen. Dann aufklappen lassen und den oberen Sulcus unter dem Blasenhals positionieren.

11.2.6 Tamponpessar

Tamponförmige Pessare aus neuartigem Material, das in trockenem Zustand sehr hart ist und bei Feuchtigkeit die Konsistenz eines Schwamms annimmt (➤ Abb. 11.13). Vor dem Einführen daher unter dem Wasserhahn anfeuchten. Gern benutzt bei jungen Frauen, die z. B. nur beim Joggen o. Ä. Urin verlieren.
Einsetzen/Entfernen: wie Vaginaltampon.

11.2.7 Gazetampon als Pessar

Gazetampons sind in verschiedenen Größen erhältlich und können durch Vergrößerung/Verkleinerung der Füllung individuell angepasst werden (➤ Abb. 11.14). Ideal für bettlägerige Patientinnen, da sie durch den Pflegedienst eingelegt und entfernt werden. Auch diese Art Pessar mit ausreichend Estriol-Creme und ggf. zusätzlich mit Vaseline versehen.
Einsetzen/Entfernen: wie Vaginaltampon.

11.3 Ablauf in der Praxis

Eine zurückhaltende Einstellung sowohl der Behandelnden als auch der Patientinnen gegenüber der Pessartherapie wird häufig damit begründet, sie sei
- ineffektiv,
- zeitaufwendig und
- schwer in den Praxis- und Tagesablauf zu integrieren.

Ein Grund für diese Haltung liegt u. a. in der Ausgestaltung und in den Lerninhalten der Facharztweiterbildung, in der die Pessartherapie lediglich eine untergeordnete Rolle spielt. Hier besteht Nachhol- und Korrekturbedarf.

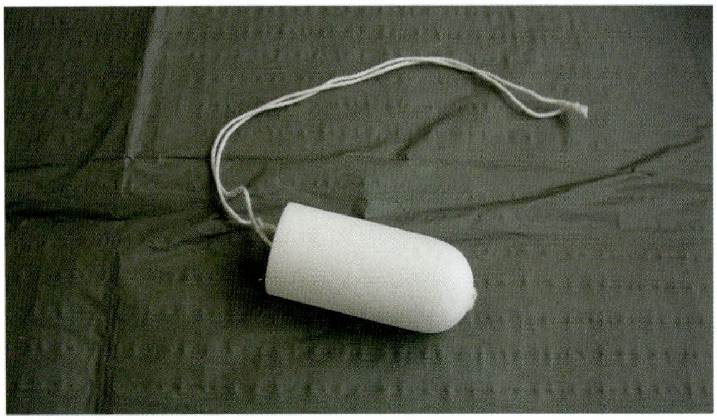

Abb. 11.13 Tamponpessar [M1406]

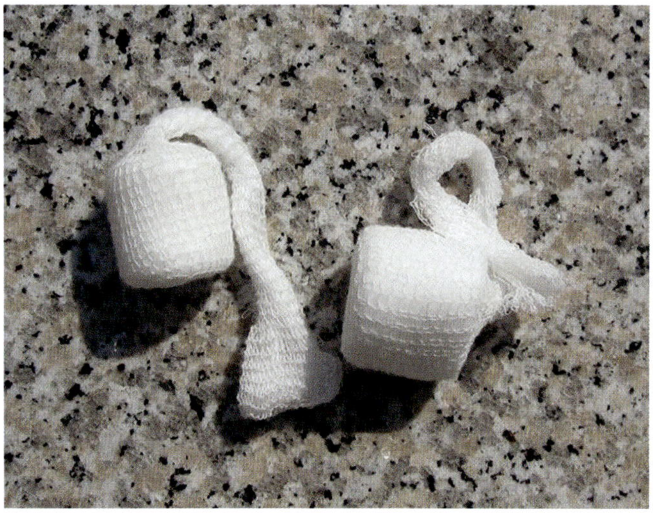

Abb. 11.14 Gazetampon [M1406]

Die Effizienz der Pessartherapie konnte in den vorhergehenden Ausführungen dargelegt werden. Wie kann die Therapie nun effektiv und ohne großen Zeitaufwand in den täglichen Praxisablauf integriert werden? Um die Fachärztin nicht zusätzlich weiter zu belasten, muss eine klare Trennung der erforderlichen Aufgaben im Rahmen der Pessartherapie in
- ärztliche Tätigkeiten und
- Tätigkeiten, die durch eine medizinische Fachangestellte (MFA) erledigt werden können,

erfolgen. Anamnese und Diagnostik (einschließlich Untersuchung) sowie generelle Beratung hinsichtlich der Therapie sind Aufgaben der Ärztin, das Anpassen des Pessars und die Schulung in der Handhabung des Pessars können hingegen von der dafür angeleiteten MFA übernommen werden.

Grundsätzlich gilt:
- Die Pessartherapie ist die kausale Therapie bei Belastungsinkontinenz und Prolaps. Sie sollte so früh wie möglich, i. d. R. post partum, eingesetzt werden, um ein Fortschreiten der Erkrankung zu vermeiden.
- Eine Pessartherapie sollte nur durchgeführt werden, wenn das Vaginalepithel ausreichend ausgereift ist. In den meisten Fällen sollte bei peri- und postklimakterischen Patientinnen eine intensive lokale Estriol-Therapie durchgeführt und als Dauerbehandlung beibehalten werden.
- Eine Senkung des Beckenbodens ist selten monosymptomatisch, i. d. R. bestehen LUTS (Lower Urinary Tract Symptoms) sowie Defäkationsstörungen, die mit behandelt werden sollten.

CAVE
Die Harninkontinenz ist eine chronische, multikausale Erkrankung. Sie muss multimodal therapiert werden! Eine Monotherapie ist meist ungenügend!

Ein **limitierender Faktor für eine Pessartherapie** in der Praxis stellen die putriden Kolpitiden dar. Diese sind in den meisten Fällen durch die ausreichende Östrogenisierung (als Dauertherapie!) sowie die Selbstapplikation des Pessars durch die Patientin vermeidbar. Dies bedeutet, dass die Patientin darin angeleitet werden sollte, wie sie das Pessar abends selbst herausnehmen und morgens wieder einsetzen kann. Die nächtliche Herausnahme des Pessars unterstützt die Regeneration des Vaginalepithels während der Nachtruhe. Eine ausführliche Anleitung der Patientin ist hierzu erforderlich. Dies Schulung kann im von einer entsprechend ausgebildeten MFA bzw. Krankenschwester durchgeführt werden. Bei der Pessartherapie in der Praxis sollte sich die Ärztin ausschließlich auf die Aufgaben konzentrieren, die unbedingt von der Ärztin durchgeführt werden müssen: Diagnose und Beratung.

Bei der Kontrolle der Estriol-Anwendung ist die Beurteilung des Reifegrades der Vaginalhaut durch Mikroskopie anzuraten. Dies kann durch einfache Färbung des Nativpräparats oder auch ohne Färbung mittels Phasenkontrastmikroskopie erfolgen. Damit kann genau beurteilt werden, ob eine ausreichende Estriol-Dosierung vorliegt. Der Reifegrad sollte über Grad 2 liegen (➤ Abb. 11.15). Von den Hormonpflastern für die Hormonersatztherapie (HRT) wissen wir, dass die perkutane Aufnahme von Steroiden intra- und interindividuell sehr unterschiedlich sein kann. Deshalb ist es erforderlich, den Reifegrad regelmäßig zu überprüfen. Statt einer zwei- oder dreimaligen Applikation pro Woche empfehlen wir unseren Patientinnen die halbe Dosis täglich zu nehmen (am besten vor dem Einführen am Morgen auf das Pessar aufzutragen).

Anpassen des Pessars – Handling in der Praxis

Bislang sind in der Literatur keine Publikationen bekannt, in der verschiedene Pessartypen miteinander verglichen werden. Nach der **Integraltheorie** von Ulmsten und Petros (1990) können alle Erkrankungen des Beckenbodens durch pathologische Veränderungen in allen drei Kompartimenten (vorderes, mittleres und hinteres) hervorgerufen werden. Durch die Einlage eines Pessars ändert sich die Spannung am Beckenboden. Wie sich die Spannung ändert und welche Auswirkungen dies auf die jeweilige Erkrankung hat, lässt sich im individuellen Fall nicht vorhersagen. Durch die Einlage eines Pessars kann eine Inkontinenz gemindert oder ganz beseitigt werden, gleich bleiben oder sogar zunehmen. Es existiert bisher keine Untersuchung, die dies voraussagen könnte. Die Therapie erfolgt ex juvantibus. Empfehlungen, dass z. B. Pelottenpessare bei Belastungsinkontinenz zu bevorzugen sind oder sich Würfelpessare nur für den Einsatz bei Prolaps eignen, konnten bislang nicht durch belastbare Daten bestätigt werden. Die aktuellen Leitlinienempfehlen hingegen speziell zur Behandlung der Belastungsinkontinenz Pelottenpessare. Untermauernde Studien dazu gibt es bisher nicht. Nach eigenen Erfahrungen kann bei manchen Patientinnen ein Würfelpessar, das i. d. R. nur zur Behandlung des Prolapses empfohlen wird, bessere Erfolge bei der Belastungsinkontinenz erzielen als ein Pelottenpessar.

Für die Routine bietet es sich an, 1–2 Pessartypen vorzuhalten. In der Praxis sollte zumindest ein ausreichendes Sortiment einer Pessaart zum „Anpassen" vorhanden sein. Muster in Form eines Sets können von den meisten Firmen zu günstigen Konditionen bezogen werden. Das Anpassen eines Pessars erfordert eine gewisse Erfahrung. Eine generell empfohlene Vorgehensweise existiert nicht. Das Anpassen erfolgt individuell. Als Faustregel gilt: Bei stark auseinandergewichenen Levatorschenkeln finden Schalen- oder Ringpessare kaum Halt, da sie auf dem Levator aufsitzen. In diesen Fällen sind Würfelpessare zu bevorzugen. Man sollte die Dicke seiner Finger in Bezug zur Größe eines Würfelpessars setzen. Zwei Finger quer und längs können z. B. der Größe 2 oder 3 des Würfelpessars entsprechen.

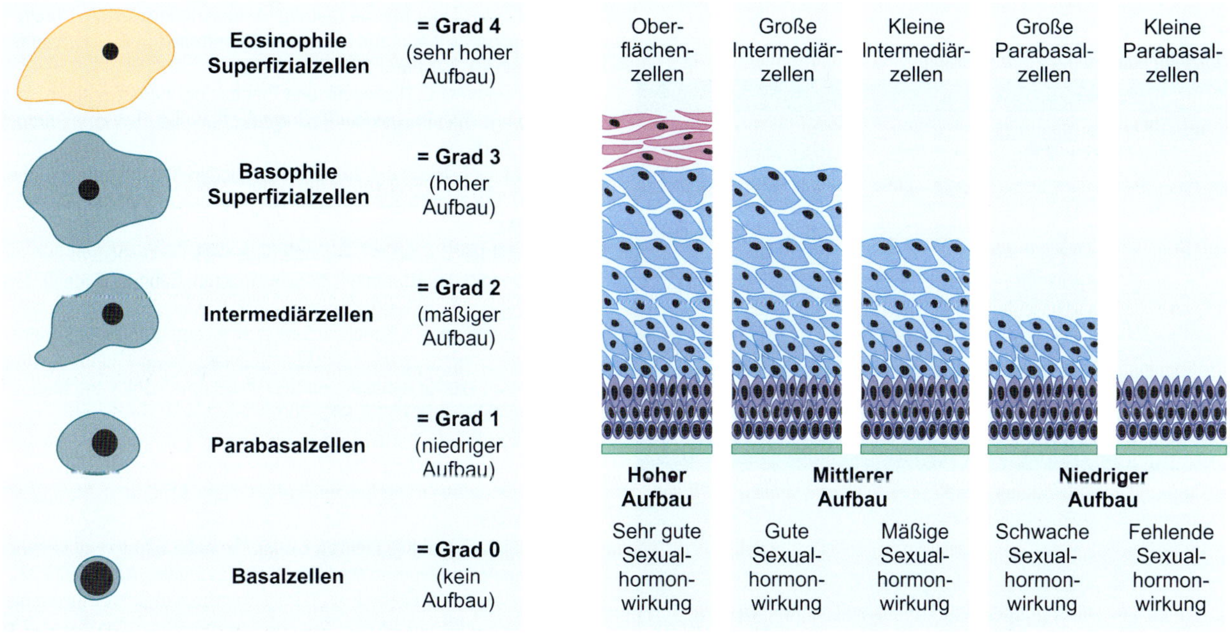

Abb. 11.15 Reifegradtabelle (aus Nauth 2007) [L231]

Das Anpassen und die Pflege eines Pessars sind keine ärztlichen Aufgaben. Es empfiehlt sich, eine medizinische Fachangestellte hierzu anzuleiten. Die Ärztin führt die Untersuchung durch, stellt die Diagnose und berät hinsichtlich einer Pessartherapie. Eine geschulte MFA passt daran anschließend der Patientin ein Pessar an. Danach soll die Patientin eine ½ h umherlaufen, möglichst etwas trinken, damit die Blase voll wird, und schließlich zur Toilette gehen. Wenn die Miktion problemlos verläuft und die Patientin keine Beschwerden durch das Pessar hat, übernimmt die MFA die Anleitung der Patientin hinsichtlich des Entfernens und des Einführens des Pessars, dessen Reinigung sowie hinsichtlich der Anwendung von Gleitcreme. Insbesondere sollen die Patientinnen dahingehend instruiert werden, dass keine Desinfektionsmittel oder Seifen angewandt werden sollen. Der erste Kontrolltermin sollte kurzfristig, z. B. nach 2 Wo. Erfolgen (➤ Tab. 11.1).

CAVE

Die Anwendung eines Pessars sollte erst nach ausreichender Ausreifung des Vaginalepithels erfolgen!

Pessarwechsel/-kontrolle

Der erste Kontrolltermin sollte bereits nach 1–2 Wo. stattfinden. Die MFA kann die Patientin in Empfang nehmen, das Pessar entfernen und einen Abstrich anlegen. Aufgabe der Ärztin ist daran im Anschluss die vaginale Untersuchung, die Beurteilung des Abstrichs und die Restharnbestimmung. Im Nativpräparat sollte die Vaginalflora und der Reifegrad (Kontrolle der Estriol-Dosierung!) beurteilt werden. Das Einsetzen des Pessars kann dann wieder von der MFA durchgeführt werden. So hält sich der zeitliche Aufwand für die Ärztin in Grenzen. Kontrollen bei Würfelpessaren sind bei guter Handhabung seitens der Patientin meist nach 3 Mon. Ausreichend. Falls die Patientin das Pessar nicht selbst jeden Abend herausnehmen will, kann ein Würfelpessar nicht verwendet werden (Nekrose- und Perforationsgefahr!). Stattdessen muss auf ein Schalenpessar o. Ä. ausgewichen werden. Dann sind kürzere Kontrollabstände von ca. 6 Wo. angezeigt.

Tab. 11.1 Procedere der Pessartherapie

Initialtermin	
Gynäkologin	• Diagnostik • Aufklärung
MFA	• Anpassen des Pessars • ½ h laufen/sitzen, Treppen steigen • Kaffee trinken • Miktion • Pessarsitz kontrollieren • Pessarwechsel üben • Hygienemaßnahmen • Beratung, Pflege, Handhabung • Kontrolltermin
Kontrolltermin	
MFA	• Pessar herausnehmen, reinigen • Smear anlegen
Gynäkologin	• Untersuchung • Smear-Beurteilung • Sonografische Restharnmessung
MFA	Handhabung des Pessars

MERKE

Untersuchung bei Pessarkontrolle:
1. Vaginale Untersuchung
2. Nativabstrich (Flora, Reifegrad)
3. Restharnkontrolle

Insbesondere beim Würfelpessar kann es sehr schnell zu einer Regression des Prolapses kommen. Die Patientin bemerkt, dass das Pessar plötzlich zu groß erscheint. In welchen Fällen diese Rückbildung aber vonstattengeht und wann nicht, lässt sich noch nicht prädizieren. Hier sind weitere Untersuchungen mittels 4-D-Beckenbodensonografie erforderlich (➤ Tab. 11.1).

LITERATUR

Beilecke K, Marschke J, Tunn R. Update zur Pessartherapie beim Descensus urogenitalis. **Gynäkologische Praxis** 2020 46 1–7.

Dietz HP. Opinion: Mesh in prolapse surgery: an imaging perspective. Ultrasound Obstet Gynecol 2012 40 495–503.

Harvey MA et al. Guideline No. 411, Vaginal Pessary Use. JOGC 2021 43 255–266.

Herrmann V, Scarpa K, Palma PC, Riccetto CZ. Stress urinary incontinence 3 years after pregnancy: correlation to mode of delivery and parity. Int Urogynecol J Pelvic Floor Dysfunct 2009 Mar;20(3) 281–288. DOI: https://doi.org/10.1007/s00192-008-0767-8.

Jones K, Yang L, Lowder JL et al. Effect of pessary use on genital hiatus measurements in women with pelvic organ prolapse. Obstet Gynecol 2008 112 630–636.

Kulseng-Hanssen 1 S, Husby H, Schiotz HA. The tension free vaginal tape operation for women with mixed incontinence: Do preoperative variables predict the outcome? Neururol Urodyn 2007 26(1) 115–121.

Lange S, Lange R, Tabibi E et al. Comparison of Vaginal Pessaries to Standard Care or Pelvic Floor Muscle Training for Treating Postpartum Urinary Incontinence: a Pragmatic Randomized Controlled Trial. Geburtshilfe Frauenheilkd. 2024 Mar 6;84(3) 246–255.

Lange R, Naumann G. Diagnostik und Therapie der Harninkontinenz in der gynäkologischen Praxis oder Pipilogie für Praktiker. 3. A. coma-urogyn GmbH, 2018.

Lange R, Tabibi E, Hitschold, T et al. Beckenboden-Rehabilitationsstudie (BREST). Düsseldorf, 2021. https://nbn-resolving.org/urn:nbn:de:0183-21dkg650.

Lange R, Walther D, Casper F. Veränderungen des Beckenbodens in graviditate – Longitudinalstudie bei 38 Schwangeren. Gebh. u. Frauenh. 1999 59 300.

Lapeer R, Gerikhanov Z, Sadulaev S-M et al. A computer-based simulation of childbirth using the partial Dirichlet-Neumann contact method with total Lagrangian explicit dynamics on the GPU. Biomechanics and Modeling in Mechanobiology 2019 18, 681–700.

MacArthur C, Wilson D, Herbison P et al.; Prolong study group. Urinary incontinence persisting after childbirth: extent, delivery history, and effects in a 12-year longitudinal cohort study. BJOG 2016 May;123(6) 1022–1029.

Minassian VA, Hagan KA, Erekson E et al. The natural history of urinary incontinence subtypes in the Nurses' Health Studies. AJOG 2020 222 163.

Minassian VA, Yan X, Pilek AL et al. Does transition of urinary incontinence from one subtype to another represent progression of the disease? Int Urogyn 2018 29(8) 1179–1185.

Moossdorff-Steinhauser HFA, Bary CM, Berghmans ME et al. Prevalence, incidence and bothersomeness of urinary incontinence between 6 weeks and 1 year post-partum: a systematic review and meta-analysis. International Urogynecology Journal 2021 32 1675–1693.
Nauth A. Häufigkeit und Bedeutung positiver Vaginalabstriche im Scheidenblindsack nach erfolgter Hysterektomie. Inauguraldissertation der Medizinischen Fakultät der Eberhard-Karls-Universität zu Tübingen 2007.
Svabik K, Martan A, Masata J et al. Comparison of vaginal mesh repair with sacrospinous vaginal colpopexy in the management of vaginal vault prolapse after hysterectomy in patients with levator ani avulsion: a randomized controlled trial. Ultrasound Obstet Gynecol 2014 Apr;43(4) 365–371.
Ulmsten U, Petros P. An integral theory of female urinary incontinence: experimental and clinical considerations. Acta Obstetricia et Gynecologica Scandinavica 1990 (S153) 7–31.
Woodley SJ, Lawrenson P, Boyle R et al. Pelvic floor muscle training for preventing and treating urinary and faecal incontinence in antenatal and postnatal women. Cochrane Database Syst Rev 2020 5 Cd007471.

KAPITEL

12 Sport und Beckenboden

Birgit Schulte-Frei

12.1 Einleitung

Sport und Bewegung sind elementare kulturelle Bestandteile des menschlichen Lebens und sollten demnach bei gegebener Motivation ein Leben lang aktiv möglich sein. Die vielfachen positiven Wirkungen auf den unterschiedlichen Ebenen des menschlichen Körpers unterstützten demnach Gesundheitsförderung, Prävention, Therapie und Rehabilitation. Demzufolge haben sich seit einigen Jahrzehnten für einige medizinische Bereiche Sport- und Bewegungsprogramme – so z. B. in der Neurologie, Orthopädie und in der Inneren Medizin – fest etabliert. Sie wirken u. a. durch gezielte spezifisch sowie differenziert gesteuerte Verbesserung der motorischen Grundeigenschaften Kraft, Ausdauer, Schnelligkeit, Sensomotorik und Beweglichkeit (Kleinert 2019; Pfeifer et al. 2013; Schüle und Huber 201).

In der Gynäkologie und der Urologie besteht diesbezüglich ein deutlicher Nachholbedarf. Dabei sind Sport und Bewegung hier insbesondere für die Bereiche Schwangerschaft und Rückbildung, Betreuung von Hochleistungssportlerinnen sowie in der Therapie und Rehabilitation diverser Beckenbodendysfunktionen relevant.

MERKE

Konkret bedeutet dies für die Beckenbodenmuskulatur, dass die Effekte von Sport und Bewegung unter zwei Gesichtspunkten betrachtet werden müssen:

1. Sportliches Handeln an sich kann zu einer Verbesserung und zu einem spezifischen Trainingseffekt, abhängig von der jeweiligen Belastung, führen.
2. Durch Sport können Trainingseffekte gezielt herbeigeführt werden.

Daher thematisiert das vorliegende Kapitel nachfolgende Bereiche:

- Auswirkungen von Sport und Bewegung auf den Beckenboden
- (sportliche) Belastung und Belastungsfähigkeit des Beckenbodens
- Beckenbodengesunde und -ungesunde Sportarten
- Verbesserung der muskulären Leistungsfähigkeit der Beckenbodenmuskulatur durch gezieltes parametergesteuertes Training
- Personalisiertes Training und Prävention im Leistungssport

12.2 Auswirkungen von Sport und Bewegung auf den Beckenboden

Sport und Bewegung können – abhängig einerseits von der Belastung, andererseits von der Beanspruchungs- und Belastungsfähigkeit des individuellen Körpers – den Beckenboden entweder stärken oder schwächen. Die zugrunde liegenden Kriterien sind noch nicht definitiv geklärt und werden daher immer noch diskutiert. Insgesamt gibt es noch zu wenige Daten und Studien zu diesem Thema. Im Wesentlichen existieren zwei unterschiedliche Theorien (➤ Tab. 12.1; Bø und Nygaard 2015).

Der wissenschaftliche Diskurs unterstützt aktuell, dass Sport für Frauen mit optimal funktionierender Beckenbodenmuskulatur aufgrund der Co-Kontraktionen der Beckenbodenmuskulatur durch die damit verbundenen morphologischen Adaptationen u. a. eher einen positiven Effekt haben könnte (Ludviksdottir et al. 2018; Rodríguez-López et al. 2022).

Unterstützt wird diese Theorie durch die Ergebnisse von Kruger et al. (2005), welche belegen konnten, dass Hochleistungssportlerinnen einiger Sportarten im MRT eine im Vergleich mit Nichtsportlerinnen nachweislich hypertrophierte Beckenbodenmuskulatur aufweisen.

Hierdurch wird deutlich, dass die Muskulatur auf die gegebenen Reize mit einer entsprechenden Anpassung reagiert und somit trainiert wird. Die hohe Co-Kontraktionsfähigkeit der Beckenbodenmuskulatur insbesondere mit der posturalen Rumpfmuskulatur (M. transversus abdominis, M. obliquus internus und externus) konnte für viele Haltungen und Bewegungen deutlich belegt werden (Schulte-Frei 2007). Sie führt sogar dazu, dass dadurch die Beckenbodenmuskulatur erst in die Lage versetzt wird, ihre

Tab. 12.1 Stärkung und Schwächung der Beckenbodenmuskulatur durch Sport

Allgemeines Training stärkt den Beckenboden	Allgemeines Training überbeansprucht und schwächt den Beckenboden
• Die auftretenden Belastungen u. Beanspruchungen ermüden die Beckenbodenmuskulatur.	• Durch sportliche Betätigung erhöht sich der intraabdominelle Druck.
• In der Folge tritt durch Adaptation ein Trainingseffekt ein. Zusätzlich u./o. darüber hinaus führt die Belastung/Bewegung zu einer Co-Kontraktion der Beckenbodenmuskulatur, wodurch ein indirektes Training ausgelöst wird.	• Wenn die Beckenbodenmuskulatur nicht in der Lage ist, schnell u. schnellkräftig genug zu reagieren, um dieser enormen Beanspruchung o. auch den Bodenreaktionskräften zu widerstehen, wird das Levator-Hiatus-Gebiet geweitet, die Beckenbodenmuskulatur gedehnt u. nachhaltig geschwächt.
• Dies führt durch Verbesserung der muskulären Leistungsfähigkeit – insbesondere durch Volumenzunahme – zu einer Reduktion des Levator-Hiatus-Gebiets, verbunden mit einer Anhebung der Beckenbodenmuskulatur sowie der inneren Organe.	

maximale neuromuskuläre Ansteuerungsfähigkeit sowie ihre maximale Kraft zu entwickeln.

Bei Frauen mit nicht optimal funktionierender oder gar pathologischer Beckenbodenmuskulatur kann sich körperliche Belastung hingegen eher negativ auswirken und sogar Schäden verursachen (Bø und Nygaard 2020).

Spitzensportlerinnen mit optimal funktionierender Beckenbodenmuskulatur zeigen ein Kontinuum von positiven hin zu negativen Effekten, abhängig von den jeweiligen Beanspruchungen und Bedingungen, unter denen sie ihren Sport betreiben (➤ Kap. 12.3; Bø und Nygaard 2020).

INFO

Ob sportliche Aktivität und Bewegung stärkende oder negative Effekte auf die Beckenbodenmuskulatur hervorruft, ist von diversen Faktoren abhängig und individuell.

12.3 (Sportliche) Belastungs- und Beanspruchungsfähigkeit des Beckenbodens

Ob Sport und Bewegung den Beckenboden eher stärken oder schwächen können, hängt von unterschiedlichen Voraussetzungen ab. Um dies zu verdeutlichen, werden in zwei Stufen gezielt ausgewählte Studien aus dem Hochleistungssport ausgewertet:

- Stufe 1 vergleicht **vier Sportartenkategorien** untereinander.
- Stufe 2 arbeitet **sportartübergreifend** die relevanten Gründe, welche eine Inkontinenz hervorrufen können, heraus.

Der Leistungssport ist, wie oben bereits beschrieben, geradezu dazu prädestiniert derartige Zusammenhänge aufzuzeigen, da hier die äußerste Belastungsakzeptanz des menschlichen Körpers deutlich wird. In der Folge können die Ergebnisse helfen – wie auch schon in anderen Disziplinen erfolgreich umgesetzt –, die in diesem Kontext erworbenen Kenntnisse in therapeutischen, präventiven und rehabilitativen Settings abzubilden und entsprechend zu nutzen.

Die Prävalenz von Inkontinenz im Leistungssport ist unterschiedlich hoch und steht im Zusammenhang mit der ausgeübten Sportart bzw. der spezifischen Belastung durch die betreffende Sportart und der jeweiligen individuellen Beanspruchung und Beanspruchungsfähigkeit andererseits (Schulte-Frei und Jäger 2018; Gram et al. 2020; Carvalhais et al. 2018).

Eine vergleichende und beschreibende Untersuchung der vier Sportartenkategorien **kompositorische Sportarten, Ausdauersport, Ballsportarten und Rückschlagspiele sowie Leichtathletik** zeigt deutlich, dass die höchsten Inkontinenzraten in den sog. **kompositorischen Sportarten** sowie in den **Ballsportarten und Rückschlagspielen** bestehen. In beiden Kategorien liegen die Prävalenzen bei > 70 % der teilnehmenden jungen und ansonsten gesunden Sportlerinnen. Die höchsten Inkontinenzraten sind mit bis zu 80 % für die Sportart Trampolin belegt (➤ Abb. 12.1; Schulte-Frei und Jäger 2018).

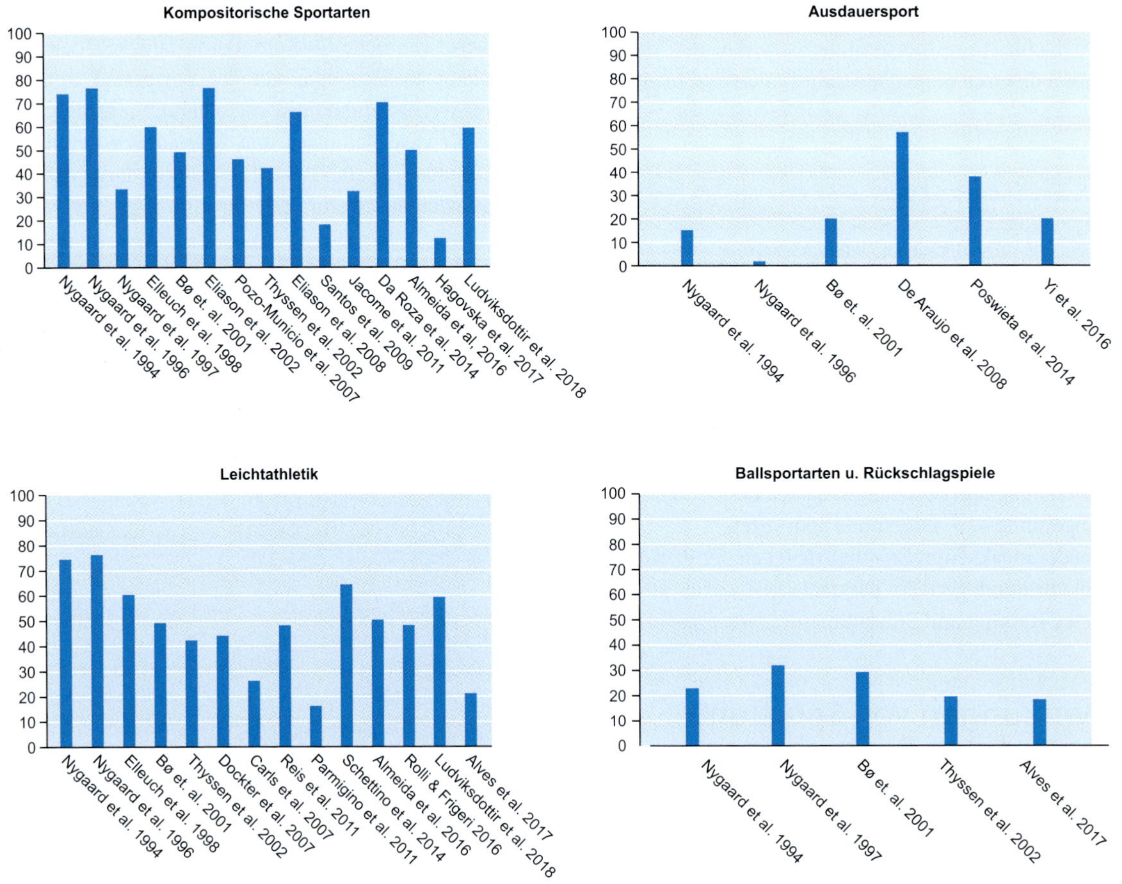

Abb. 12.1 Inkontinenz bei verschiedenen Sportartenkategorien (nach Schulte-Frei und Jäger 2017; Schulte-Frei 2019) [L231]

In der Kategorie **Leichtathletik** liegt der Höchstwert der Prävalenz bei immerhin knapp über 30 % und in der Kategorie **Ausdauersport** zeigt sich eine Inkontinenz von bis zu 62 % der befragten Sportlerinnen (Schulte-Frei und Jäger 2018). Für ein umfassendes Verständnis der Thematik reicht jedoch eine reine Betrachtung auf der Ebene der Sportarten nicht aus. Daher wurden in der zweiten Stufe die Studien sportartunabhängig und hinsichtlich übergeordneter Faktoren untersucht. Im Ergebnis werden Risikofaktoren und Gründe für die Ausbildung einer Inkontinenz sportartübergreifend von folgenden vier Faktoren beeinflusst:

1. **Psychische Gesundheit**
2. **Hormoneller Status**
3. **Körperstruktur**
4. **Belastung und Beanspruchung** (Schulte-Frei und Jäger 2018)

Die relevanten Faktoren können einzeln oder miteinander gekoppelt auftreten bzw. relevant sein. Einzeln betrachtet kann es z. B. vorkommen, dass bei einer ausgeglichenen Psyche, einer guten physiologischen Struktur und einem gesunden Hormonstatus die gewählten Beanspruchungen im Training zu hoch sind. Eine komplexe Situation könnte z. B. im Ausdauersport, in welchem ein geringes Körpergewicht mit Leistungen korrelieren kann, auftreten: Ein zu geringes Körpergewicht kann zur Reduktion bzw. zum Auflösen von zur Stabilisation der Organe notwendigen Fettpolstern z. B. unterhalb des M. glutaeus max. führen oder auch den hormonellen Status stören. Die hohen Trainingsbeanspruchungen, insbesondere die Trainingsumfänge, sind oftmals recht hoch und/oder lang. Dazu können psychische Belastungen z. B. hinsichtlich des eigenen Körperbildes kommen (➤ Abb. 12.2; De Araújo et al. 2008).

Die im Leistungssport immanent hohe Trainingsbeanspruchung bei oft geringem Körperfettanteil und gleichzeitiger hoher psychischer Belastung mit evtl. noch stärkerer Beeinflussung der hormonellen Situation bringt gleich mehrere inkontinenzerhöhende Prädikatoren mit sich.

TIPP

Nutzen für Prävention, Therapie und Rehabilitation

Die herausgearbeiteten Faktoren sind sowohl für Sportlerinnen und Sportler als auch für weniger sportliche Patientinnen und Patienten relevant und können im Rahmen von Coachings entsprechend thematisiert und besprochen werden. Inhaltlich ist dementsprechend auf eine gute psychische Gesundheit, einen physiologischen hormonellen Status, eine physiologische Körperstruktur und insbesondere auf eine individuell angepasste Belastungsintensität zu achten.

Auch wenn die Datenlage insgesamt immer noch gering ist, sind die Belastungen durch (zu) hohe Impact-Beanspruchungen vergleichsweise gut belegt. Vor diesem Hintergrund ist es besonders

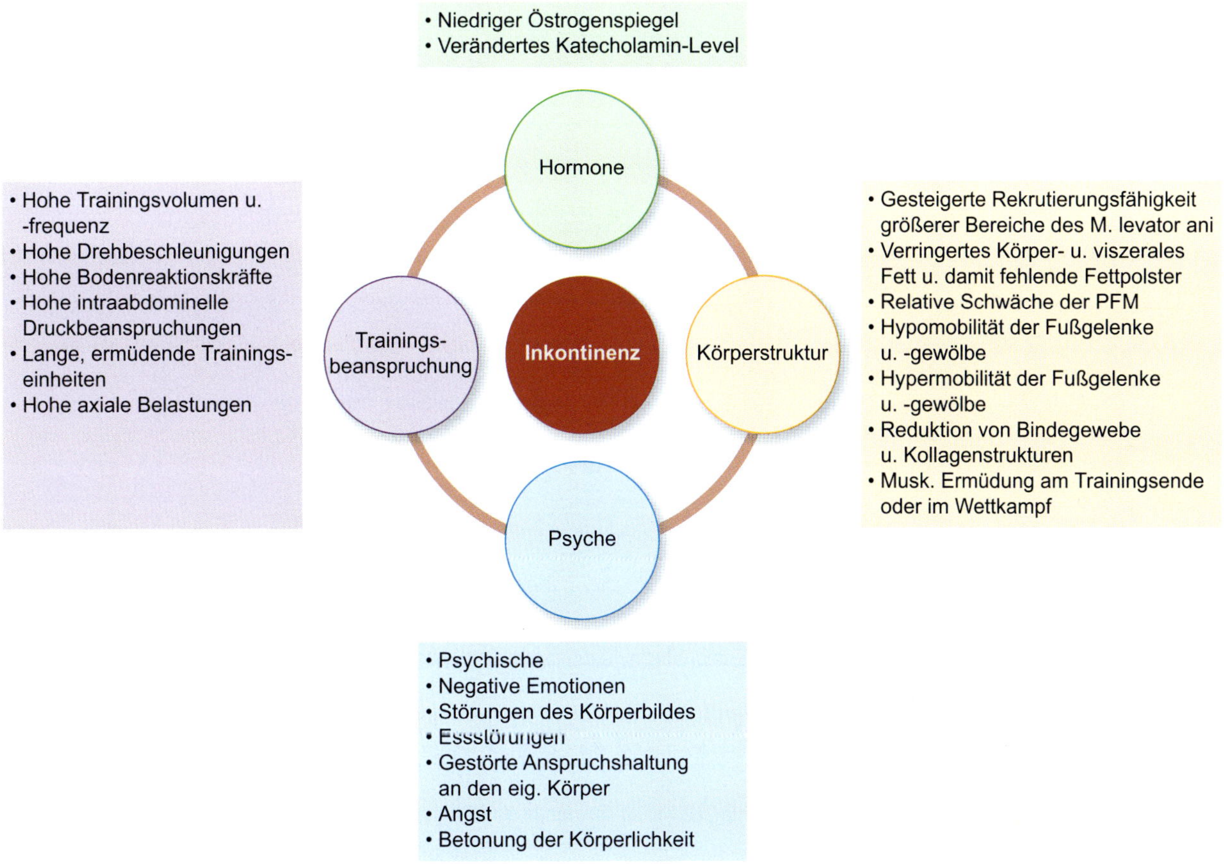

Abb. 12.2 Gründe zur Ausbildung einer Inkontinenz im Leistugssport (Quellen: Bø und Stien 1994; Caylet et al. 2006; Eliasson et al. 2008; Lebenstedt et al. 2002; Bo 2004; De Araújo et al. 2008; Bø und Borgen 2001; Nygaard et al. 1997; Eliasson et al. 2002; Kruger et al. 2005; Nygaard et al. 1994) [L231]

erstaunlich, dass die höchsten Inkontinenzraten (bis zu 80 %) beim Trampolinspringen auftreten, denn bei dieser Sportart ist gerade der Impact sehr gering. Die Studien zum Laufen und Springen haben gezeigt, dass die Beckenbodenmuskulatur durch den Kontakt am Boden eine wichtige Orientierung zur Kontraktion erhält. Diese wichtige Orientierung ist bei den Trampolinspringerinnen aufgrund der Größe und Weichheit des Sprungtuchs deutlich weniger gegeben. Das Ergebnis „Untergrund zu weich" kann folglich dazu genutzt werden, konsequenter über Böden, Schuhpolsterung u. Ä. im Einzelfall nachzudenken und Sportlerinnen entsprechend zu beraten.

12.4 Beckenbodenstärkende und -schwächende Sportarten

Beckenbodenstärkende Sportarten orientieren sich insbesondere an den biomechanischen Gegebenheiten einer Sportart.

Relevante Kriterien sind dementsprechend

- adäquater intraabdomineller Druck während der Bewegungsausführung,
- adäquate Bodenreaktionskräfte,
- adäquate Drehbeschleunigungen,
- Art und Weise der Bewegungsausübung,
- gute sportartspezifische Koordination bzw. Technik sowie
- der Kontakt mit der Oberfläche zur Impulsgebung.

Oft ist es nicht möglich, die Sportart an sich in eine **beckenbodenstärkende** oder in eine **beckenbodenschwächende** Sportart einzuteilen. Bei einigen Sportarten entscheidet die Art und Weise der Durchführung, wie sich die betreffende Sportart auswirkt (➤ Tab. 12.2).

Tab. 12.2 Belastung des Beckenbodens in den jeweiligen Sportarten

	Sportart	Begründung		Bemerkungen
		Gesund	Ungesund/belastend	
Ausdauersport	Laufen	Trainiert die reflektorischen Fähigkeiten der PFM	Bei zu intensiven Trainingsvolumen	Passender Untergrund kann individuell entschieden werden
				Umfänge u. weitere Parameter individuell wählen, auf Ernährung, Hormonstatus, Psyche u. Körpergewicht achten
	Triathlon	Trainiert die reflektorischen Fähigkeiten der PFM (Laufen); Schwimmen u. Radfahren optimale biomechanische Voraussetzungen s. u.	Trainingsumfänge können recht hoch sein, auf Körpergewicht, Psyche u. Hormonhaushalt achten	Umfänge u. weitere Parameter individuell wählen, auf Ernährung, Hormonstatus, Psyche u. Körpergewicht achten
	Schwimmen	Aufgrund der Wassereigenschaften optimale biomechanische Voraussetzungen		Kein reflektorisches Training der PFM
	Radfahren	Durch die sitzende Position biomechanische Voraussetzungen optimal		Kein reflektorisches Training der PFM; mit steigender Beanspruchung steigt die neuromuskuläre Ansteuerung der PFM
Ball- u. Rückschlagsportarten	Handball	Trainiert die reflektorischen Fähigkeiten der PFM (Laufen); reflektorisches Training bei Sprüngen	Hohe Impact-Beanspruchungen bei Landungen nach Sprüngen und Würfen	
	(Beach-)Volleyball	Reflektorisches Training bei Sprüngen	Sprünge Halle, Beach	
	Tischtennis	Biomechanische Voraussetzungen optimal		
	Hockey	Trainiert die reflektorischen Fähigkeiten der PFM (Laufen)	Intraabdominelle Druckerhöhung bei spezifischen Bewegungen möglich	
	Fußball	Trainiert die reflektorischen Fähigkeiten der PFM (Laufen)	Intraabdominelle Druckerhöhung bei spezifischen Bewegungen möglich	
	Basketball	Trainiert die reflektorischen Fähigkeiten der PFM (Laufen); reflektorisches Training bei Sprüngen	Intraabdominelle Druckerhöhung bei spezifischen Bewegungen möglich	
	Golf	Leichtes reflektorisches Training durch Gehen	Intraabdominelle Druckerhöhung bei spezifischen Bewegungen möglich	
	Tennis/Padel	Trainiert die reflektorischen Fähigkeiten der PFM (Laufen)	Intraabdominelle Druckerhöhung bei spezifischen Bewegungen möglich	

Tab. 12.2 Belastung des Beckenbodens in den jeweiligen Sportarten *(Forts.)*

	Sportart	Begründung		Bemerkungen
		Gesund	Ungesund/belastend	
Kompositorische Sportarten	Turnen	Reflektorisches Training bei Sprüngen	Hohe biomechanische Beanspruchungen, hohe Drehbeschleunigungen, Impact-Beanspruchungen, Bodenreaktionskräfte	
	Trampolin			
	Rhythmische Sportgymnastik		Hohe biomechanische Beanspruchungen, hohe Drehbeschleunigungen, Impact-Beanspruchungen, Bodenreaktionskräfte	
	Ballett	Reflektorisches Training bei Sprüngen	Hohe biomechanische Beanspruchungen, hohe Drehbeschleunigungen, Impact-Beanspruchungen, Bodenreaktionskräfte	
	Eiskunstlauf	Reflektorisches Training bei Sprüngen	Hohe biomechanische Beanspruchungen, hohe Drehbeschleunigungen, Impact-Beanspruchungen, Bodenreaktionskräfte	
Leichtathletik	Mittelstrecke	Trainiert die reflektorischen Fähigkeiten der PFM (Laufen)		
	Sprungsportarten (Weit-, Dreisprung)	Trainiert die reflektorischen Fähigkeiten der PFM (Laufen u. Springen)	Hohe biomechanische Beanspruchungen, hohe Drehbeschleunigungen, Impact-Beanspruchungen, Bodenreaktionskräfte	
	Sprintdistanz	Trainiert die reflektorischen Fähigkeiten der PFM (Laufen)		
	Wurfdisziplinen			
	Hochsprung	Trainiert die reflektorischen Fähigkeiten der PFM (Laufen u. Springen)		
Gesundheitssportarten	Nordic Walking	Trainiert die reflektorischen Fähigkeiten der PFM (Laufen)		
	Yoga			
	Pilates			
Fitnesssport	Fitnessgerätetraining	Biomechanische Voraussetzungen optimal	Auf intraabdominellen Druck bei bestimmten Trainingsgeräten achten	Grundsätzlich sehr gut geeignet, da die Bewegung apparativ geführt wird u. gezielt eingestellt werden kann
	Crossfit			
	Spinning	Durch die sitzende Position biomechanische Voraussetzungen optimal		Kein reflektorische s Training der PFM; mit steigender Beanspruchung steigt die neuromuskuläre Ansteuerung der PFM
	Vibrationstraining			
Schnee- u. Wassersport	Skifahren, Snowboarden	Biomechanische Voraussetzungen optimal, reflektorisches Training bei Sprüngen	Impact-Beanspruchungen bei Sprüngen	
	Skilanglauf			
	Rudern			
	Wellenreiten	Biomechanische Voraussetzungen optimal		
	Surfen, Kiten, Wellenreiten, Windsurfen	Biomechanische Voraussetzungen optimal		
Sonstige	Inline, Eisschnelllauf, Eishockey	Biomechanische Voraussetzungen optimal		
	Gewichtheben			
	Kampfsport			
	Reiten	Biomechanische Voraussetzungen optimal	Beim ausgesessenen Trab kann es zu Irritationen der PFM kommen	

12.5 Verbesserung der muskulären Leistungsfähigkeit der PFM durch gezieltes parametergesteuertes Training

Unter Training versteht die Sportwissenschaft eine planmäßige und systematische Realisation von Trainingsinhalten und -methoden zur nachhaltigen Erreichung von definierten Trainingszielen im und durch Sport (Hollmann et al. 2010).

Die motorischen Leistungsfähigkeiten im Sport unterteilen sich in **muskuläre Leistungsfähigkeit, Ausdauerleistungsfähigkeit, sensomotorische Leistungsfähigkeit/Koordination, Schnelligkeit** und **Beweglichkeit.**

Grundsätzlich ist es wichtig, alle motorischen Grundeigenschaften zu trainieren (s. o.). An dieser Stelle wird aufgrund seiner wesentlichen Bedeutung lediglich das Thema der **muskulären Leistungsfähigkeit** erläutert.

Zentraler Inhalt aller präventiven, therapeutischen und rehabilitativen Konzepte in der Therapie von Beckenbodendysfunktionen ist ein **zielgerichtetes Training der Beckenbodenmuskulatur.** Die Evidenz dieser Maßnahmen ist mittlerweile vielfach belegt (Radzimińska et al. 2018; Hagen et al. 2020; Dumoulin et al. 2020).

Muskuläre Defizite zwischen kontinenten und inkontinenten Personen bestehen in folgenden Bereichen (Schulte-Frei 2007; Verelst 2007; Peng 2007; Morin 2004):

- Reduzierte maximale Kraftentwicklungsfähigkeit
- Reduzierte maximale neuromuskuläre Ansteuerungsfähigkeit
- Verringerte Entspannungsfähigkeit
- Verringerte Geschwindigkeit der Kraftentwicklung

Um diesen bestehenden Defiziten individuell und konsequent begegnen zu können, ist eine zielgerichtete Trainingssteuerung unter Wahl der korrekten und geeigneten Trainingsparameter notwendig und fokussiert demnach die folgenden muskulären Zielsetzungen (➤ Tab. 12.3):

- Sensomotorisches Training (Wahrnehmung und Bewegung)
- Hypertrophietraining (Muskelmasse)
- Intramuskuläres Koordinationstraining (maximale Kraft)
- Bewusstes und unbewusstes sowie reflexives Krafttraining (Kraft-, Aktivitätsentwicklung)
- Bewusstes und unbewusstes Kraftausdauertraining (Guellich 1999; Radlinger 1998)

12.5.1 Sensomotorisches Training

Das sensomotorische Training soll v. a. die Wahrnehmung hinsichtlich einer gezielten aktiven Kontraktions- und Entspannungsfähigkeit der Beckenbodenmuskulatur sowie diverse Bewegungen schulen und verbessern. Diese, dem eigentlichen Training – welches mit morphologischen Adaptationen einhergehen soll – vorausgehende Schulung ist i. d. R. notwendig, da sogar bis zu 30 % der gesunden Personen kein Gefühl für ihre Beckenbodenmuskulatur besitzen. Bei an Inkontinenz leidenden Personen ist dieser Prozentsatz noch deutlich höher – insbesondere für die Wahrnehmungsfähigkeit in nicht liegenden Positionen. Darüber hinaus ist eine gute Sensomotorik Ansatzpunkt, um die weiteren Trainingsziele erreichen zu können (Schulte-Frei 2007).

Tab. 12.3 Zielgerichtetes Training der relevanten musk. Leistungsfähigkeit

Trainingsparameter	Sensomotorik			Hypertrophie		Intermuskuläre Koordination			Aktive max. Kraftentwicklung	Reaktive max. Kraftentwicklung
Kontraktionsform	Isometrisch	Konzentrisch-exzentrisch	Reaktiv	Isometrisch	Konzentrisch-exzentrisch	Konzentrisch-exzentrisch	Isometrisch	Exzentrisch	Konzentrisch-exzentrisch	Exzentrisch-konzentrisch
Geschwindigkeit der Kontraktion	Isometrisch	Langsam-moderat Schnell Isometrisch-konzentrisch (squast)	Langsam Schnell (exzentrisch-konzentrisch)	Halten	Langsam-moderat	Langsam-moderat	Halten	Langsam-moderat	So schnell es geht, explosiv, schnellkräftig, abfedernd	
Beanspruchung, Zeit, Wiederholungen	10–100''	10–100''	10–100''	8–12 × 4–6''	8–12 ×	1–5 ×	1–5 ×	3–5 ×	6–10	
Externe Intensität	20–40 % (MVC)	20–40 % (1 RM)	< 2 G	60–80 % (MVC)	60–80 % (1 RM)	85–100 % (1 RM)	85–100 % (MVC)	110–130 % (MVC)	6'' Pause nach jeder Wiederholung	
Interne Intensität	Niedrig (25–40 % der max. Wiederholungen)			Max.		Max.			Max.	
Umfang	2–(3–5)–10			2–(3–4)		2–(3–5)			2–(3–5)	
Pausen	15''–3'			90''–3'		3'–5'			(3'–5')–10'	

Etablierte Übungsinhalte beziehen sich zum einen auf den Bereich der Kontraktion und Relaxation der Beckenbodenmuskulatur in unterschiedlichen Ausgangsstellungen – je nach Befund. Zum anderen thematisiert diese Trainingsform die Wahrnehmung verschiedener Bewegungen von Becken und Rumpf. Zusätzlich zu den etablierten Übungen bietet sich zur Schulung der Wahrnehmungsfähigkeit die Methode **Motor Imagery** an. **Motor Imagery** wird sowohl erfolgreich zur inneren Visualisierung im Leistungssport als auch in der neurologischen Rehabilitation erfolgreich eingesetzt (Jäger und Schulte-Frei 2017).

Ein Training zur Verbesserung der Sensomotorik kann wie in ➤ Tab. 12.1 gezeigt aufgebaut werden. Zur Durchführung empfehlen sich Ausgangsstellungen, in welchen sich die Teilnehmerinnen gut auf ihre Beckenbodenmuskulatur konzentrieren können. Zum Start bietet sich daher die Rückenlage besonders gut an. Es ist wichtig, schon in dieser ersten Phase leichte reaktive Inhalte in das Training zu integrieren.

INFO

Möglichkeiten und Grenzen

Ein Training der sensomotorischen Fähigkeiten der Beckenbodenmuskulatur ist sehr gut möglich und bereits sehr effektiv. Unterstützt werden kann es durch geeignete Übungen mit Fokus auf die Relaxation.

12.5.2 Hypertrophietraining

Ein Training zur Verbesserung und zum Aufbau von Muskelmasse ist notwendig, da sich diese bei an Inkontinenz leidenden Personen reduziert hat. Daher soll im Rahmen des Hypertrophietrainings angestrebt werden, die Muskelmasse, z. B. des M. levator ani, zu vergrößern und damit möglichst in den ursprünglichen Zustand wieder zurückzuführen.

Bei der konkreten Umsetzung sollte zunächst mit einfachen Ausgangsstellungen begonnen werden, welche im Verlauf des Trainings anspruchsvoller und komplexer gestaltet werden können.

INFO

Möglichkeiten und Grenzen

Damit ein Training zielgerichtet morphologische Adaptationen an der Muskulatur hervorrufen kann, ist es von entscheidender Bedeutung, dass die trainierende Muskulatur durch das Training **ermüdet** wird. Doch genau diese notwendige Ermüdung ist aufgrund der spezifischen funktionell-anatomischen Gegebenheiten am Beckenboden nur sehr schwierig möglich.

12.5.3 Intramuskuläres Koordinationstraining

Ein Training zur Verbesserung der intramuskulären Koordination und damit der maximalen Kraft ist angezeigt, da sich gerade diese Fähigkeit bei inkontinenten Personen deutlich von kontinenten Personen unterscheidet.

Für Sportlerinnen ist diese Kraftqualität notwendig, um in ermüdetem Zustand den auftretenden Kräften weiterhin entgegenwirken zu können.

Das Training sollte zunächst in einfachen Ausgangsstellungen begonnen werden, um diese dann zunehmend anspruchsvoller und komplexer zu gestalten.

INFO

Möglichkeiten und Grenzen

Auch beim Training dieser Kraftqualität ist es schwierig, die Muskulatur mit den Übungen zu ermüden. Um diesen Zustand trotzdem zu erreichen, müssen reflektorische Anforderungen mit in das Trainingsprogramm integriert werden.

12.5.4 Bewusstes und unbewusstes reflexives Krafttraining (Kraft-, Aktivitätsentwicklung sowie Kraftausdauer)

Zur Vorbereitung auf Belastungen, welche im Alltag, im Beruf und auch im Sport auftreten werden, ist es notwendig, den Körper bzw. die Beckenbodenmuskulatur auch auf unbewusste reaktive Kraftbeanspruchungen vorzubereiten.

Daher soll im Rahmen dieses Trainings angestrebt werden, die reaktive Kraftleistung auch gegenüber nicht unbedingt erwartbaren äußeren Belastungen zu trainieren und zu verbessern. ➤ Tab. 12.1 stellt die entsprechenden Trainingsparameter dar.

Bei der konkreten Umsetzung sollte zunächst mit erwartbaren Übungen begonnen werden, welche im Verlauf des Trainings anspruchsvoller, komplexer und v. a. unvorhersehbarer werden sollten.

INFO

Möglichkeiten und Grenzen

Ein derart ausgerichtetes Training ist sehr gut möglich. Es sollte sich an den jeweiligen spezifischen individuellen Anforderungen orientieren und ausrichten.

12.5.5 Allgemeine Informationen zur Umsetzung

Wie bereits erwähnt, stellt ein konsequent und zielgerichtet durchgeführtes Training der Beckenbodenmuskulatur aufgrund der im Vergleich zur übrigen Skelettmuskulatur besonderen funktionellen anatomischen – und damit auch biomechanischen – Gegebenheiten eine große Herausforderung dar.

Zur besseren Kontrolle insbesondere der richtigen Trainingsintensität, aber auch der übrigen Trainingsparameter, bieten sich u. a. folgende spezifische Systeme sowie Geräte an:

- Biofeedback-Training (Schulte-Frei 2007)
- Diverse Beckenbodentrainer (Schulte-Frei und Schwenner 2020)
- Training mit Vibrationssystemen (Luginbühl und Radlinger 2019)
- Digitale Trainingsunterstützung

12.6 Personalisiertes Training

Aufgrund der jeweils unterschiedlichen individuellen körperlichen Voraussetzungen, Motivationen und Erfahrungen muss jede Sportlerin spezifisch betrachtet und beraten werden. ➤ Tab. 12.4 kann dabei helfen, einige Eckpunkte grob einzuordnen.

LITERATUR

Alves JO, Da Luz ST, Brandão S et al. Urinary incontinence in physically active young women: prevalence and related factors. International journal of sports medicine 2017 38(12), 937–941.

Araújo MP, Oliveira ED, Zucchi EV et al. The relationship between urinary incontinence and eating disorders in female long-distance runners. Rev Assoc Med Bras 2008 54 146–149.

Tab. 12.4 Personalisiertes Training

Sportlerin	Kategorie	Sportmotivation	Beschreibung	Trainingsumfänge	Biomechanische Beanspruchungen	PFMT	Hormone	Kommunikation	Psyche
Junge Sportlerin, Mädchen	Gesundheitsförderung	Freizeit, Leistung	I.d.R. gesund	Beachtung der Gesamtbelastungen: Umfang, biomechanische Beanspruchungen (s.o.)	Beachtung der spezifischen biomechanische Beanspruchungen (s.o.)	Keine Besonderheiten	Hoch; keine hormonellen Besonderheiten	normal	I.d.R. gut
Hochleistungssportlerin	Prävention	Max. Leistung	I.d.R. gesund	Beachtung der Gesamtbelastungen: Umfang, biomechanische Beanspruchungen (s.o.)	Beachtung der spezifischen biomechanische Beanspruchungen (s.o.)	Gezielt auf Sportart ausgerichtetes Training, z.B. viel reflektorisches Training	Normal, gestört	Kommunikation auch mit den Trainerinnen	Belastungen abklären
Schwangerschaft u. Rückbildung	Prävention	Gesundheit, manche Leistung	Beachtung der jeweiligen schwangerschaftsbedingten Situation: 1., 2. Kind, Bestehen von Problemen	Dosiert	Möglichst sicher u. unter rel. Entlastung des Beckenbodens	Grundlagentraining (s.o.)	Besonderer hormoneller Status	Individuell	Psyche i Verbindung mit Schwangerschaft u. Geburt
Gesundheitssportlerin	Prävention, evtl. muss auch therapeutisch beraten u. trainiert werden	Gesundheit, Spaß, Partizipation	I.d.R. gesund; Probleme o. Besonderheiten nachfragen	Dosiert	Im mittleren Bereich; können aber individuell belastend sein	Grundlagentraining (s.o.)	Hormonelle Veränderungssituation: Menopause	Besprechung evtl. bestehender Probleme u./o. Pathologien: allg., gyn.-spezifisch, hormonell etc., dann entsprechende Maßnahmen	I.d.R. gut
Altersleistungssportlerin	Prävention	Max. Leistung	Beachtung evtl. bestehender Probleme u./o. Pathologien	Beachtung der Gesamtbelastungen: Umfang, biomechanische Beanspruchungen (s.o.)	Beachtung der Gesamtbelastungen: Umfang, biomechanische Beanspruchungen (s.o.)	Gezielt auf Sportart ausgerichtetes Training, z.B. viel reflektorisches Training	Menopause abgeschlossen	Akzeptanz der Leistungsmotivation	Akzeptanz der Leistungsmotivation

Araújo MPD, Sartori MGF, Girão MJBC. Athletic Incontinence: proposal of a new term for a newwoman. Revista Brasileira de Ginecologia e Obstetrícia 2017 39 441–442.

Bø K. Urinary incontinence, pelvic floor dysfunction, exercise and sport. Sports Med 2004 34 451–464.

Bø K, Borgen JS. Prevalence of stress and urge urinary incontinence in elite athletes and controls. Med Sci Sports Exerc 2001 33 1797–1802.

Bø K, Nygaard IE. Is Physical Activity Good or Bad for the Female Pelvic Floor? A Narrative Review. Sports Med 2020 Mar;50(3) 471–484. doi: https://doi.org/10.1007/s40279-019-01243-1. PMID: 31820378; PMCID: PMC7018791.

Bø K, Stien R, Kulseng-Hanssen S et al. Clinical and urodynamic assess mentof nulliparous young women with and without stress incontinence symptoms: a case-control study. Obstet Gynecol 1994 84 1028–1032.

Carvalhais A, Jorge RN, Bø K. Performing high-level sport is strongly associated with urinary incontinence in elite athletes: a comparative study of 372 elite female athletes and 372 controls. British journal of sports medicine. 2018 52(24) 1586–1590.

Caylet N, Fabbro-Peray P, Marès P et al. Prevalence and occurrence of stress urinary incontinence in elite women athletes. Can J Urol 2006 13 3174–3179.

Da Roza T, Brandão S, Mascarenhas T et al. Volume of Training and the Ranking Level Are Associated with the Leakage of Urine in Young Female Trampolinists. Clin J Sport Med 2015 25 270–275. doi: https://doi.org/10.1097/JSM.0000000000000129.

De Araújo MP, Faria AC, Takano CC et al. Urodynamic study and quality of life in patients with fibromyalgia and lower urinary tract symptoms. Int Urogynecol J Pelvic Floor Dysfunct 2008 19 1103–1107. doi: https://doi.org/10.1007/s00192-008-0577.

Dumoulin C, Morin M, Danieli C et al.; Aging Study Group. Group-based vs individual pelvic floor muscle training to treat urinary incontinence in older women: a randomized clinical trial. JAMA internal medicine 2020 180(10) 1284–1293.

Eliasson K, Larsson T, Mattsson E. Prevalence of stress incontinence in nulliparous elite Trampolinists. Scand J Med Sci Sports 2002 12 106–110.

Eliasson I, Edner A, Mattson T. Urinary incontinence in very young and mostly nulliparous women with a history of regular organized high-impact trampoline training: occurrence and risk factors. Int Urogyncol J 2008 19 687–696.

Elleuch MH, Ghattassi I, Guermazi M et al. L'incontinence urinaire chez la femme sportive nullipare. Enquête épidémiologique. À propos de 105 cas. In Annales de réadaptation et de médecine physique, 1998 Ja. Vol. 41, No. 8 (479–484). Elsevier Masson.

GRAM, Dobbertin M-C, Bø K. High level rhythmic gymnasts and urinary incontinence: Prevalence, risk factors, and influence on performance. Scandinavian journal of medicine & science in sports 2020 30. Jg., Nr. 1 159–165.

Güllich A, Schmidtbleicher D. Struktur der Kraftfähigkeiten und ihrer Trainingsmethoden. Deutsche Zeitschrift für Sportmedizin 1999 50(7/8) 223–234.

Hagovska M, Ján Š, Buková A et al. Prevalence of urinary incontinence in females performing high-impact exercises. International journal of sports medicine 2017 38(03) 210–216.

Hollmann A, Lames M, Letzelter M. Einführung in die Trainingswissenschaft. Wiebelsheim: Limpert 2010.

Jäger L, Schulte-Frei B. Motor Imagery in the context of pelvic floor disorders. J Dis Glob Health 2017, 9. Jg., Nr. 4, 138–147.

Jacome LF, Burket JA, Herndon AL, Deutsch SI. Genetically inbred Balb/c mice differ from outbred Swiss Webster mice on discrete measures of sociability: relevance to a genetic mouse model of autism spectrum disorders. Autism Research 2011 4(6), 393–400.

Kleinert J. Psychische Effekte von Sport und Bewegung bei Krebserkrankten: eine Zusammenschau aktueller Übersichtsarbeiten. Gastroenterologe 2019 14, 357–367. https://doi.org/10.1007/s11377-019-0375-9.

Kruger A, Murphy B, Heap S. Alterations in levator ani morphology in elite nulliparous athletes: A pilot study. ANZJOG 2005 Vol. 45 Issue 1, 42–47.

Lebenstedt M, Platte P, Pirke KM. Reduced resting metabolic rate in athletes with menstrual disorders. Med Sci Sports Exerc 1999 31 1250–1256.

Luginbühl H, Radlinger L. Unwillkürliches reflektorisches Training der Beckenbodenmuskulatur bei Belastungsinkontinenz. Hebamme 2019 32(05) 39–43.

Ludviksdottir I, Hardardottir H, Sigurdardottir T, Ulfarsson GF. [Comparison of pelvic floor muscle strength in competition-level athletes and untrained women]. Laeknabladid 2018 Mars;104(3) 133–138. Icelandic. doi: https://doi.org/10.17992/lbl.2018.03.177. PMID: 29493531.

Morin M, Bourbonnais D, Gravel D et al. Pelvic floor muscle function in continent and stress urinary incontinent women using dynamometric measurements. Neurourology and Urodynamics: Official Journal of the International Continence Society 2004 23(7) 668–674.

Nygaard IE. Does prolonged high-impact activity contribute to later urinary incontinence? A retrospective cohort study of female Olympians. Obstet Gynecol 1997 90 718–722.

Nygaard IE, Glowacki C, Saltzman CL. Relationship between foot flexibility and urinary incontinence in nulliparous varsity athletes. Obstet Gynecol 1996 87 1049–1051.

Nygaard IE, Thompson FL, Svengalis SL et al. Urinary incontinence in elite nulliparous athletes. Obstet Gynecol 1994 84 183–187.

Peng Q, Jones R, Shishido K et al. Spatial distribution of vaginal closure pressures of continent and stress urinary incontinent women. Physiological Measurement 2007 28(11) 1429.

Pfeifer K, Sudeck G, Geidl W, Tallner T. Bewegungsförderung und Sport in der Neurologie – Kompetenzorientierung und Nachhaltigkeit, Neurol Rehabil 2013 19 (1) 7–19.

Poswiata A, Socha T, Opara J. Prevalence of Stress Urinary Incontinence in Elite Female Endurance Athletes. J Hum Kinet 2014; 44 91–96. doi: https://doi.org/10.2478/hukin-2014-0114.

Radlinger L, Bachmann W, Homburg J et al. Rehabilitatives Krafttraining. Stuttgart: Georg Thieme Verlag 1998.

Radzimińska A, Strączyńska A, Weber-Rajek M et al. The impact of pelvic floor muscle training on the quality of life of women with urinary incontinence: a systematic literature review. Clin Interv Aging 2018 May 17;13 957–965. doi: https://doi.org/10.2147/CIA.S160057. PMID: 29844662; PMCID: PMC5962309.

Reis AO, Câmara CNDS, Santos SGD, Dias TDS. Comparative study of the capacity of pelvic floor contraction in volleyball and basketball athletes. Revista Brasileira de Medicina do Esporte 2011 17 97–101.

Rodríguez-López ES, Acevedo-Gómez MB, Romero-Franco N et al. Urinary Incontinence Among Elite Track and Field Athletes According to Their Event Specialization: A Cross-Sectional Study. Sports Med Open 2022 Jun 15;8(1) 78. doi: https://doi.org/10.1186/s40798-022-00468-1. PMID: 35704136; PMCID: PMC9200916.

Rolli F, Frigeri D. A prospective comparative urinary incontinence study between nulliparous female basketball athletes and non-athletes indicates a key role for health professionals in prevention. Pelviperineology 2016 35(3) 77.

Schettino MT, Mainini G, Ercolano S et al. Risk of pelvic floor dysfunctions in young athletes. Clinical and Experimental Obstetrics & Gynecology 2014 41(6) 671–676.

Schüle K, Huber G (Hrsg.). Grundlagen der Sport- und Bewegungstherapie. Deutscher Ärzte-Verlag 2016.

Schulte-Frei B, Schwenner E. Physio- und sporttherapeutische Konzepte bei Inkontinenz. J Urol Urogynäkol 2020 AT 27, 3–7 (2020). https://doi.org/10.1007/s41972-020-00098-3.

Schulte-Frei B. Sport- und Bewegungstherapie für den weiblichen Beckenboden. Alltagsrelevanz, Analyse und Therapie unter besonderer Berücksichtigung der neuromuskulären Ansteuerung. Köln: Deutsche Sporthochschule, Institut für Rehabilitation und Behindertensport. 2007. https://fis.dshs-koeln.de/portal/files/719417/Dissertation_Schulte_Frei_Birgit_2007.pdf.

Schulte-Frei B, Jäger L. Inkontinenz bei Leistungssportlerinnen physioscience 2018 14(03) 105–111. DOI: https://doi.org/10.1055/a-0658-0190.

Thyssen HH, Clevin L, Olesen S, Lose G. Urinary incontinence in elite female athletes and dancers. International urogynecology journal 2002 13(1) 15–17.

Verelst M, Leivseth G. Force and stiffness of the pelvic floor as function of muscle length: a comparison between women with and without stress urinary incontinence. Neurourology and Urodynamics: Official Journal of the International Continence Society 2007 26(6) 852–857.

Yi J, Tenfelde S, Tell D et al. Triathlete risk of pelvic floor disorders, pelvic girdle pain, and female athlete triad. Female pelvic medicine & reconstructive surgery 2016 22(5) 373–376.

III Operative Therapie

KAPITEL

13 Grundsätze, Dokumentation und Recht

Werner Bader

13.1 Allgemeine Grundsätze – wann konservativ wann operativ?

MERKE

Es gilt der Grundsatz, zunächst konservativ dann operativ!

Jeder operativen Maßnahme sollte eine konservative Vorbehandlung vorausgehen. Diese kann allerdings in ihrer Dauer und Variation sehr unterschiedlich ausgeprägt sein. Hierbei gilt es nicht nur, die konservative Therapie als Alternative zur operativen Intervention anzusehen, sondern zunehmend die konservative Therapie als vorbereitende Maßnahme für eine potenziell anstehende Operation zu verstehen. Beide Maßnahmen ergänzen sich und so sollte auch nach einer operativen Maßnahme eine konservative Nachbehandlung erfolgen. Eine solche Nachbehandlung wird nicht selten als lebenslange Empfehlung für den Patienten ausgesprochen.

Im Bereich der Urogynäkologie versteht man unter solchen **allgemeinen konservativen Maßnahmen** die Östrogenisierung, die Beckenbodengymnastik und deren Kombination mit einer Elektrostimulationsbehandlung sowie ein Biofeedback der Beckenbodenmuskulatur. Als **spezifische konservative Maßnahmen** kommen die verschiedenen Variationen einer Pessarbehandlung zur Anwendung. Gerade bei sehr jungen Patientinnen, bei noch nicht abgeschlossenem Kinderwunsch sowie bei älteren Frauen, bei denen eine operative Intervention eher zurückhaltend zu indizieren ist oder sich nach einer operativen Maßnahme ein Rezidiv entwickelt hat, sind Pessare eine hervorragende Alternative zu einer Operation.

Die regelhaft durchzuführende Beckenbodengymnastik und die lokale Östrogenisierung der älteren Patientin sollen nach operativen Interventionen ein Erhalten des operativen Ergebnisses unterstützen.

Mögliche konservative Therapieoptionen:

- Verhaltensmodifikationen
- Medikamentöse Therapien (z. B. lokale Östrogenisierung, Spasmolytika)
- Beckenbodenrehabilitation
  - Beckenbodengymnastik
  - Biofeedback
  - Elektrostimulationstherapie
- Vaginale Pessarbehandlung

Geeignete Patientinnen für eine konservative Therapie:

- Patientinnen mit einer Multimorbidität
- Fehlender OP- oder Re-OP-Wunsch
- Nicht abgeschlossene Familienplanung
- Motivierte Patientin

Wann sollte doch operiert werden?

- Ausgeschöpfte frustrane konservative Therapie
- Wunsch der Patientin nach einer OP oder Re-OP
- Zu erwartender Nutzen der Operation übersteigt mögliches Risiko eindeutig
- Erforderliche Expertise für geplanten Eingriff vorhanden

In den nachfolgenden Kapiteln sollen sowohl die unterschiedlichen Formen der konservativen als auch der operativen Therapiemöglichkeiten im Bereich der Urogynäkologie dargestellt werden. Zudem wird an dieser Stelle auf die vorliegenden nationalen als auch internationalen Leitlinien hingewiesen, die eine dezidierte Vorgehensweise sowohl beim Descensus genitalis als auch bei der Harninkontinenz subsumieren.

13.2 Dokumentation und Aufklärung juristischer Aspekte

Nach dem aktuellen Patientenrechtegesetz, welches am 26.2.2013 in Kraft getreten ist, hat sich die Rolle der Patientinnen und Patienten in der Gesundheitsversorgung grundsätzlich gewandelt. Die Patientenrechte sind gestärkt worden. Ein patientenverständliches gemeinsames Vorgehen wird heutzutage als übliche Praxis im Sinne eines Informed Consent erachtet. Im Mittelpunkt des aktuellen Patientenrechtegesetzes steht die Aufklärung des Patienten in einer laienverständlichen Sprache, wobei alle für den Patienten relevanten Komplikationen zur Sprache kommen müssen. Zudem muss eine Abwägung getroffen werden, welche unterschiedlichen Verfahren, konservativen und operativen Vorgehensweisen infrage kommen und welche Vor- und Nachteile im Einzelfall zu beachten sind.

Im Zentrum der **Patientenaufklärung** steht das persönliche und verständliche Gespräch. Die Aufklärung erfolgt daher gemäß § 630 e Abs. 2 Nr. 1, 3 BGB mündlich. Die schriftliche Dokumentation, nicht selten anhand vorgefertigter Aufklärungsbogen, dient lediglich zur Beweissicherung, dass ein solches Gespräch stattgefunden hat. Eine Kopie der schriftlichen Aufklärung ist dem Patienten regelhaft anzubieten.

Im Rahmen der schriftlichen Aufklärung sollen individuelle Gegebenheiten benannt sowie durch handschriftliche Anmerkungen und Bilddokumente ergänzt werden. Das reine Überlassen eines vorgefertigten Standardtextes ist nicht ausreichend und soll der Vergangenheit angehören.

Die Unterschrift des Patienten und des Arztes mit dem jeweiligen Datum des Aufklärungstages und der Uhrzeit finalisieren das Aufklärungsgespräch. Nach § 630 e Abs. 2 Nr. 2 BGB hat dieses Gespräch so rechtzeitig zu erfolgen, dass alle Überlegungen und Bedenken zu dem stattfindenden Eingriff für den Patienten geklärt und damit abgeschlossen sind, also wohlüberlegt die Entscheidung getroffen wurde. Hierbei gibt es keine pauschale Zeitspanne für eine rechtzeitige Aufklärung. Patienten, die eine weitere Bedenkzeit für die Einwilligung benötigen, müssen dies entsprechend einem BGH-Urteil aus dem Jahr 2022 [20.12.2022, VI ZR 375/21] aktiv gegenüber den behandelnden Medizinern zum Ausdruck bringen.

Der durch die Aufklärung entstandene Behandlungsvertrag ist im juristischen Sinne allerdings kein sog. Werkvertrag, der eine komplikationslose Intervention und v. a. dem Patienten den Erfolg der Intervention schuldet. Vielmehr ist dem Patienten darzulegen, dass man nach bestmöglichem Vorbereiten, einer fachärztlichen Kompetenz und einer ausreichenden Erfahrung einen Erfolg der interventionellen Maßnahme in einer Größenordnung vorgibt, die sich realistisch an Literaturdaten orientiert und ggf. auch aus den eigenen statistischen Daten untermauert wird.

MERKE

Die Aufklärung muss **mündlich** durch den Behandelnden oder einen Befähigten erfolgen. Sie muss so **rechtzeitig** erfolgen, dass die Patientin die Entscheidung wohlüberlegt treffen kann. Die Aufklärung muss für den Patienten **verständlich** sein.

Komplikationen und nicht eingetretene Erfolge sind daher nicht automatisch dem Operateur anzulasten, entschulden diesen aber auch nicht im Falle von auftretenden Komplikationen, auch nicht bei einer noch so ausführlichen Aufklärung im Vorfeld.

In einem juristischen Streitfall bleibt es also letztlich den Gutachtern überlassen, wie die Situation im Einzelfall zu bewerten ist.

Weitere Grundregeln in der Rechtsbeziehung zwischen Patientin und Arzt:

- Richtlinien in der Medizin sind bindend, Verstöße gegen Richtlinien haben Beweiswirkung für mögliche Behandlungsfehler.
- Leitlinien sind Handlungsempfehlungen. Der Verstoß gegen Leitlinien hat lediglich eine Indizwirkung und ist nicht beweisend für einen Behandlungsfehler. Im Umkehrschluss schließt das Befolgen von Leitlinien auch mögliche Behandlungsfehler nicht aus.
- Wird gegen anerkannte Regeln der Behandlung verstoßen (z. B. Missachtung der Sorgfaltspflicht), spricht man von einem Behandlungsfehler. Die Beweispflicht liegt aufseiten der Patientin.
- Passieren Fehler, die einem Arzt schlechterdings nicht unterlaufen dürfen (z. B. Missachtung elementarer Grundregeln, grundlose Außerachtlassung selbstverständlicher Maßnahmen, offenkundiger Verstoß gegen anerkannte Behandlungsgrundsätze), spricht man von einem groben Behandlungsfehler. Hier liegt die Beweislast dann aufseiten des Arztes.

Eine wertvolle Empfehlung an dieser Stelle sollte der **Aufbau einer positiven Arzt-Patienten-Beziehung** sein, die ein Vertrauensverhältnis von Beginn an schafft, sodass sich mögliche Probleme im Rahmen der Intervention oder der Nachbetreuung relativieren lassen. Ein gutes Vertrauensverhältnis, eine ausgewogene Kommunikationsebene, ein selbstbewusstes, aber auch selbstreflektierendes Vorgehen lassen viel Raum für eine vertrauensvolle Behandlungsstrategie sowie das Komplikationsmanagement.

LITERATUR

Halbe B. Aufklärung und Einwilligung: Wichtig ist der richtige Zeitpunkt. Dtsch Arztebl 2023 120(33–34): A-1386/B-1194.

www.bundesgesundheitsministerium.de/themen/praevention/patientenrechte/patientenrechte

www.gesetze-im-internet.de/bgb/__630e.html

KAPITEL

14 Operative Therapie der Belastungsinkontinenz

Boris Gabriel, Thomas Fink, Norbert Nosal, Volker Viereck, Marianne Gamper und Christian Hampel

14.1 Spannungsfreie suburethrale Schlingen

Boris Gabriel und Thomas Fink

Mit der Etablierung der Integraltheorie von Ulmsten und Papa Petros wurde das Wirkprinzip der synthetischen spannungsfreien Vaginalschlingen mit Punctum maximum in Urethramitte als wirkungsvolle Operationsprozedur in vielen Studien mit Level of Evidence (LoE) I und II bestätigt. Seit Einführung dieser suburethralen Schlingen 1995 wurden weltweit > 10 Mio. Bänder implantiert und damit zu der am häufigsten angewandten Inkontinenzoperation überhaupt. Über einen Zeitraum von inzwischen 17–24 J. gab es zahlreiche Modifikationen zum einen des Materials und der Einführhilfen, zum anderen wurden verschiedene Zugangswege zur suburethralen Bandeinlage entwickelt. Vorteile dieser Methode ist der minimalinvasive Zugangsweg zur spannungsfreien Einlage des Bandes auch in möglicher Lokalanästhesie mit nur kurzer Hospitalisierung.

14.1.1 Einleitung

Zur Behandlung der unkomplizierten Belastungsinkontinenz sind suburethrale Schlingen der **Goldstandard** der Behandlung. Sie sollten den Patientinnen daher auch primär angeboten werden.

Charakteristika der **unkomplizierten Belastungsinkontinenz** sind:

- Dominierende Symptome der Belastungsinkontinenz
- Keine Inkontinenz- oder ausgedehnte Senkungsoperationen in der Anamnese
- Keine neurologische Blasenfunktionsstörung
- Kein begleitender symptomatischer Genitalprolaps
- Abgeschlossene Familienplanung

Beim Vorliegen einer komplizierten Belastungsinkontinenz sollten alle diagnostischen Möglichkeiten ausgenutzt werden, um das geeignete OP-Verfahren zu finden. Auch hier finden spannungsfreie suburethrale Schlingen meist in der Primärsituation Anwendung.

Charakteristika einer **komplizierten Belastungsinkontinenz** sind:

- Vorangegangene frustrane Inkontinenzoperationen
- Vorangegangene Beckenbestrahlungen, die Scheiden- und/oder Urethralgewebe betreffen
- Neurogene Blasenfunktionsstörungen
- Simultaner Genitalprolaps
- Nicht abgeschlossene Familienplanung

14.1.2 Zugangswege

Tension-free Vaginal Tape (TVT-Plastik) mit retropubischer Passage

1995 stellten Ulmsten et al. die neue Technik der TVT-Plastik vor. Nach langer experimenteller und klinischer Erprobungsphase wird die TVT seit 1995 in den skandinavischen Ländern und seit 1996 auch in Deutschland durchgeführt. Wie keine andere Operationstechnik in der Gynäkologie in den letzten Jahrzehnten hat die TVT-Plastik einen rasanten Aufschwung genommen.

Das Wirkprinzip der TVT-Plastik besteht in der spannungsfreien Unterstützung der mittleren Urethra durch eine Stabilisierung des zentralen Fasziendefekts, der erschlafften Ligg. pubourethralia und einer funktionellen Stabilisierung des Blasenhalses. Hier erfolgt weder eine Elevation noch Obstruktion, das Kunststoffband dient lediglich als Matrix für eine Neufixation der Urethra durch Einsprossung von Fibroblasten.

Die Originaltechnik der TVT-Plastik mit retropubischer Einlage ist ein effektives Operationsverfahren zur Behebung der Belastungsinkontinenz (➤ Abb. 14.1). Die aktuelle Literatur weist 873 Beiträge allein zu

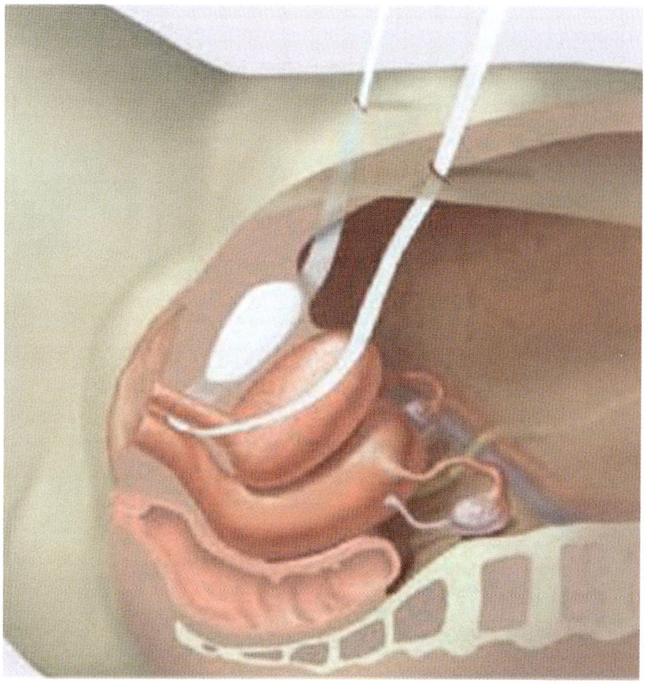

Abb. 14.1 TVT-Plastik: retropubischer Zugangsweg [M1402]

dieser Methode auf (PubMed, Stand 02/2024); in der Mehrheit retrospektive Analysen, Kasuistiken oder Fallberichte, es finden sich inzwischen aber auch ausreichend prospektiv randomisierte Studien.

Für den retropubischen Zugangsweg mit Einführung des Bandes über eine kleine Kolpotomie in Urethramitte und Ausführung suprasymphysär (Bottom-top) gibt es die längsten Erfahrungen und meisten Studienergebnisse.

Aufgrund des überragenden Erfolgs gibt es in den letzten Jahren eine Vielzahl an Nachfolgeprodukten. Diese unterscheiden sich durch Struktur und Porengröße des verwendeten Bandes sowie unterschiedliche Applikationssysteme. Während in den USA eher der abdominovaginale Zugang (Top-down) verwendet wird, wird in Europa dem vaginalen Weg (Bottom-top) der Vorzug gegeben. Studien zeigen höhere Kontinenzraten für den vaginalen Zugang.

TOT und TVT-O-Schlingen mit transobturatorischer Passage

Die retropubische Passage ist mit einem nicht auszuschließenden Risiko der Läsion der Harnblase, des Peritoneums und damit des Darmpakets und u. U. auch größerer Gefäße verbunden. Nachdem der präpubische Zugangsweg keine Perspektive bot, wurde der Weg durch das Foramen obturatum für die Bandpassage gefunden und erstmals von Delorme 2001 als Outside-to-Inside-Zugang beschrieben. Unter Vermeidung der Passage durch das Cavum Retzii sind Blasen- und Darmläsionen sowie Iliakalgefäßverletzungen im Allgemeinen nicht zu erwarten, bei Einhaltung der vorgegebenen Operationstechniken zudem Verletzungen des obturatorischen Gefäß- und Nervenstrangs zu umgehen (➤ Abb. 14.2).

2003 wurde von De Leval erstmals ein Inside-to-outside Zugang mithilfe des TVT-Obturatorbandes (TVT-O) beschrieben. Bei Durchsicht der verfügbaren Literatur finden sich momentan überwiegend 1- bis 2-Jahres-Beobachtungen mit vergleichbaren Kontinenzraten im Vergleich zum klassischen TVT. Bei Betrachtung der Komplikationshäufigkeiten werden bei den transobturatorischen Verfahren weniger schwere Komplikationen berichtet. Im Vordergrund stehen hier Erosionen, Infektionen und Abszedierungen, Blasenläsionen werden seltener beschrieben. Die Erosionsfrequenz hängt überwiegend vom verwendeten Material ab. Mikroporöse bzw. suburethral beschichtete Bänder schneiden hier deutlich schlechter ab. Rezente Studien zeigen auch eine höhere Dyspareunie-Rate bei transobturatorischer Bandlage. In der Literatur finden sich zudem kasuistische Beiträge zu monströsen Abszessbildungen in der Fossa ischiorektalis, die Aufarbeitung der zugewiesenen eigenen Komplikationsfälle zeigt in erster Linie Infektionen auch mit Knochenbeteiligung sowie ausgeprägten Dyspareunie- und Schmerzsyndromen.

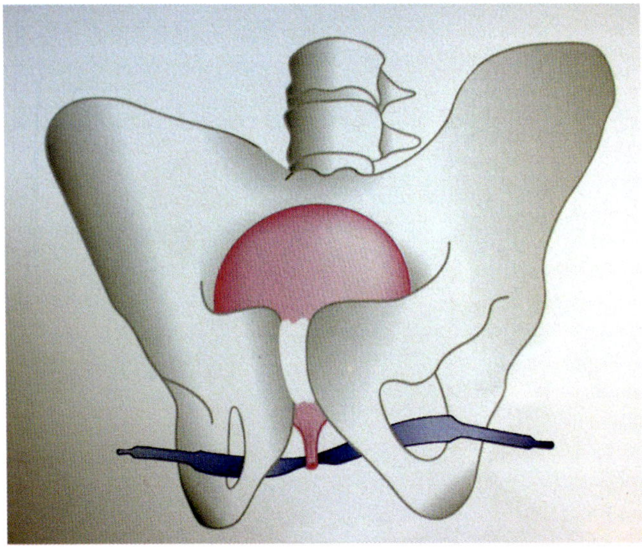

Abb. 14.2 TVT-Plastik: transobturatorischer Zugangsweg [M1402]

Single-Incision-Schlingen (SIS)

Seit 2006 kommen zunehmend Single-Incision Slings, sog. Minischlingen, zum Einsatz. Diese werden durch eine kleine Kolpotomie von vaginal eingebracht und bds. seitlich in der Faszie des M. obturatorius internus oder in der Transobturatormembran direkt befestigt, ohne dass sie an der Haut ausgeführt werden müssen. Zur Fixierung werden Anker oder Mesh-Taschen benutzt, manche Systeme können nach Einlage nachadjustiert werden. Bei einer Bandlänge von ca. 6,5–8,0 cm werden die Blindpassage und damit mögliche Komplikationen auf ein Minimum reduziert. In aktuellen Reviews zeigen Single-Incision-Schlingen im Vergleich zu den klassischen alloplastischen Schlingen eine kürzere OP-Zeit, einen geringeren intraoperativen Blutverlust und geringere postoperative Schmerzen.

Durchführung der retropubischen Technik

1. Präoperative Vorbereitung:
   - Bei der unkomplizierten primären Belastungsinkontinenz erbringt die Urodynamik keinen Benefit.
   - Ausschluss anderer Pathologien durch gynäkologische Untersuchung, Sonografie, Ausschluss Restharn.
   - Sonografische Bestimmung der Urethralänge zur optimalen Platzierung der Kolpotomie im mittleren Urethradrittel erwünscht.
2. Prämedikation, Lagerung in Steinschnittlage, Winkel Oberschenkel/OP-Tisch nicht > 45–60°, Single-Shot-Antibiose. OP-Durchführung möglichst in Analgosedierung mit Lokalanästhesie zur Nutzung des Hustentests zur Vermeidung einer Überkorrektur
3. Einlage 14 Ch-Dauerkatheter, Entleerung der Blase.
4. Lokalinfiltration → womit?

Insgesamt 140 ml Lösung (70 ml NaCl, 70 ml Lokalanästhetikum z. B. Lidocain, ggf. ½ Ampulle Epinephrin). Effekt:
   a) Lokale Betäubung (LA)
   b) Hydrodissektion im Cavum Retzii für sichere Passage (NaCl)
   c) Vasokonstriktion (Epinephrin)

5. Lokalinfiltration wo?
   - **Suprasymphysär:**
     - Markierung der beiden Ausstichstellen direkt über der Symphyse median mit ca. 4–5 cm Abstand

– Infiltration der suprapubischen Stichkanäle mit jeweils 50–100 ml Lokalanästhetikum abdominal entlang der Symphysenhinterkante im Cavum Retzii zur Abdrängung der Harnblase
– **Vaginal:** Infiltration von vaginal nach bds. lateral paraurethral mit jeweils 20–40 ml vaginal

6. Stichinzision 3–5 mm mit Skalpell suprasymphysär, miturethral ca. 10 mm große Kolpotomie, bei normal langer Urethra ca. 1,5 cm entfernt des Ostiums; Präparation eines schmalen Gewebetunnels bds. zur Unterkante der Symphyse mit der Schere.
7. Einführen der Bandeinführhilfe in die Kolpotomie nach links paraurethral, Vorschieben zur Symphysenunterkante, Herumleiten an Symphysenkante unter direktem Knochenkontakt nach oben und Ausstechen an Ausstichstelle; ggf. Nutzung eines Urethraschieners zur Verlagerung auf die Gegenseite.
8. Zystoskopie mit 300 ml Blasenfüllung und Kontrolle auf Intaktheit (➤ Abb. 14.1), bei retropubischem Vorgehen zwingend notwendig, bei intakter Blase Durchziehen des Bandschenkels.
9. Gleiches Vorgehen auf der rechten Seite.
10. Komplettes Durchziehen der Schlinge bis lockere suburethrale Lage des Bandes.
11. Hustentest mit Feinjustierung der Bandlage unter Einlage der Cooper-Schere als Distanzhalter zwischen Urethra und Band. Diese Distanz muss bei Abziehen der Kunststoffhülsen gesichert werden.
    Korrekter Hustentest: Es findet sich noch ein minimaler tröpfchenweise Urinverlust.
12. Kathetereinlage für 12–24 h postoperativ, DK nicht zwingend erforderlich, dann aber Spontanmiktion nach 2–3 h überwachen.
13. Entlassung am ersten postoperativen Tag bei unauffälliger Spontanmiktion und Restharn < 100 ml.

Durchführung der transobturatorischen Technik Outside to Inside

1. OP-Vorbereitung entsprechend retropubisches Band.
2. Lokale Infiltration im Bereich der Scheide, Kolpotomie miturethral 1 cm.
3. Mit der Schere Dissektion des paraurethralen Bindegewebes nach beiden Seiten mit Tunnel unterhalb der endopelvinen Faszie auf Höhe Klitoris in Richtung auf den Ramus inferior ossis pubis, Faszie möglichst nicht perforieren.
4. Extern Identifikation des Ramus inferior ossis pubis und des oberen Abschlusses des Foramen transobturatum mit dem Finger. Inzision der Haut der Schenkelbeuge, Einbringen des Instruments auf der linken Seite. Perforation der Oberschenkelfaszie (erster Widerstand) und danach der Membrana obturatoria (zweiter Widerstand).
5. Drehbewegung der Einführhilfe, bis die Spitze in der vaginalen Inzision erscheint, Anklemmen des Bandes und Zurückziehen mit Ausleiten des Bandes in der Beinbeuge.
6. Gleiches Vorgehen auf der Gegenseite, Straffen des Bandes durch Zug an den Enden, Entfernung der Hülsen nacheinander, die eingelegte Schere sichert die spannungsfreie Lage unter der Urethra. Zystoskopie ratsam, vom Anbieter nicht zwingend vorgeschrieben.
7. Kathetereinlage für 12–24 h postoperativ, DK nicht zwingend erforderlich, dann aber Spontanmiktion nach 2–3 h überwachen.
8. Entlassung am ersten postoperativen Tag bei unauffälliger Spontanmiktion und Restharn < 100 ml.

Durchführung der modifizierten transobturatorischen Technik Single-Incision-Schlinge

1. OP-Vorbereitung entsprechend retropubisches Band, Eingriff in Lokalanästhesie oder Analgosedierung zumeist möglich.
2. Lokale Infiltration im Bereich der Scheide, Kolpotomie miturethral 1 cm.
3. Mit der Schere Dissektion des paraurethralen Bindegewebes nach beiden Seiten mit Tunnel unterhalb der endopelvinen Faszie auf Höhe Klitoris in Richtung Ramus inferior ossis pubis, Faszie möglichst nicht perforieren.
4. Fixierung des Bandes in Helix-Einführhilfe und Platzierung des Ankers in der Faszie des Musculus obturatorius internus auf Klitorishöhe.
5. Gleiches Vorgehen auf der anderen Seite, Zystoskopie ratsam, vom Anbieter nicht zwingend empfohlen.
6. Feinjustierung der Länge mithilfe des Hustentests durch anhängenden Tension Suture (Polypropylenfaden), bis das Band der Urethra anliegt, ohne diese einzuengen.

MERKE
Bei Einlage sollte unabhängig vom Zugangsweg immer eine intraoperative Urethrozystoskopie zum Ausschluss einer Blasenläsion erfolgen.

Mögliche Komplikationen

- **Intraoperativ:** 3–4 % Perforation der Harnblase (retropubisch), 0,5 % Urethra. 1–2 % Blutung im Cavum Retzii (retropubisch); sehr selten Läsion Darm, Beckenwandgefäße. Schmerzen in der Beinbeuge, neurologische Auffälligkeiten (transobturatorisch)
- **Postoperativ:** Bis 15 % De-novo-Harndrangsymptomatik, Obstruktion mit Restharn über 100 ml (retropubisch), Persistenz der Belastungsinkontinenz bis 15 %. Schmerzsymptome und neurologische Probleme (transobturatorisch)

Ergebnisse

Aktuelle Metaanalysen belegen die TVT- und TOT-Methoden als hocheffektiv und äquieffektiv, Langzeitergebnisse berichten eine Besserungsrate > 87 % nach einem Follow-up von 17 J., Metaanalysen berichten über Kontinenzraten von 73–81 % nach 5–6 J. Zugängliche Metaanalysen geben derzeit mehr Anhaltspunkte für eine Überlegenheit der retropubischen Bänder im Vergleich zur transobturatorischen Technik.

Die skandinavische Arbeitsgruppe um Nilsson berichtet über exzellente Langzeitergebnisse nach 6 bzw. 7,6 J. mit Kontinenzraten von 81 % und nochmals bis 16 % Verbesserung, die von den

TVT-Anwendern weltweit zumeist auch in den Operationsaufklärungen trotz der sehr geringen Fallzahlen (n = 129 bzw. n = 80) mit genannt werden.

Die Kontinenzraten der in hoher Zahl vorliegenden Publikationen liegen zumeist > 80 % und entsprechen den eigenen klinischen Erfahrungen aus > 2500 Operationen.

Retropubischer und transobturatorischer Zugangsweg zeigen gleiche Kontinenzraten, jedoch unterschiedliche Nebenwirkungen und Komplikationen. In der TVT-Gruppe ergaben sich einerseits mehr Blasenläsionen und Blasenentleerungsstörungen durch Obstruktion, andererseits zeigte das transobturatorische Verfahren deutlich mehr Vaginalerosionen und Schmerzen im Bereich der Oberschenkelinnenseite und der Leiste.

Liegt eine hypotone Urethra als Ursache für die Belastungsinkontinenz vor, so ist die obstruktivere Variante des retropubischen TVT-Bandes zu wählen.

Suburethrale Bandeinlagen (retropubisch oder transobturatorisch) sollen Frauen mit unkomplizierter Belastungsinkontinenz als primäre operative Therapieoption angeboten werden.

CAVE

Patientinnen mit Belastungsinkontinenz, denen eine

- **retropubische Schlinge** angeboten wird, sollen über das höhere perioperative Komplikationsrisiko im Vergleich zur transobturatorischen Schlingeneinlage aufgeklärt werden.
- **transobturatorische Schlinge** angeboten wird, sollen über das langfristig höhere Dyspareunie- und Schmerzrisiko aufgeklärt werden.

Single-Incision-Schlingen zeigen im mittleren Follow-up gleichwertige Ergebnisse im Vergleich zu TVT und TOT, jedoch geringere Nebenwirkungen. Langzeitergebnisse fehlen bislang weitgehend. Für die SIS-Schlinge Altis gibt es 8-Jahres-Ergebnisse mit 73 %.

Kurz- und mittelfristige Analysen zeigen gleichwertige Kontinenzraten, zu langfristigen Ergebnissen fehlen verwertbare Studien. Zwei randomisierte Studien mit Vergleich zwischen SIS-Schlingen und TVT-O-Schlinge belegen gleiche Effektivität und Sicherheit, vergleichbare Erosionsraten und geringere Schmerzen für SIS-Schlingen nach 2–3 J. Follow-up. Die Länge des SIS-Bandes (12 cm vs. 9 cm) scheint ein wichtiger Faktor für auftretende Schmerzen zu sein. Bei kürzerem Band ist eine exzessive Präparation oder Verankerung in der Membran des Foramen obturatum nicht nötig.

Es liegen zahlreiche vergleichende Untersuchungen zu TVT und anderen Inkontinenzoperationen vor. Burch-Kolposuspension und retropubische Schlinge zeigen gleich gute Erfolge bzgl. der Kontinenz und geringe Nebenwirkungen auch nach 5 J.; hier zeigen die Schlingen geringere Raten an Blasenentleerungsstörungen und De-novo-Urgency-Symptome als Kolposuspensionen.

CAVE

Belastungsharninkontinenz in höherem Alter

Bei Frauen > 75 J. sollte die Indikation zu einer OP (z. B. Schlingenplastik) nur nach ausgiebiger Diagnostik streng gestellt werden, da die Gefahr einer postoperativen Blasenentleerungsstörung oder Drangsymptomatik häufiger gegeben ist.
Hier ist zumeist die **intraurethrale Injektion** die Methode der Wahl.

Aktuelle Situation nach FDA-Warnungen

Eine Umfrage bei 15 Institutionen der Organisation für wirtschaftliche Zusammenarbeit und Entwicklung (OECD) ergab einen prozentualen Anteil der suburethralen Schlingen von 82 % im Jahr 2012. Eine aktuelle eigene Arbeit zeigt einen drastischen Rückgang der OP-Zahlen für suburethrale Schlingen auch für Deutschland.

Seit 2008 werden in regelhaften Abständen von der US Food and Drug Administration (FDA) Warnhinweise zur Verwendung von alloplastischen Materialien am Beckenboden herausgegeben.

Jährlich wurden tausende Fälle von Komplikationen und Nebenwirkungen weltweit im Zusammenhang mit alloplastischen Materialien in der Urogynäkologie berichtet, obgleich valide Daten meist unvollständig waren und einen direkten Zusammenhang zum verwendeten Material nicht zuließen. Im Zeitraum von 2000–2019 wurden insgesamt 43.970 Medical Device Reports abgegeben, davon betrafen 28.422 (64,6 %) Produkte der Inkontinenzchirurgie.

Abschließende Analysen belegen klar die Effektivität und Sicherheit von suburethralen Schlingen. Aktuelle Warnhinweise der FDA betreffen ausschließlich alloplastische Netze zur Korrektur des Genitalprolaps.

Trotzdem herrscht unverändert Verwirrung und Interpretationsspielraum hinsichtlich dieser an sich eindeutigen Daten. Eine eigene rezente Untersuchung belegt diesen Fakt für Deutschland.

Insgesamt wurden n = 3.599.466 Frauen mit einem operativen Eingriff analysiert. Von 2010–2015 kam es zu einem Rückgang von 28,5 % (n = 23.464 auf n = 16.778) bei Schlingeneinlagen und einem weiteren Rückgang um 12,4 % von 2015–2018 (auf n = 14.695). Zusätzlich fand sich ein weiterer drastischer Abfall von 2018–2021 um 40,7 % (n = 8720). Auch die OP-Zahlen für Kolposuspension und Faszienschlingen sanken in diesem Zeitraum moderat. Nur Bulkamid-Injektionen wurden geringfügig mehr eingesetzt.

MERKE

Suburethrale Schlingen sind sicher und effektiv und stellen den Goldstandard bei der Behandlung der Belastungsinkontinenz dar. Die aktuellen FDA-Diskussionen betreffen vaginale Netze beim Prolapsrepair.

14.2 Abdominale Kolposuspension

Norbert Nosal

14.2.1 Wenn die Blase drückt und die Harnröhre nicht schließt (Leitfaden)

Harninkontinenz ist für viele Frauen ein belastendes Problem. Etwa ein Drittel aller Frauen im gebärfähigen Alter verliert Urin bei körperlicher Anstrengung oder wenn sie husten, lachen oder niesen (Freites et al. 2019). Man spricht dann von Belastungsinkontinenz.

Bei belastungsinkontinenten Frauen ist der **Gesamtdruck des Harnröhrenverschlusses niedriger** als die Summe des Ruhedrucks des Harnröhrenverschlusses und der Übertragung des Abdominaldrucks bei körperlicher Belastung (Schar und Fink 1995). Mit anderen Worten: Die Harnröhre schließt nicht mehr ausreichend und es kommt bei Belastung folglich zum Urinabgang. Der Verschlussdruck wird durch das Zusammenspiel von quer gestreifter und glatter Muskulatur des Harnröhrenschließmuskels, der Harnröhrenschleimhaut und der periurethralen Blutgefäße erzeugt. Defekte des periurethralen Muskels, eine Verschlechterung der Blutversorgung und der Elastizität sowie die zunehmende Atrophie der Harnröhrenschleimhaut führen zu einer Abnahme des Harnröhrenverschlussdrucks, die häufig mit zunehmendem Alter und Östrogenmangel auftritt (Schar und Fink 1995; Ulmstein 1997).

Die Kontinenz bleibt so lange erhalten, wie der Verschlussdruck der Harnröhre höher ist als der Druck in der Blase (Schar und Fink 1995). Eine solche Übertragung ist nur möglich, wenn die **Ligamentae pubourethralis und die Muskeln des Beckenbodens orthotrop** angelegt sind (Cundif 2004). Wenn die Harninkontinenz nach einer konservativen Therapie (lokale Östrogenisierung, Beckenbodentraining, Verwendung von Hilfsmitteln wie Kontinenztampons) fortbesteht, kann eine Operation erwogen werden (Freites et al. 2019).

MERKE

Man unterteilt die Belastungsinkontinenz nach drei Schweregraden:
- Grad I, Urinverlust bei schwerer Belastung: Husten, Niesen, Lachen
- Grad II, Urinverlust bei leichter Belastung: Heben, Laufen, Treppensteigen
- Grad III, Urinverlust in Ruhe: Stehen ohne körperliche Betätigung

14.2.2 Kolposuspension nach Burch (Indikation)

Die Kolposuspension nach Burch ist eine anerkannte Technik zur chirurgischen Behandlung der Belastungsinkontinenz (Veit-Rubin et al. 2019). Sie zielt darauf ab, den **Blasenhals und die proximale Harnröhre in den intraabdominalen Druckbereich hinter der Schambeinfuge** zurückzuverlagern (Veit-Rubin et al. 2019). Dabei erhöht die Burch-Kolposuspension die funktionelle Harnröhrenlänge sowie den Harnröhrenverschlussdruck (Riss und Ralph 1994). Bis zur Etablierung der Suburethralbänder (Tension-free Vaginal Tape, TVT) um die Jahrtausendwende (➤ Kap. 14.1) galt die abdominale Kolposuspension nach Burch als Goldstandard in der Therapie der Belastungsinkontinenz. Aus klinischer Erfahrung ist bekannt, dass die Kolposuspension bei **deutlich abgesenktem Blasenhals** mit großer Rotation der Urethra, deutlicher Trichterbildung oder Lateraldefekt den Blasenhals elevieren und stabilisieren kann. Daher kommen diese Differenzialdiagnosen für die Indikationsstellung des Verfahrens infrage, z. B. die gleichzeitige Therapie einer Belastungsinkontinenz mit **moderater Zystozele und Lateraldefekt** (Naumann et al. 2023). Auch wenn bereits ein abdominaler oder laparoskopischer Zugangsweg aus anderen Gründen gewählt wurde, kann die Indikation zur zeitgleichen Kolposuspension erweitert werden (Naumann et al. 2023).

INFO

Indikationen für Kolposuspension:
- Primäre Therapie für jüngere Patientinnen mit hypermobiler Urethra und Lateraldefekt bzw. Traktionszystozele (z. B. Belastungsinkontinenz postpartum)
- Primäre Therapie für jüngere Patientinnen zur Vermeidung von alloplastischem Netzmaterial
- Primäre Therapie für Patientinnen mit Begleitpathologie und geplantem abdominalem Vorgehen
- Sekundäre Therapie für Patientinnen mit Rezidiv (z. B. fehlgeschlagene Schlingeneinlage) und ausreichender Mobilität der Harnröhre

Kontraindikationen ergeben sich aus möglicher fehlender anästhesiologischer OP-Fähigkeit der Patientin. Während die endoskopische Kolposuspension in Vollnarkose durchgeführt wird, kann die abdominale Kolposuspension auch in Spinalanästhesie erfolgen. Des Weiteren sollte eine präoperative Restharnbildung ausgeschlossen sein, eine Drangsymptomatik kann verstärkt werden. Bereits bestehende Defekte des mittleren und hinteren Kompartiments können verstärkt werden oder neu auftreten. Eine hypomobile Urethra kann mit schlechteren Ergebnissen einhergehen

14.2.3 Operatives Vorgehen

Abdominale Kolposuspension

1. Präoperative Single-Shot-Antibiose.
2. Vollnarkose oder Spinalanästhesie.
3. Lagerung in Steinschnittlage, steriles Abwaschen, Anlage eines Dauerkatheters (wichtig zur Darstellung des Blasenübergangs).
4. Setzen eines Pfannenstiel-Schnitts und schichtgerechtes Eröffnen der Bauchdecken bis zum Peritoneum.
5. **Ohne das Peritoneum zu eröffnen,** präpariert man bis zum **Cavum Retzii** im retrosymphysären Bereich.
6. Freilegen der **paraurethralen Vaginalfaszie,** ggf. Abschieben des Binde- und Fettgewebes.
7. Darstellen der **Cooper Ligamente,** ggf. Abschieben des Binde- und Fettgewebes.
8. Assistent stellt mit Breisky-Spekula die Vaginalfaszie zunächst rechts dar.
9. Bei liegendem Blasenkatheter wird die **Vaginalfaszie transvaginal** durch den Operateur mit dem linken Zeigefinger angehoben (Operateur steht links) und mit **nicht resorbierbarem Nahtmaterial** zunächst rechts paraurethral durchstochen, **ohne die Vaginalschleimhaut zu perforieren.**

CAVE

Vorsicht ist geboten, um nicht versehentlich die Blase zu durchstechen. Daher möglichst kaudales Anheben direkt hinter der Symphyse.

1. Mit demselben Faden wird das Cooper-Ligament (Lig. pectineum) der gleichen Seite durchstochen und der **Faden** unter **Anspannen der Vaginalfaszie geknotet.** Der Vorgang wird mit einer weiteren Naht seitengleich wiederholt. Gleiches Vorgehen auf der linken Seite, sodass man **vier Schlaufen** bildet.
2. Anschließend wird die Bauchdecke wieder schichtgerecht verschlossen, ggf. Einlage einer Drainage (➤ Abb. 14.3).

CAVE

Ein zu strammes Knoten kann zu einer Überkorrektur mit Restharnbildung durch Blasenentleerungsstörung und möglicher Drangsymptomatik führen.

14

Endoskopische (transperitoneale) Kolposuspension

Bei der endoskopischen Kolposuspension handelt es sich um eine **Laparoskopie,** die durch drei kleine Einschnitte der Bauchdecke durchgeführt wird. Man unterscheidet den transperitonealen und retroperitonealen (auch extraperitoneal genannt, s. u.) Zugangsweg. Die Vorbereitung erfolgt analog zur abdominalen Kolposuspension (s. o.), jedoch immer in Vollnarkose (➤ Abb. 14.4):

1. Setzen eines subumbilikalen und zweier weiterer 5 mm-Trokare medial der epigastrischen Gefäße wie bei der Laparoskopie.
2. Queres **Eröffnen des retroperitonealen Raums** am **Übergang der Blase** (etwa Höhe der Iliakalgefäßgabelung) und Abschieben der Blase nach dorsal.

CAVE

Vorsicht ist geboten bei den epigastrischen Gefäßen, eine Darstellung dieser ist ein Hinweis der zu weit lateralen Präparation.

3. Nun werden analog zum abdominalen Zugang das Cavum Retzii, die Vaginalfaszie rechts und links kaudolateral des Blasenkatheters und die Cooper-Ligamente beidseits präpariert.
4. Analog zum abdominalen Vorgehen wird die Scheide mit dem linken Zeigefinger angehoben und mit der rechten Hand die **endoskopische Naht** durch die rechte Vaginalfaszie gesetzt, ohne die Vaginalschleimhaut zu perforieren.
5. Anschließend wird die Nadel durch die seitengleichen Cooper-Ligamente gestochen. Es werden die Fäden endoskopisch **intra- oder extrakorporal** geknotet. Es empfiehlt sich das **Anheben der Vaginalfaszie durch einen Assistenten.** Dieser Vorgang wird seitengleich rechts mit einer weiteren Naht wiederholt, anschließend werden zwei weitere Nähte links gesetzt.
6. Abschließend Entfernen des überschüssigen Nahtmaterials und der Nadeln, **fortlaufender Verschluss des Peritoneums** mit resorbierbarem Faden, ggf. Anlage einer Drainage.

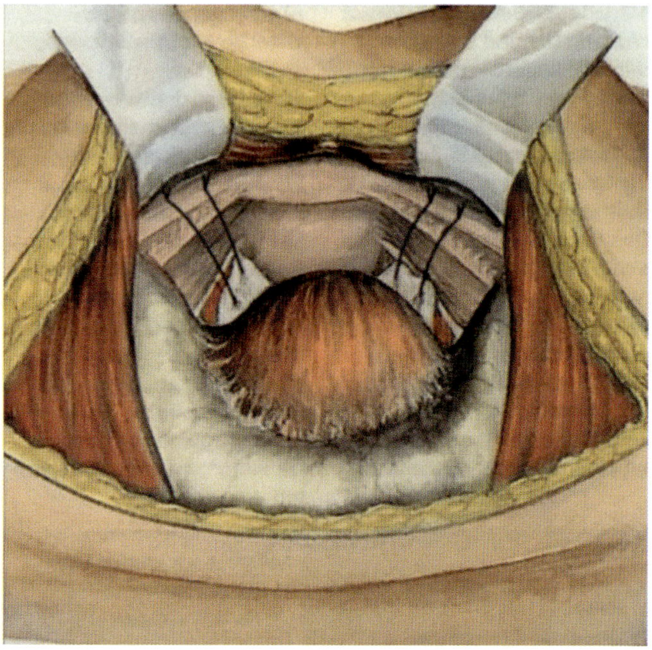

Abb. 14.3 Abdominale Kolposuspension (Quelle: Briel 1986) [M1395]

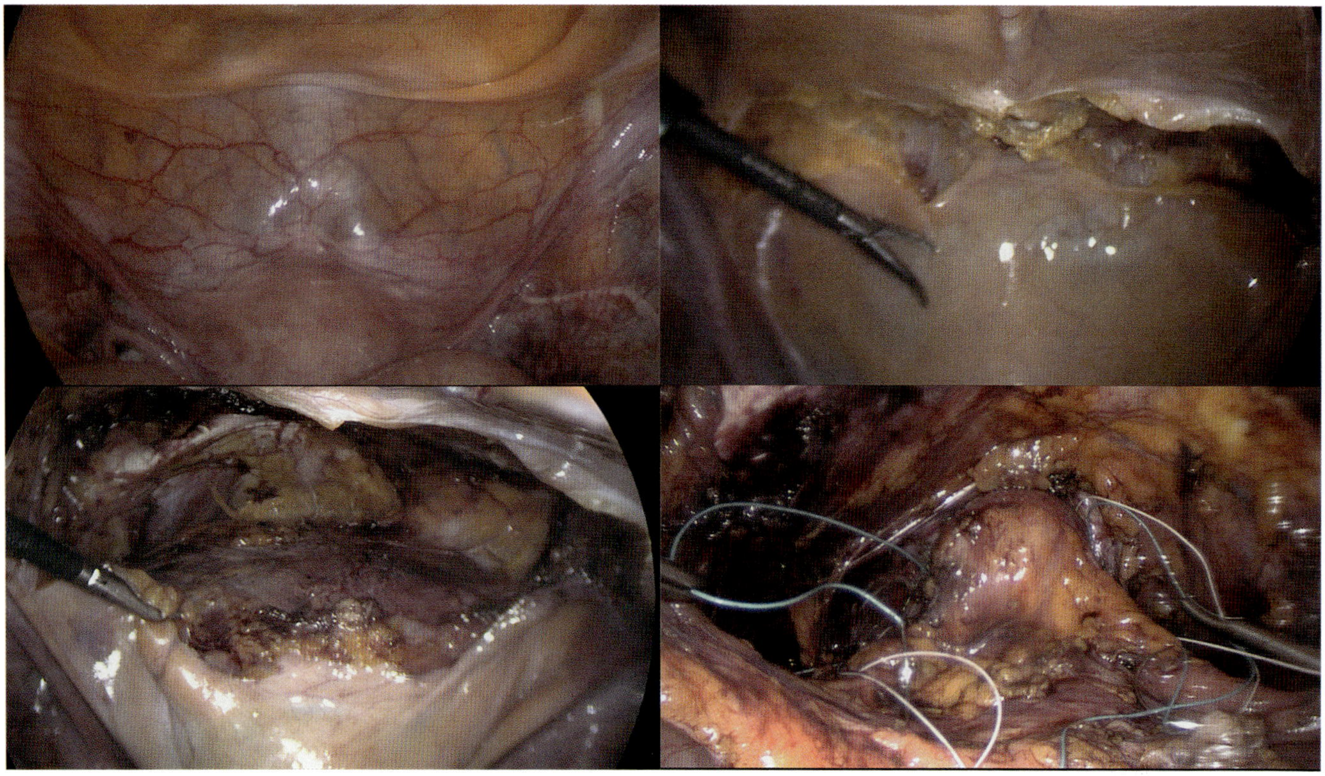

Abb. 14.4 Transperitoneale Kolposuspension mit Darstellung der peritonealen Präparation der Blase und setzen der Nähte [M1395]

Endoskopische (retroperitoneale) Kolposuspension

Der retroperitoneale (*Syn.:* extraperitoneal) Zugangsweg eignet sich hervorragend für die endoskopische Kolposuspension, insbesondere bei nicht-voroperierten Bauchdecken. Der Zugang ist durch die Vermeidung der Darstellung der intraperitonealen Organe komplikationsärmer und bei den Allgemeinchirurgen durch die meshgestützten Leistenhernienoperationen gut etabliert. Ob der retroperitoneale Zugang mittels offener Laparoskopie, Ballontrokaren oder mit Sichttrokaren gelingt, ist unerheblich. Hier wird der Zugang mit Sichttrokar beschrieben. Dieser zeichnet sich dadurch aus, dass zeitgleich durch CO_2-Insufflation und den Druck des Trokars das Gewebe subumbilikal kontrolliert verdrängt wird (➤ Abb. 14.5):

1. Die Vorbereitung erfolgt analog der transperitonealen Kolposuspension (s. o.).
2. Nach subumbilikaler kutaner Inzision erfolgt das **Einführen des Sichttrokars.**
3. Nach Passieren des subkutanen Fettgewebes wird die Faszie durchstochen und vorbei an der Rektusmuskulatur **vor dem Peritoneum** der Retroperitonealraum mit dem Kameratrokar **distanziert.** Dieser Vorgang erfolgt stumpf bis zur Darstellung der Symphyse.
4. Nach lateral wird bis zu den epigastrischen Gefäßen präpariert und erst jetzt beide **5 mm-Trokare retroperitoneal** eingeführt.
5. Die weiteren operativen Schritte erfolgen analog zur transperitonealen Kolposuspension (s. o.), ein abschließender Verschluss des Peritoneums entfällt.

14.2.4 Ergebnisse

Vergleich abdominale Kolposuspension mit TVT-Anlage

In einer großen vergleichenden Studie (1344 Patientinnen) zwischen TVT und abdominaler Kolposuspension gab es **keinen Unterschied** im Erfolg der Therapie der Inkontinenz und subjektiver Patientinnenzufriedenheit, während das Risiko für eine Folgetherapie des **hinteren Kompartiments** (Rektozele, Enterozele) **leicht erhöht** war (3,3 % vs. 1,1 %). Die Re-Operationsraten für Inkontinenz waren in beiden Gruppen gleich (3,8 % vs. 3,6 %). Chronische Schmerzen wurden in beiden Gruppen selten berichtet (Karmakar et al. 2021).

LEITLINIE

Harninkontinenz der Frau

https://register.awmf.org/de/leitlinien/detail/015-091

Konsenbasiertes Statement S7-01: Die Kolposuspension liefert bei der unkomplizierten Belastungsharninkontinenz ähnliche objektive und subjektive Erfolgsraten wie die suburethralen spannungsfreien Bänder **(starke Empfehlung).**

Konsenbasiertes Statement S7-02: Die Kolposuspension hat ein höheres Langzeitrisiko für Senkungen im hinteren Kompartiment als die suburethralen spannungsfreien Bänder **(Empfehlung).**

Konsenbasiertes Statement E7-04: Die offene oder laparoskopische Kolposuspension oder die autologe Faszienschlinge **soll** Frauen mit Belastungsinkontinenz angeboten werden, wenn suburethrale Bandanlagen (retropubisch oder transobturatorisch) nicht in Betracht kommen. Eine

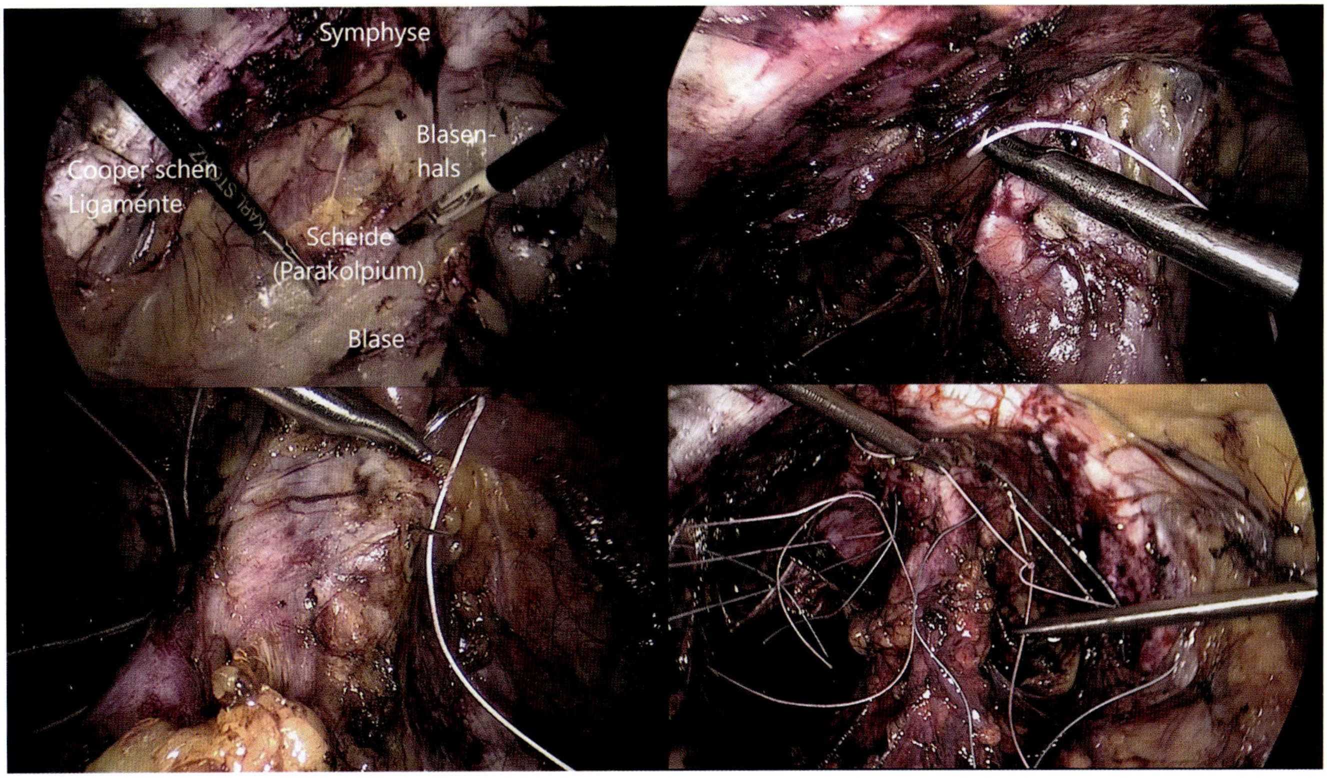

Abb. 14.5 Retroperitoneale Kolposuspension: Übersicht (li. o.), Durchstechen der Vaginalfaszie (re. o.), Durchstechen der Cooper-Ligamente (li. u.), Knoten der Fäden (re. u.) [1395]

Kolposuspension kann auch bei gleichzeitig bestehender Traktionszystozele sinnvoll sein oder wenn bereits ein laparoskopischer/offener Zugangsweg aus anderen Gründen gewählt wurde **(starke Empfehlung).**
Konsensbasiertes Statement E7-06: Patientinnen, denen eine Kolposuspension angeboten wird, **sollen** über die längere OP-Zeit und Rekonvaleszenz, den längeren Krankenhausaufenthalt sowie über das höhere Risiko einer postoperativen Blasenentleerungsstörung sowie Descensus genitalis (v.a. Rektozelen) aufgeklärt werden **(starke Empfehlung).**

Heute gilt das **TVT-Band als Goldstandard** (➤ Kap. 14.1), ist aber in den letzten Jahren zunehmend in die Kritik geraten (Veit-Rubin et al. 2019). Mögliche Gründe sind u.a. Sicherheitswarnungen der FDA bezüglich der Verwendung von Kunststoffnetzen bei Senkungen, sog. Mesh-Implantate, die jedoch auch zu einer Abnahme der Anwendung der minimalinvasiven schmalen TVT-Bänder führte (Sedrakyan et al. 2016).

MERKE
Das **Tension-free Vaginal Tape (TVT)** ist im deutschsprachigen Raum der **Goldstandard** zur operativen Therapie der Belastungsinkontinenz (➤ Kap. 14.1).

Vergleich abdominale und endoskopische Kolposuspension

Die aktuelle Cochrane-Analyse zur laparoskopischen Kolposuspension zeigt eine **Heilungsrate nach 18 Mon. von 82,1 %.** Die Rate mit unerwünschter Wirkung wird kumuliert mit 11,7 % angegeben, dabei beträgt die Rate der Blasenperforationen 3 %, die Rate der De-novo Urge 9,6 %, die Rate der Blasenentleerungsstörungen 8,8 %. Die **laparoskopische Kolposuspension** hat ein geringeres Risiko für **perioperative Komplikationen** als die abdominale Kolposuspension. Bei der laparoskopischen Kolposuspension ist die Rate an erneuten Kontinenzoperationen im Vergleich zu TVT geringer (Freites et al. 2019). In einer weiteren Studie waren 33 von 36 Patientinnen (91,7 %) nach einem medianen Follow-up von 26 Mon. kontinent nach endoskopischer Kolposuspension (Bulent Tiras et al. 2004).

LEITLINIE
Harninkontinenz der Frau
https://register.awmf.org/de/leitlinien/detail/015-091
Konsensbasiertes Statement S7-03: Die laparoskopische Kolposuspension ist weniger invasiv als die offene Kolposuspension bei ähnlichen Kontinenzraten und zeigt eine kürzere Rekonvaleszenz **(Empfehlung).**
Konsensbasiertes Statement E7-05: Die laparoskopische Kolposuspension **sollte** (bei entsprechender Expertise) der offenen Kolposuspension vorgezogen werden. Sie weist einen kürzeren Krankenhausaufenthalt als das offene Verfahren bei gleicher Effektivität auf **(Empfehlung).**

INFO
Neben den allgemeinen Operationsrisiken ist bei der Aufklärung über mögliche weitere Risiken aufzuklären, z.B. seltene Nahterosionen in der Scheide, Blase oder Harnröhre, Blasenentleerungsstörungen, Drangsymptomatik und Neuauftreten oder Verstärkung einer Rektozele.

14.2.5 Welche Patientinnen profitieren von der Kolposuspension (postoperatives Ergebnis)?

Es sind v.a. junge Frauen nach Geburten mit einer Hypermobilität der Urethra, die häufiger vorkommt nach vaginaloperativen Geburten oder Neugeborenen mit hohem Geburtsgewicht, die von einem operativen Eingriff profitieren. Ursächlich kann ein Defekt der suburethralen Bänder (Ligg. pubourethrale) sein. Der vesikourethrale Übergang ist bei belastungsinkontinenten Frauen niedriger als bei Kontinenten und kann gut mittels Beckenbodensonografie gemessen werden. Er passt sich bei den Inkontinenten nach der erfolgreichen Kolposuspension den Werten der Kontinenten an (Carey und Dwyer 1991). Häufig geht die **Hypermobilität** mit einem Lateraldefekt durch Ausriss der paravaginalen Faszie am Arcus tendineus einher, der im Rahmen der Kolposuspension zeitgleich durch den Lateral Repair behandelt werden kann. Ein weiterer Vorteil ist, dass die Kolposuspension im Rahmen anderer abdominaler oder laparoskopischer Eingriffe **kombiniert** werden kann. Auch Patientinnen, die auf (minimalinvasive) **Mesh-Implantate verzichten** wollen, können mittels (endoskopischer) Kolposuspension mit den gleichen Operationsergebnissen bei rekonstruktivem Operationsverfahren rechnen. Dabei sollte den Patientinnen erläutert werden, dass das Fadenmaterial zwar kein Mesh ist, jedoch ebenfalls nicht resorbierbar.

14.3 Bulking Agents

Norbert Nosal

14.3.1 Arten der Bulking Agents

Bulking Agents werden seit über 100 J. bei symptomatischer Belastungsinkontinenz angewandt. Dabei wurden zunächst verschiedene Produkte wie Teflon, autologes Fett, Rinder-/Schweinehautkollagen, Silikon-/Karbonpartikel oder Ethylene Vinyl Alcohol Copolymer verwendet (Kirchin et al. 2017). Viele dieser Produkte hatten schwere Nebenwirkungen und sind inzwischen nicht mehr auf dem Markt. Man unterscheidet heute zwei Arten der Bulking Agents, die **homogenen Gele,** bestehend aus Polymeren und Wasser, und die **partikulären Gele,** zusammengesetzt aus Mikropartikeln und Trägergel (Chapple und Dmochowski 2019). Der Bulking-Effekt wird bei den homogenen Gelen durch das **Volumen** des Gels erzielt. Bei den partikulären Gelen wird hingegen das Trägergel resorbiert, die **Mikropartikel verfestigen** sich zu einem spongiösen Material. Auch wird dabei der Fülleffekt durch die Reaktion – Erosion, Zystenbildung und Entzündung – des Gewebes auf die Mikropartikel erzeugt (Chapple und Dmochowski 2019).

INFO
Im deutschsprachigen Raum werden Polyacrylamid (Bulkamid®) als homologes und Silikonelastomer (Macroplastique®) als partikuläres Gel am häufigsten verwendet.

Bulking Agents werden in die urethrale Submukosa der proximalen Harnröhre bzw. in den externen urethralen Sphinkter injiziert

(Naumann et al. 2023; ➤ Abb. 14.6). Dabei wird die Bulking-Substanz der Wahl so in das Gewebe der Urethra injiziert, dass es zu einer **Aufpolsterung** im proximalen Bereich kommt. Die Wirksamkeit wird vermutet durch das Zusammenführen der klaffenden Urethralschleimhaut im Sinne einer Koaptation (Kerr 2005), durch eine mögliche Kraftverstärkung des Urethralsphinkters (Klarskov und Lose 2008) und folglich durch eine Erhöhung des Urethralsphinkterwiderstands (Hussain und Bray 2019).

14.3.2 Indikation und Aufklärung

Bulkamid® kann in der Primär- oder Sekundärtherapie der Belastungsinkontinenz eingesetzt werden, hierauf weisen Langzeitdaten hin (Brosche et al. 2021). In einer randomisiert kontrollierten Studie wurden erstmalig Frauen in der **Primärtherapie** bei Belastungsinkontinenz mit TVT oder Bulkamid® behandelt. Dabei konnten in der Bulkamid®-Gruppe subjektive und objektive Heilungsraten des TVT-Bandes nicht erreicht werden, dennoch war die subjektive Zufriedenheit in der Bulkamid®-Gruppe hoch (Itkonen Freitas et al. 2020). Die **Indikation** kann folglich bei Frauen mit einer Belastungsinkontinenz gestellt werden. Bei Mischinkontinenz der älteren Patientin kann die Anwendung mit Botox kombiniert werden (Viereck et al. 2021). Auch nach vorheriger TVT-Anwendung kann Bulkamid® in der **Sekundärtherapie** angewandt werden (Zivanovic et al. 2017). Die Komplikationen bei Bulkamid® und Macroplastique® ähneln sich (Siddiqui et al. 2017). Beide Therapien haben ähnliche **Erfolgsraten,** subjektiv 66–89,7 % und objektiv 25,4–73,3 %. Beide Therapien werden gut toleriert, die häufigsten **Komplikationen** sind Harnwegsinfekte (Bulkamid® 11 %, Macroplastique® 9 %), akuter postoperativer Harnverhalt (Bulkamid® 3 %, Macroplastique® 9 %) und Dysurie (Bulkamid® 1 %, Macroplastique® 7 %; Naumann et al. 2023).

INFO

Indikationen für Bulking Agents

- Primäre Therapie für ältere Patientinnen mit komplizierenden Zusatzkriterien (z. B. Adipositas, eingeschränkte Narkosefähigkeit, Z. n. nach radikalen Operationen, Z. n. Strahlentherapie, Frozen Urethra)
- Primäre Therapie für ältere Patientinnen mit Risiko für erhöhte Morbidität bei einer Schlingeneinlage (z. B. Gefahr von Blasenentleerungsstörungen, Verstärkung Harndrang)
- Primäre Therapie für Patientinnen mit Wunsch auf Verbesserung der Inkontinenzsituation ohne höheres OP-Risiko
- Ggf. primäre Therapie für Patientinnen mit noch bestehendem Kinderwunsch
- Sekundäre Therapie für Patientinnen mit Rezidiv (z. B. fehlgeschlagener Schlingeneinlage)

Anwendungstechniken für Bulking Agents

- **Intra- oder transurethrale Injektion:**
  - Unter zystoskopischer Sicht wird eine Nadel intraurethral vorgeschoben und in die Mukosa eingestochen.
  - Einbringen der Substanz an 4 Einstichpunkten und Auffüllen bis zu einer optischen Okklusion der Harnröhre, z. B. Bulkamid® oder Macroplastique®
- **Paraurethrale Injektion:** unter zystoskopischer Sicht werden eine Nadel extraurethral vorgeschoben und paraurethral 4 Depots bis zu einer optischen Okklusion der Harnröhre gesetzt, z. B. Urolastic®(Silikon Elastomer).

Kontraindikationen gibt es faktisch keine. Mögliche Unverträglichkeiten der Wirk- und Trägersubstanzen sollten ausgeschlossen werden. Des Weiteren sollte eine präoperative Restharnbildung ausgeschlossen sein, eine Drangsymptomatik kann verstärkt werden. Chronische Harnwegsinfektionen sollten ausgeschlossen werden, ebenso Urethraldivertikel oder andere Harnröhrenanomalien. Wie bei allen Kontinenzoperationen kann eine symptomatische Zystozele zu einem unbefriedigenden Ergebnis führen.

14.3.3 Operatives Vorgehen

Die Hersteller von Bulkamid® und Macroplastique® liefern **Fertigkits.** Bei Macroplastique® wird das Gel über einen intraurethralen Adapter ohne urethrozystoskopische Sicht injiziert. Hierbei ist die korrekte Lage beim Applizieren wichtig, um die Geldepots paraurethral zu setzen. Erst nach Applizieren des Gels wird eine Urethrozystoskopie durchgeführt. Bei Bulkamid® besteht das Kit aus einem resterilisierbaren Zystoskop und einem Einmal-Zystoskop-Aufsatz mit Zu- und Ablauf für die Kochsalzlösung. Der Aufsatz hat einen Kanal für die lange Nadel (22G × 120 mm). Darüber wird unter zystoskopischer Sicht das Gel injiziert.

Entscheidend für eine erfolgreiche Bulkamid®-Therapie sind Lokalisation, Zahl und Volumen der Depots. Heute wird ein etwas höheres Totalvolumen (2 ml), aufgeteilt auf vier statt drei Depots, eine Lokalisation kreisförmig auf gleicher Ebene im proximalen Drittel der Urethra und eine transurethrale Injektion

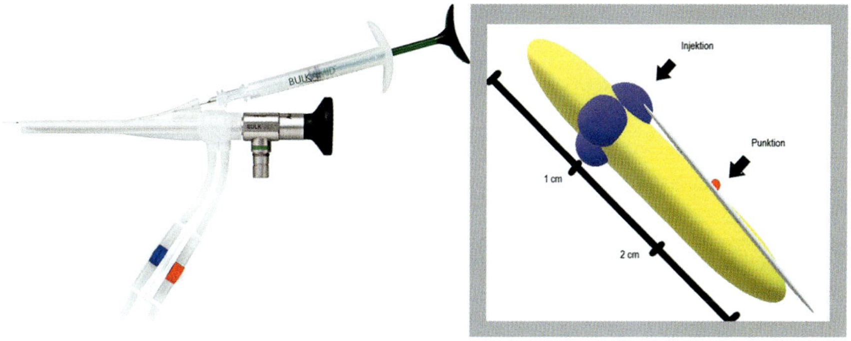

Abb. 14.6 Transurethrales Zystoskop mit Gelspritze und Einführhilfe für die Nadel (li.; Quelle: www.bulkamid.com/de); schematische Darstellung der Bulkamid®-Injektionsstelle transurethral (re.) [M1395]

unter urethroskopischer Sichtkontrolle empfohlen (Naumann et al. 2023).

Jeweils 0,5 ml Volumen wird 2 cm vom Ostium urethrae internum in die Submukosa gespritzt (➤ Abb. 14.7re.). Dabei wird die Nadel leicht angewinkelt, jedoch möglichst parallel zum Urethraverlauf jeweils etwa 1 cm tief eingestochen. Die 4 Einstichstellen werden entweder in der X-Form bei 2, 5, 7 und 10 Uhr oder in der +-Form bei 3, 6, 9 und 12 Uhr (➤ Abb. 14.7) gesetzt. Es sollte darauf geachtet werde, dass sich die Submukosa lumenwärts anhebt, dies wird durch eine lumenwärts gerichtete Nadelöffnung gesichert. Zu tiefe Injektionen führen zu einem unbefriedigenden Bulking-Effekt, zu oberflächliche Injektionen zu einem möglichen intraoperativen oder postoperativen Platzen der Bulks und folglich Funktionsverlust. Entscheidend ist, dass man die Mukosagefäße noch in ihrem Verlauf erkennt (➤ Abb. 14.7re.) um Lost Bulks zu vermeiden.

Die Operation eignet sich sehr gut für eine Durchführung in **Lokalanästhesie.**

1. Zu Beginn wird das Operationsgebiet steril abgewaschen, eine i. v. Antibiotikaprophylaxe ist ratsam.
2. Die Blase wird entleert.
3. Dann wird ein kurzwirksames Lokalanästhetikum (z. B. 5 ml Mepivacain 2 %) transkutan parallel zur Urethra mit einer schmalen, kurzen Nadel (z. B. s.c. Insulinnadeln) links und rechts paraurethral gespritzt. Es werden Depots von jeweils 2–2,5 ml gesetzt.

INFO

Vollkommen schmerzfrei sind die Injektionen der Lokalanästhesie sowie der nachfolgenden Depots nicht. Unsere Patientinnen gaben nach den Operationen einen NSR (Nummeric Scale Rate von 0–10) von durchschnittlich 3–4 an.

4. Nach einer kurzen Einwirkzeit kann mit der Urethrozystoskopie wie oben beschrieben begonnen werden.
5. Zum Abschluss wird die Blase mit einem kleinvolumigen **Kindereinmalkatheter** (8–10 Ch) entleert.

Die ersten 15 Operationen sollten in Allgemeinanästhesie durchgeführt werden, um operateurbedingte Unsicherheiten nicht auf die Patientin zu übertragen. Ein U-Stix sollte am Morgen der Operation (oder optimalerweise am Vortag) erfolgen.

INFO

- Typische Anfängerfehler sind ein zu tiefes oder zu oberflächliches Stechen, zu blasenhalsnahes Spritzen oder das Nichteinhalten der Einspritzebene.
- Zur Entleerung der Harnblase sollte ausschließlich ein Kinderkatheter (8 Ch) verwendet, ebenso auf die Verwendung von Dauerkathetern bis zu einem Zeitraum von 12 Wo. postop. verzichtet werden.

14.3.4 Ergebnisse

Ergebnisse zu Macroplastique® und Bulkamid® (➤ Tab. 14.1) liegen inzwischen zahlreich vor. Auffällig ist, dass häufig zwischen gebes-

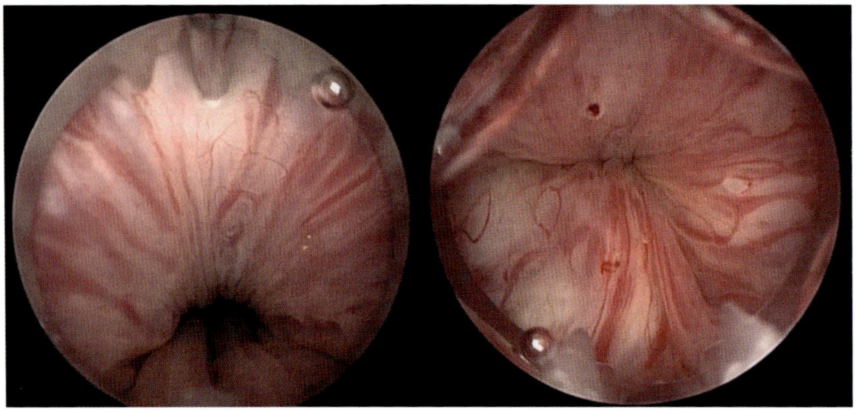

Abb. 14.7 Urethroskopische Bildaufnahmen der Bulkamid®-Anwendung (li. zu Beginn mit erstem Einstich bei 12 Uhr, re. nach Abschluss der vier Injektionsstellen bei 3, 6, 9 und 12 Uhr) [M1395]

Tab. 14.1 Studien zu Erfolgsraten mit Bulking Agents mit Zeitangabe der Nachuntersuchung, aufgeteilt in geheilt und gebessert

Autor	Untersuchungszeitraum [J.]	Anzahl der Patientinnen	Geheilt [%]	Gebessert [%]	Re-Injektion [%]
Toosz-Hobson 2012	1	124	17	44	35
Sokol 2014	1	229	48	23	25
Lobodasch 2015	1–7	325	36	44	k.A.
Pai 2015	¼	246	43	40	7
Itkonen Freitas 2019	1	107	24	69	43
Brosche 2021	7	388	16	49,2	32,2
TVT-Gruppe in Itkonen Freitas-Studie zum Vergleich					
Itkonen Freitas 2019	1	101	83	17	k.A.

sert **(improved)** und geheilt **(cured)** unterschieden wird und die Summe als operativer Erfolg gewertet wird, obwohl Patientinnen weiterhin zum Teil inkontinent sind. In diesem Fall wird dann über die subjektive Zufriedenheit argumentiert, dass der „Erfolg" hoch sei, obwohl weiterhin ein großer Teil inkontinent ist. Offensichtlich ist die Abnahme der Inkontinenzepisoden und/oder Menge in der Gruppe der Gebesserten hinlänglich für eine subjektive Zufriedenheit.

14.3.5 Welche Patientinnen profitieren?

Die Bulkamid®-Therapie eignet sich gut für Patientinnen, die ein minimalinvasives Verfahren ohne wesentliche Komplikationen bevorzugen. Die einzigen relevanten „Komplikationen" sind eine Harnwegsinfektion (bis zu 10 %) und ein passagerer Harnverhalt (bis zu 4 %), der i. d. R. durch Einmalkatheterismus mittels Kinderkatheter bis zum Folgetag behoben ist.

Da sich die Operation gut in Lokalanästhesie durchführen lässt, eignet sie sich auch für multimorbide, betagte Frauen, die ein hohes Risiko für eine Allgemeinanästhesie haben. Lediglich eine Antikoagulation mit Marcumar oder DOAKs sollte pausiert werden. ASS kann weiter eingenommen werden.

Aber auch bei jungen Frauen scheint die Bulkamid®-Therapie gute Erfolge zu liefern (Itkonen Freitas et al. 2020). Dabei sollte der Begriff „Erfolg" in den bisherigen Studien mit Vorsicht bedacht werden. Häufig wird zwischen geheilt und gebessert unterschieden (Itkonen Freitas et al. 2020; Sokol et al. 2014), was auf den ersten Blick dazu führen könnte, das Verfahren mit den Erfolgsraten der TVT-Anwendung (➤ Tab. 14.1) oder der Kolposuspension (➤ Kap. 14.2.3) gleichzusetzen, die eine hohe Rate an geheilten Patientinnen zeigt. Das sollte mit den Patientinnen vor der Operation bereits kommuniziert werden, um keine **falsche Erwartungshaltung** zu erzeugen (➤ Tab. 14.2). Auch sollte den Patientinnen kommuniziert werden, dass eine Wiederholung der Bulkamid®-Injektion möglich ist, falls das Volumen mit den verwendeten 2 ml nicht ausreicht. Dieser **„Booster"** kann nach 6 Wo. erneut in Lokalanästhesie durchgeführt werden. Es ist dabei ratsam, vorab eine Beckenbodensonografie durchzuführen, um die Geldepots zu beurteilen. Fehlende (Lost Bulk) oder volumenmäßig zu schwache Depots können so erkannt und gezielt **nachgespritzt** werden. Sollten alle Depots an der erwarteten Stelle in erwartetem Volumen vorhanden sein, kann das 6-Uhr-Depot mit weiteren 1 ml Bulkamid® „verstärkt" werden. Es sollte jedoch bei nicht ausreichender Wirkung der Bulking Agents der Patientin großzügig eine Konversion auf TVT-Band oder Kolposuspension angeboten werden.

Über den Zeitpunkt der Wiederaufnahme von Geschlechtsverkehr und sportlicher Aktivität nach der Operation gibt es keine ausreichenden Daten. In einer dänischen Untersuchung nach Bulkamid®-Anwendung an Pferdesynovia zeigten sich erst nach 3 Mon. eine ausreichende Bindegewebsschicht um die Bulkamid®-Depots sowie eine ausreichende bindegewebige Durchwanderung der größtenteils aus Wasser bestehenden Depots. Viele Anwender raten zu einer **2-wöchigen postoperativen Schonzeit.** In unserem Kollektiv zeigten sich bei Frauen mit unbefriedigenden Ergebnissen häufig verdrängte oder fehlende Depots bei 5–7 Uhr. Als mögliche Ursachen kommen entweder zu frühe körperliche Belastung mit häufiger Rotation der Urethra oder möglicherweise durch Geschlechtsverkehr seitliches Verrutschen oder Abflachen der Depots infrage.

Eine weitere Untersuchung von 33 Studien mit Bulking Agents zeigte, dass sich Patientinnen besser für die Bulkamid®-Anwendung eignen, die > 60 J. alt sind und bei denen < 2,5 Urinverlustepisoden täglich auftreten (Elmelund et al. 2019). Im Umkehrschluss bedeutet das, dass sich Frauen mit einer ausgeprägten Inkontinenz weniger eignen, ebenso junge Frauen, die sich mit einer Verbesserung häufig nicht zufriedengeben, sondern geheilt werden möchten.

LEITLINIE

Harninkontinenz der Frau

register.awmf.org/de/leitlinien/detail/015-091

Konsensbasiertes Statement E7–12: Periurethrale Bulking Agents **können** Frauen angeboten werden, die ein Verfahren mit sehr niedrigem Risiko wünschen und verstehen, dass ggf. wiederholte Injektionen notwendig sein können **(offene Empfehlung).**

Daher ist es erforderlich, den Patientinnen bereits vor der Operation alle therapeutischen Möglichkeiten zu geben und in einem **Informed Consent** (➤ Tab. 14.2) eine gemeinsame Therapieentscheidung zu treffen, vorausgesetzt der Therapeut beherrscht alle drei Optionen gleichwertig.

Tab. 14.2 Informationen für das Aufklärungsgespräch

	TVT	Bulkamid®	Endoskopische Kolposuspension
Material	MESH	Polyacrylamid in Wasser	Nicht resorbierbare Fäden
Zugangsweg	Vaginal	Urethral	Laparoskopisch
OP-Dauer	20–30 min	5–10 min	45–60 min
Anästhesie	Vollnarkose o. Lokalanästhesie	I. d. R. Lokalanästhesie	Vollnarkose
Mögliche perioperative Komplikationen	Blasenverletzung, Blutung, Harnverhalt	Harnverhalt (passager)	Blasenverletzung, Blutung, Harnverhalt
Mögliche postoperative Komplikationen	Erosion, chronische Schmerzen	Keine	Fisteln, Nahtschwäche, Senkung
Erfolgsquote (geheilt)	80–90 %	17–48 %	80–90 %
Möglichkeit des ergänzenden Zweiteingriffs	Nein, nur bei adjustierbaren TVT	Ja	Nein

14

14.4 Lasertherapie

Volker Viereck und Marianne Gamper

14.4.1 Leitfaden (Kurzübersicht, Definition, Synonyme)

Neben den operativen Verfahren wie TVT (➤ Kap. 14.1.2) oder Bulking Agents (➤ Kap. 14.3) gewinnt die Lasertherapie bei Belastungsinkontinenz immer mehr an Bedeutung. Die Studienqualität nimmt zu (Gonzalez Isaza et al. 2018; Aguiar et al. 2020; O'Reilly et al. 2021; Ruffolo et al. 2021; Seki et al. 2022), die Publikationen werden zahlreicher und der Impactfaktor höher.

Zwei Laser mit verschiedenen Wellenlängen, der **Erbium:YAG Laser (2940 nm)** und der **CO_2-Laser (10.600 nm),** werden zur Therapie der Belastungsinkontinenz eingesetzt. Beide Wellenlängen werden vom Gewebe absorbiert (➤ Abb. 14.8), d. h. mit beiden Lasern können oberflächliche Hautschichten abgetragen werden („ablative Behandlung").

Intravaginale Laserverfahren zur Behandlung der Belastungsinkontinenz:

1. **Mikroablativ fraktioniertes Verfahren: CO_2- oder Erbium-Laser (ohne SMOOTH Modus):** Mit einer Kombination von zuerst fraktioniert ablativen und anschließend wärmenden Laserpulsen wird die Epitheloberfläche punktuell abgetragen (ca. 20 %) und das Gewebe mit feinen Kanälen durchsetzt. Durch diese Bohrkanäle kann die Laserenergie anschließend in die Tiefe gelangen (600 µm; Gonzalez Isaza et al. 2018; Mothes et al. 2018; Behnia-Willison et al. 2019; Reisenauer et al. 2019; Aguiar et al. 2020).
2. **Nicht ablatives Verfahren: Erbium:YAG Laser mit SMOOTH Modus:** Mit speziellen Software-Einstellungen („SMOOTH Modus") beim Erbium:YAG Laser kann das Gewebe erwärmt werden, ohne es zu zerstören („nicht ablatives Verfahren"). Mit langen Laserpulsen im Millisekundenbereich und einer sehr niedrigen Energiedichte wird Wärme in die Tiefe des Gewebes gepumpt (500 µm). Die Gewebeoberfläche bleibt intakt (➤ Abb. 14.9, ➤ Tab. 14.5; Fistonić et al. 2016; Lukac et al. 2018; Kuszka et al. 2020).

Die Lasertherapie **erwärmt also immer tiefere Gewebeschichten.** Bei Temperaturen von 60 °C verkürzen und **straffen** sich die Kollagenfasern. Langzeiteffekte sind **Neokollagenese, Gewebeaufbau, eine verbesserte Durchblutung und Trophik (Neovaskularisation).** Die dadurch verstärkte vordere Vaginalwand unterstützt Blase und Harnröhre und führt zur Kontinenz (Lapii et al. 2017; Gonzalez Isaza et al. 2018).

Der CO_2-Laser wurde v. a. zur Behandlung von GSM (urogenitales Menopausensyndrom, vulvovaginale Atrophie) eingesetzt. Dabei wurde herausgefunden, dass eine gleichzeitig auftretende Belastungsinkontinenz mittherapiert werden kann (Gonzalez Isaza et al. 2018; Aguiar et al. 2020; Ruffolo et al. 2021).

INFO

Eine randomisiert kontrollierte Studie mit direktem Head-to-Head-Vergleich der Laserverfahren bei Belastungsinkontinenz gibt es derzeit nicht.

Intraurethrale Laserverfahren zur Behandlung der Belastungsinkontinenz: Mit einem speziellen **intraurethralen Handstück** kann die Erbium:YAG SMOOTH-Mode-Behandlung auch direkt in der Harnröhre erfolgen (Gaspar und Brandi 2017; ➤ Abb. 14.9, ➤ Tab. 14.5). Die dünn gewordene, erschlaffte Urethraschleimhaut wird durch die Laserung verbreitert, faltet sich wieder sternförmig auf, wird gestrafft und verschließt so die Urethra wieder besser.

Medizinische Laser gehören zur **Klasse 4,** der höchsten Laserklasse. Alle Vorsichtsmaßnahmen zur Lasersicherheit müssen immer eingehalten werden. Die Laseranwendung in der Urogynäkologie ist aktuell in Deutschland, Österreich und der Schweiz unterschiedlich geregelt (➤ Tab. 14.3):

14.4.2 Indikationen

Indiziert ist die intravaginale Lasertherapie bei Frauen mit einer **milden bis moderaten Belastungsinkontinenz** (Stress Urinary Incontinence [SUI], Grad I und II). Die Therapie ist besonders geeignet für jüngere Frauen mit normalem Body-Mass-Index, für Frauen zwischen Geburten oder Frauen, die eine schnelle **minimalinvasive Lösung ohne Fremdmaterialien** wünschen. Die Behandlung erfolgt **ambulant.**

In Kombination mit der intraurethralen Lasertherapie können auch Patientinnen mit schwerer Belastungsinkontinenz (SUI III), mit Mischharninkontinenz oder mit einer Drangkomponente (Overactive-Bladder [OAB]-Syndrom) behandelt werden. Die Datenlage dazu ist aber (noch) niedrig.

Voraussetzung für ein Ansprechen der Lasertherapie ist eine **gute Trophik** und ein geschlossenes, intaktes Epithel. Eine Lasertherapie ist auch nach einer Schlingeneinlage (TVT) und vice versa möglich. Auf ein freiliegendes Band sollte aber nicht direkt gelasert werden.

14.4.3 Kontraindikationen

Kontraindikationen zur Lasertherapie sind in den Anwendungshandbüchern der Laserhersteller aufgelistet. Die wichtigsten Kontraindikationen sind:

1. **Beschädigte Hautareale oder offene Stellen**
2. **Akute urogenitale Entzündungen/Infektionen**
3. Schwangerschaft oder Stillzeit
4. Während der ersten 3 Mon. nach einer Geburt, einer Fehlgeburt oder einer Unterleibsoperation sowie während der Menstruation
5. Kollagenerkrankungen wie Elhers-Danlos, Marfan etc.
6. Behandlung mit Medikamenten, die eine Fotosensitivität verursachen (z. B. Isotretinoin, Tretinoin), innerhalb der letzten 6 Mon.

MERKE

Vor einer Laserbehandlung müssen die Kontraindikationen im Anwendungshandbuch konsultiert und individuell für jede Patientin geprüft werden.

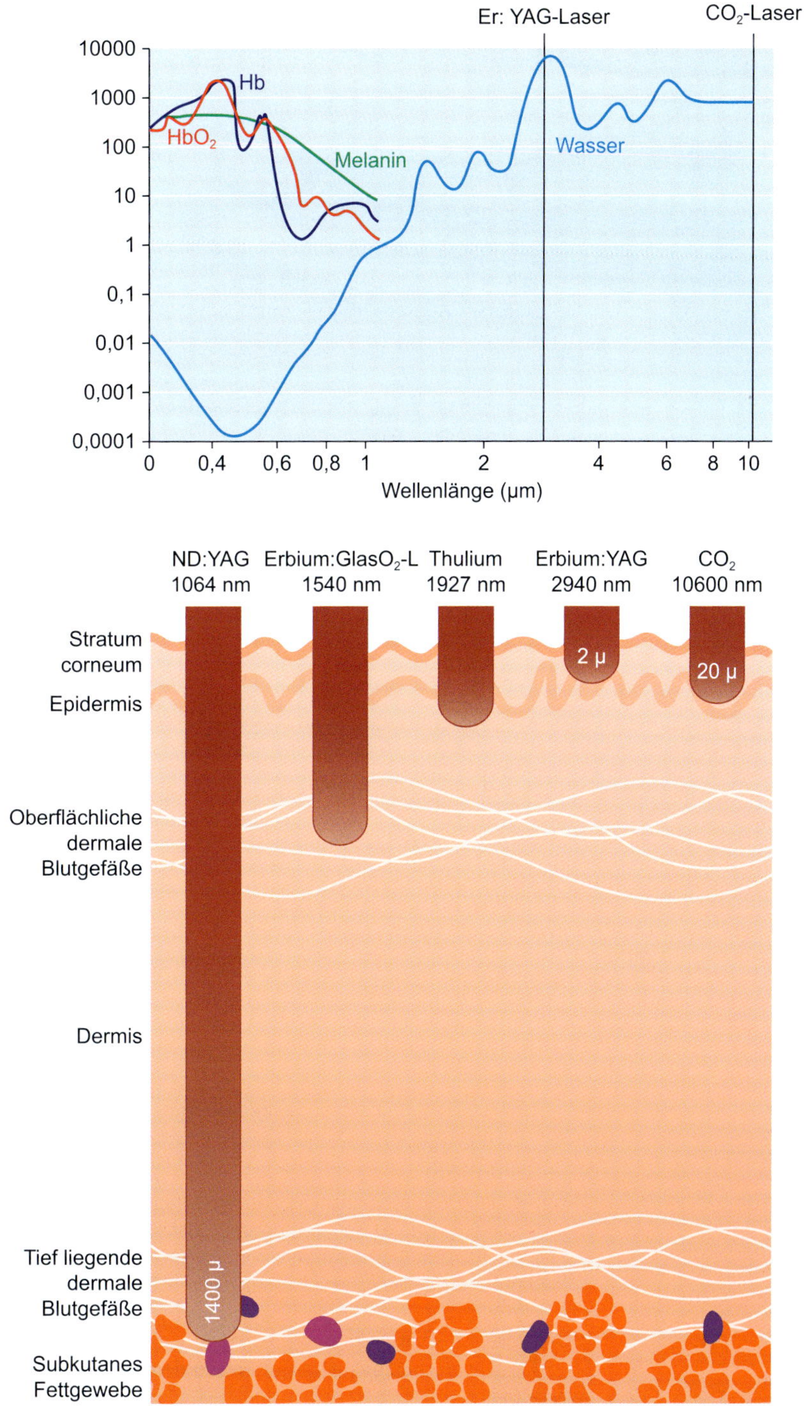

Laser	Wellenlänge	Absorption	Penetrationstiefe in Wasser
CO_2	10600 nm	Wasser	20 µm
ER:YAG	2940 nm	Wasser	2 µm

Abb. 14.8 Wellenlänge, Absorption, Eindringtiefe [L231]
Die Wellenlängen des Erbium:YAG- und des CO_2-Lasers decken sich mit den Absorptionsmaxima von Wasser. Sie werden vom Wasser im Gewebe absorbiert. Die Eindringtiefe ist gering, 2 µm beim Erbium:YAG- und 20 µm beim CO_2-Laser.

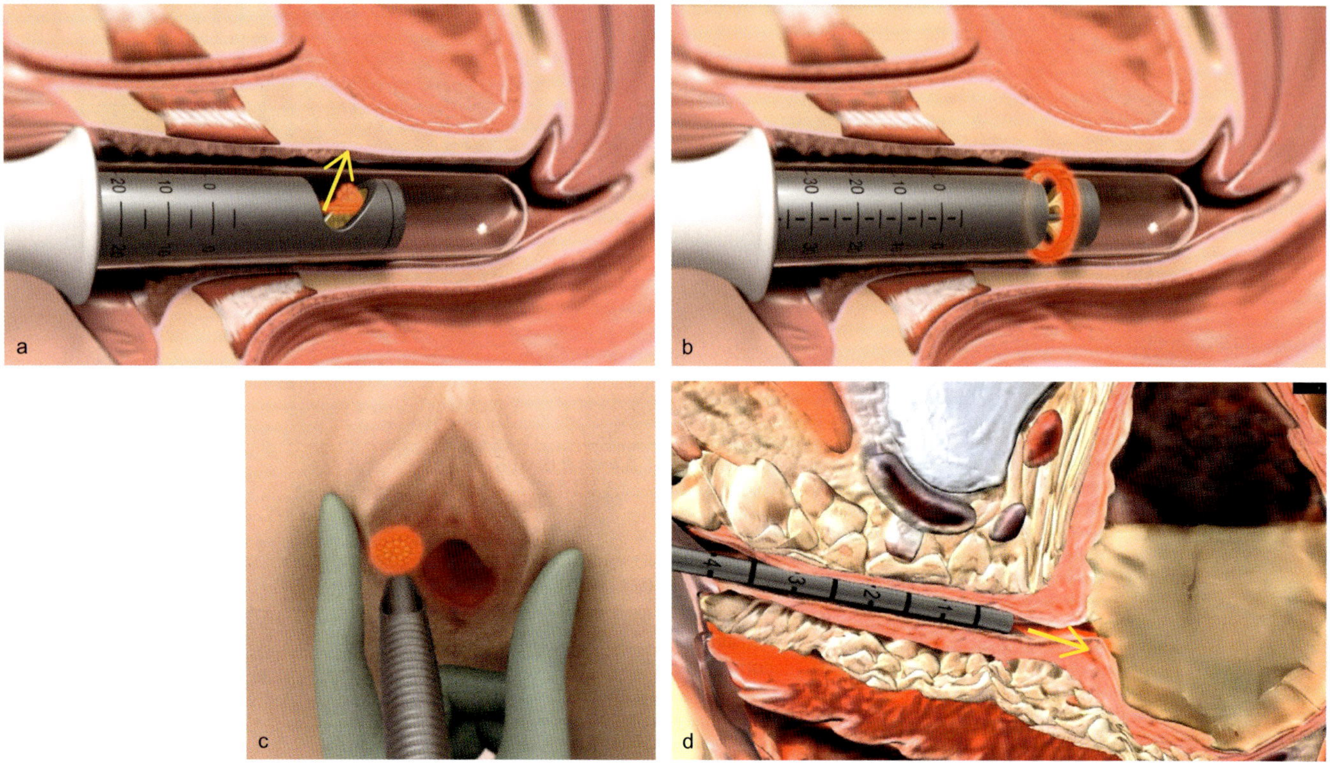

Abb. 14.9 Erbium: YAG-Laser mit SMOOTH-Mode (IncontiLase®-Programm = A, B, C): **a** intravaginal angular, **b** intravaginal zirkular, **c** Introitus, **d** intraurethral (➤ Tab. 14.5) [M1395]

Tab. 14.3 Behördliche Empfehlungen/Voraussetzungen für die Lasertherapie in der Urogynäkologie

Land	Empfehlung/Voraussetzung
Deutschland	Zum Betrieb von Lasereinrichtungen der Klassen 3R, 3B und 4 ist ein **Laserschutzbeauftragter** zur Überwachung der Lasersicherheit **vorgeschrieben.** Dazu erforderlich ist der Abschluss eines anwendungsbezogenen Laserschutzkurses nach OStrV/TROS mit bestandener Lernerfolgskontrolle. Auffrischung alle 5 J. Gemäß NiSG dürfen medizinische Lasersysteme von Ärzt*innen und qualifiziertem ärztlichem Assistenzpersonal angewandt werden, die über die erforderliche **Fachkompetenz** verfügen. Die Fachkunde wird durch entsprechende Fort- und Weiterbildungen erworben. www.laserkurse.de/
Österreich	Die Anwendung von medizinischen Lasern zu therapeutischen Zwecken ist gemäß Ärztegesetz Ärzt*innen vorbehalten. Unter Aufsicht und Anleitung können medizinische Laser auch von anderem **medizinisch kompetenten Personal** angewandt werden. Für Arbeitsstätten mit mind. einem Arbeitnehmer ist die Verordnung optische Strahlung (VOPST) einzuhalten. Für niedergelassene Ärzt*innen ohne Personal sind die Anforderungen der Ärztekammer einzuhalten. Bezüglich der VOPST ist u. a. eine hinsichtlich der Lasersicherheit fachkundige Person notwendig, die eine Evaluierung der Gefährdungen durchführt und ggf. erforderliche Schutzmaßnahmen seitens des Anwenders umsetzt. Bei Lasern ab der Laserklasse 3R ist gemäß der ÖNORM S 1100 ein **Laserschutzbeauftragter empfohlen.** www.auva.at
Schweiz	Die Schweizerische Gesellschaft für Gynäkologie und Geburtshilfe (SGGG) empfiehlt den **Fähigkeitsausweis (Typ II)** für „Laserbehandlungen der anogenitalen Haut und Schleimhaut und der angrenzenden Regionen mit schneidenden oder ablativen Lasern" vom Schweizerischen Institut für ärztliche Weiter- und Fortbildung (SIWF). Nur Ärzte mit Fähigkeitsausweis können Laserbehandlungen mit TARMED verrechnen. Bei Selbstzahlerinnen dürfen Laserbehandlungen auch ohne Fähigkeitsausweis durchgeführt werden. www.siwf.ch/files/pdf19/fa_laserbehandlungen_d.pdf www.laserkommission.ch/de/ http://sgml.ch/wp-content/uploads/2021/12/Laserworkshops-2022-in-Frauenfeld.pdf

14.4.4 Operatives Vorgehen

Vorbereitung

Wichtig ist eine **gute Trophik** der zu behandelnden Areale. Eine regelmäßige Intimpflege mit rückfettenden Salben und bei Atrophie eine zusätzliche Östrogenisierung sind in den Wochen vor der Lasertherapie zu empfehlen. Aktive Entzündungen, Dermatosen, Läsionen und Wunden sollten vorab therapiert werden.

Wichtig ist es, genügend **Zeit für Information/Aufklärung** der Patientinnen einzuplanen. Die Patientinnen müssen wissen, dass die Therapie eine Verbesserung bringt, aber nicht unbedingt eine 100%-ige Heilung und dass sie mit zusätzlicher Beckenbodenphysiotherapie etwas zum Heilungserfolg beitragen können. Sie müssen auch über eventuelle, seltene und vorübergehende Nebenwirkungen (Ausfluss, Schmerzen, Blutung, Dyspareunie, Ödem) informiert werden.

Vor der intraurethralen Laserung soll die Urethralänge sonografisch oder mit einem Messkatheter bestimmt werden.

MERKE

Wichtig sind **Schulung und Training.** Das Anwendungshandbuch sollte gelesen worden sein, eine Laserschulung sollte stattgefunden haben, Lasereinstellungen und Behandlungsablauf sollten bekannt sein.

INFO

Das Tragen von **Laserbrillen** ist obligatorisch. Für verschiedene Laser werden unterschiedliche Schutzbrillen benötigt. Ablative Laserverfahren machen eine Rauchabsaugung erforderlich.

Im Allgemeinen wird die Lasertherapie sehr gut toleriert. Im empfindlichen Introitusbereich, der meist mitbehandelt wird (➤ Tab. 14.5), treten am ehesten Schmerzen auf. Mögliche schmerzreduzierende Maßnahmen sind in ➤ Tab. 14.4 aufgeführt.

Tab. 14.4 Mögliche schmerzreduzierende Maßnahmen

Analgesie	Maßnahme
EMLA-Creme	Lokal am Introitus auftragen u. mind. 30 min einwirken lassen
Lidocain-Creme „zur Rose" (Magistralrezeptur)	Lokal am Introitus auftragen u. mind. 30 min einwirken lassen
Lidocainspray 10 %	Bereitstellen u. anwenden, falls während der Behandlung Schmerzen auftreten, dann 5–10 min einwirken lassen
Ibuprofen 400	Zusätzlich Schmerztablette einnehmen (schmerzempfindliche Patientinnen)

MERKE

Vor der Laserbehandlung **Creme entfernen.** Der **Vaginalkanal** muss **immer trocken** sein. Noch vorhandene vaginale Flüssigkeit würde den Laserstrahl bereits oberflächlich absorbieren und verhindern, dass er in tiefere Gewebeschichten gelangen kann.

Die Vulvovaginalregion wird normal gereinigt, die Lasersonden sollen steril appliziert werden. Um eine Rauchgasbildung zu reduzieren, sollten die Vulvahaare gekürzt werden.

Operationsablauf

Eine ambulante Lasersession dauert zwischen 10 und 30 min.

Beim Erbium:YAG-Laser mit SMOOTH-Modus sind folgende Laserschritte programmiert (➤ Tab. 14.5):

MERKE

- Die Lasereinstellungen sollten streng nach **Angaben des Herstellers** übernommen werden. Sie sind auf dem Gerät vorprogrammiert und sollten v. a. **nicht** überschritten werden (➤ Tab. 14.5).
- Die häufigsten Fehler sind **Anwenderfehler.** Am wichtigsten sind die korrekte Einstellung und Bedienung des Geräts.

Tab. 14.5 Lasereinstellungen Erbium:YAG-Laser mit SMOOTH-Mode (IncontiLase® Programm = Schritte 1–3) und Einstellungen für intraurethrale Laserbehandlung (Lasertyp: FotonaSmooth SP® Spectro [Duallaser Er:YAG/Nd:YAG] oder FotonaSmooth XS®)

	Handstück	Adapter	Glasspekulum	Settings	Durchgänge (Passes)	Ort der Laserbehandlung
Schritt 1	PS03 Fraktioniert Spotgröße 7 mm **Intravaginal**	GAc angulär	Ja	IncontiLase1 6 J/cm²	6 Passes (bei 10, 11, 12, 1, 2 u. 3 Uhr), 5-mm-Schritte	Anguläre Behandlung der **vorderen Vaginalwand,** vom proximalen zum distalen Ende der Vagina
Schritt 2	R11 Nicht fraktioniert Spotgröße 7 mm **Intravaginal**	GCc zirkulär	Ja	IncontiLase2 3 J/cm²	2 Passes, 5-mm-Schritte	Zirkuläre Behandlung der **ganzen Vagina,** vom proximalen zum distalen Ende
Schritt 3	PS03 Fraktioniert Spotgröße 7 mm **Introitus**	Nein (Standardspacer)	Nein	IncontiLase3 10 J/cm²	3 Passes pro Spot, 10 % Überlappung der Spots	Behandlung von **Vestibulum/Introitus** ohne Harnröhrenausgang
Fakultativ	R09–2Gu Spotgröße 4 mm **Intraurethral**	4-mm-Kanüle plus Fiber Tube	Nein	Intraurethral 1,5 J/cm²	4 Passes in 2,5-mm-Schritten	**Urethra,** Behandlung der ganzen Urethralwand (360°), vom Blasenhals zum Meatus externus

Beispiele für Bedienungsfehler: Die Einstellungen auf dem Gerät müssen mit der Hardware übereinstimmen (Einstellung Spotgröße > entsprechendes Handstück). Wird z. B. fälschlicherweise eine Spotgröße 5 eingestellt und ein Handstück mit Spotgröße 7 verwendet, kann das für die Patientin äußerst schmerzhaft sein (Verbrennungen). Bei korrekter Einstellung wird die Laserbehandlung dagegen schmerzfrei toleriert.

Beim DEKA-Laser muss z. B. das Fußpedal für den ganzen Scan-Vorgang gedrückt bleiben. Bei lediglich kurzem Antippen des Fußpedals wird nur etwa ein Viertel der Gewebeoberfläche gescannt und das Ergebnis ist dementsprechend schlecht.

TIPP

- Bei ausgeprägter Atrophie empfiehlt es sich, mit einer **tieferen Lasereinstellung zu beginnen.** Bei guter Verträglichkeit kann bei den darauffolgenden Laserbehandlungen auf die vorgeschlagene Standardeinstellung erhöht werden.
- Verschiedene Handstücke haben verschiedene Durchmesser. Beim CO_2-Laser (DEKA) kann bei engen Vaginalverhältnissen anstatt des 360°-Applikators (Durchmesser 22 mm) der 90°-Applikator (Durchmesser 16 mm) gewählt werden.

MERKE

Beim **intraurethralen Laser** ist die erste Behandlung immer etwas unangenehm, auch weil neu und unbekannt, aber i. d. R. gut tolerierbar.

14.4.5 Ergebnis

Die Lasertherapie führt zu einer **sign.fikanten subjektiven und objektiven Verbesserung** der Harninkontinenz mit einer **hohen Patientenzufriedenheit.** Sechs Monate nach Therapieende konnten für SUI I und SUI II **Heilungs-/Verbesserungsraten von ca. 70 % erzielt** werden (Kuszka et al. 2020). Eine komplette Heilung (kein Urinverlust) kommt bei ca. 30 % der Patientinnen vor (Ruffolo et al. 2022), ein Placeboeffekt ist vorhanden (O'Reilly et al. 2021).

Um einen nachhaltigen Effekt von 1–2 J. zu erzielen, sind **3–5 ambulante Laserbehandlungen im Abstand von 1 Mon.** nötig. Eine Auffrischung (Top-up) der Lasertherapie nach 1–2 J. ist möglich. Tritt nach der 1. oder 2. Laserbehandlung kein sichtbarer Erfolg ein, nützen i. d. R. auch weitere Laserbehandlungen nichts mehr.

Die **Nebenwirkungen** während und nach der Lasertherapie sind meist **gering und vorübergehend.** Gelegentlich treten leichte Schmerzen oder ein Brennen während der Behandlung auf. Wenige Patientinnen beschreiben einen erhöhten Ausfluss 2–14 d nach Therapie, ein Gewebeödem, eine leichte Blutung oder Dyspareunie.

In der **Deutschen S2k-Leitlinie Harninkontinenz (2022)** wird eine offene Empfehlung abgegeben: *„Die intravaginale Lasertherapie kann als therapeutische Möglichkeit zur Behandlung der leichten und mittleren Belastungsinkontinenz angeboten werden."*

LEITLINIE

S2k-Leitlinie Harninkontinenz, AWMF-Register-Nr. 015-091: https://register.awmf.org/de/leitlinien/detail/015-091

Im **Schweizer Expertenbrief No. 69 (2021)** wird zusammenfassend festgestellt: *„Die neue vulvovaginale Lasertherapie beginnt sich als minimalst-invasive Behandlung von GSM und milder Belastungsinkontinenz (SUI) zu etablieren."*

LEITLINIE

SGGG-Expertenbrief No. 69:
www.sggg.ch/fileadmin/user_upload/PDF/69__vulvovaginalen__urogynaekologischen_Lasertherapie_in_der_Gynaekologie.pdf

In der **Deutschen S2k-Leitlinie Lasertherapie der Haut (2022)** wird das Thema „Laserschutz und Lasersicherheit" im Kapitel „Allgemeine regulatorische Hinweise" ausführlich behandelt. Diese Regeln gelten für jegliche Laseranwendungen am Menschen.

LEITLINIE

S2k-Leitlinie Lasertherapie der Haut, AWMF-Register-Nr. 013-095: https://register.awmf.org/de/leitlinien/detail/013-095

14.4.6 Postoperatives Management

- In den ersten Tagen nach der Lasertherapie Ialugen Plus Salbe, 2 ×/d vaginal anwenden.
- Bei Bedarf Ibuprofen 400 mg (3 ×/d).
- Lokale Östrogenisierung nach Möglichkeit fortführen.
- Nach der mikroablativ fraktionierten Lasertherapie ist die Mukosa beschädigt. Bis 24 h nach Therapie sollten lokale Präparate wegen möglicher Allergisierung nicht eingesetzt werden.
- Am Tag der Laserung große Anstrengungen, z. B. Wanderungen oder Joggen, vermeiden.
- In der 1. Wo. nach Lasertherapie: kein Geschlechtsverkehr, keine Pessare, kein Fahrradfahren.

14.5 Alternative Techniken: Faszienzügelplastik, artifizieller Sphinkter, Harnableitung

Christian Hampel

14.5.1 Indikationen

Allgemeines

Die beiden aktuell gebräuchlichsten operativen Verfahren zur Korrektur der weiblichen Belastungsinkontinenz – die spannungsfreien alloplastischen Suburethralschlingen und (schon deutlich seltener) die Kolposuspension – adressieren in ihrer Wirkweise den pathophysiologischen Aspekt der **Hypermobilität** von Blasenhals und Harnröhre aufgrund elongierter Pubourethralligamenta bzw. einem bei Belastung unter die Beckenbodenebene tretenden Blasenhals. Diese Hypermobilität verhindert im Moment körperlicher Belastung eine Druckübertragung entlang der sphärischen Blasenoberfläche bis hin zum Blasenhals und der proximalen Harnröhre. Der maximale Verschlussdruck des Blasensphinkters allein ist dadurch nicht mehr in der Lage, die intravesikale Druckerhöhung zu kompensieren – Harnverlust tritt belastungssynchron auf (Enhorning 1961).

Durch Restituierung der dysfunktionellen Pubourethralligamenta schaffen spannungsfreie alloplastische Suburethralschlingen (SFAS) ein Hypomochlion, um welches die Harnröhre bei körperlicher Belastung abknickt und so einen Urinverlust verhindert, eine (hyper)mobile Harnröhre ist also eine Voraussetzung für die SFAS-Wirksamkeit. Auch die Kolposuspension immobilisiert mit der anterioren Vaginalwand die Harnröhren- und Blasenhalsunterlage. Zusätzlich zur SFAS ist durch eine Kolposuspension aber auch die Streckung einer funktionell verkürzten Harnröhre sowie die Korrektur einer Traktionszystozele möglich. Das erkannte auch der Inaugurator der aus der Marshall-Marchetti-Kranz-Methode weiterentwickelten Burch-Kolposuspension, als er bereits in ihrer Erstveröffentlichung als Indikationen Belastungsinkontinenz, **Zystozele** und **Prolaps** angab (Burch 1961). Durch die Repositionierung von Blasenhals und proximaler Urethra oberhalb des Beckenbodens werden diese Strukturen der sphinkterentlastenden Drucktransmission wieder zugänglich (➤ Abb. 14.10).

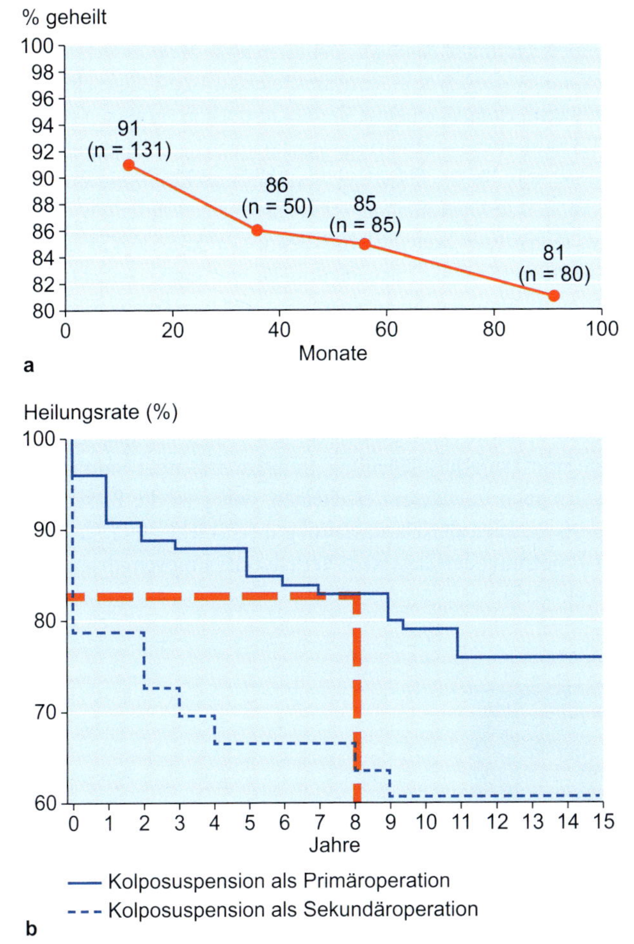

Abb. 14.10 Heilungsraten nach SFAS-Implantationen (**a**; Hampel et al. 2009) oder nach Burch-Kolposuspension (**b**; Alcalay et al. 1995) im zeitlichen Verlauf. Auffällig ist hierbei die große Übereinstimmung zum Ende der Nachbeobachtungszeit sowie die deutlich schlechteren Erfolgsaussichten einer nicht primär, sondern als Rezidivoperation durchgeführten Kolposuspension. [L231]

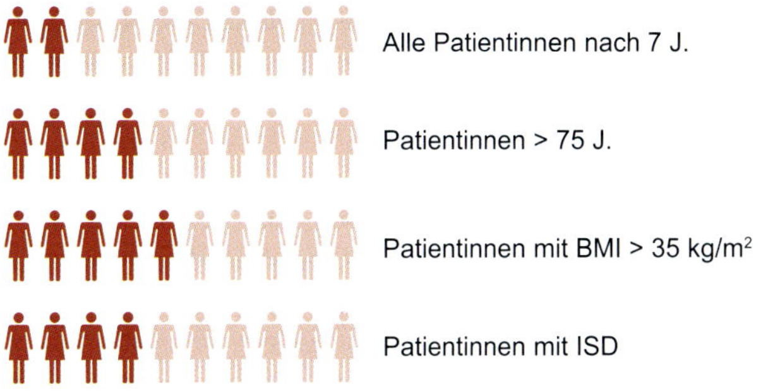

Abb. 14.11 Häufigkeit einer Rezidivinkontinenz nach SFAS-Implantation in Abhängigkeit von Risikofaktoren (Hampel et al. 2014) [L231]

Obwohl beide Verfahren hervorragende Langzeitheilungsraten aufweisen (➤ Abb. 14.10 a, b), wurde bereits früh klar, dass nicht alle Patientinnen in gleichem Maße auf die Operationen ansprachen (➤ Abb. 14.11). Starkes Übergewicht (BMI > 35 kg/m^2), hohes Alter (> 75 J.) sowie eine intrinsische Sphinkterinsuffizienz (max. urethraler Verschlussdruck < 30 cm H_2O) kristallisierten sich dabei als Risikofaktoren für ein Versagen der spannungsfreien Suburethralschlingen heraus (vergleichbar detaillierte Untersuchungen zur Kolposuspension liegen nicht vor; Hampel et al. 2014). Die Risikofaktoren sind nicht unabhängig voneinander, da sie alle drei entweder den sphinkterbelastenden intraabdominalen und intravesikalen Druck (Adipositas) oder den maximalen Gegendruck des Schließmuskels (Schließmuskelschaden oder senile Genitalatrophie mit muskulärer Apoptose) beeinflussen. Ist der intravesikale Druck bei körperlicher Belastung zu hoch oder der Verschlussdruck des Sphinkterapparates zu niedrig, kommt es eben **trotz fehlender Urethralhypermobilität** zur Belastungsharninkontinenz. Da solche Patientinnen nach pathophysiologischen Gesichtspunkten (s. o.) keine guten SFAS- oder Kolposuspensionskandidatinnen sind, sollte für diese – sofern differenzialdiagnostische Untersuchungsergebnisse überhaupt vorliegen – ein alternatives Behandlungsspektrum zur Erhöhung des maximalen urethralen Verschlussdrucks angeboten werden.

MERKE

Bei Patientinnen mit Belastungsinkontinenz mit eingeschränkter Harnröhrenmobilität und/oder ausgeprägter intrinsischerer Sphinkterinsuffizienz sollten keine suburethralen alloplastischen Bänder und keine Kolposuspension angewandt werden, da hier nicht mit akzeptablen Erfolgsraten gerechnet werden kann.

Faszienzügelplastik

Chronisch obstruktive Verfahren wie die **Faszienzügelplastik nach Narik und Palmrich** (Narik und Palmrich 1962) bergen dabei ein erhöhtes Retentionsrisiko in sich (Hampel et al. 2001), weshalb eine **Detrusorhypokontraktilität** (etwa aufgrund einer Polyneuropathie, einer neurodegenerativen Systemerkrankung oder einer iatrogenen Denervierung aufgrund eines beckenchirurgischen Eingriffs) zur seriösen Beratung der Patientin unbedingt **urody-**

namisch evaluiert werden sollte. Im Rahmen dieser Diagnostik ist eine **Urethradruckprofilometrie** zur Bestätigung einer **hypotonen Harnröhre** als Rechtfertigung für den Einsatz eines Alternativverfahrens sinnvoll, zumal die Empfehlungen der deutschen Leitlinien unabhängig von den oben identifizierten Risikofaktoren eindimensional ausfallen (Hampel 2019). Darüber hinaus gilt es, zur Prävention eines postoperativen Quetschhahn-Phänomens einen relevanten Deszensus des vorderen und mittleren Kompartiments auszuschließen. Liegt dieser indes koinzident vor, sollte er vor oder zeitgleich mit der Faszienzügelplastik korrigiert werden. Üblicherweise wird die Faszienzügelplastik als Salvage-Eingriff bei persistierender oder rezidivierender Belastungsinkontinenz nach einer oder mehreren Voroperationen – meist unter Verwendung alloplastischen Materials – angesehen, obwohl sich mithilfe oben genannter Risikostratifizierung auch eine Inkontinenz-Subpopulation für den Primäreinsatz identifizieren ließe. Das bei den Voroperationen verwendete alloplastische Material erhöht nicht nur die Arrosions- und Fistelgefahr, es erschwert auch zusätzlich zur eventuellen Vernarbung die Präparation. So ist es mitunter notwendig, auch wegen der kompromittierten Durchblutungssituation alter und voroperierter Patientinnen, die Möglichkeit einer Unterpolsterung des Faszienzügels mit einem gestielten Fettlappen aus der großen Schamlippe (Martius-Lappen) in Erwägung zu ziehen (Hampel et al. 2001; Hampel et al. 2014).

MERKE

Bei Verwendung von körpereigenem Schlingenmaterial kann eine obstruktive Einlage ohne Risiko einer Banderosion erfolgen.

Artifizieller Sphinkter

Anders als die Faszienzügelplastik unterstützt der **artifizielle Sphinkter** den Auslasswiderstand **variabel** und eignet sich daher auch für belastungsinkontinente Patientinnen mit Detrusorhypokontraktilität, welche unfähig bzw. unwillig zum postoperativen intermittierenden Selbstkatheterismus sind oder einen suprapubischen Katheter akzeptieren wollen. Die technisch anspruchsvolle Implantation am Blasenhals und die notwendige Expertise auch im Umgang mit den postoperativen Komplikationsmöglichkeiten limitiert das ansonsten seit 40 J. bewährte Verfahren allerdings auf wenige Zentren (Heitz et al. 1997). Auch die Patientin selbst kann sich im Gegensatz zu allen anderen Operationen durch manuelle und/oder kognitive Einschränkungen für den artifiziellen Sphinkter disqualifizieren, weshalb eine präoperative kognitiv-manuelle Basisdiagnostik (z. B. mit dem „Kugelschreibertest", bei dem die Patientin während des Aufklärungsgesprächs einen Kugelschreiber auseinandernehmen und wieder zusammensetzen muss) eine Conditio sine qua non darstellt (Hampel et al. 2007).

MERKE

Die geeignete Patientin für einen artifiziellen Sphinkter muss entsprechende kognitive Fähigkeiten aufweisen.

Harnableitung bei weiblicher Belastungsinkontinenz

Dank der flächendeckenden geburtshilflichen Leistungen unserer modernen Medizin gehören gravierende Geburtsfisteln mit **Komplettverlust des Sphinkterapparats** der Vergangenheit an (Hampel et al. 2015). Steigende Operationsfrequenzen im Beckenbodenbereich unter häufiger Zuhilfenahme alloplastischer Netze schicken sich jedoch mit Arrosionsdefekten und fehlgeschlagenen Komplikationsmanagement-OPs an, diese schon vergessen geglaubte **Harnableitungsindikation** wiederzubeleben (Hampel et al. 2014; ➤ Abb. 14.12). Abhängig von Alter und Komorbidität stehen dem versierten Operateur in solch auswegloser Situation inkontinente (Harnleiter-Haut-Fisteln, Ileum-Conduit, Kolon-Conduit) und kontinente (anale Harnableitungen wie Sigma-Rektum-Pouch bzw. umbilikale Harnableitungen wie der Mainz-Pouch) Harnableitungsvarianten zur Verfügung (Thüroff et al. 2012). Eine glomeruläre Filtrationsrate (GFR) < 50 % der Altersnorm schließt allerdings kontinente Harnableitungen aus. Die für eine Harnableitungsrechtfertigung zu fordernden großen Gewebedefekte am Blasenausgang lassen eine Dauerharnableitung transurethral oder suprapubisch gleichermaßen unwirksam erscheinen, daher ist die Blasenentfernung im Rahmen der Harnableitung meist nicht nötig, da im Fall einer Umgehung der Blase kein Verhalt oder Empyem droht (Hampel et al. 2015).

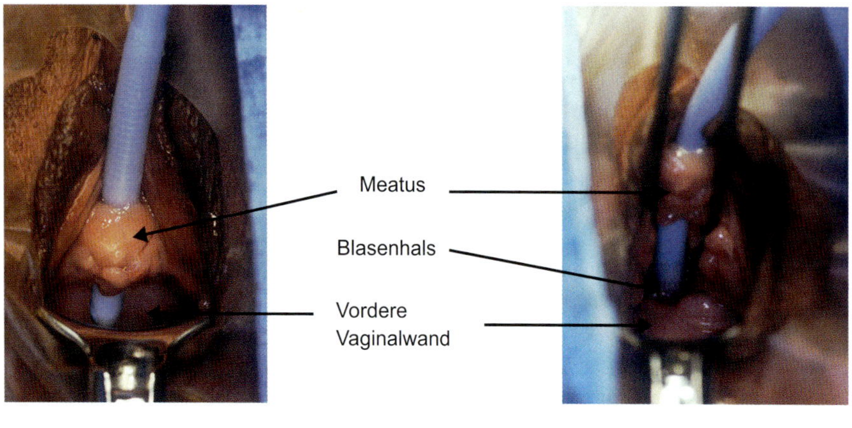

Abb. 14.12 Nahezu kompletter Urethralverlust im Rahmen des Versuchs einer kompletten Schlingenexzision bei einer therapierefraktären 58-jährigen Patientin mit Blasenüberaktivität und Beckenschmerzsyndrom nach TVT-Implantation. Der Blasenhals mündet proximal des nicht mehr vorhandenen Sphinkterapparats direkt in die Vagina. Eine Urethralrekonstruktion war hier nicht mehr möglich (Hampel et al. 2009). [M1395]

MERKE

In einzelnen Fällen kann die Indikation für eine Harnableitung einer Patientin mit einer absoluten Harninkontinenz und verschiedenen fehlgeschlagenen Operationsversuchen einen deutlichen Benefit mit eindrucksvoller Verbesserung der Lebensqualität bringen.

14.5.2 Technische Durchführung und urogynäkologische Nachsorgeaspekte

Faszienzügelplastik

Zunächst werden in mobiler Steinschnittlage nach Anlage eines transurethralen Katheters bevorzugt über eine Pfannenstiel-Unterbauchlaparotomie die Rektus- und Externusfaszie exponiert. Dann werden im Verlauf der Fasern der Externusaponeurose bilateral zwei 12 cm lange und ca. 2 cm breite Faszienstreifen gewonnen. Die Faszienstreifen bleiben am Schambein fixiert und werden stumpf retrosymphysär paraurethral nach unten geführt und aus einer kleinen vorderen Vaginalinzision ausgeleitet. Mit Kletternähten werden dann die Faszienstreifen unter der Harnröhre vereinigt, bis die gewünschte komprimierende Spannung auf die Urethra ausgeübt wird. Anders als bei der spannungsfreien alloplastischen Suburethralschlinge setzt der gewollt obstruktive Faszienzügel dabei am Blasenhals an, sodass eine zusätzliche Streckung der Harnröhre mit fortschreitender Kletternaht erfolgt. Abschließend wird die Kolpotomie wieder verschlossen, wobei die vernähten Faszienzügelenden als zusätzliche Blasenhalsunterpolsterung in situ verbleiben (➤ Abb. 14.13). Beim Verschluss der Bauchdecke wird i. d. R. eine Zystostomie eingelegt, welche zur postoperativen Restharnbestimmung herangezogen werden kann. Der intraoperativ eingelegte Transurethralkatheter wird üblicherweise nach einer Woche entfernt.

Da die Möglichkeit einer postoperativ permanent erhöhten Restharnbildung besteht, sollte jeder Patientin der Umgang mit und die Lebenskonsequenzen aus einem intermittierenden Selbstkatheterismus oder einer dauerhaft verbleibenden Zystostomie demonstriert werden. Die Aussicht, selbst um den Preis solcher Hilfsmittel bei der vollständigen Blasenentleerung eine Harnkontinenz wiederzuerlangen, reicht vielen frustran voroperierten Patientinnen aus, dem Alternativverfahren Faszienzügelplastik zuzustimmen.

Artifizieller Sphinkter

Beim 1973 von Brandly Scott eingeführten artifiziellen Sphinkter handelt es sich um eine hydraulische Schließmuskelprothese, welche aus beweglichen Komponenten besteht, die periodisch von der Patientin selbst bedient werden müssen (Scott et al. 1973). Während der Speicherphase verschließt die den Blasenhals vollständig umschlie-

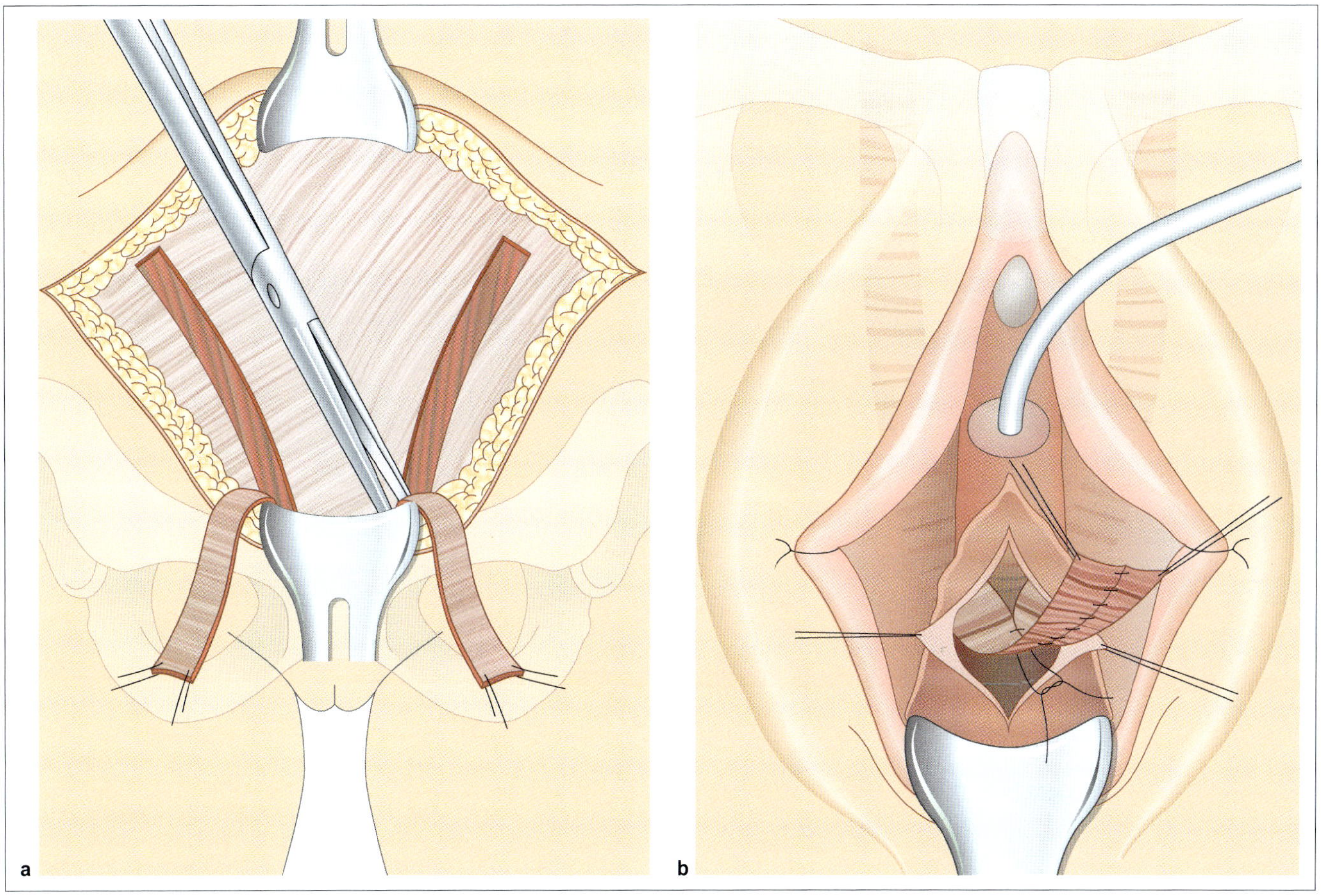

Abb. 14.13 Faszienzügelplastik nach Narik und Palmrich (Witzsch et al. 1997) [L234]

ßende Silikonmanschette die Urethra mit einem durch das Reservoir vorgegebenen Druck, welcher nach dem physikalischen Prinzip der kommunizierenden Röhren an jeder Stelle der Prothese herrscht. Zur Miktion wird die Pumpe in der großen Schamlippe aufgesucht und komprimiert, wobei die Flüssigkeit aus der Manschette über die Pumpe ins Silikonreservoir transferiert wird, welches sich dementsprechend ausdehnt. Die so entleerte Manschette gibt nun den Blasenauslass frei, sodass die Blasenentleerung gegen nur minimalen Widerstand nicht obstruktiv erfolgen kann. Binnen 5 min füllt das Reservoir über ein in der Pumpe lokalisiertes Reduzierventil die Manschette wieder auf, wodurch der Auslasswiderstand wieder auf das Niveau der Speicherphase ansteigt (➤ Abb. 14.14).

Im Gegensatz zur Implantationstechnik beim Mann, wo die Manschette meist um den Bulbus urethrae gelegt wird, erfolgt die Manschettenplatzierung bei der Frau am Blasenhals. Dabei werden nach querer Pfannenstiel-Unterbauchlaparotomie in Wechselschnitttechnik das Cavum Retzii und der Blasenhals exploriert. Unter digitaler Kontrolle von vaginal wird der Blasenhals nach Eröffnung der endopelvinen Faszie paravesikal auf der Scheidenvorderwand stumpf unterminiert und die Manschette in den entstandenen Tun-

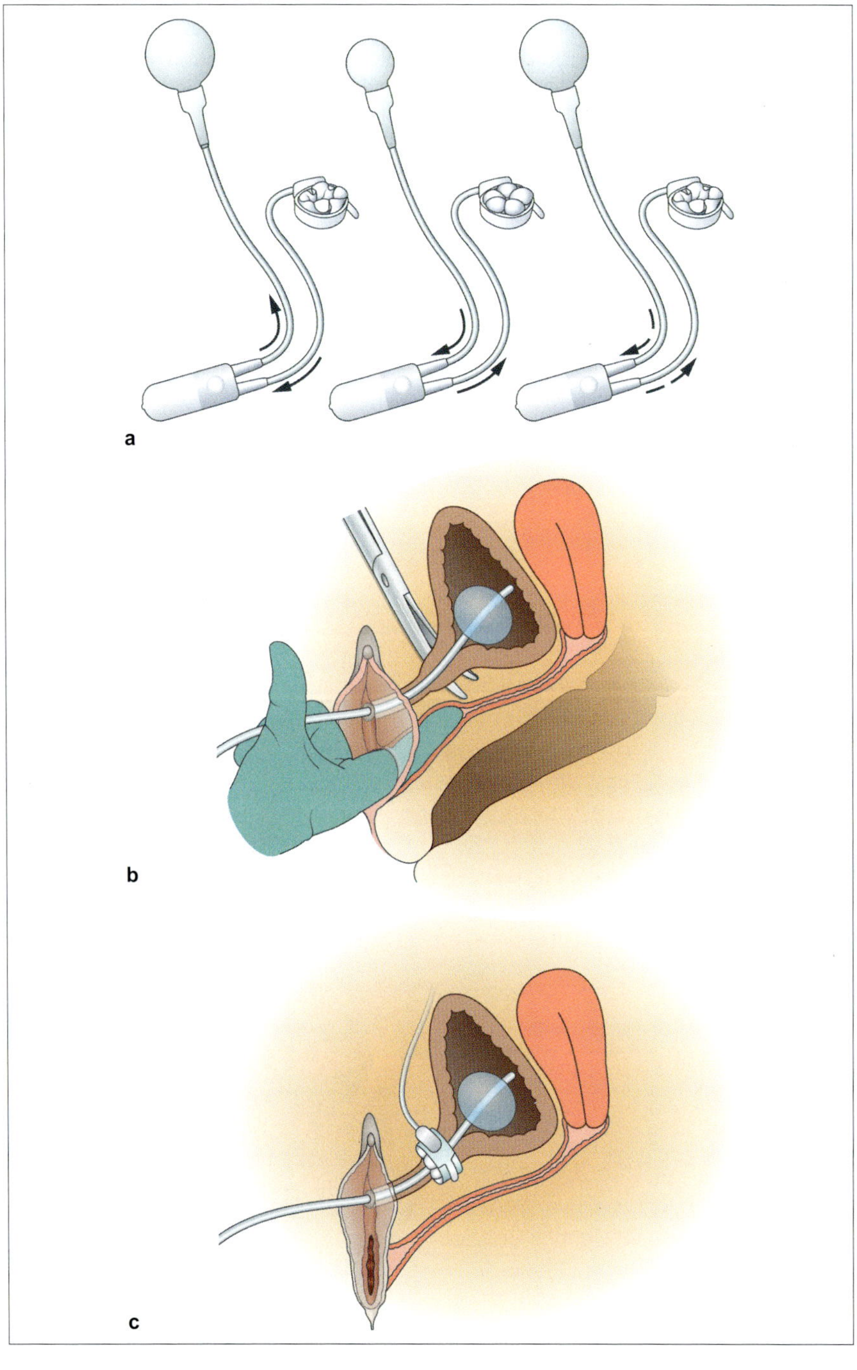

Abb. 14.14 Funktionsprinzip des artifiziellen Harnblasensphinkters **(a),** stumpfe Unterminierung des Blasenhalses im Spatium vesicovaginale unter digitaler Kontrolle **(b)** sowie Manschettenposition zum Ende des Manövers (**c;** Schreiter 1997) [L234]

nel eingezogen. Das Reservoir verbleibt entweder paravesikal im Cavum Retzii oder wird – in orthodoxer Technik zur Prävention einer narbigen Kompression des Reservoirs mit unkalkulierbaren Auswirkungen auf den generierten Manschettendruck – nach intraperitoneal verbracht. Bei Rechtshänderinnen wird die Pumpe in der rechten, bei Linkshänderinnen in der linken großen Schamlippe untergebracht (➤ Abb. 14.14). Schließlich werden die drei Module Reservoir, Pumpe und Manschette nach definierter Füllung des Reservoirs mit Schnellverbindern konnektiert und die Prothese auf Funktionalität hin geprüft. Vor dem Bauchwand- und Wundverschluss wird die Prothese aber für 6 Wo. deaktiviert. Aus Sterilitätsgründen verbietet sich die Einlage einer Wunddrainage oder Zystostomie, weshalb auf peinlichste Blutstillung, die Unversehrtheit von Blase und Scheidenvorderwand sowie die Spülung des Operationsgebietes mit verdünnter Gentamicin-Lösung zu achten ist. Der präoperativ eingelegte Transurethralkatheter kann bereits am ersten postoperativen Tag entfernt werden, die Aktivierung der Sphinkterprothese erfolgt zur Vorbeugung einer urethralen Druckarrosion erst nach 6 Wo.

Für die Nachsorge bei Patientinnen mit künstlichem Schließmuskel gibt es vor allem zwei Aspekte von Bedeutung zu beachten:

1. Die Einzelteile des artifiziellen Sphinkters unterliegen einem gewissen Materialverschleiß. Dieser von der Häufigkeit der Manipulationen abhängige Verschleiß erzwingt regelmäßige Revisions- bzw. Austauschinterventionen, bei denen aber nicht zwangsläufig das gesamte System, sondern auch nur einzelne schadhafte Module ausgetauscht werden müssen. Eine Kontrastmittelfüllung des Systems erleichtert bei der Identifikation des Fehlers die Diagnostik erheblich.
2. Der während der Speicherphase permanent ausgeübte Kompressionsdruck auf den Blasenhals führt im Laufe der Zeit unweigerlich zu einer mehr oder weniger stark ausgeprägten Druckatrophie des Blasenhalses mit entsprechender Manschettenlockerung. Das Atrophievolumen wird dabei zunächst durch eine stärkere Manschettenfüllung kompensiert. Nach Erreichen der maximalen Manschettenfüllung sinkt dann aber der Kompressionsdruck und damit der Schutz vor einem wieder auftretenden Urinverlust. Die Patientin bemerkt die Druckatrophie zuerst durch eine Steigerung der für die Miktion (d. h. für die Manschettenentleerung) nötigen Pumpenhübe. Bei einer in diesem Fall notwendigen Revisons-OP kann eine kürzere Manschettenlänge wieder zu einem passgenau sitzenden artifiziellen Sphinkter führen (sog. Cuff-Downsizing; Heitz et al. 1997).

Harnableitung bei weiblicher Belastungsinkontinenz

Ist nach Indikationsstellung zur supravesikalen Harnableitung bei Belastungsinkontinenz und/oder defunktionalisierter Blase (postradiogen, neurogen, postinflammatorisch) nicht sichergestellt, dass das umgangene Speicherorgan keinen Detritus retinieren kann, muss die Blase bei der OP mit entfernt werden, um eine postoperative Pyozystis zu vermeiden. Ansonsten kann sie verbleiben, was die Operationszeit, v. a. aber die Patientenbelastung deutlich reduziert. Bei komorbiden, alten Patientinnen sollte auch zur einfacheren Nachsorge auf den komplikationsträchtigen Einsatz eines ausgeschalteten Darmsegments verzichtet werden. Unsere insgesamt immer älter, aber auch kränker werdenden Patientinnen haben auf diese Weise zu einer Renaissance der grundsoliden, komplikationsarmen und mit überschaubarem Aufwand anzulegenden dauergeschienten Harnleiterhautfisteln geführt, bei denen in einem (bei verbleibender Blase) komplett extraperitonealen Eingriff beide Harnleiter nach Mobilisierung bis oberhalb der Iliakalüberkreuzung unmittelbar prävesikal abgetrennt und jeweils rechts und links durch die Bauchwand ausgeleitet werden. Die Ureterokutaneostomie erfolgt dabei zur Prävention einer Stenose im Hautniveau nach Spatulierung mithilfe eines eingeschlagenen v-förmigen Hautlappens. Dennoch muss die Harnleiterhautfistel lebenslang mit Mono-J-Kathetern geschient bleiben, welche alle 3 Mon. zu wechseln sind. Bei diesen Gelegenheiten sollte auch – wie im Übrigen bei sämtlichen Harnableitungsformen – eine sonografische Kontrolle des oberen Harntrakts erfolgen, da operationsbedingte Abflussbehinderungen anders als bei akuten Steinobstruktionen meist schleichend und asymptomatisch verlaufen (➤ Abb. 14.15).

Entscheidet man sich für eine inkontinente Harnableitung mit Darminterponat, so ist darauf zu achten, dass das ausgeschaltete Darmstück so kurz wie möglich gewählt wird, damit es zu keiner unerwünschten endokorporalen Siphonbildung mit der Gefahr der Speicherung und Resorption saurer Valenzen bzw. Refluxierung von kontaminiertem Urin kommen kann. Die Harnableitung sollte durch Abdeckung mit dem Zökum möglichst komplett retroperitonealiert werden, um die Gefahr einer inneren oder parastomalen Hernienbildung zu minimieren (➤ Abb. 14.15). Auch sollte die Ureteroenterostomie wenn möglich seitengetrennt und nach entsprechender Harnleitermobilisierung oberhalb der Iliakalüberkreuzung (rechts End-zu Seit, links End-zu-End) erfolgen. Anderenfalls sind im Fall eines symptomatischen Refluxes oder einer Implantationsstenose gleich beide renalen Einheiten gefährdet (Hampel et al. 2012).

Übersteigt die GFR 50 % der Altersnorm, so ist eine kontinente Harnableitung grundsätzlich auch bei einnierigen Patientinnen nicht ausgeschlossen. Auf die besonderen Risiken einer Implantationsstenose mit konsekutiver Niereninsuffizienz sollte jedoch eindringlich hingewiesen werden. Bei analen kontinenten Harnableitungen – heutzutage in erster Linie Sigma-Rektum-Pouches – ist ein ausreichender Refluxschutz essenziell zur Präservierung der Nierenfunktion. Bereits präoperativ sollte durch einen Haltetest (250 ml rektal instillierte Kochsalzlösung muss über einen längeren Zeitraum gehalten werden können) die anale Sphinkterkompetenz sichergestellt worden sein. Insbesondere für junge Frauen mit einem besonderen Augenmerk auf das Körperbild ist diese Harnableitungsvariante aber eine Option ohne die Notwendigkeit einer periodischen umbilikalen Selbstkatheterisierung. Durch antimesenteriale Detubularisierung und Rekonfiguration wird am rektosigmoidalen Übergang ein echtes Divertikel geformt, in welches beide Harnleiter antirefluxiv (submukös getunnelt oder in einem seromuskulären Tunnel nach Abol-Enein) implantiert werden (➤ Abb. 14.15). Stuhl und Urin werden auf diese Weise gemeinsam ausgeschieden. Die leicht erhöhte Rate von Adenokarzinomen an der Implantationsstelle der Ureteren erzwingt in der Nachsorge der meist jungen

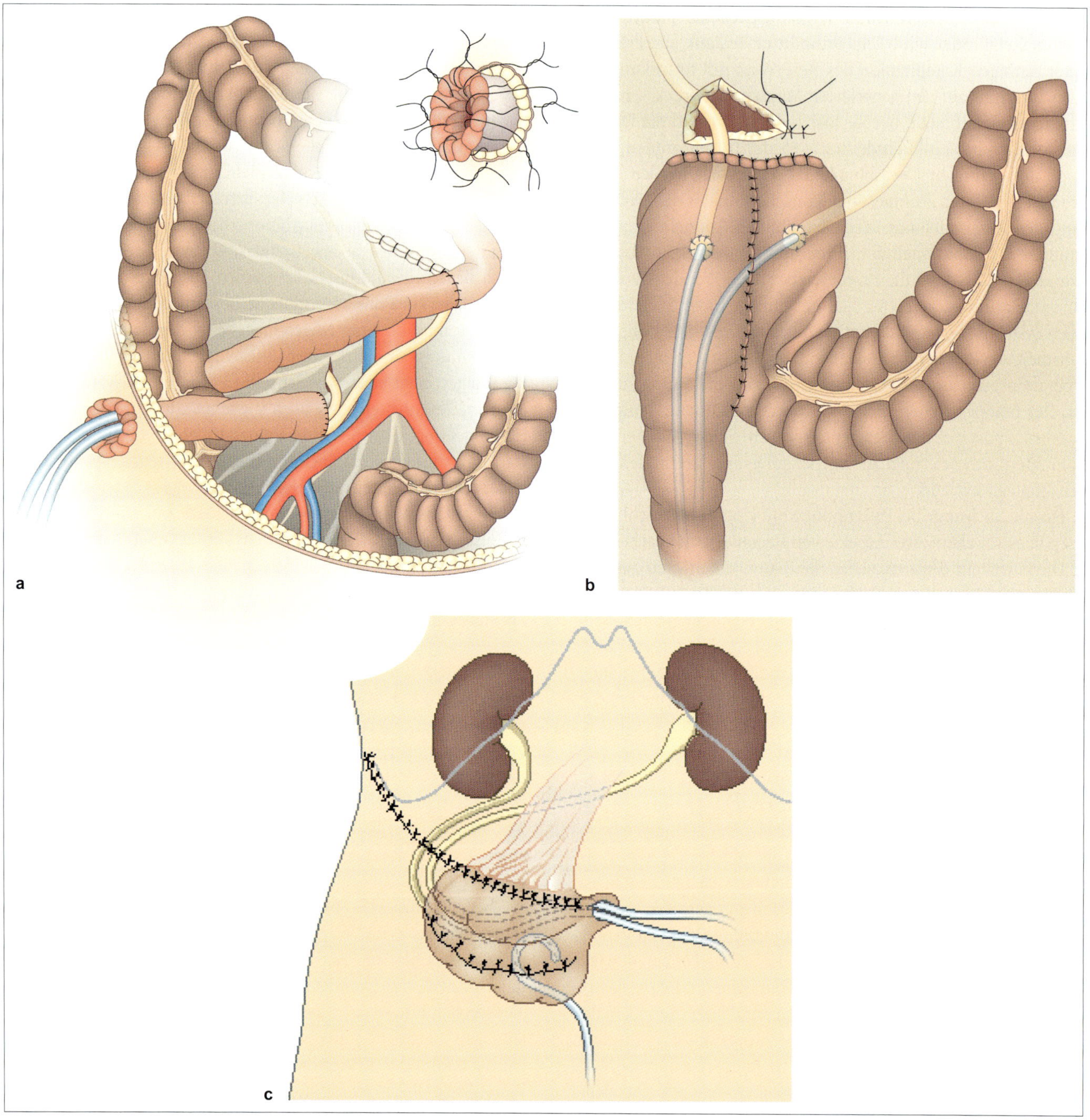

Abb. 14.15 Verschiedene Harnableitungsformen: inkontinente Harnableitung über ein Ileum-Conduit (**a**; Stein et al. 1997), kontinente anale Harnableitung in Form eines Sigma-Rektum-Pouches (**b**; Fisch und Hohenfellner 1997), kontinente umbilikale Harnableitung mittels Ileozökal-Pouch (**c**; Hohenfellner et al. 1997) [L234]

Patientinnen mit normaler Lebenserwartung eine jährliche Rektosigmoidoskopie ab dem fünften postoperativen Jahr.

Umbilikale kontinente Harnableitungen untergliedern sich je nach dem efferenten Segment in Reservoire mit Appendix- oder Ileuminvaginationsnippel-Nabelstoma. Beide Stomavarianten zeichnen sich durch hervorragende Kontinenzraten aus. Sie erfordern aber gleichzeitig eine regelmäßige Katheterisierung, da ansonsten – im Unterschied zu analen oder urethralen kontinenten Harnableitungen mit einer möglichen Überlaufinkontinenz – die Pouchruptur mit konsekutiver lebensbedrohlicher urinöser Peritonitis droht (➤ Abb. 14.15). Als katheterisierbares Ventil fungiert dabei der in die Wand des Reservoirs eingebettete Wurmfortsatz, bei dessen Verlust ein Stück invaginiertes terminales Ileum zur Stabilisierung auch noch durch die Ileozökalklappe gezogen und dort mit einer Klammernahtreihe fixiert wird. Appendix-Nabelstomata tendieren zur Stenosierung durch überschießende Keloidbildung, während Ileuminvaginationsnippel eher durch Steinbildungen an den Klammern komplikationsträchtig werden.

Auch bei den Nabelpouches ist die antirefluxive Harnleiterimplantation – wie schon beim Sigma-Rektum-Pouch existieren hier verschiedene Techniken – überlebenswichtig für die Nierenfunktion und Pyelonephritisprävention. Die zwangsläufige Resorption saurer Valenzen während der Speicherphase verursacht bei allen kontinenten Harnableitungsvarianten bisweilen eine metabolische Azidose, welche durch regelmäßige Blutgasanalysen entdeckt und medikamentös gut behandelt werden können. Entsprechend aufgeklärt kann eine Patientin mit kontinenter Harnableitung aber eine fast hundertprozentige Kontinenz ohne soziale Beutelstigmata erwarten.

LITERATUR

14.2 Spannungsfreie suburethrale Schlingen

Briel RC. Follow-up of a new modification of the Marshall-Marchetti-Krantz (MMK) procedure. Arch. Gynecol. 1986 239, 1–9. https://doi.org/https://doi.org/10.1007/BF02134281.

Bulent Tiras M et al. Laparoscopic burch colposuspension: comparison of effectiveness of extraperitoneal and transperitoneal techniques. Eur J Obstet Gynecol Reprod Biol 2004 116(1) 79–84.

Carey MP, Dwyer PL. Position and mobility of the urethrovesical junction in continent and in stress incontinent women before and after successful surgery. Aust N Z J Obstet Gynaecol 1991 31(3) 279–284.

Cundiff GW. The pathophysiology of stress urinary incontinence: a historical perspective. Rev Urol 2004 6 Suppl 3 S10–18.

Freites J et al., Laparoscopic colposuspension for urinary incontinence in women. Cochrane Database Syst Rev 2019 12 p. CD002239.

Karmakar D et al. Long-term effectiveness and safety of open Burch colposuspension vs retropubic midurethral sling for stress urinary incontinence-results from a large comparative study. Am J Obstet Gynecol 2021 224(6) 593 e1–593 e8.

Naumann G et al. Diagnosis and Therapy of Female Urinary Incontinence. Guideline of the DGGG, OEGGG and SGGG (S2k Level, AWMF Registry No. 015/091 January 2022): Part 2 with Recommendations on Interventional/Surgical Therapy of Overactive Bladder, Surgical Treatment of Stress Urinary Incontinence and Diagnosis and Therapy of Iatrogenic Urogenital Fistula. Geburtshilfe Frauenheilkd 2023 83(4) 410–436.

Riss P, Ralph G. [Abdominal colposuspension – the gold standard in incontinence therapy?]. Geburtshilfe Frauenheilkd 1994 54(2) 69–74.

Schar G, Fink D. [Female incontinence: work-up and therapy]. Praxis (Bern 1994) 1995 84(24) 726–735.

Sedrakyan A, Chughtai B, Mao J. Regulatory Warnings and Use of Surgical Mesh in Pelvic Organ Prolapse. JAMA Intern Med 2016 176(2) 275–277.

Ulmsten U. Some reflections and hypotheses on the pathophysiology of female urinary incontinence. Acta Obstet Gynecol Scand Suppl 1997 166 3–8.

Veit-Rubin N et al. Burch colposuspension. Neurourol Urodyn 2019 38(2) 553–562.

14.3 Bulking Agents

Brosche T et al. Seven-year efficacy and safety outcomes of Bulkamid for the treatment of stress urinary incontinence. Neurourol Urodyn 2021 40(1) 502–508.

Chapple C, Dmochowski R. Particulate Versus Non-Particulate Bulking Agents In The Treatment Of Stress Urinary Incontinence. Res Rep Urol 2019 11 299–310.

Elmelund M et al. Patient Characteristics that May Influence the Effect of Urethral Injection Therapy for Female Stress Urinary Incontinence. J Urol 2019 202(1) 125–131.

Hussain SM, Bray R. Urethral bulking agents for female stress urinary incontinence. Neurourol Urodyn 2019 38(3) 887–892.

Itkonen Freitas AM et al. Tension-Free Vaginal Tape Surgery versus Polyacrylamide Hydrogel Injection for Primary Stress Urinary Incontinence: A Randomized Clinical Trial. J Urol 2020 203(2) 372–378.

Kerr LA. Bulking agents in the treatment of stress urinary incontinence: history, outcomes, patient populations, and reimbursement profile. Rev Urol 2005 7 Suppl 1 S3–S11.

Kirchin V et al. Urethral injection therapy for urinary incontinence in women. Cochrane Database Syst Rev 2017 7 p. CD003881.5.

Klarskov N, Lose G. Urethral injection therapy: what is the mechanism of action? Neurourol Urodyn 2008 27(8) 789–792.

Naumann G et al. Diagnosis and Therapy of Female Urinary Incontinence. Guideline of the DGGG, OEGGG and SGGG (S2k Level, AWMF Registry No. 015/091 January 2022): Part 2 with Recommendations on Interventional/Surgical Therapy of Overactive Bladder, Surgical Treatment of Stress Urinary Incontinence and Diagnosis and Therapy of Iatrogenic Urogenital Fistula. Geburtshilfe Frauenheilkd 2023 83(4) 410–436.

Siddiqui ZA et al. Intraurethral bulking agents for the management of female stress urinary incontinence: a systematic review. Int Urogynecol J 2017 28(9) 1275–1284.

Sokol ER, Karram MM, Dmochowski R. Efficacy and safety of polyacrylamide hydrogel for the treatment of female stress incontinence: a randomized, prospective, multicenter North American study. J Urol 2014 192(3) 843–849.

Viereck V et al. Combination therapy with botulinum toxin and bulking agent-An efficient, sustainable, and safe method to treat elderly women with mixed urinary incontinence. Neurourol Urodyn 2021 40(7) 1820–1828.

Zivanovic I et al. Urethral bulking for recurrent stress urinary incontinence after midurethral sling failure. Neurourol Urodyn 2017 36(3) 722–726.

14.4 Lasertherapie

Aguiar LB, Politano CA, Costa-Paiva L, Juliato CRT. Efficacy of fractional CO_2 laser, promestriene, and vaginal lubricant in the treatment of urinary symptoms in postmenopausal women: A randomized cinical trial. Lasers Surg Med 2020 52(8) 713–720.

Behnia-Willison F, Nguyen TTT, Mohamadi B et al. Fractional CO_2 laser for treatment of stress urinary incontinence. Eur J Obstet Gynecol Reprod Biol X 2019 1 100004.

Fistonić N, Fistonić I, Gustek SF et al. Minimally invasive, non-ablative Er:YAG laser treatment of stress urinary incontinence in women – a pilot study. Lasers Med Sci 2016 31(4) 635–643.

Gaspar A, Brandi H. Non-ablative Erbium YAG laser for the treatment of type III stress urinary incontinence (intrinsic sphincter deficiency). Lasers Med Sci 2017 32(3) 685–691.

Gonzalez Isaza P, Jaguszewska K, Cardona JL, Lukaszuk M. Long-term effect of thermoablative fractional CO_2 laser treatment as a novel approach to urinary incontinence management in women with genitourinary syndrome of menopause. Int Urogynecol J 2018 29(2) 211–215.

Kuszka A, Gamper M, Walser C et al. Erbium:YAG laser treatment of female stress urinary incontinence: midterm data. Int Urogynecol J 2020 31(9) 1859–1866.

Lapii GA, Yakovleva AY, Neimark AI. Structural reorganization of the vaginal mucosa in stress urinary incontinence under conditions of Er:YAG laser treatment. Bull Exp Biol Med 2017 162(4) 510–514.

Lukac M, Gaspar A, Bajd F. Dual tissue regeneration: non-ablative resurfacing of soft tissues with FotonaSmooth® mode Er:YAG laser. J Laser and Health Academy 2018 1 1–15.

Mothes AR, Runnebaum M, Runnebaum IB. An innovative dual-phase protocol for pulsed ablative vaginal Erbium:YAG laser treatment of urogynecological symptoms. Eur J Obstet Gynecol Reprod Biol 2018 229 167–171.

O'Reilly B, Phillips C, Toozs-Hobson P. Vaginal erbium laser for SUI – a prospective multicentre randomized placebo-controlled trial to evaluate efficacy and safety of non-ablative Er:YAG laser for treatement of stress urinary incontinence (SUI). ICS 2021 Melbourne online 14–17 October 2021; Abstract 218: www.ics.org/2021/abstract/218.

Reisenauer C, Hartlieb S, Schoenfisch B et al. Vaginal therapy of mild and moderate stress urinary incontinence using Er:YAG laser: a real treatment option. Arch Gynecol Obstet 2019 300(6) 1645–1650.
Ruffolo AF, Braga A, Torella M et al. Vaginal Laser Therapy for Female Stress Urinary Incontinence: New Solutions for a Well-Known Issue-A Concise Review. Medicina (Kaunas) 2022 58(4).
Ruffolo AF, Casiraghi A, Marotta E et al. Does the Time of Onset of Urinary Symptoms Affect Microablative Fractional CO_2 Laser Efficacy in Postmenopausal Women? Lasers Surg Med 2021.
Seki AS, Bianchi-Ferraro A, Fonseca ESM et al. CO_2 Laser and radiofrequency compared to a sham control group in treatment of stress urinary incontinence (LARF study arm 3). A randomized controlled trial. Int Urogynecol J, 2022.

14.5 Alternative Techniken: Faszienzügelplastik, artifizieller Sphinkter, Harnableitung

Alcalay M, Monga A, Stanton SL. Burch colposuspension: a 10–20 year follow up. Br J Obstet Gynaecol 1995 102(9) 740–745.
Burch JC. Urethrovaginal fixation to Cooper's ligament for correction of stress incontinence, cystocele, and prolapse. Am J Obstet Gynecol 1961 81 281–290.
Enhorning G. Simultaneous recording of intravesical and intra-urethral pressure. A study on urethral closure in normal and stress incontinent women. Acta Chir Scand Suppl 1961 Suppl 276 1–68.
Fisch M, Hohenfellner R. Sigma-Rektum-Pouch: Eine Modifikation der Harnleiterdarmimplantation. In: Ausgewählte urologische OP-Techniken, Hohenfellner R (Ed.). Georg Thieme Verlag: Stuttgart, New York 1997.
Hampel C. „Ins" und „outs" in der operativen Therapie der weiblichen Belastungsinkontinenz. Urologe A 2019 58(6) 627–633.
Hampel C et al. Schlingenplastiken in der Therapie der weiblichen Harninkontinenz. Urologe A 2001 40(4) 274–280.
Hampel C et al. Welche Untersuchungen sind beim alten Menschen mit Harninkontinenz sinnvoll? Urologe A 2007 46(4) 368–372, 374–376.
Hampel C et al. Komplikationsmanagement nach Band- und Netzimplantationen. Urologe A 2009 48(5) 496–509.
Hampel C et al. Ureterimplantationsstenose und symptomatischer Reflux – Diagnostik und Therapie. Urologe A 2012 51(4) 477–484.
Hampel C et al. Komplikationsmanagement bei der Deszensus- und Inkontinenzchirurgie. Urologe A 2014 53(7) 1017–1029.
Hampel C et al. Urogenitalfistel – Inzidenz, Ätiologie und Phänomenologie in Deutschland. Urologe A 2015 54(3) 349–358.
Heitz M, Olianas R, Schreiter F. Therapie der weiblichen Harninkontinenz mit dem artifiziellen Sphinkter AMS 800. Urologe A 1997 36(5) 426–31.
Hohenfellner R et al. The Mainz Pouch Procedure (Mixed Augmentation Ileum and Cecum) für Blasenaugmentation, -ersatz und kontinente Harnableitung: In: Ausgewählte urologische OP-Techniken, Hohenfellner R (Ed.). Georg Thieme Verlag: Stuttgart, New York 1997.
Narik G, Palmrich AH. A simplified sling operation suitable for routine use. Am J Obstet Gynecol 1962 84 400–405.
Scott FB, Bradley WE, Timm GW. Treatment of urinary incontinence by implantable prosthetic sphincter. Urology 1973 1(3) 252–259.
Schreiter F. Implantation des artefiziellen Sphinkters. In: Ausgewählte urologische OP-Techniken, Hohenfellner R (Ed.). Georg Thieme Verlag: Stuttgart, New York 1997.
Stein R, Fichtner J, Hohenfellner R. Ileum-Conduit – „Bricker-Blase". In: Ausgewählte urologische OP-Techniken, Hohenfellner R (Ed.). Georg Thieme Verlag: Stuttgart, New York 1997.
Thüroff JW et al. Differenzialindikationen für verschiedene Harnableitungsformen. Urologe A 2012 51(4) 473–476.
Witzsch U et al. Operationen zur weiblichen Inkontinenz (Teil 1): Kolposuspension nach Burch und Faszienzügelplastik. In: Ausgewählte urologische OP-Techniken, Hohenfellner R (Ed.). Georg Thieme Verlag: Stuttgart, New York 1997.

KAPITEL

15 Interventionelle/operative Therapie der Dranginkontinenz

Daniela Schultz-Lampel, Ricarda M. Bauer, und Albert Kaufmann

15.1 Intravesikale Therapie: Blasendistension, EMDA®, Blaseninstillationen

Daniela Schultz-Lampel

Einleitung

Eine intravesikale Therapie als interventionelle Therapieoption kann Patientinnen mit überaktiver Blase oder refraktärer Harndranginkontinenz dann angeboten werden, wenn konservative und orale medikamentöse Therapiemaßnahmen sowie nichtinvasive Elektrostimulationsverfahren nach adäquater Therapiedauer nicht zum gewünschten Erfolg geführt haben oder infolge intolerabler Nebenwirkungen abgesetzt werden müssen.

In der Regel wird heute die **Botulinumtoxin-A-Injektion** als intravesikale Methode eingesetzt. Diese Methode wird mit starker Empfehlung auch in den deutschen AWMF-Leitlinien sowie den internationalen Leitlinien empfohlen (Reisenauer et al. 2022).

Daneben gibt es aber noch einige weitere intravesikale Optionen, die v. a. bei Harndrangsymptomen mit zusätzlicher Blasenschmerzsymptomatik wie der interstitiellen Zystitis oder der „hypersensitiven Blase" bzw. dem „sensorischen Harndrangsyndrom" sowie dem Vorliegen chronischer Harnwegsinfekte oder auch bei Patientinnen mit neurogener Detrusorhyperaktivität eingesetzt werden.

Während die orale Medikation oder Botulinumtoxin-Injektion auf der efferenten Seite angreifen und über eine Dämpfung der Detrusorhyperaktivität wirken, werden bei den anderen intravesikalen Methoden die Blasenafferenzen blockiert. Das erklärt auch ihre Anwendung v. a. bei Patientinnen mit einer „sensorischen" Drangsymptomatik – insbesondere bei chronischen Harndrangsyndromen und der interstitiellen Zystitis (IC) (Bschleipfer el al. 2018).

Seit der Zulassung des Botulinumtoxins und dessen ambulanter Abrechenbarkeit sind diese anderen intravesikalen Verfahren als Threapieoptionen der OAB bzw. Dranginkontinenz auch in der neueren Literatur nahezu verschwunden.

Diese Verfahren wurden daher auch in den aktuellen Leitlinien zur „Harninkontinenz der Frau" nicht berücksichtigt (Reisenauer et al. 2022), da sie nur noch für einige wenige ausgewählte Patientinnenkollektive infrage kommen und i. d. R. auch eine Kostenerstattung durch die gesetzlichen Krankenkassen nicht übernommen wird. Somit stellen sie „Nischenverfahren" dar.

Kurzübersicht

Als intravesikale Therapie – außer der Botulinumtoxin-Injektion – kommen die Blasendistension (Synonym auch Zystodistension oder Hydrodistension der Blase) sowie die Instillation von harndrangdämpfenden Substanzen (➤ Tab. 15.1) mit und ohne Anwendung elektrischen Stroms zum Einsatz (Evans 2005).

Tab. 15.1 Substanzen zur intravesikalen Instillation bei Harndrang (OAB), Blasenschmerzen und Interstitieller Zystitis

Substanzen zum Aufbau der Gykosaminglykanschicht	• Chondroitin-Sulfat (i. d. R. 0,2 %) • Hyaluronsäure (i. d. R. 0,08 %) • Kombinationspräparate aus Chondroitinsulfat u. Hylauronsäure • Pentosanpolyphosphat 300 mg • Heparin 10.000–50.000 IE
Anticholinergika zur Blockade der Blasenefferenzen u. Detrusordämpfung	• Atropin • Oxybutynin • Botulinumtoxin-Liposome
Substanzen zur Blockade der Blasenafferenzen u. Reduktion der Blasensensitivität	• Capsaicin (1 mM = 0,3 g/l in 30%-iger alkoholischer Lösung u. 0,9 % NaCl in 100 ml) • Resiniferatoxin RTX (10–50 nM in 100 ml)
Substanzen zur Entzündungshemmung u. Schmerzlinderung	• Dexamethason (unterschiedliche Dosierung) • Dimethylsulfoxid DMSO 50 % • Silbernitrat 1 % • Clorpactin 0,4 % • BCG (Tice-Stamm)
Lokalanästhetika zur vorübergehenden Blockade der sensorischen Nervenfasern	• Lidocain (ggf. plus Natriumhydrogenkarbonat) • Naropin

Dies sind entweder detrusordämpfende Substanzen wie Oxybutynin oder Atropin, lokalanästhetisch wirkende Substanzen wie Lidocain, Naropin, Bupivacain, die die Leitung der unmyeliniserten C-Fasern blockieren und somit die Blasenkapazität steigern können. Ebenso können Vanilloide wie Capsaicin oder Resiniferatoxin, die die C-Fasern und somit die afferenten Schenkel blockieren, eingesetzt werden (Andersson et al. 2022).

Unter der Annahme, dass ein defektes Urothel Harndrangymptome auslöst, werden auch die Glykosaminglykan (GAG)-Schicht regenerierende Substanzen wie Chondroitinsulfat und Hyalurosäure bei chronischen Harndrangsyndromen in die Blase instilliert.

Um den Effekt zu verstärken, kann zusätzlich im Rahmen einer EMDA®-Therapie (Electromotive Drug Administration) elektrischer Strom eingesetzt und die instillierten Substanzen können per Iontophorese in tiefere Wandschichten eingeschleust werden.

15.1.1 Blasendistension

Definition

Die Blasendistension (*Syn.:* Zystodistension, Hydrodistension) wird als diagnostisches und therapeutisches Verfahren bei der interstitiellen Zystitis (IC) bzw. beim Blasenschmerzsyndrom eingesetzt und ist dort ein bislang nicht standardisiertes, aber etabliertes Vorgehen (Bschleipfer et al. 2018).

Über die Anwendung der Blasendistension bei Dranginkontinenz, OAB bzw. therapierefraktärer Detrusorhyperaktivität gibt es einige wenige Fallserien (Balachandran et al. 2018).

Wirkmechanismus

Der erwartete Effekt ist eher eine Reduktion der Blasenschmerzen als eine tatsächliche Steigerung der Blasenkapazität und eine Reduktion der Miktionsfrequenz. Als zugrunde liegender Mechanismus zur Effektivität dieser Behandlung ist eine durch die Überdehnung ausgelöste Regeneration der afferenten Nervenfasern, ein antientzündlicher Effekt und eine Reduktion des NGFs (Nerve Growth Factor) nachgewiesen worden (Bschleipfer et al. 2018).

Indikationen, Kontraindikationen und Risiken

Indikationen:
- Interstitielle Zystitis
- Blasenschmerzsyndrom
- Chronisches Harndrangsyndrom (hypersensitive Blase)
- Therapierefraktäre überaktive Blase (Detrusorhyperaktivität)
- „Schrumpfblase"/Low-Compliance-Blase

Kontraindikation: Einnahme von Antikoagulanzien.

Risiken: Makrohämaturie, Blasentamponade, Blasenperforation, Blasenruptur.

Operatives Vorgehen

Vorbereitung: In der Literatur wird die Hydrodistension der Blase mit und ohne Urethrozystoskopie beschrieben. Sie kann unter Allgemein- und Regionalanästhesie (Spinalanästhesie) sowie in Kombination mit der EMDA®-Therapie durchgeführt werden.

Operationsablauf: Die Hydrodistension sollte standardisiert durchgeführt werden (Kaftan und Wiedemann 2018):
- Füllen der Harnblase mit physiologischer Kochsalzlösung oder Resektionslösung bis zur maximalen Füllung unter einem Druck von 60–80 cm H_2O. Der Druck soll auf keinen Fall > 100 cm H_2O übersteigen, permanente endoskopische Beobachtung, um pathologische Befunde wie Cracking der Blasenschleimhaut, Blasenrisse oder Blasenperforation rechtzeitig zu erkennen.
- Stopp der Füllung bei 800–1000 ml, auch wenn der intravesikale Druck 60–80 cm H_2O noch nicht erreicht hat.
- Aufrechterhalten des Drucks in der Harnblase unter maximaler Füllung für 1–3 min – auf keinen Fall länger als 10 min.
- Bilddokumentation der Blasenschleimhautverhältnisse (➤ Abb. 15.1).
- Ablassen des Füllmediums unter Sicht und Inspektion der Harnblasenschleimhaut zur Beurteiluung, ob Blutungen, Glomerulationen etc. aufgetreten sind.
- Dokumentation des Füllvolumens und des Volumens der abgelassenenen Flüssigkeit.
- Erneute Bilddokumentation der Blasenschleimhautverhältnisse.
- Erneute Füllung und im Fall einer interstitiellen Zystitis ggf. Fulguration von Hunner-Läsionen oder auch Biopsie.

Postoperatives Management

Legen eines Blasenverweilkatheters mit Dauerableitung zur Vermeidung einer Urinextravasation – i. d. R. für 24 h. Eine

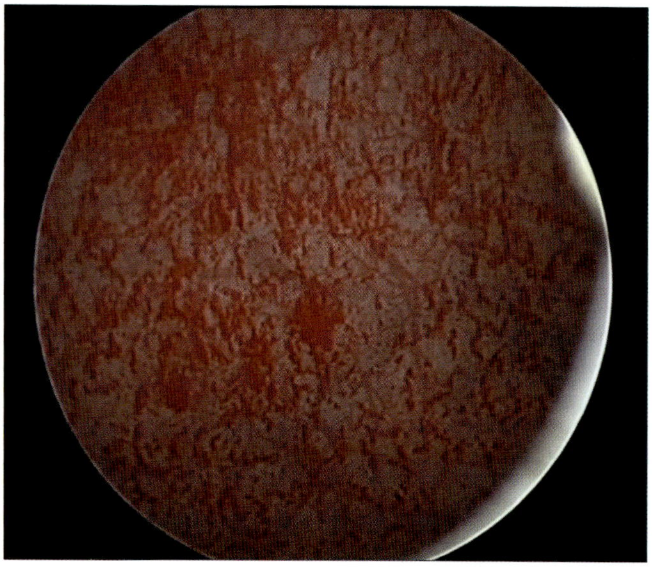

Abb. 15.1 Hydrodistension mit Dokumentation der Blasenschleimhautverhältnisse. Bei interstitieller Zystitis typische Petechien und Glomerulationen. [M1394]

Blasendauerspülung kann bei Auftreten einer Blutung nach der Dehnung erforderlich sein, um eine Blasentamponade zu vermeiden. Die Spülung sollte erst nach Sistieren der Hämaturie entfernt werden.

Ergebnis

Bei der interstitiellen Zystitis kann eine 50%-ige Besserung der Symptome, insbesondere der Schmerzen – aber auch eine Vergrößerung der Blasenkapazität – erzielt werden. Nach 1 Mon. waren noch 45 % gebessert. Die Wirkung hielt dabei einige Monate an (Al-Shukri et al. 2018).

Bei 77 Patientinnen mit therapierefraktärer Detrusorüberaktivität wurde in einer randomisierten Studie der Effekt der Zystodistension mit einer alleinigen Zystoskopie verglichen. Nach 6 Wo. zeigte sich in beiden Gruppen eine signifikante Verbesserung im UDI (Urinary Distress Inventory), die nach 6 Mon. nicht mehr nachweisbar war. Die UPS (Urgency Perception Scale) verbesserte sich bei 41 % in der Zystodistensionsgruppe und 44 % in der Zystoskopiegruppe, während der ICIQ-FLUTS (ICIQ-Female Urinary Tract Symptoms Score) nur nach der Zystoskopie, aber nicht nach der Zystodistension kurzzeitig gebessert war. Die Zystodistension zeigt somit keinen Vorteil gegenüber der alleinigen Zystoskopie (Balachandran et al. 2018).

Komplikationen/Nebenwirkungen

Die Zystodistension kann zu Makrohämaturie mit konsekutiver Harnblasentamponade führen, ebenso zu Blasenrissen bis hin zur Blasenruptur mit Extravasation und Entwicklung eines Urinoms. Unter einer anhaltenden Distension kann es zur Harnblasennekrose kommen. Daher muss diese Prozedur sorgfältig und mit kontrolliertem Druck und stets unter ständiger optischer Kontrolle durchgeführt werden (Kaftan und Wiedemann 2018; Bschleipfer et al. 2018). Eine Hochdruckdistension mit > 80 cm H_2O und über mehr als 10 min soll nicht durchgeführt werden. Eine Distensionszeit von 2 min hat sich als optimal erwiesen (Al-Shukri et al. 2018).

Die Prozedur kann wiederholt werden, auch wenn die therapeutische Signifikanz einer Wiederholung unklar ist (Kaftan und Wiedemann 2018). So konnte in einer Studie mit 168 Patientinnen, die mind. 2 × mittels Zystodistension behandelt wurden (insgesamt 637 Zystodistensionsprozeduren), über die Jahre keine signifikante Verbesserung der Blasenkapazität erzielt werden (Walker et al. 2019).

Zusammenfassende Beurteilung

Bei der therapierefraktären Drangsymptomatik/Dranginkontinenz/OAB ohne zusätzliche Blasenschmerzen ist der therapeutische Effekt der Zystodistension fraglich.

15.1.2 Electromotive Drug Administration (EMDA®)

Definition

Die EMDA®-Methode basiert auf dem Prinzip der Iontophorese und der Elektrophorese. Dazu wird eine transurethrale Anode und eine suprapubische Hautkathode verwendet. Ionisierte oder nichtionisierte Medikamente können durch ein hydratisiertes Trägermolekül auf elektrochemischem Weg in tiefere Schichten der Harnblasenwand eingebracht werden. Dies hat gegenüber der passiven Diffusion bei herkömmlichen Instillationstherapien den Vorteil, dass die intravesikal verabreichten Medikamente in alle tieferen Blasenwandschichten eindringen können (Riedl et al. 1998; Bschleipfer et al. 2018).

Die EMDA®-Anwendung in der Harnblase wird bei unterschiedlichen Indikationen eingesetzt (Hashemi et al. 2020).

Indikationen und Kontraindikationen

Indikationen:
- Interstitielle Zystitis/Blasenschmerzsyndrom
- Radiogene Zystitis
- Chemoinduzierte Zystitis
- Chronische bakterielle Zystitis
- Überaktive Blase (OAB)/Urgency-Frequency-Syndrom/Dranginkontinenz
- Lokalanästhesie in der Blase
- Chemotherapie bei Harnblasenkarzinom

Kontraindikationen:
- Elektronisch aktive Implantate (z. B. Herzschrittmacher)
- Antikoagulanzien
- Vesikorenaler Reflux
- Allergien gegen Latex und Medikamente (v. a. Lokalanästhetika)
- Akuter Harnwegsinfekt
- Unbehandelter Hypertonus

Indikationsbezogene Anwendungsprotokolle: Für die verschiedenen Indikationen haben sich empirisch unterschiedliche EMDA®-Prozeduren etabliert, die sich hinsichtlich der Zusammensetzung der Applikationslösungen und elektrischen Parameter unterscheiden (Dilk 2007). Die Applikationslösung mit den Dosierungen und Konzentrationen sowie die elektrischen Parameter sind im Anwendungsdatenblatt des Herstellers vorgegeben (**Anwenderprotokolle Uromed;** ➤ Tab. 15.2).

In der Regel werden die Lokalanästhetika Naropin, Dexamethason und Epinephrin über einen Spezialkatheter mit Silberdrahtelektrode instilliert Der Strom wird mit dem Physionizer appliziert, mit dem festgelegte Stromparameter eingestellt werden (➤ Abb. 15.2).

Die EMDA® wird als 1-Stufen-Therapie mit Zystodistension, als 2-Stufen-Therpaie mit zusätzlicher Applikation einer die GAG-Schicht aufbauende Substanz oder als 3-Stufen-EMDA mit zusätzlicher lokalen Verabreichung eines Antibiotikums (Amikacin) angewandt.

Bei der überaktiven Blase kann Oxybutynin in der 2. Stufe instilliert werden.

15

Tab. 15.2 Indikationsbezogene Applikationslösungen bei der EMDA®-Therapie (Electromotive Drug Administration) für die überaktive Blase/Drangsymptomatik

Überaktive Blase	
Aplikationslösung	
Naropin 7,5 mg/ml	100 ml
Oxybutynin 10 mg	3 ml
Epinephrine 1/1000 (mg)	1 ml
Bidestilliertes Wasser	50 ml
Elektrische Parameter	
Polarität	+
Stromanstiegszeit	30–50 µA/s
Stromstärke	20–25 mA
Behandlungszeit	20 min
Ausgangsmodus	PULSE
Harndrangsyndrom (Urgency/Frequency Syndrome)	
Aplikationslösung	
Naropin 7,5 mg/ml	100 ml fakultativ
Dexamethason 40 mg	10 ml
Epinephrine 1/1000 (mg)	1 ml
Bidestilliertes Wasser	50 ml
Elektrische Parameter	
Polarität	+
Stromanstiegszeit	30–50 µA/s
Stromstärke	20–25 mA
Behandlungszeit	25 min
Ausgangsmodus	PULSE

Neuere Studien untersuchen den Effekt von Botulinumtoxin-Instillationen mittels EMDA® als Alternative zur Injektion in den Detrusor (Kajbafzadeh et al. 2019; Ladi-Seyedian et al. 2020).

Die Anwendungsschemata sind nicht standardisiert. Bewährt hat sich bei der IC eine Anwendung am Tag 1, nach 1 Wo. und nach weiteren 4 Wo. mit Fortsetzung in individuell erforderlichen Intervallen. Bei der überaktiven Blase (OAB) werden zwei Behandlungen im Abstand von 3–4 d empfohlen. In der Regel muss die EMDA®-Therapie auch bei dieser Indikation mehrfach wiederholt werden.

Operatives Vorgehen

Vorbereitung: Ein Harnwegsinfekt und eine Hämaturie müssen ausgeschlossen werden. 12 h vor der EMDA®-Behandlung soll die Flüssigkeitszufuhr reduziert werden. Eine Desmopressin-Gabe kann bei Bedarf erfolgen. Die Haut im suprapubischen Bereich muss fett- und haarfrei sein (ggf. Rasur erforderlich). Nabel- und Genital-Piercings müssen entfernt werden. Die Kontrolle der Vitalparameter (Puls, Blutdruck, ggf. Temperatur) muss gewährleistet sein.

Voraussetzung:

- Physionizer® der Firma Uromed
- Spezialkatheter 16 Ch mit Silberelektrode female und male

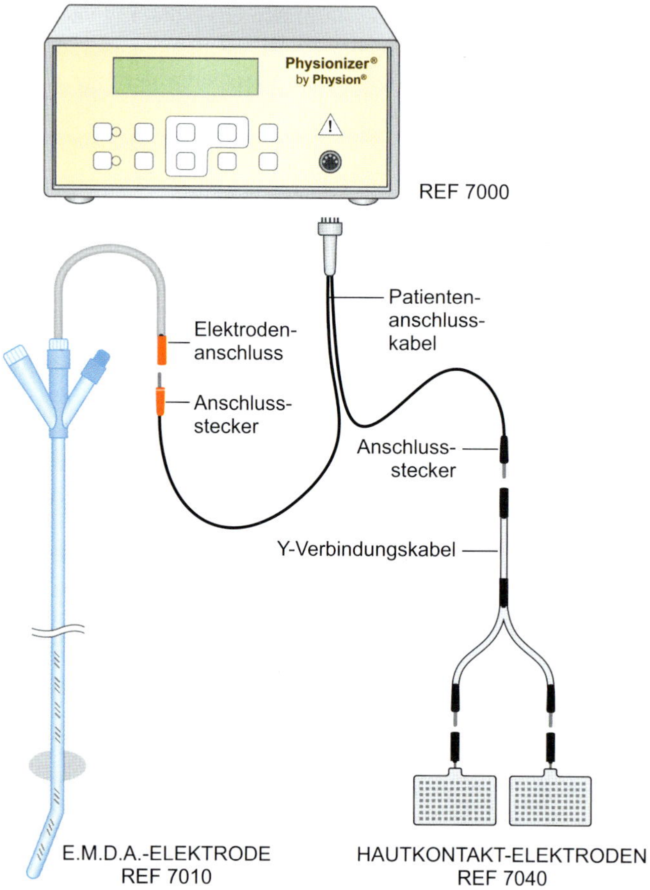

Abb. 15.2 Aufbau der EMDA®-Therapie (Electromotive Drug Administration) [L231]

Operationsablauf:

- Patientin in Rückenlage, Einführen der Katheterelektrode, Block des Ballons mit 3 ml Luft.
- Spülen und Entleeren der Blase mit Aqua dest., auf trockene Unterlage achten.
- Hautkontaktelektroden befeuchten, mit ausreichend Elektrodenleitgel versehen und suprasymphysär auflegen.
- Alle Elektroden mit den Gerätekabeln an den Physionizer anschließen.
- Instillation der zuvor vorbereiteten Medikamentenlösung über Infusionsbeutel, Dreiwegehahn und Stufenkegeladapter in die Blase.
- Strom aktivieren (vorgegebene Stromparameter am Physionizer einschalten).

CAVE

- Regelmäßige Kreislaufüberwachung und Patientenbeobachtung
- Bei Blasenblutungen Behandlung stoppen!
- Wiederholte Überprüfung einer verbrennungsfreien Positionierung der Hautkontaktelektroden

Postoperatives Management:

- Geräteprogramm schaltet automatisch ab.
- Hautkontaktelektroden entfernen, Ballon der Katheterelektrode entblocken und Elektrode aus der Blase entfernen.

- Gegebenenfalls Hautlotion auf gerötete Hautpartien auftragen.
- Posttherapeutische Vitalzeichendokumentation.
- Sonografische Kontrolle auf Restharn und Extravasation.

Nebenwirkungen und Komplikationen

Nebenwirkungen sind selten, können aber infolge intravasaler Wirkung der Lokalanästhetika und des Epinephrins kardiovaskuläre Folgen haben (Pannek et al. 2006).

Häufiger treten direkt nach der Behandlung eine vorübergehende Zunahme des Harndrangs und der Blasenschmerzen sowie eine Makrohämaturie auf, selten Harnwegsinfekte oder eine Extravasation, die eine Katheterdauerableitung für 1–2 d erforderlich macht.

Ergebnis

Hauptindikation der EMDA®-Therapie ist die **interstitielle Zystitis** (IC) zur Reduktion der Pollaksiurie, Nykturie und als lokale Schmerztherapie. Durch diese Behandlung konnte eine signifikante Erhöhung der Blasenkapazität, eine Reduktion der Schmerzen sowie der Miktionsfrequenz erreicht werden. 66 % der behandelten Patientinnen beschrieben die Wirksamkeit als anhaltend (Gülpinar et al. 1996). Bei 62 % der Behandelten kam es zu einem kompletten Rückgang der Symptome und 66 % der Behandelten hatten eine größere Blasenkapazität (Riedl et al. 1998). Die Erfahrung mit der EMDA®-Therapie bei Patientinnen mit Harndrang- und Blasenschmerzsyndromen unterschiedlicher Genese, zeigte eine Reduktion des Drangs und der Schmerzen bei 80 %, eine Reduktion der Nykturie bei 50 % sowie eine Verbesserung der Lebensqualität bei 90 % der Patientinnen (Schultz-Lampel et al. 2019).

Bei der **Dranginkontinenz/OAB** wird die EMDA®-Therapie nur selten eingesetzt, was die dürftige Studienlage erklärt. In einer Studie von Bach et al. wurden 84 Patientinnen – davon 72 Frauen mit threapierefraktärer idiopathischer Detrusorüberaktivität – mit einer 1-Stufen-EMDA® mit Lidocain, Epinephrin und Dexametason – ohne Oxybutynin – behandelt und urodynamisch untersucht. Bereits nach zwei EMDA®-Sitzungen kam es zu einer sigifikanten Reduktion der Miktionsfrequenz am Tag sowie zur signifikanten Abnahme der ungehemmten Detrusorkontraktionen bei der Hälfte der Patientinnen. Die Lebensqualität der Patientinnen sowie der Verbrauch der Vorlagen verbesserte sich ebenfalls signifikant. 53,6 % der Patientinnen gab ein komplettes Verschwinden der Sympotme an und 28,6 % eine deutliche Verbesserung, sodass nur 10,7 % der Patientinnen die Therapie nicht fortsetzen wollten (Bach et al. 2009).

In einer Studie von Gauruder-Burmester et al. (2008) wurden72 Patientinnen mit therapierefraktärer OAB mit drei EMDA®-Zyklen à drei Instillationen im 2-Wochen-Intervall behandelt. Auch hier wurde Lidocain, Dexametason und Epinephrin ohne Zusatz eines Anticholinergikums instilliert. Zur Objektivierung des Erfolgs wurden u. a. Lebensqualitätsfragebogen, Urodynamik und Zystoskopie herangezogen. Es zeigte sich eine signifikante Verbesserung der Blasenkapazität und eine Reduktion der Miktionsfrequenz bei 71 % der Patientinnen. Die Lebensqualität verbesserte sich bei 75 %, die Sexualität bei 54 % (Gauruder-Burmester et al. 2008).

Zusammenfassende Beurteilung

Die EMDA®-Therapie spielt bei der therpaierefraktären überaktiven Blase (OAB)/Dranginkontinenz kaum eine Rolle. Limitiert wird der Einsatz der EMDA® durch die erfolderlich Vorhaltung des Physionizers und v. a. durch die fehlende Kostenübernahme durch die gesetzlichen Krankenkassen (Schultz-Lampel et al. 2019). Seit die Botulinumtoxin-Injektion bei der OAB für die ambulante Durchführung und Abrechnung zugelassen ist, ist die Anwendung des EMDA®-Therapie bei dieser Indikation weiter zurückgegangen.

15.1.3 Blaseninstillationen

Definition

Da die orale Medikation der Dranginkontinenz eine hohe Nebenwirkungs- und Abbruchrate hat, kann in ausgewählten Fällen die intravesikale Therapie eine Alternative darstellen. Vorteil: Hohe Medikamentenkonzentrationen können direkt in die Harnblase eingebracht werden, ohne systemische Nebenwirkungen zu bewirken. Die Invasivität – immerhin muss ein transurethraler Einmalkatheterismus erfolgen – und das damit verbundene Risiko einer Harnwegsinfektion sowie die relativ hohen Kosten der Instillationssubstanzen bei i. d. R. fehlender Kostenübernahme durch die gesetzlichen Krankenkassen müssen allerdings in Betracht gezogen werden.

Indikationen und Kontraindikationen

Indikationen:

- Radiozystitis
- Chemozystitis
- Chronisches Blasenschmerzsyndrom
- Interstitielle Zystitis
- Chronische Harnwegsinfekte
- Neurogene Detrusorüberaktivität
- Threapierefraktäre Harndranginkontinenz

Auch hier spielt der Einsatz bei der idiopathischen Drangsymptomatik/-inkontinenz (OAB) gegenüber der neurogenen Detrusorüberaktivität (NDO) oder der interstitiellen Zystitis (IC)/chronischen Harndrang- und Blasenschmerzsyndromen unterschiedlicher Ätiologie oder rezidivierenden Harnwegsinfekten nur eine untergeordnete Rolle (Bergamin PA und Kiosoglous 2017). Zur Instillation in die Harnblase werden verschiedene Substanzen ganz unterschiedlicher Wirkstoffgruppen eingesetzt (➤ Tab. 15.1). Bei der OAB konzentriert sich der Einsatz im klinischen Alltag fast ausschließlich auf die Instillation von Chondroitinsulfat 0,2 %, das als 40-ml-Fertigspritze eine einfache Handhabung ermöglicht. In klinischen Studien werden weiterhin Vanilloide sowie Botulinumtoxin-Liposome eingesetzt.

Die Applikationsschemata sind unterschiedlich. In der Regel werden im 1. Mon. wöchentliche Instillationen und ab dem 2. Mon. 4-wöchentliche Instillationen vorgenommen. Andere Schemata sehen aber auch 2-wöchentliche Instillationen im 2. Mon. sowie 4-wöchentliche Instillationen im 3. und 4. Anwendungsmonat vor (Arslan et al. 2019). Fortgesetzte Instillationen in längeren Intervallen können zur Aufrechterhaltung des Effekts erforderlich sein.

Kontraindikationen: Akuter Harnwegsinfekt.

Operatives Vorgehen

Vorbereitung: üblicher steriler transurethraler Eimalkatheterismus (12–14-Ch-Katheter). Prinzipiell ist auch eine Selbstinstillation per intermittierendem Selbstkatheterismus (ISK) möglich.

Operationsablauf: Instillation der Wirksubstanz – i. d. R. per Fertigspritze. Entfernen des Katheters.

Postoperatives Management

Die Wirksubstanz soll möglichst lange (mind. 30 min) in der Blase gehalten werden, bevor sie mit der nächsten Miktion entfernt wird. Eine Veränderung der Körperposition („Rollkur") kann die Effektivität steigern.

Komplikationen und Nebenwirkungen

- Dysurische Beschwerden, Blasenschmerzen, Brennen, Makrohämaturie, Harnwegsinfekt
- Sehr selten Harnverhalt (nach Anticholinergika-Instillation)

Ergebnis

Bei der interstiellen Zystitis erhält ca. ¼ der Pateinten eine intravesikale Therapie v. a. mit Glykosaminglykanen (GAG), die die Blasenschleimhaut regenerieren sollen. Bei der OAB hat sich in der praktischen Anwendung nur die Instillation mit Chondroitinsulfat durchgesetzt. Gegenüber der Instillation mit Hyaluronsäure zeigte sich bei Chondroitinsulfat eine leichte Überlegenheit der Reduktion der Miktionsfrequenz und Nykturie, während die Hyaluronsäure bei der Schmerzreduktion punkten konnte (Gülpinar et al. 2018).

Unter der Annahme, dass auch bei der OAB ein Defekt der Glykosaminglykanschicht zugrunde liegt, wurden 82 Patientinnen in zwei Gruppen à 41 Patientinnen randomisiert. In der Gruppe, die eine Instillation mit Chondroitinsulfat (CS) über 12 Mon. erhalten hatte, konnte bei 72 % eine signifikante Besserung der Drangsymptome, eine Reduktion der Vorlagen und der Nykturie erzielt werden, gegenüber nur 43 % in der Gruppe mit anticholinerger Therapie (Tolterodine 1 × 4 mg p. o.). Die Lebensqualität wurde in beiden Gruppen verbessert, ohne dass hier signifikante Unterschiede gefunden wurden (Gauruder-Burmester et al. 2006). Die Instillationsbehandlung zeigte auch 12 Mon. nach Beendigung der Therapie noch einen Erfolg bei 56 %, während in der Anticholinergikagruppe nur noch 14 % gebessert waren, sodass in dem Aufbau der GAG-Schicht ein guter therapeutischer Effekt gesehen wurde (Gauruder-Burmester et al. 2009). Eine türkische Arbeitsgruppe konnte die sichere und effektive CS-Therapie bei 31 Patientinnen mit therapieresistenter OAB (mind. 2 verschiedene Anticholinergika) bestätigen. Bei einer 6-maligen wöchentlichen Anwendung, gefolgt von monatlichen Instillationen, waren nach 6 Mon. 93,5 % komplett beschwerdefrei (Irkilata et al. 2015).

Die klinische Anwendung von Capsaicin oder Resiniferatoxin ist außerhalb von Studien bei der OAB klinisch nicht relevant (Andersson et al. 2022). Auch wenn bei allen Patienten mit idiopathischer Detrusorhyperaktivität nach einer einmaligen RTX-Instillation die zystometrische Blasenkapazität, der erste Harndrang, das Miktionsvolumen und die Miktionsfrequenz bis zu 6 Mon. signifikant gebessert wurden, hat sich die Routineanwendung der intravesikalen Resiniferatoxin nicht durchgesetzt (Apostolidis et al. 2006; Rios 2007). Und auch die 4-malige wöchentliche intravesikale Instillation von besser tolerablen 10 nM Resiniferatoxin überzeugte trotz guter Effektivität nicht (Kuo et al. 2006). Ebenso ist die intravesikale Oxybutynin-Instillation, die bei der neurogenen Detrusorüberaktivität bei Therapieversagen und/oder nicht tolerablen Nebenwirkungen der oralen Gabe von Antimuskarinika nach der neuen Leitlinie empfohlen wird (Kutzenberger et al. 2022; Shen et al. 2022), bei der idiopathischen OAB bzw. nichtneurogenen Detrusorhyperaktivität nur limitiert einsetzbar, da ein intermittierender (Selbst-)Katheterismus für die mind. 2 ×/d erforderliche Instillation obligat ist, obwohl diese in einzelnen Studien bei der OAB angewandt wurde (Saito et al. 2000; Kretschmar et al. 2021).

Zusammenfassende Beurteilung

Die intravesikale Instillation mit Chondroitinsulfat kann eine Alternative für OAB-Patientinnen darstellen, die Anticholinergika nicht tolerieren und eine minimalinvasive, nichtoperative und jederzeit zu beendende Therapie wünschen und z. B. vor einer Botulinum-A-Injektion wegen des potenziellen Risikos einer Blasenentleerungsstörung mit konsekutivem Restharnselbstkatheterismus zurückschrecken.

15.2 Botoxinjektion

Ricarda M. Bauer

Eine operative Therapie der idiopathischen Dranginkontinenz sollte Patientinnen nach aktueller Leitlinie immer dann angeboten werden, wenn konservative und orale medikamentöse Therapiemaßnahmen nach adäquater Therapiedauer nicht zum gewünschten Erfolg führen oder infolge intolerabler Nebenwirkungen abgesetzt werden müssen. Zur operativen Therapie der therapierefraktären Dranginkontinenz stehen die intravesikale Injektion von Botulinumtoxin und die sakrale Neuromodulation zur Verfügung (Naumann 2023).

Eine allgemeingültige Definition für „therapierefraktäre Dranginkontinenz" existiert allerdings nicht. Gemäß International Continence Society (ICS) ist eine Dranginkontinenz therapierefraktär, wenn Anticholinergika nach 3 Mon. erfolglos bleiben. Gemäß American Urological Association (AUA) ist dies der Fall, wenn eine Verhaltenstherapie und ≥ 1 Anticholinergikum über 4–8 Wo. zu keiner suffizienten Besserung führen. Ein Therapieversuch mit Mirabegron wird nicht gefordert. Nach dem Einsatz von zwei verschiedenen Anticholinergika über je 4 Wo. und ohne ausreichende Symptomreduktion bzw. mit Therapieabbruch aufgrund von Nebenwirkungen kann damit normalerweise von einer therapierefraktären Dranginkontinenz ausgegangen werden.

15.2.1 Indikationen

Onabotulinumtoxin A (Botox®) ist das einzige Botulinumtoxin, das weltweit zur Therapie der therapierefraktären idiopathischen überaktiven Blase und Dranginkontinenz zugelassen wurde. Die Zulassung erfolgte 2013 als Second-Line-Therapie für Erwachsene (≥ 18 J.), die auf Anticholinergika nur unzureichend ansprechen bzw. Anticholinergika nicht vertragen. Die für die therapierefraktäre Dranginkontinenz zugelassene Dosis liegt bei 100 Einheiten (➤ Abb. 15.3). Die Einheiten des Onabotulinumtoxins A sind präparatespezifisch und können nicht direkt auf andere Botulinumtoxin-A-Produkte übertragen werden (Duthie 2011; Gu 2017; Nitti 2013; Nitti 2017; da Silva 2015).

Im Sommer 2022 wurde als weiteres Botulinumtoxin das **Abobotulinumtoxin A** (Dysport®) zugelassen. Allerdings bezieht sich die Zulassung nur auf den Einsatz bei Dranginkontinenz infolge einer neurogenen Detrusorhyperaktivität bei multipler Sklerose oder Rückenmarkverletzung; hierfür wurde Onabotulinumtoxin A (Botox®) bereits 2011 zugelassen. Somit ist bei der therapierefraktären idiopathischen Dranginkontinenz weiterhin nur Onabotulinumtoxin A (Botox®) zugelassen.

In zahlreichen Studien konnte gezeigt werde, dass die Injektion von Onabotulinumtoxin A (Botox®) in die Blasenwand eine wirksame minimalinvasive Therapie der therapierefraktären Dranginkontinenz ist. Inkontinenz- und Drangepisoden sowie Miktionsfrequenz werden signifikant reduziert und die Lebensqualität kann signifikant gesteigert werden (Chapple 2013; Duthie 2011; Ginsberg 2017; Kennelly 2017; Naumann 2023; Nitti 2016; Nitti 2017; Sievert 2014; da Silva 2015).

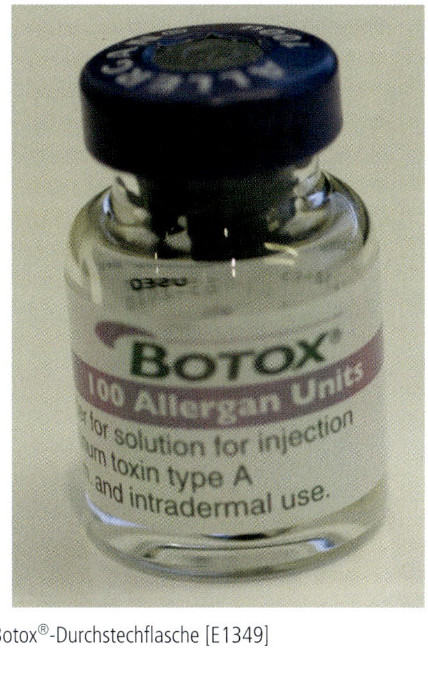

Abb. 15.3 Botox®-Durchstechflasche [E1349]

15.2.2 Notwendige Diagnostik

Die **Basisdiagnostik** sollte bereits im Vorfeld vor Beginn der konservativen und medikamentösen Therapie erfolgt sein. Dabei ist es wesentlich, insbesondere andere Erkrankungen mit ähnlichen Symptomen, z. B. Harnwegsinfekte, Blasenentleerungsstörungen, vaginaler Deszensus, Blasentumoren, Blasensteine, tiefe Harnleitersteine, Nebenwirkungen von Medikamenten (z. B. Diuretika) und neurologische Erkrankungen auszuschließen.

Vor einer Injektion mit Botulinumtoxin sollte eine **weiterführende Diagnostik** erfolgen, um mögliche Ursachen für das bisherige Therapieversagen zu eruieren.

Eine **Urethrozystoskopie mit urinzytologischer Diagnostik** sollte zum Ausschluss eines Blasentumors, insbesondere eines Carcinoma in situ durchgeführt werden. Zudem wird eine **Urodynamik** mit Füllzystometrie, Uroflowmetrie und Druckflussmessung, zum Ausschluss weiterer funktioneller Störungen, wie einer Obstruktion, eines hypotonen Detrusors oder einer Detrusor-Sphinkter-Dyskoordination, empfohlen.

Unmittelbar vor der Injektion von Botulinumtoxin sollte eine **Urinkontrolle** zum Ausschluss eines akuten Harnwegsinfekts erfolgen und sonografisch eine Restharnbildung ausgeschlossen werden (Bauer 2015; Naumann 2023).

MERKE
Eine gute Differenzialdiagnostik ist wesentlich für eine erfolgreiche Behandlung mit Botulinumtoxin.

15.2.3 Aufklärung

Wesentlicher Punkt bei der Aufklärung von Patientinnen mit Dranginkontinenz ist bei jeder Therapieform eine realistische Darstellung der zu erzielenden Erfolge.

Die Patientin sollte vor einer Injektion mit Botulinumtoxin über Folgendes aufgeklärt werden (Bauer 2015):

- Wirkeintritt nicht sofort – bis zu 14 d
- Mittlere Wirkdauer 6 Mon.
- Keine dauerhafte Wirkung
- Harnwegsinfektion (Embark-Zulassungsstudie 15,5 %)
- Dysurie (Embark-Zulassungsstudie 12,2 %)
- Makrohämaturie

- Restharnbildung/Harnverhalt ggf. mit notwendigem intermittierenden Selbstkatheterismus (Embark-Zulassungsstudie 5,4 %)
- Allergische Reaktion
- Prinzipielle Möglichkeit für systemische Nebenwirkungen, wenn auch bislang bei 100 E nicht beschrieben

Auch wenn das Risiko für einen temporären intermittierenden Selbstkatheterismus (ISK) gering ist, sollte dennoch die Bereitschaft und Fähigkeit zum Selbstkatheterismus gegeben sein. Gleichzeitig sollte der Patientin aber auch die Angst vor einem eventuell notwendigen ISK genommen werden.

Insgesamt scheinen Frauen mit Z. n. Hysterektomie, vaginalem Deszensus, mit schwachem Harnstrahl als indirektem Zeichen eines hypotonen Detrusors bzw. urodynamischem Nachweis eines hypotonen Detrusors ein erhöhtes Risiko für eine relevante Restharnbildung mit ISK-Indikation zu haben (Abrar 2020).

Bei geriatrischen Patientinnen scheint das Risiko einer Restharnbildung ebenfalls höher zu sein (White 2008).

Sollte es nach der ersten Injektion mit Botulinumtoxin zu keinem relevanten Restharn bzw. Harnverhalt gekommen sein, ist das Auftreten bei wiederholter Injektion unwahrscheinlich. Es sollte dennoch vor jeder erneuten Injektion darüber aufgeklärt werden.

Für die Zeit bis zum maximalen Wirkeintritt von Botulinumtoxin kann die orale medikamentöse Therapie fortgeführt werden.

MERKE
Dauer bis zum maximalen Wirkeintritt von Botulinumtoxin bis zu 14 d.

15.2.4 Kontraindikationen für die Therapie mit Botulinumtoxin

- Akuter Harnwegsinfekt
- Keine Bereitschaft oder Fähigkeit zum ISK
- Anwendung von Botulinumtoxin innerhalb der letzten 3 Mon. (auch bei Indikationsstellungen wie Spitzfuß, Schiefhals oder im ästhetischen Bereich) aufgrund der Resistenzentwicklung und eines möglichen kumulativen Effekts
- Überempfindlichkeit gegenüber Botulinumtoxin oder Inhaltsstoffen der Injektionslösung
- Schwangerschaft und Stillzeit
- Relativ: Gerinnungsstörungen, orale Antikoagulation, neuromuskuläre Erkrankungen wie Myasthenia gravis

Wenn möglich sollten gerinnungshemmende Medikamente pausiert und Gerinnungsstörungen adäquat behandelt werden. Erfolgt die Injektion unter Antikoagulation wie Marcumar, Clopidogrel oder unter den neuen direkten oralen Antikoagulanzien (NOAK), so sollte eine stationäre Überwachung und nach Injektion eine Dauerspülung erwogen werden (Bauer 2015).

Vorsicht ist bei bestimmten Muskelerkrankungen wie z. B. Myasthenia gravis geboten. Hier sollte der Nutzen der Injektion mit Botulinumtoxin das Risiko der Nebenwirkungen übersteigen und die Injektion nur nach interdisziplinärem Konsens mit dem behandelnden Neurologen und unter engmaschiger neurologische Nachbetreuung erfolgen (Wright 2016).

15.2.5 Injektion von Botulinumtoxin

Die ideale Patientin: Frauen mit einer Dranginkontinenz zeigen im Vergleich zu Frauen mit einer überaktiven Blase ohne Dranginkontinenz das bessere Ansprechen auf eine Injektion mit Botulinumtoxin A (Hsiao 2016).

Lagerung:

- Im Kühlschrank bei 2–8 °C oder im Gefrierschrank bei < 5 °C.
- Nach erfolgter Rekonstitution Lagerung der Durchstechflasche im Kühlschrank max. 24 h.
- In die Spritze aufgezogenes Botulinumtoxin kann nicht gelagert und muss verworfen werden.

Rekonstitution:

- 10 ml 0,9%-ige Kochsalzlösung in die Botulinumtoxin-Durchstechflasche geben (➤ Abb. 15.4; **cave:** ganz langsam, Spritzenkolben ggf. festhalten, da sonst Luftblasen entstehen können und das Toxin denaturieren kann).
- Nicht schütteln, nur die Durchstechflasche vorsichtig schwenken, sonst kann es zur Denaturierung des Toxins und infolgedessen zur reduzierten Wirkung kommen.
- Mischung wird final in eine 10-ml-Spritze aufgezogen.

Nach Rekonstitution von 100 E Botox® mit 10 ml NaCl enthalten 0,5 ml Lösung jeweils 5 E Botox®.

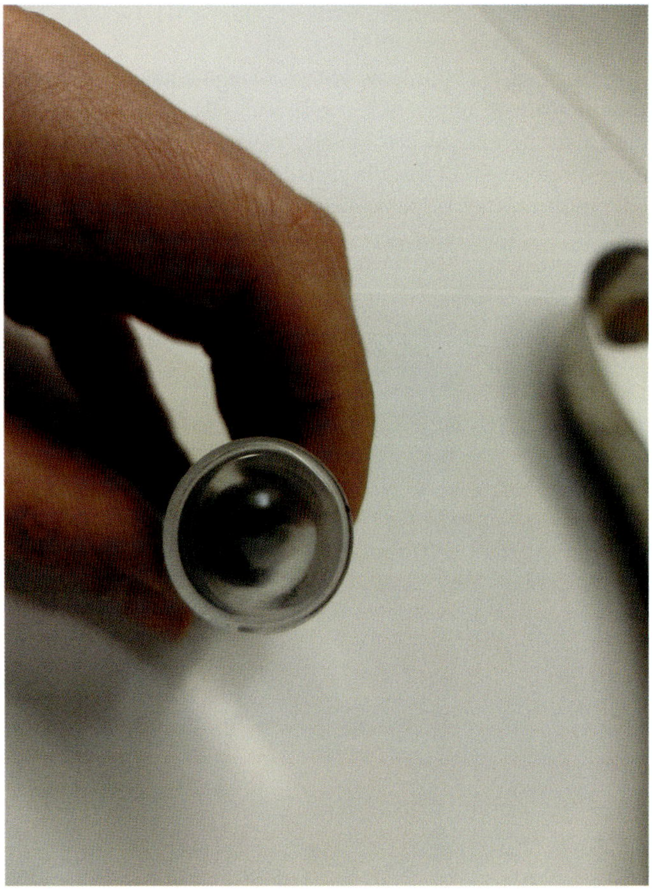

Abb. 15.4 Botox®-Durchstechflasche, Ansicht von unten: Der Inhalt ist lediglich ein milchiger Film am Boden. [M1393]

MERKE
Vorsicht bei der Rekonstitution, insbesondere Schütteln und Luftblasen sollten vermieden werden.

Anästhesie: Die Injektion kann in Lokalanästhesie mittels intravesikaler Instillation eines Lokalanästhestikums, in Analgosedierung oder in Voll- oder Teilnarkose erfolgen.

Bei den meisten Patientinnen kann die Injektion problemlos in Lokalanästhesie erfolgen. Vor Injektion sollte die mit Lokalanästhetika gefüllte Blase wieder entleert werden.

Injektion: Die Blase wird mit Kochsalzlösung so weit gefüllt, dass die Patientin noch keinen relevanten Harndrang verspürt. Zunächst erfolgt eine orientierende Zystoskopie (starr oder flexibel) und Lokalisierung der Ostien. Wenn möglich sollte eine Injektion unter Dauerspülung vermieden werden, um einen unangenehmen oder gar schmerzhaften Harndrang oder eine Überdehnung zu vermeiden. Die Injektion erfolgt mit einer 30°- oder 70°-Optik. Laut Zulassung werden an 20 Stellen jeweils 0,5 ml der Injektionslösung eingespritzt (➤ Abb. 15.5). Injektionen in die Tunica muscularis und suburothelial haben sich als gleich effektiv erwiesen. Eine Injektion in das Blasendach ist nicht notwendig. Zusätzliche Injektionen in den Trigonalbereich können den therapeutischen Effekt steigern. Allerdings wurde dies in der Zulassung ausgeschlossen. Im klinischen Alltag wird die Injektion in den Trigonalbereich aber dennoch erfolgreich durchgeführt. Dabei sollte die Injektion in den Trigonalbereich am Schluss erfolgen, da es in diesem Bereich zu kleineren Blutungen kommen kann, die dann die Sicht stören und eine Dauerspülung erforderlich machen können. Eine Zunahme von Komplikationen, insbesondere eines Harnverhalts oder die Entstehung eines Refluxes, wird durch die Injektion in den Trigonalbereich nicht ausgelöst (Jo 2017). Die Ostien müssen ausgespart bleiben.

Bei der letzten Injektion wird sterile Kochsalzlösung in die Injektionsnadel gegeben (je nach Totraumvolumen der Injektionsnadel ca. 0,5 ml), um das restliche Toxin aus der Nadel in die Blase zu injizieren. Am Ende wird die Harnblasenschleimhaut auf Blutungsfreiheit überprüft. Es hat sich als sinnvoll erwiesen, am Ende der Injektion die Blase leicht gefüllt zu lassen, um somit das Risiko möglicher Blutungen gering zu halten. Ein Katheter ist normalerweise nicht notwendig (➤ Abb. 15.6).

Es gibt diverse Überlegungen, ob weniger als 20 Injektionen ausreichend sind. Erste Daten zeigen, dass dies der Fall sein könnte. Abschließend kann diese Frage aufgrund von fehlenden Studiendaten aber noch nicht beantwortet werden.

Bei Patientinnen mit großer Sorge vor einer möglichen Restharnbildung bzw. Harnverhalt kann bei der Erstinjektion eine niedrigere Dosierung als 100 E erwogen werden.

15.2.6 Postinterventionelles Procedere

Vor Entlassung sollten eine Restharnkontrolle durchgeführt und eine Makrohämaturie ausgeschlossen werden. Patientinnen sollten vor Entlassung darüber informiert werden, dass sie sich im Falle einer Dysurie, bei Miktionsbeschwerden oder einer relevanten Makrohämaturie umgehend bei ihrem behandelnden Arzt melden sollen.

Eine sonografische Restharn- und Urinkontrolle sollte ungefähr 14 d postinterventionell bzw. bei entsprechenden Beschwerden der Patientin erfolgen.

15.2.7 Ergebnisse der Therapie mit Botulinumtoxin

Die Wirkung setzt bis ca. 14 d nach Injektion ein und hält im Mittel ca. 6 Mon. an (medianes Ansprechen 24 Wo.).

In der Zulassungsstudie (EMBARK-Studie) konnte gezeigt werden, dass unter 100 E Botox® 30 % der Patientinnen komplett kontinent werden und 60 % eine Reduktion der Dranginkontinenz um 50 % zeigen (Nitti 2017). Außerdem kommt es zu einer

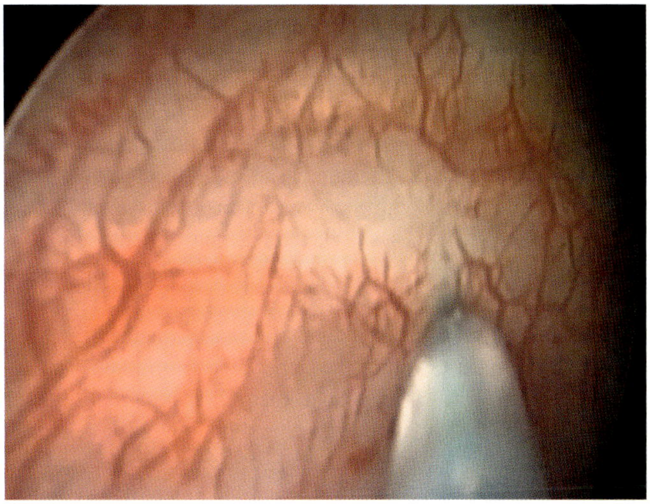

Abb. 15.5 Injektion von Botulinumtoxin in die Blasenwand [M1393]

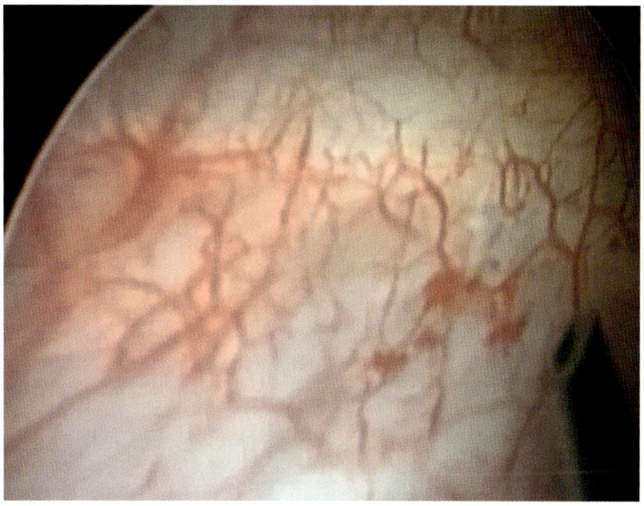

Abb. 15.6 Blasenwand nach Injektion von Botulinumtoxin [M1393]

signifikanten Verbesserung der Miktionsfrequenz, der Intensität des Harndrangs, der Nykturie und somit der Lebensqualität. Diese Ergebnisse konnten in zahlreichen nachfolgenden Studien verifiziert werden.

Im Gegensatz zu einer oralen Therapie der Dranginkontinenz ist eine Interaktion mit einer möglichen Co-Medikation nicht zu befürchten. Es kommt zu keiner Erhöhung der anticholinergen Last.

Die wiederholte Anwendung von Botulinumtoxin ist problemlos möglich und es können persistierend gute Effekte erzielt werden (Ginsberg 2017; Kennelly 2017; Nitti 2016; Nitti 2017).

Die erwartete Wirkdauer liegt bei ca. 6 Mon. Bei nachlassender Wirkung sollte eine erneute Injektion frühestens nach 3 Mon. erfolgen. Allerdings sollte bei einer kurzen Wirkdauer bzw. nicht ausreichender Wirkung vor erneuter Injektion eine Ursachenforschung und kritische Überprüfung der Indikation erfolgen.

15.2.8 Botulinumtoxin bei älteren und geriatrischen Patientinnen

Die Injektion von Botulinumtoxin ist auch bei älteren (> 75 J.) und geriatrischen Patientinnen mit Dranginkontinenz möglich. Generell sind sowohl Effektivität und Nebenwirkungen als auch Wirkdauer vergleichbar mit jüngeren Patientinnen. Allerdings scheinen geriatrische Patientinnen etwas schlechtere Erfolgsraten zu haben. Außerdem scheint bei älteren Patientinnen ein höheres Risiko für eine Restharnbildung vorzuliegen. Daher kann bei der Erstinjektion eine niedrigere Dosierung erwogen werden (Kao 2022; White 2008).

15.2.9 Komplikationsmanagement

- Makrohämaturie: Einlage eines Spülkatheters und ggf. Tamponadenausräumung und Koagulation.
- Restharn: Behandlung nur, falls Restharn symptomatisch, normalerweise ist je nach Restharnmenge ein ISK 2–4 ×/d ausreichend.
- Akuter Harnverhalt bzw. relevanter Restharn: ISK, neurologische Abklärung indiziert.
- Dysurie: Ausschluss HWI, symptomatische Behandlung.
- Harnwegsinfektion (HWI): Urinkultur, antibiotische Therapie.

15.2.10 Ursachen für subjektiv fehlenden Effekt von Botox®

- Zu früh nach Injektion: Dauer bis Wirkeintritt bis zu 14 d
- Falsche Indikation
- Probleme bei Lagerung (z. B. Kühlkette unterbrochen)
- Probleme bei Rekonstitution oder Injektion
- Harnwegsinfektion postinterventionell
- Restharn bzw. Hyperkontinenz mit unveränderter funktioneller Blasenkapazität

15.3 Sakrale Neuromodulation

Albert Kaufmann

15.3.1 Indikationen

Syndrom der überaktiven Blase (Overactive Bladder, OAB)

Die Internationale Kontinenz Gesellschaft (International Continence Society, ICS) definiert das Krankheitsbild der **Overactive Bladder** (OAB) als einen Symptomkomplex aus gehäuftem Harndrang (Frequency), verstärktem Harndrang (Urgency) und einer gehäuften nächtlichen Miktionsfrequenz (Nocturia). Geht die OAB mit einer Harninkontinenz im Rahmen der Drangepisoden einher, spricht man von einer „OAB wet", geht sie ohne Urinverluste einher, von einer „OAB dry" (Abrams 2002; Anger 2012; Homma 2008). Definitionsgemäß liegen der Symptomatik keine ärztlich fassbaren Erkrankungen zugrunde. Diese müssen vor Diagnosestellung ausgeschlossen werden. Nach Ausschöpfung der konservativen Maßnahmen wie Verhaltenstherapie und der Erprobung anticholinerger Medikamente sollten Betroffene sowohl über die Möglichkeit der transurethralen Injektion von Botulinumtoxin A in den M. detrusor vesicae als auch über die der sakralen Neuromodulation aufgeklärt werden. Vor- und Nachteile sowie Erfolgsraten der einzelnen Verfahren müssen besprochen werden, um so das individuell sinnvollste und am besten geeignete Verfahren anbieten zu können. Letztendlich kann nur die gut informierte Patientin mit dem Arzt zusammen entscheiden, in welche Richtung der therapeutische Weg geht.

Funktionelle Retention

Eine **funktionelle Retention** liegt vor, wenn Restharn in der Harnblase zurückbleibt, ohne dass eine subvesikale Obstruktion (wie z. B. eine benigne Prostatahyperplasie beim Mann) vorliegt. Die Ursachen für diese Funktionsstörung sind mannigfaltig. Letztendlich kann eine myogene Detrusorinsuffizienz ebenso verantwortlich sein wie Störungen der afferenten und/oder efferenten Bahnen. Als ursächliche Erkrankungen sind im Bereich des zentralen Nervensystems beispielhaft ein Apoplex, eine Rückenmarkverletzung oder eine Meningomyelozele zu nennen, im Bereich der peripheren Nerven Folgeschäden des Diabetes mellitus, von Neuropathien, Bandscheibenvorfällen oder auch nach Beckenchirurgie auf chirurgischem oder gynäkologischem Fachgebiet. Auch neurologische Erkrankungen wie z. B. Morbus Parkinson, Multisystematrophie oder v. a. multiple Sklerose sind keine seltenen Ursachen für chronische Restharnbildung. Oft jedoch bleibt die Ätiologie ungeklärt.

Wesentlich und erwähnenswert ist die Tatsache, dass es bis heute keine klare Definition gibt, ob Restharn, wenn er keine Symptome macht, zu behandeln ist und ab welcher Menge Urin, die nach der Miktion in der Harnblase verbleibt, man überhaupt von Restharn spricht. Zudem muss nicht jede Restharnbildung auch behandelt werden. Die Entscheidung zur Therapie muss individuell getroffen werden. Eine medikamentös ursächliche Therapie existiert nicht. Die Wirksamkeit der auf dem Markt befindlichen cholinergen

Medikamente konnte im Rahmen von Studien nicht nachgewiesen werden. In den meisten Fällen verbleibt die Aufnahme des intermittierenden aseptischen Selbstkatheterismus oder die Erprobung der sakralen Neuromodulation.

Stuhlinkontinenz

Eine **Stuhlinkontinenz** liegt vor, wenn Darmgase, flüssiger oder fester Stuhl unkontrolliert entweichen. Betroffene Menschen können den Zeitpunkt der Entleerung nicht mehr zuverlässig selbst bestimmen. Die Prävalenz in den westlichen Ländern liegt bei etwa 8 %; somit muss in Deutschland mit etwa 6,5 Millionen Betroffenen gerechnet werden. Frauen sind im Verhältnis von 4 : 1 häufiger betroffen als Männer (Deutsche Kontinenzgesellschaft 2022). Nach Anpassung des Lebensstils und der Ernährung stehen professionell begleitete Physiotherpaie und rektale Elektrostimulation mit begleitendem Biofeedback-Training an erster Stelle. Bei unzureichendem Ansprechen stellt die **sakrale Neuromodulation** heute mit einer hohen Erfolgsrate die **Therapie der Wahl** dar. Senkungszustände wie Prolaps, Rektozele oder Intussuszeption müssen ausgeschlossen werden. Eine unauffällige Koloskopie ist ebenfalls Voraussetzung für dieses therapeutische Verfahren. Operative Verfahren wie der Sphincter Repair oder die dynamische Gracilis-Plastik verlieren in Anbetracht der guten Ergebnisse an Bedeutung (Assmann 2022).

15.3.2 Wirkmechanismus

Bei der sakralen Neuromodulation handelt es sich um ein etabliertes Therapieverfahren, das in den 1980er-Jahren erstmals beschrieben wurde (Tanagho und Schmidt 1988).

Trotz seit Jahren laufender Untersuchungen auch mit funktionell bildgebenden Verfahren ist der Wirkmechanismus der sakralen Neuromodulation bis heute nicht vollständig geklärt (Leitner et al. 2014). Afferenten Strukturen dürfte jedoch bei der Wirkung die entscheidende Rolle zukommen: Die Stimulation sakraler Nerven führt über die afferenten Strukturen aufsteigender Bahnen zu einer Modulation von Rückenmarkreflexen und Gehirnzentren (Kessler und Fowler 2008). Interessanterweise wird bei Patientinnen mit funktionellen Blasenentleerungsstörungen und resultierender Restharnbildung eine Verbesserung der Blasenentleerung nicht nur durch eine Senkung des Schließmuskeltonus erreicht, sondern auch durch eine Verbesserung der Detrusorkontraktilität. Es liegen zahlreiche Untersuchungen mittels Positronenemissionstomografie (PET) vor, bei denen infolge der Neuromodulation eine Normalisierung der Gehirnaktivität im Mittelhirn und eine Verminderung der kortikalen Gehirnaktivität gezeigt werden konnte (Jonas et al. 2001; Leng und Chancell 2005; Fowler et al. 1988; Dasgupta et al. 2005). Im Gegensatz hierzu nimmt man bei Patienten mit einer idiopathischen Detrusorhyperaktivität an, dass die sakrale Nervenstimulation über eine Beeinflussung kortikaler Zentren die Steuerung des Detrusors positiv beeinflusst, ohne jedoch die Kontraktilität während der Entleerungsphase zu beeinflussen (Groen et al. 2006). Hinweise bei Patienten mit einer kompletten Querschnittlähmung, bei denen in der Frühphase durch Neuromodulation die Entwicklung eines überaktiven Detrusors verhindert werden konnte, deuten auf eine zusätzliche Modulation auf Rückenmarkebene hin (Sievert et al., 2010).

15.3.3 Operationstechnik

Die operative Technik der sakralen Neuromodulation wurde seit ihrer Einführung in den 1980er-Jahren kontinuierlich weiterentwickelt. In den ersten Jahren waren Testverfahren, bei denen die Wirksamkeit der späteren Neuromodulation vorhergesagt werden konnte, kaum vorhanden bzw. meist nicht sehr aussagekräftig und die Ergebnisse der späteren Neuromodulation oft enttäuschend. Bis 2001 wurde zur Implantation der Elektroden primär eine Laminektomie und später eine Tailored Laminektomie durchgeführt. Der operative Aufwand war hoch und der Eingriff invasiv. Heute werden die Elektroden im Rahmen eines minimalinvasiven Procedere implantiert, sodass die sakrale Neuromodulation während eines kurzen stationären Aufenthalts durchgeführt werden kann (Spinelli und Sievert 2008). Durch minimalinvasiv implantierbare Elektroden konnte die Aussagekraft der Testepisode verbessert werden, ohne dass sich hierdurch die Komplikationsrate erhöhte (Kessler et al. 2005, 2008; Huwyler et al. 2009). Etabliert hat sich die sakrale Neuromodulation als mehrschrittiges Verfahren. In einem ersten Schritt werden zunächst die Sakralforamina S3 und S4 beidseits punktiert; durch Stimulation der Sakralnerven wird man erkennen können, ob die sakrale Neuromodulation überhaupt möglich und an welchem Nerv die beste sensomotorische Antwort zu erzielen ist. Dort wird eine Testelektrode implantiert, die mit einem **externen** Impulsgeber verbunden wird.

Sollte sich während der Testphase, die oft bis zu 4 Wo. andauert, eine Verbesserung der Symptomatik von > 50 % zeigen, so können in einem zweiten Schritt die endgültige Elektrode und der subkutan zu platzierende Neurostimulator implantiert werden.

Sollte die Testphase mit einer definitiven Elektrode erfolgt sein, so wird bei erfolgreicher Testphase der Neurostimulator direkt implantiert. Die Patientinnen können mit einer externen Fernbedienung die Stimulation unterbrechen oder die Intensität der Stimulation verändern. In der Regel wird die sakrale Neuromodulation als Dauerstimulation durchgeführt. In Einzelfällen kann im Rahmen der chronischen Retention ein Ausschalten der Neuromodulation zur Miktion oder Defäkation sinnvoll und notwendig sein.

15.3.4 Ergebnisse

Im Jahr 2010 wurde die entscheidende Übersichtsarbeit mit systematischer Analyse der bisherigen Resultate der sakralen Neuromodulation veröffentlicht (Kessler et al. 2010). Insgesamt gingen in diese Übersichtsarbeit damals 26 Studien mit 357 Patientinnen ein. Die Evidenzlevel lagen im Rahmen der einzelnen Studien bei 2b–4. Randomisierte Studien wurden bis zu diesem Zeitpunkt nicht durchgeführt, somit erlauben die verfügbaren Daten keine Subgruppenanalysen. Insgesamt wurde bei 256 Patientinnen (17 Studien) die sakrale Neuromodulation ausgetestet. Die Erfolgsrate im Rahmen der Testphase lag bei 68 %. Bei 224 Patientinnen (22 Studien) wurde ein Impulsgeber implantiert. 87 % der Patientinnen wurden unilateral und 13 % bilateral stimuliert. Die Erfolgsrate der permanenten sakralen Neuromodulation betrug 92 %. Die Nebenwirkungsrate im Rahmen der Testphase war gering, bei einer Patientin traten Schmerzen auf, bei 5 Patientinnen kam es zu einer Elektrodendislokation. Eine chirurgische Intervention war während der Testphase in keinem Fall notwendig. Unter permanenter Neuromodulation berichteten 69 Patientinnen über Nebenwirkungen, wobei Elektrodendislokationen und Schmerzen im Bereich des Implantats am häufigsten waren. 45 % mussten sich einer chirurgischen Intervention (Explantation der Elektrode oder des Impulsgebers) unterziehen. Die Nebenwirkungsrate insgesamt lag bei 24 %.

15.3.5 Neue Techniken der sakralen Nervenstimulation

Hinweise darauf, dass die laparoskopische Einlage von Elektroden zur sakralen Nervenstimulation das gewünschte Ziel erreichen könnte, erschienen vielversprechend. Die Fallzahlen der zum Teil beeindruckenden Ergebnisse waren jedoch zu gering, um endgültige Schlüsse ziehen zu können. Hier wären sicherlich weitere Untersuchungen notwendig, das Verfahren muss bis dahin als rein experimentell angesehen werden (Possover et al. 2007, 2010).

Pudendale Neuromodulation

In den letzten Jahren konnten mehrere Studien zeigen, dass die **pudendale Neuromodulation** bei therapierefraktären Miktionsbeschwerden, die auch auf eine sakrale Neuromodulation nicht ansprechen, eine Alternative sein kann (Bock et al. 2010; Spinelli et al. 2005; Peters et al. 2005). Auch bei dieser Nervenstimulation ist ebenso wie bei der sakralen Neuromodulation der Wirkmechanismus nicht bekannt. Eine Beeinflussung afferenter Strukturen über die Endäste des N. pudendus wird vermutet (Bosch 2010). Weitere Studien zur unilateralen pudendalen Nervenstimulation werden derzeit in Deutschland durchgeführt (von Ophoven und Pannek 2012).

Impulsgeneratoren der neuesten Generation

Seit 2020 stehen erstmals **Stimulationselektroden und Impulsgeneratoren** zur Verfügung, die nicht nur MRT-tauglich bis zu einer Feldstärke von 3 T sind, sondern auch per Induktion wieder aufgeladen werden können (Eltermann 2018). Die Erfolgsrate unterscheidet sich erwartungsgemäß nicht von der der Impulsgeneratoren älterer Bauart (Blok 2018). Gerade durch die MRT-Tauglichkeit werden in Zukunft mehr Patientinnen dieser Therapie zugeführt werden können, denen diese Therapie zuvor nicht empfohlen werden konnte. Ob sich die wiederaufladbaren Systeme, nicht zuletzt auch in Anbetracht des zur Aufladung notwendigen umfangreichen Equipments, durchsetzen werden, bleibt abzuwarten. Dies insbesondere in Anbetracht der Tatsache, dass mittlerweile ein Impulsgeber mit einer Batterielaufzeit von etwa 15 J. zur Verfügung steht (de Wachter 2020).

MERKE

- Die sakrale Nervenstimulation bewirkt die Modulation zentraler Zentren und Reflexe über die Stimulation afferenter Strukturen.
- Die Detrusorkontraktilität wird durch die sakrale Neuromodulation nicht beeinflusst.
- Minimalinvasive Testverfahren dienen der Überprüfung des Erfolgs der Therapie und werden der Implantation vorgeschaltet.
- Nicht selten ist gleichzeitig die positive Beeinflussung einer Mastdarmfunktionsstörung möglich.

LITERATUR 15.1

Al'-Shukri SK, Kuz'min IV, Slesarevskaya MN et al. Bladder hydrodistension in treating patients with interstytial cystitis/bladder pain syndrome. Urologiia. 2018 Mar;(1) 26–29.

Andersson KE, Behr-Roussel D, Denys P, Giuliano F. Acute Intravesical Capsaicin for the Study of TRPV1 in the Lower Urinary Tract: Clinical Relevance and Potential for Innovation. Med Sci (Basel). 2022 Sep 10;10(3) 50. doi: https://doi.org/10.3390/medsci10030050. PMID: 36135835; PMCID: PMC9504433.

Anwenderprotokoll Uromed.

Apostolidis A, Gonzales GE, Fowler CJ. Effect of intravesical Resiniferatoxin (RTX) on lower urinary tract symptoms, urodynamic parameters, and quality of life of patients with urodynamic increased bladder sensation. Eur Urol. 2006 Dec;50(6) 1299–1305. doi: https://doi.org/10.1016/j.eururo.2006.04.006. Epub 2006 May 4. PMID: 16697519.

Arslan B, Gönültaş S, Gökmen E et al. Outcomes of intravesical chondroitin-sulfate and combined hyaluronic-acid/chondroitin-sulfate therapy on female sexual function in bladder pain syndrome. Int Urogynecol J. 2019 Nov;30(11) 1857–1862.

Bach P, Wormland RT, Möhring C, Goepel M. Electromotive drug-administration: a pilot study for minimal-invasive treatment of therapy-resistant idiopathic detrusor overactivity. Neurourol Urodyn. 2009 28(3) 209–213. doi: https://doi.org/10.1002/nau.20624. PMID: 19205067.

Balachandran A, Curtiss N, Basu M, Duckett J. Cystodistension versus cystoscopy in patients with refractory detrusor overactivity: a randomized controlled trial. Int Urogynecol J. 2018 Feb;29(2) 259–264. doi: https://doi.org/10.1007/s00192-017-3343-2. Epub 2017 Apr 24. PMID: 28439633.

Bergamin PA, Kiosoglous AJ. Non-surgical management of recurrent urinary tract infections in women. Transl Androl Urol. 2017 Jul;6(Suppl 2) S142–S152. doi: https://doi.org/10.21037/tau.2017.06.09. PMID: 28791233; PMCID: PMC5522788.

Bschleipfer T et al. Langfassung der S2k-Leitlinie Diagnostik und Therapie der Interstitiellen Cystitis (IC/BPS) https://register.awmf.org/assets/guidelines/043-050l_S2k_Diagnostik _Therapie_Interstitielle Cystitis_2018–10.pdf.

Dilk O. Electromotive-Drug-Administration (EMDA)-Verfahren: Eine innovative minimal-invasive Therapieoption bei Interstitieller Cystitis. 2007, Dissertation Saarland: Medizinische Fakultät der Universität des Saarlandes.

Evans RJ. Intravesical therapy for overactive bladder. Curr Urol Rep. 2005 Nov;6(6) 429–33. doi: https://doi.org/10.1007/s11934-005-0037-y. PMID: 16238916.

Gauruder-Burmester A, Biskupskie A, Rosahl A, Tunn R. Electromotive drug administration for treatment of therapy-refractory overactive bladder. Int Braz J Urol. 2008 Nov-Dec;34(6) 758–764. doi: https://doi.org/10.1590/s1677-55382008000600011. PMID: 19111081.

Gauruder-Burmester A, Popken G. Zwei-Jahres-Follow-up nach Einsatz von 0,2 % Natrium-Chondroitinsulfat bei der Behandlung der „Uberaktiven Blase" [Follow-up at 24 months after treatment of overactive bladder with 0.2 % sodium chondroitin sulfate]. Aktuelle Urol. 2009 Nov;40(6)

355–359. German. doi: https://doi.org/10.1055/s-0029-1224600. Epub 2009 Aug 19. PMID: 19693752.
Gauruder-Burmester A, Wildt B, Tunn R. Der Einsatz von Natrium-Chondroitinsulfat bei der Behandlung der "Uberaktiven Blase" [Treatment of overactive bladder with sodium chondroitin sulphate]. Zentralbl Gynakol. 2006 Dec;128(6) 336–340. German. doi: https://doi.org/10.1055/s-2006-933378. PMID: 17213972.
Gülpinar O et al. Instillation of Hyaluronic Acid via Electromotive Drug Administration Can Improve the Efficacy of Treatment in Patients With Interstitial Cystitis/Painful Bladder Syndrome: A Randomized Prospective Study. Korean J Urol, 2014. 55(5) 354–359.
Gülpınar Ö, Esen B, Kayış A et al. Clinical comparison of intravesical hyaluronic acid and chondroitin sulfate therapies in the treatment of bladder pain syndrome/interstitial cystitis. Neurourol Urodyn. 2018 Jan;37(1) 257–262. doi: https://doi.org/10.1002/nau.23284. Epub 2017 May 8.
Hashemi S, Sahai A, Malde S. Applications of electromotive drug administration in urology. Urol Ann. 2020 Oct-Dec;12(4) 301–308. doi: https://doi.org/10.4103/UA.UA_152_19. Epub 2020 Oct 15. PMID: 33776323; PMCID: PMC7992521.
Irkilata L, Aydin M, Riza Aydin H et al. Intravesical Sodium Chondroitin Sulphate to Treat Overactive Bladder: Preliminary Result. Int Neurourol J. 2015 Jun;19(2) 85–89. doi: https://doi.org/10.5213/inj.2015.19.2.85. Epub 2015 Jun 29. PMID: 26126437; PMCID: PMC4490319.
Kaftan BT, Wiedemann A. Hydrodistension der Harnblase zur Diagnostik und Therapie Aktuelle Urol 2018 49(2) e92.
Kajbafzadeh AM, Montaser-Kouhsari L, Ahmadi H, Sotoudeh M. Intravesical electromotive botulinum toxin type A administration: part I Experimental study. Urology. 2011 Jun;77(6) 1460–1464. doi: https://doi.org/10.1016/j.urology.2010.09.036. Epub 2010 Dec 18. PMID: 21168901.
Kretschmar M, Suleiman AA, Krause P et al. A Population Pharmacokinetic Model of (R)- and (S-)Oxybutynin and Its Active Metabolites After Oral and Intravesical Administration to Healthy Volunteers. J Clin Pharmacol. 2021 Jul;61(7) 961–971. doi: https://doi.org/10.1002/jcph.1809. Epub 2021 Jan 13. PMID: 33368382.
Kuo HC, Liu HT, Yang WC. Therapeutic effect of multiple resiniferatoxin intravesical instillations in patients with refractory detrusor overactivity: a randomized, double-blind, placebo controlled study. J Urol. 2006 Aug;176(2) 641–645. doi: https://doi.org/10.1016/j.juro.2006.03.087. PMID: 16813911.
Kutzenberger J, Angermund A, Domurath B et al. Kurzfassung der S2k-Leitlinie medikamentöse Therapie der neurogenen Dysfunktion des unteren Harntraktes (NLUTD). Urologie 2022. https://doi.org/10.1007/s00120-022-01950-0.
Ladi-Seyedian SS, Sharifi-Rad L, Kajbafzadeh AM. Botulinum Toxin Type A Therapy: Intravesical Injection or Electromotive Drug Administration. Urology. 2020 Aug;142 190–194. doi: https://doi.org/10.1016/j.urology.2020.04.104. Epub 2020 May 11. PMID: 32437774.
Pannek J, Grigoleit U, Wormland R, Goepel M. Intravesikale Therapie der überaktiven Blase [Intravesical therapy for overactive bladder]. Urologe A. 2006 45(2) 167–173. doi:https://doi.org/10.1007/s00120-006-1000-3.
Reisenauer C et al. Langfassung der Originalleitlinie: Harninkontinenz der Frau. AWMF-Registernummer 015-091: https://register.awmf.org/assets/guidelines/015-091l_S2k_Harninkontinenz-der-Frau_2022-03.pdf.
Riedl CR et al., Electromotive drug administration and hydrodistention for the treatment of interstitial cystitis. Journal of endourology 1998 12(3) 269–272.
Rios LA, Panhoca R, Mattos D Jr et al. Intravesical resiniferatoxin for the treatment of women with idiopathic detrusor overactivity and urgency incontinence: A single dose, 4 weeks, double-blind, randomized, placebo controlled trial. Neurourol Urodyn. 2007 26(6) 773–778. doi:https://doi.org/ https://doi.org/10.1002/nau.20300. PMID: 17638305.
Saito M, Tabuchi F, Otsubo K, Miyagawa I. Treatment of overactive bladder with modified intravesical oxybutynin chloride. Neurourol Urodyn. 2000 19(6) 683–688. doi: https://doi.org/10.1002/1520-6777(2000)19:6<683:aid-nau6>3.0.co;2-r. PMID: 11071699.
Schultz-Lampel D, Willer B, Friedrich C. Therapie der interstitiellen Zystitis, ICA-Deutschland 2019.
Shen SH, Jia X, Peng L et al. Intravesical oxybutynin therapy for patients with neurogenic detrusor overactivity: a systematic review and meta-analysis. Int Urol Nephrol. 2022 Apr;54(4) 737–747. doi: https://doi.org/10.1007/s11255-022-03129-0. Epub 2022 Feb 28. PMID: 35226282.
Walker SJ, Plair A, Hemal K et al. Bladder Hydrodistention Does Not Result in a Significant Change in Bladder Capacity for Interstitial Cystitis/Bladder Pain Syndrome Patients. Urology. 2019 132 81–86. doi:https://doi.org/10.1016/j.urology.2019.06.031.

LITERATUR 15.2

Abrar M, Stroman L, Malde S et al. Predictors of Poor Response and Adverse Events Following Botulinum Toxin-A for Refractory Idiopathic Overactive Bladder. Urology. 2020 Jan;135:32–37. doi: https://doi.org/10.1016/j.urology.2019.08.054. Epub 2019 Oct 15. PMID: 31626856.
Bauer RM, Seif C, Bschleipfer T, Reitz A, Schultz-Lampel D; Arbeitskreis „Urologische Funktionsdiagnostik und Urologie der Frau" der Akademie der Deutschen Gesellschaft für Urologie. Botulinumtoxin Typ A bei der nicht-neurogenen überaktiven Blase. Empfehlungen des Arbeitskreises „Urologische Funktionsdiagnostik und Urologie der Frau" [Use of botulinum toxin type A in non-neurogenic overactive bladder. Recommendations of the Working Group Urological Functional Diagnostics and Urology in Women]. Urologe A. 2015 Mar;54(3):368–72. German. doi: https://doi.org/10.1007/s00120-014-3658-2. PMID: 25391442.
Chapple C, Sievert KD, MacDiarmid S, et al. OnabotulinumtoxinA 100 U significantly improves all idiopathic overactive bladder symptoms and quality of life in patients with overactive bladder and urinary incontinence: a randomised, double-blind, placebo-controlled trial. Eur Urol. 2013 Aug;64(2):249–56. doi: https://doi.org/10.1016/j.eururo.2013.04.001. Epub 2013 Apr 10. PMID: 23608668.
Duthie JB1, Vincent M, Herbison GP, et al. Botulinum toxin injections for adults with overactive bladder syndrome. Cochrane Database Syst Rev. 2011 Dec 7;(12):CD005493. doi: https://doi.org/10.1002/14651858.CD005493.pub3.
Ginsberg DA, Drake MJ, Kaufmann A, et al. 191622-096 Investigators. Long-Term Treatment with OnabotulinumtoxinA Results in Consistent, Durable Improvements in Health Related Quality of Life in Patients with Overactive Bladder. J Urol. 2017 Oct;198(4):897–904. doi: https://doi.org/10.1016/j.juro.2017.05.068. Epub 2017 May 20.
Gu HY1, Song JK2, Zhang WJ3, et al. A systematic review and meta-analysis of effectiveness and safety of therapy for overactive bladder using botulinum toxin A at different dosages. Oncotarget. 2017 Aug 7;8(52):90338–90350. doi: https://doi.org/10.18632/oncotarget.20056. eCollection 2017 Oct 27.
Hsiao SM, Lin HH, Kuo HC. Factors Associated with Therapeutic Efficacy of Intravesical OnabotulinumtoxinA Injection for Overactive Bladder Syndrome. PLoS One. 2016 Jan 29;11(1):e0147137. doi: https://doi.org/10.1371/journal.pone.0147137. PMID: 26824901; PMCID: PMC4732812.
Jo JK1, Kim KN2,3, Kim DW4, et al. The effect of onabotulinumtoxinA according to site of injection in patients with overactive bladder: a systematic review and meta-analysis. World J Urol. 2017 Nov 9. doi: https://doi.org/10.1007/s00345-017-2121-6. [Epub ahead of print]
Kao YL, Ou YC, Kuo HC. Bladder Dysfunction in Older Adults: The Botulinum Toxin Option. Drugs Aging. 2022 Jun;39(6):401–416. doi: https://doi.org/10.1007/s40266-022-00950-1. Epub 2022 Jun 13. PMID: 35696022.
Kennelly M1, Dmochowski R2, Schulte-Baukloh H3, et al. 191622-094 Investigators. Efficacy and safety of onabotulinumtoxinA therapy are sustained over 4 years of treatment in patients with neurogenic detrusor overactivity: Final results of a long-term extension study. Neurourol Urodyn. 2017 Feb;36(2):368–375. doi: https://doi.org/10.1002/nau.22934. Epub 2015 Nov 24.
Naumann G, Aigmüller T, Bader W, et al. Diagnosis and Therapy of Female Urinary Incontinence. Guideline of the DGGG, OEGGG and SGGG (S2k

Level, AWMF Registry No. 015/091, January 2022): Part 2 with Recommendations on Interventional/Surgical Therapy of Overactive Bladder, Surgical Treatment of Stress Urinary Incontinence and Diagnosis and Therapy of Iatrogenic Urogenital Fistula. Geburtshilfe Frauenheilkd. 2023 Jan 20;83(4):410–436. doi: https://doi.org/10.1055/a-1967-1888.
Nitti VW1, Dmochowski R, Herschorn S, et al. EMBARK Study Group. OnabotulinumtoxinA for the treatment of patients with overactive bladder and urinary incontinence: results of a phase 3, randomized, placebo controlled trial. J Urol. 2013 Jun;189(6):2186–93. doi: https://doi.org/10.1016/j.juro.2012.12.022. Epub 2012 Dec 14.
Nitti VW1, Ginsberg D2, Sievert KD3, et al. 191622-096 Investigators. Durable Efficacy and Safety of Long-Term OnabotulinumtoxinA Treatment in Patients with Overactive Bladder Syndrome: Final Results of a 3.5-Year Study. J Urol. 2016 Sep;196(3):791–800. doi: https://doi.org/10.1016/j.juro.2016.03.146. Epub 2016 Mar 30.
Nitti VW1, Dmochowski R2, Herschorn S3, et al. EMBARK Study Group. OnabotulinumtoxinA for the Treatment of Patients with Overactive Bladder and Urinary Incontinence: Results of a Phase 3, Randomized, Placebo Controlled Trial. J Urol. 2017 Feb;197(2S):S216-S223. doi: https://doi.org/10.1016/j.juro.2016.10.109. Epub 2016 Dec 22.
Sievert KD, Chapple C, Herschorn S, et al. OnabotulinumtoxinA 100U provides significant improvements in overactive bladder symptoms in patients with urinary incontinence regardless of the number of anticholinergic therapies used or reason for inadequate management of overactive bladder. Int J Clin Pract. 2014 Oct;68(10):1246–56. doi: https://doi.org/10.1111/ijcp.12443. Epub 2014 Apr 22. PMID: 24754838; PMCID: PMC4282287.
da Silva CM1, Chancellor MB2, Smith CP3, Cruz F1. Use of botulinum toxin for genitourinary conditions: What is the evidence? Toxicon. 2015 Dec 1;107(Pt A):141–7. doi: https://doi.org/10.1016/j.toxicon.2015.07.333. Epub 2015 Jul 31.
White WM, Pickens RB, Doggweiler R, Klein FA. Short-term efficacy of botulinum toxin a for refractory overactive bladder in the elderly population. The Journal of urology. 2008;180(6):2522–6.
Wright I, Civitarese A, Baverstock R. The use of intra-detrusor onabotulinumtoxinA in patients with myasthenia gravis. Can Urol Assoc J. 2016 May-Jun;10(5–6):E184-E185. Epub 2016 May 12

LITERATUR 15.3

Abrams P, Cardozo L, Fall M et al. The Standardisation of Terminology of Lower Urinary Tract Function. Neurourol.Urodyn 2002; 21(2):167–178
Abdel-Mequit TA et al. Botulinum toxin-A injections into neurogenic overactive bladder – to include or exclude the trigone? A prospective, randomized, controlled trial. J Urol 2010; 184(6):2423–2427
Anger JT How dry is "OAB-dry"? Perspectives from patients and physician experts. J Urol 2012; 188 (5): 1811–5
Apostolidis A, Popat R, Yiangou Y et al. Decreased sensory receptors P2X3 and TRPV1 in suburothelial nerve fibers following intradetrusor injections of botulinum toxin for human detrusor. 2005
Apostolidis A, Dasgupta P et al. Recommendations on the use of botulinum toxin in the treatment of lower urinary tract disorders and pelvic floor dysfunction: a European Consensus panel record. Eur Urol 2009; 55:100–120
Assmann SL, Keszthelyi D, Kleijnen J et al., Guideline for the diagnosis and treatment of Faecal Incontinence – A UEG/ESCP/ESNM/ESPCG collaboration. https://doi.org/10.1002/ueg2.12213
Blackburn SC, Jones C, Bedoya S, et al. Intravesical botulinum type-A toxin (Dysport®) in the treatment of idiopathic detrusor overactivity in children. J Pediatr Urol 2012; 9(6 PT A):697–970
Blok B, Van Kerrebroeck P, de Wachter S et al. Three month clinical results with a rechargeable sacral neuromodulation system for the treatment of overactive bladder. Neurourology and Urodynamics. 2018; 37:S9–S16.
Bock S, Folie P, Wolff K et al. (2010) First experiences with pudendal nerve stimulation in fecal incontinence: a technical report. Tech Coloproctol 14(1):41–44
Bosch JL. An update on sacral neuromodulation: where do we stand with this in the management of lower urinary tract dysfunction in 2010? BJU Int 2010; 106:1432–1442
Coelho A, Dinis P, Pinto R et al. Distribution of the high-affinity binding site and intracellular target of botulinum toxin type A in the human bladder. Eur Urol 2010; 57(5):884–890
Cruz F, Herschorn S et al Efficacy and saftey of onabotulinumtoxina in patients with urinary incontinence due to neurogenic detrusor overactivity: a randomised, double-blind, placebo-controlled trail. Eur Urol 2011; 60(4):742–750
Dasgupta R, Critchley HD, Dolan RJ, Fowler CJ. Changes in brain activity following sacral neuromodulation for urinary retention. J Urol 2005; 174:2268–2272
De Wachter S, Knowles CH, Eltermann DS et al., New Technologies and Applications in Sacral Neuromodulation: An Update. Adv Ther. 2020 Feb; 37(2): 637–643.
Dmochowski R et al. Efficacy and safety of onabotulinumtoxin A for idiopathic overactive bladder: a double-blind, placebo-controlled, randomized, dose ranging trial. J Urol 2010; 184(6):2416–2422
Dolly O. Synaptic transmission: inhibition of neurotransmitter release by botulinum toxins. Headache 2003; 43(Suppl1):16–24
Domurath B, Böthig R, Bremer J, Kaufmann A, Pannek J, manual zur neuro-urologischen Diagnostik und Therapie Querschnittgelähmter, Jachmann, 2014
Dykstra DD, Sidi AA. Treatment of detrusor-sphincter dyssynergia with botulinum A toxin: a double-blind study. Arch Phys Med Rehabil 1990; 71(1):24–26
Elterman DS. The novel Axonics® rechargeable sacral neuromodulation system: Procedural and technical impressions from an initial North American experience. Neurourology and Urodynamics. 2018; 37:S1–S8
Fowler CJ, Christmas TJ, Chapple CR et al (1988) Abnormal electromyographic activity of the urethral sphincter, voiding dysfunction, and polycystic ovaries: a new syndrome? BMJ 297:1436–1438
Giannantoni A, Costantini E, Di Stasi SM, Tascini MC, Bini V, Porena M (2006) Botulinum A toxin intravesical injections in the treatment of painful bladder syndrome: a pilot study. Eur Urol 49(4):704–709
Giannantoni A, Porena M, Costantini E et al. Botulinum A toxin intravesical injection in patients with painful bladder syndrome: 1-year followup. J Urol 2008; 179(3):1031–1034
Giannantoni A, Cagini R, Del Zingaro M et al. Botulinum A toxin intravesical injections for painful bladder syndrome: impact upon pain, psychological functioning and Quality of Life. Curr Drug Deliv 2010; 7(5):442–446
Gottsch HP, Miller JL, Yang CC, Berger RE. A pilot study of botulinum toxin for interstitial cystitis/painful bladder syndrome. Neurourol Urodyn 2011; 30(1):93–96
Groen J, Ruud Bosch JL, van Mastrigt R. Sacral neuromodulation in women with idiopathic detrusor overactivity incontinence: decreased overactivity but unchanged bladder contraction strength and urethral resistance during voiding. J Urol 2006; 175:1005–1009, discussion 1009
Haferkamp A, Schurch B, Reitz A et al. Lack of ultrastructural detrusor changes following endoscopic injection of botulinum toxin type a in overactive neurogenic bladder. Eur Urol 2004; 46(6):784–791
Hoebeke P, De Caestecker K, Vande Walle J, Dehoorne J, Raes A, Verleyen P, Van Laecke EJ. The effect of botulinum-A toxin in incontinent children with therapy resistant overactive detrusor. J Urol 2006; 176(1):328–330
Homma, Y "Lower urinary tract symptomatology: Its definition and confusion". Int J Uro 2008; l 15 (1): 35–43.
Huwyler M, Kiss G, Burkhard FC. Microbiological tined-lead examination: does prolonged sacral neuromodulation testing induce infection? BJU Int 2009; 104:646–650, discussion 650
Jonas U, Fowler CJ, Chancellor MB et al. Efficacy of sacral nerve stimulation for urinary retention: results18 months after implantation. J Urol 2001; 165:15–19
Kajbafzadeh AM, Moosavi S, Tajik P et al (2006) Intravesical injection of botulinum toxin type A: management of neuropathic bladder and bowel dysfunction in children with myelomeningocele. Urology 68:1091–1096

Kerner J. Das Fettgift oder die Fettsäure und ihre Wirkungen auf den thierischen Organismus. Cotta, Stuttgart, 1822
Kessler TM, Fowler C (2008) Sacral neuromodulation for urinary retention. Nat Clean Pract Urol 5:657–666
Kessler TM, Madersbacher H, Kiss G. Prolonged sacral neuromodulation testing using permanent leads: a more reliable patient selection method? Eur Urol 2005; 47:660–665
Kessler TM, Burkhard FC, Maderbacher H et al. Saftey of prolonged sacral neuromodulation tined lead testing. Curr Med Res Opin 24:343–347
Kessler TM, La Framboise D, Trelle S et al. Sacral neuromodulation for neurogenic lower urinary tract dysfunction: systematic review and meta-analysis. Eur Urol 2010; 58:865–874
Khera M, Somogyi GT, Kiss S. Botulinum toxin A inhibits ATP release from bladder urothelium after chronic spinal cord injury. Neurochem Int 2004; 45(7):987–993
Lahdes-Vasama TT, Anttila A, Wahl E, Taskinen S. Urodynamic assessment of children treated with botulinum toxin A injections for urge incontinence: a pilot study. Scand J Urol Nephrol 2011; 45(6):397–400
Lee CL, Kuo HC. Intravesical botulinum toxin a injections do not benefit patients with ulcer type interstitial cystitis. Pain Physician 2013; 16(2):109–116
Leitner L, Walter M, Freund P et al. Protocol for a prospective magnetic resonance imaging study on supraspinal lower urinary tract control in healthy subjects and spinal cord injury patients undergoing intradetrusor onabotulinumtoxinA injections for treating neurogenic detrusor overactivity. BMC Urol. 2014. BMC Urol . 2014 Aug 18;14:68.
Leng WW, Chancellor MG. How sacral nerve stimulation neuromodulation works. Urol Clin North Am 2005; 32:11–18
Marte A, Borrelli M, Sabatino MD et al. Effectiveness of botulinum-A toxin for the treatment of refractory overactive bladder in children. Eur J Pediatr Surg 2010; 20(3):153–157
McDowell DT, Noone D, Tareen F. Urinary incontinence in children: botulinum toxin is a safe and effective treatment option. Pediatr Surg Int 2012; 28(3):315–320
Oelke M, Bachmann A, Descazeaud A et al. JJ EAU guidelines on the treatment and follow-up of non-neurogenic male lower urinary tract symptoms including benign prostatic obstruction. Eur Urol 2013; 64(1):118–140
Ophoven v A, Pannek J. Die Zukunft der invasiven Neuromodulation. Urologe 2012; 51:210–216
Pascalei MP, Musiello G, Boldrini R et al. Effects of botulinum toxin type A in the bladder wall of children with neurogenic bladder dysfunction: a comparsion of histological features before and after injection. J Urol 2011; 185(6 Suppl):2552–2557
Peters KM, Feber KM, Bennet RC. Sacral versus pudendal nerve stimulation for voiding dysfunction: a prospective, single-blinded, randomized crossover trial. Neurourol Urodyn 2005; 24(7):643–647
Possover M, Baekelandt J, Chiantera V. The laparoscopic approach to control intractable pelvic neuralgia: from laparoscopic pelvic neurosurgery to the LION procedure. Clin J Pain 2007; 23:821–825
Possover M, Schurch B, Henle KP. New strategies of pelvic nerves stimulation for recovery of pelvic visceral functions an locomotion in paraplegics. Neurourol Urodyn 2010; 29:1433–1438
Rapp DE, Turk KW, Bales GT et al. Botulinum toxin type a inhibits calcitonin gene-related peptide release from isolated rat bladder. J Urol 2006; 175(3 Pt 1):1138–1142
Schröder A, Thüroff JW. New strategies for medical management of overactive bladder in children. Curr Opin Urol 2010; 20(4):313–317
Schurch B, Stöhrer M, Kramer G et al. Botulinum-A toxin for treating detrusor hyperreflexia in spinal cord injured patients: a new alternative to anticholinergic drugs? Preliminary results. J Urol 2000; 164(3 Pt 1):692–697
Schulte-Baukloh H. Botulinumtoxin bei neurogener Blasenfunktionsstörung. Urologe 2012; 51:198–203
Schulte-Baukloh H, Knispel HH et al. Repeated botulinum-A toxin injection in treatment of children with neurogenic detrusor overactivity. Urology 2005; 66:865–870
Schulte-Baukloh H, Bigalke H, Miller K et al. Botulinom neurotoxin type A in urology: antibodies as a cause of therapy failure. Int J Urol 2008; 15:407–415
Schurch B, Corcos J (2005) Botulinum toxin injections for paediatric incontinence. Curr Opin Uro 15(4):264–267
Sievert KD, Amend B, Gakis G et al. Early sacral neuromodulation prevents urinary incontinence after complete spinal cord injury. Ann Neurol. 2010 Jan; 67(1):74–84
Spinelli M, Sievert KD. Latest technologic and surgical developments in using InterStim Therapy for sacral neuromodulation: impact on treatment success and safety. Eur Urol 2008; 54:1287–1296
Spinelli M et al. A new minimally invasive procedure for pudendal nerve stimulation to treat neurogenic bladder:description of the method and preliminary data. Neurourol Urodyn 2005; 24(4):305–309
Stöhrer M, Schurch B, Kramer G, et al. Botulinim A-Toxin in the treatment of detrusor hyperreflexia in spinal cord injured patients: a new alternative to medical and surgical procedure? Neurourol Urodyn 1999; 18:401–402
Tanagho EA, Schmidt RA (1988) Electrical stimulation in the clinical management of the neurogenic bladder. J Urol 140:1331–1339
Tirumuru S, Al-Kurdi D, Latthe P. Intravesical botulinum toxin A injections in the treatment of painful bladder syndrome/interstitial cystitis: a systematic review. Int Urogynecol J 2010; 21(10):1285–1300
www.kontinenz-gesellschaft.de/fileadmin/user_content/startseite/patienten/krankheiten_therapien/stuhlinkontinenz/DKG_Stuhlink_05-14.pdf

KAPITEL

16 Operative Therapie des Genitaldeszensus

Kathrin Beilecke, Dimitrios Bolovis, Cosima Brucker, Thomas Fink, Gert Naumann, und Günter Noé

16.1 Indikationen und Zugangswege

Gert Naumann

Die operative Versorgung des Genitalprolaps erfolgt defektorientiert mit dem Ziel, die Anatomie wiederherzustellen und funktionelle Störungen aufzulösen.

Nach Ausschöpfung konservativer Therapieoptionen wie einer Pessar- oder Physiotherapie sollten, wenn die Patientin dies wünscht, zum einen eine operative Intervention ausführlich und ergebnisoffen diskutiert, zum anderen verschiedene Strategien möglicher Sanierungsoptionen erörtert und Vorschläge unterbreitet werden. Zusätzlich zu möglichen Präferenzen von Operateur oder Patientin sollten in jedem Fall auch alternative Möglichkeiten angesprochen werden.

Grundsätzlich können zur Behebung des Genitaldeszensus verschiedene Zugangswege gewählt werden, die vom individuellen Befund und spezifischen Faktoren der Patientin abhängen. Prinzipiell kommen vaginale und abdominelle Verfahren mit Eigengewebsrekonstruktion zum Einsatz, ggf. unter Verwendung von Fremdmaterial. Der abdominelle Zugang kann klassisch offen durch quere Pfannenstiel- oder Unterbauchlängslaparotomie erfolgen. Aktuell erfolgen die allermeisten abdominellen Verfahren jedoch durch endoskopische Verfahren mit klassischer oder robotergestützter Laparoskopie (➤ Kap. 16.6). Hierbei müssen lokale Gewebsveränderungen, Defekte in den einzelnen Kompartimenten und andere die Operation beeinflussende Faktoren beachtet werden (➤ Tab. 16.1).

Tab. 16.1 Allgemeine Faktoren, die Art, Ausmaß und den Zugangsweg der Prolapsoperation beeinflussen

Alter der Patientin	
Pro vaginal	Geeignetes Verfahren für ältere Patientin, da kürzere OP-Zeit
Pro abdominell	Jüngere Patientin toleriert Intubationsnarkose besser
Individuelles kardiovaskuläres Risiko mit Einfluss auf Art und Dauer der Anästhesie	
Pro vaginal	Ältere Patientin mit größerer Morbidität bei regionalem Zugang
Pro abdominell	Jüngere gesunde Patientin toleriert invasiveren Eingriff
Voroperationen abdominell oder vaginal, die den Zugangsweg tangieren	
Pro vaginal	• Abdominelle Vor-OPs mit zu erwartenden Adhäsionen • Bauchdeckenplastiken, Erkrankungen des Gastrointestinaltrakts • Ausgeprägte Adipositas
Pro abdominell	• Vaginale Vor-OPs mit ausgeprägter Fibrosierung • Verkürzte Scheide • Zusätzliche Abklärung intraabdomineller Befunde
Sexualität	
Pro vaginal	Meist Patientinnen in höherem Lebensalter ohne Fokus auf Wiederherstellung partnerschaftlicher Sexualität
Pro abdominell	• Jüngere Patientin mit Wunsch auf Wiederherstellung • Erhaltung oder Besserung der sexuellen Gesundheit für normale Penetration o. Zirklusion
Chirurgische Expertise (Fertigkeiten u. Skills)	
Pro vaginal	Techniken vaginaler Rekonstruktion sind leichter erlernbar u. werden von mehr Operateuren beherrscht
Pro abdominell	Endoskopische Techniken erfordern Fertigkeiten, die eine deutlich längere Lernkurve erfordern
Abwägung Langzeitergebnis u. Risikoprofil	
Pro vaginal	Kürzere OP-Dauer, Regionalanästhesie möglich, geringes Komplikationsrisiko, ggf. kürzerer Erfolg der OP
Pro abdominell	• OP-Dauer länger, notwendige Intubationsnarkose • Mehr Nebenwirkungen, Komplikationen • Laut Literatur bessere langfristige Erfolgsraten
Eigengewebsrekonstruktion o. Fremdmaterial	
Pro Eigengewebe	Standardmethode bei primärer Rekonstruktion, v. a. bei vaginalem Weg, kaum Komplikationen, akzeptable Haltbarkeit
Pro Netzeinsatz	• Vaginale Netze nur bei Rezidiv bei postmenopausaler Patientin • Abdominelles Interponat häufiger bei apikaler Rekonstruktion

16

16.1.1 Unterschiedliche Zugangswege bei der Behandlung des Genitalprolaps

Der operative Zugangsweg wird nach individueller Diagnostik, Risiko-Nutzen-Analyse und der persönlichen Erwartungshaltung gemeinsam mit der Patientin festgelegt. Während der vaginale Zugang mit Nutzung von Eigengewebe schonend und meist problemlos erfolgt, können z. B. abdominelle Techniken unter **Nutzung von Interponaten** physiologischere und länger haltbare Ergebnisse erzielen.

Vaginale Techniken unter Nutzung von Eigengewebe

Diese Methoden sind minimalinvasiv, schnell und unkompliziert durchführbar und sollten der Mehrzahl aller betroffenen Frauen als primäre Option angeboten werden. Die Rekonstruktion kann individuell mit und ohne Uteruserhalt erfolgen, eine schnelle Rekonvaleszenz ist gegeben. Simultane Hysterektomie nur bei Notwendigkeit und gesonderter Indikation. Möglichkeit der Regionalanästhesie. Kurze OP-Zeiten.

INFO

- Sanierungswahrscheinlichkeit: 60–80 %
- Risiko: 5–10 %

Beispiele für operative Verfahren:

- Vaginale Hysterektomie mit zusätzlicher Apexfixation und/oder Kolporrhaphie („Prolapshysterektomie")
- Sakrospinale bzw. sakrouterine Fixation des Scheidenstumpfs
- Vaginale Hysteropexie am sakrospinalen Ligament
- Faszienrekonstruktion an der vorderen und hinteren Scheidenwand (Kolporrhaphia anterior, posterior)
- Kolpokleisis

Vaginale Sanierung unter Einsatz von alloplastischem Material

Nach fehlgeschlagener Primärrekonstruktion mit Eigengewebe profitieren hier besonders ältere Patientinnen (kurze OP-Zeit [< 30–60 min] und Möglichkeit der Regionalanästhesie). Diskutiert wird noch immer die FDA-Warnung hinsichtlich möglicher Nebenwirkungen der Netzeinlage (Schmerzen, Dyspareunie und Infektionen). Methode ist daher nicht primär für sexuell aktive Frauen geeignet, klare Indikation für eine Rezidivsituation. Diese Eingriffe sollten nur in einem Zentrum erfolgen.

INFO

- Sanierungswahrscheinlichkeit: 80–90 %
- Risiko: 10–20 %

Beispiele für operative Verfahren:

- Vaginale Deszensuschirurgie mit alloplastischen Vollwandnetzen
- Rezidiveingriffe

Abdominelle Fixationstechniken offen oder endoskopisch mit Netzeinsatz

Jüngere und sexuell aktive Frauen profitieren von einem endoskopischen Zugang mit physiologischer Pexie der Scheidenachse. Vorteile: beste Langzeithaltbarkeit, Vollnarkose erforderlich, längere OP-Zeit (> 60 min), auch hier Verwendung von alloplastischem Material, jedoch weniger Nebenwirkungen wie Dyspareunie, da keine Kolpotomie. Neben den klassischen Techniken mit einer medianen Aufhängung von Uterus, Zervix oder Scheide am Promontorium oder darunter, gibt es innovative neue bilaterale Fixierungstechniken an der seitlichen Beckenwand mit weniger Invasivität, unter Nutzung von alloplastischen Netzen.

Weniger Arosionsgefahr, da hier meist keine Kolpotomie von vaginal erfolgt. Die Netze werden von abdominell nur plan aufgelegt und fixiert.

INFO

- Sanierungswahrscheinlichkeit: 80–90 %
- Risiko: 10–15 %

Beispiele für operative Verfahren:

- Mediane Verankerung des Scheidenstumpfs, der Zervix oder des Uterus am Promontorium oder S1/S2
- Laparoskopische Pektopexie mit bilateraler Fixation der Scheide oder der Zervix an den iliopektinealen Ligamenten auf Höhe S1/S2 (Noé)
- Bilaterale Fixierung durch laparoskopische Vaginosakropexie (laVASA) oder Zervikosakropexie (laCESA) mit Mesh-Interponat, Restaurierung der Ligg. sakrouterinae mit Fixierung in der prävertebralen Faszie auf S1
- Laparoskopisch-laterale Suspension (LLS) (Dubuisson)

Endoskopische Fixationstechniken ohne Notwendigkeit eines Kunststoffinterponats

Die Befestigung des Uterus, der Zervix oder der Scheide durch Fadenmaterial oder körpereigenes Gewebe vermeidet die Nutzung von alloplastischem Material.

INFO

- Sanierungswahrscheinlichkeit: 80–90 %
- Risiko:< 5 %

Beispiele für operative Verfahren:

- Unilaterale pektineale Suspension (Bolovis und Brucker) mit Fadenfixation am Lig. Pectineum rechts (Brucker und Bolovis)
- Abdominelle autologe Sehnentransplantation mit Semitendinosus-Sehne (Hornemann)

16.1.2 Gesundheitszustand der Patientin und operative Versorgung des Prolapses

In Anbetracht der modernen und schonenden Anästhesieverfahren gibt es kaum noch Patientinnen, die keinerlei Anästhesie zuzuführen sind.

Grundsätzlich sollte bei betagten Frauen eine schnelle und sichere Option, i. d. R. von vaginal, gewählt werden. Moderne uteruserhaltende Operationen benötigen nicht mehr als 30–40 min OP-Zeit. Im Ausnahmefall kann auch die lange etablierte Form der Kolpokleisis angewandt werden. Die ältere, zumeist sexuell inaktive Patientin sollte dem Risiko der erhöhten OP-Morbidität von abdominell nicht ausgesetzt werden. Hier ist der vaginale Zugangsweg ideal. Bei Rezidiven oder ausgeprägten Primärbefunden ist die zusätzliche Netzeinlage mit hohem Erfolg und kalkulierbarem Risiko verbunden.

Eine scheidenverschließende OP durch Kolpokleisis wird nur in seltenen Fällen bei hoher Morbidität und fehlendem Wunsch auf Kohabitation bei geriatrischen Patientinnen angewandt.

Die junge oder gesunde Patientin toleriert sowohl vaginale als auch abdominell/endoskopische Verfahren gleichermaßen. Hier liegt der Fokus auf einer kompartimentspezifischen Rekonstruktion. Die Literatur zeigt **bessere Langzeitergebnisse bei abdomineller Korrektur.**

Aktuell werden immer mehr urogynäkologische Eingriffe roboterunterstützt angeboten (➤ Kap. 16.6).

Die eigentlichen Prinzipien der Rekonstruktion bleiben gleich. Die modernen Techniken mit besserer Auflösung, präziserer Präparation, Instrumenten mit vielen Freiheitsgraden und einer auf den Operateur angepassten Ergometrie werden diese Methoden in Zukunft verstärkt in den Vordergrund rücken lassen.

16.1.3 Zusammenhang zwischen Morbidität und Eingriffsstrategie

- Gesunde oder minimal kompromittierte Patientin ohne relevante kardiovaskuläre Risiken:
  - Vaginaler Zugangsweg mit Eigengewebe
  - Abdomineller endoskopisch oder roboterunterstützter Zugang
  - Fokus auf defektspezifischer Reparatur, OP-Dauer nicht limitierend
- Ältere Patientin in gutem Allgemeinzustand, nur geringe kardiovaskuläre Risiken:
  - Primär vaginaler Zugangsweg mit Nutzung von Eigengewebe
  - Bei klarer Indikation ggf. abdomineller Zugangsweg
- Ältere und/oder multimorbide Patientin mit relevanten kardiovaskulären Risiken:
  - Grundsätzlich OP-Methode mit kürzester OP-Dauer, Hysterektomie vermeiden
  - Primär immer vaginaler Zugang, ggf. Netzeinlage bei Rezidiv
  - Kolpokleisis bei entsprechender Expertise möglich

16.1.4 Zusammenfassung

Moderne operative Strategien beim Genitaldeszensus der Frau sollten die Erwartungshaltung der Patientin erfassen und ein individuelles Konzept zur Sanierung aufstellen. Einflussfaktoren, die zumeist den Zugangsweg bestimmen, sind hier Alter und körperliche Verfassung der Patientin. Vaginale Techniken benötigen nur kurze OP-Zeiten und sind minimalinvasiv. Sie sollten daher die primäre Option bei Frauen in der zweiten Lebenshälfte darstellen.

Junge und sexuell aktive Patientinnen profitieren von einem zumeist endoskopisch durchgeführten abdominellen Zugang, der eine physiologischere und langfristig haltbare Methode darstellt. Roboterunterstützte Techniken können hier nochmals die Präzision verbessern.

Aufgrund der verschiedensten Optionen sollten Genitalprolaps-OPs von versierten Beckenbodenchirurgen durchgeführt werden.

16.2 Vaginale Operationstechniken mit Eigengewebe und alloplastischen Materialien

Kathrin Beilecke

16.2.1 Leitfaden

Die vaginale Deszensuschirurgie dient der Wiederherstellung aller Kompartimente (vorderes, mittleres und hinteres) und ist das Mittel der Wahl für die Level I–III nach DeLancey. Aspekte von Blasen- und Darmfunktion sowie der Sexualität müssen in die Planung der Operation mit einbezogen werden.

Die folgende Übersicht beschreibt die Möglichkeiten, die für die einzelnen Kompartimente zur Verfügung stehen. Die Übersicht basiert auf den Erfahrungen aus **einem** urogynäkologischen Zentrum mit sieben urogynäkologisch spezialisierten Fachärztinnen und Fachärzten. Die grundsätzlichen Strukturen und Therapieansätze entsprechen hingegen dem Vorgehen der meisten Operateure im deutschsprachigen Raum.

16.2.2 Indikationen für vaginale Deszensus-OPs

➤ Tab. 16.2.

Risikofaktoren: Adipositas, Rauchen, Asthma.

Tab. 16.2 Indikationen für vaginale Deszensusoperationen mit Eigengewebe und alloplastischen Materialien (Kombinationen möglich)

Kompartiment	Eigengewebe	Level	Alloplastische Materialien
Vorderes	Zystozele mit Zentraldefekt	II	Rezidivzystozele, Instabilität Level I, sehr ausgeprägte Primärzystozele u. Risikofaktoren
Mittleres	Descensus uteri, Enterozele, (Sigmoidozele)	I	Besser abdominelles (laparoskopisches) Vorgehen
Hinteres	• Rektozele • Damminsuffizienz	• II • III	Rezidivrektozele, Instabilität Level I
Alle	Totalprolaps	Meist I u. II	Rezidivtotalprolaps mit führender Zysto- o. Rektozele

16.2.3 Kontraindikationen für vaginale Deszensus-OPs

➤ Tab. 16.3.

MERKE

Der vaginale Zugangsweg zur Prolapskorrektur ist meist unkompliziert möglich. Beim primären Vorgehen sollte auf die Nutzung von Eigengewebe geachtet werden.

16.2.4 Operatives Vorgehen

Vorbereitung

Die präoperative **lokale Östrogenisierung** ist aus klinischer Erfahrung empfehlenswert, wenn keine Kontraindikation vorliegt. Die Anwendung von Estriol-Creme oder -Vaginalovula 1–2 ×/Wo. mehrere Wochen vor der Operation verbessert die Trophik des Vaginalepithels, was zu einer günstigen Gewebeelastizität intraoperativ führt und postoperativ die Wundheilung erleichtert (Marschke und Tunn 2016). Dieser protektive Effekt konnte jedoch bisher in Studien nicht nachgewiesen werden (Baeßler et al. 2016).

Führt der Deszensus/Prolaps zu einer Stauung des Gewebes kann eine Entlastung durch **Nutzung eines Pessars** präoperativ sinnvoll sein. Zudem kann eine larvierte Harninkontinenz detektiert werden. Andererseits sollte nach längerer Pessartherapie das Pessar ein paar Tage präoperativ entfernt werden, um intraoperativ das gesamte Ausmaß des Deszensus beurteilen zu können.

Präoperativ sollte eine **Nephrosonografie** durchgeführt werden, um einerseits einen schon präoperativen Nierenstau auszuschließen, der sich nach der Operation komplett zurückbilden kann, andererseits um den Ausgangsbefund im Vergleich zur postoperativen Nephrosonografie zu dokumentieren.

Lagerung: Die Steinschnittlagerung hat sich für vaginale Operationen bewährt, am besten mithilfe von Unterschenkel-OP-Stiefeln, die auch nach Abdeckung in dem die beteiligten Gelenke schützenden Bereich beweglich sind und den Nervus peroneus schonen.

Desinfektion: Zur vaginalen Desinfektion wird ein Schleimhautantiseptikum benutzt. Der Bereich der Vulva, Mons pubis und der Oberschenkelinnenseiten wird mit einem Hautantiseptikum desinfiziert.

Antibiotikaprophylaxe: Bei allen vaginalen Operationen ist eine perioperative Antibiotikaprophylaxe (PAP) empfohlen, die auch das gramnegative Spektrum umfasst und an die jeweilige Resistenzlage der eigenen Klinik angepasst werden sollte, z. B. Cephalosporine der 2. Generation.

Tab. 16.3 Kontraindikationen für vaginale Deszensusoperationen mit Eigengewebe und alloplastischen Materialien

Kontraindikationen	Eigengewebe	Alloplastische Materialien
Absolut	Keine	Chronic Pelvic Pain Syndrome
Relativ	Sehr enge Vagina Neovagina	Sehr enge Vagina Neovagina Lokale Östrogenisierung nicht möglich

Thromboseprophylaxe/Umgang mit Antikoagulanzien: unterschiedet sich nicht von anderen Operationen (Baeßler et al. 2016).

MERKE

- Präoperativ lokale Östrogenisierung, ggf. Pessarvorbereitung, Ausschluss einer Harnstauung
- Perioperative Single-Shot-Antibiotikatherapie ausreichend

OP-Ablauf der Techniken mit Eigengewebe

Grundsätzlich ist das Unterspritzen mit einem Gemisch aus Lokalanästhetikum und Adrenalin im OP-Gebiet günstig zur Schmerztherapie, Blutungsprophylaxe und Hydrodissektion zur Erleichterung der Präparation der Gewebeschichten. Zur Faszienrekonstruktion bei der Zysto- und Rektozelenkorrektur werden durch die Injektion dieses Gemischs ausschließlich in die seitlichen Scheidensulci ähnliche Effekte erzielt, ohne das komplette Bindegewebe der Faszien zu sehr aufzulockern.

Vorderes Kompartiment

Zystozelenkorrektur: mediane Kolpotomie der vorderen Vaginalwand vom urethrovesikalen Übergang bis zum Scheidengrund. Ob die Blasenhalsregion in die Rekonstruktion einbezogen werden sollte, hängt vom klinischen und sonografischen Befund ab. Bei Hypermobilität des Blasenhalses scheint aus klinischer Erfahrung eine Adaptation des Diaphragmas urogenitale sinnvoll. Dabei handelt es sich **nicht** um suburethrale Nähte. Präparieren der Zystozele bis zur Umschlagfalte der endopelvinen Faszie (Gefäße lateral sichtbar, bleiben erhalten), wobei die endopelvine Faszie (*Syn.:* pubozervikale oder vesikovaginale Faszie) auf der Blasenwand verbleibt. Üblicherweise wird nun die Faszie zur Mittellinie adaptiert durch unterschiedliche Nahttechniken (Tabaksbeutelnaht, fortlaufende Naht, quer gestellte Einzelknopfnähte). Wichtig ist es, das Bindegewebe der Faszie möglichst breitflächig aufzugreifen, um diese stabil zu rekonstruieren. Bei ausgeprägtem zentralem Fasziendefekt hat sich die Faszienrekonstruktion in zwei Schichten bewährt. In der ersten Schicht wird der zentrale Fasziendefekt durch eine fortlaufende Naht korrigiert (➤ Abb. 16.1). In der zweiten Schicht werden zuerst die Faszienstrukturen der Blasenpfeiler adaptiert. Danach wird die verbleibende Zystozele durch quer gestellte Fasziennähte (Einzelknopfnähte) rekonstruiert (➤ Abb. 16.2; Graefe et al. 2023). Das Scheidenepithel sollte, wenn überhaupt, nur sehr sparsam getrimmt werden (bis zur Darstellung der Tunica muscularis). Die Kolpotomie wird durch eine fortlaufende Naht oder durch Einzelknopfnähte, auf jeden Fall aber spannungsfrei verschlossen.

Auch die Angaben zum Nahtmaterial sind sehr unterschiedlich. Für die Faszienrekonstruktion hat sich die Fadenstärke 0 etabliert, oft werden Fäden aus Polyglactin 910 (Verlust von 50 % der Ausgangsreißfestigkeit nach 14–21 d, komplette Materialresorption nach 56–80 d) verwendet. Fäden aus Polydioxanon (Verlust von 50 % der Ausgangsreißfestigkeit nach 28 d, komplette Materialresorption nach 168 d) scheinen einen Vorteil in Bezug auf Rezidive zu

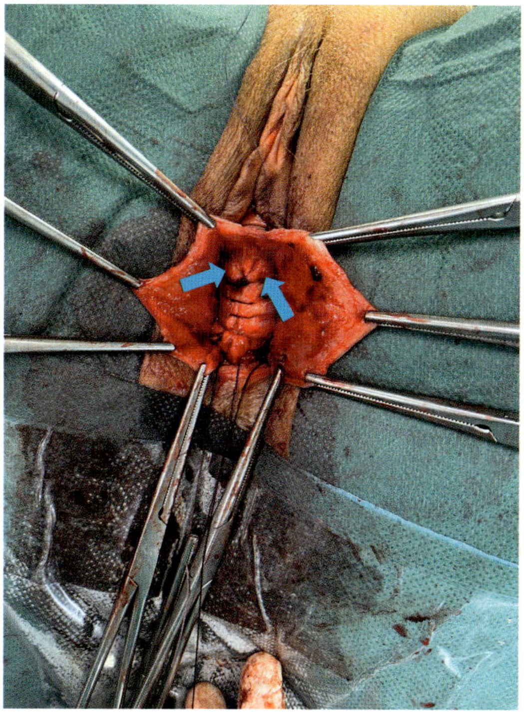

Abb. 16.1 Zweischichtige Zystozelenkorrektur: erste Schicht, fortlaufende Naht zur zentralen Faszienrekonstruktion und Darstellung des Diaphragma urogenitale (Pfeile) [P1172]

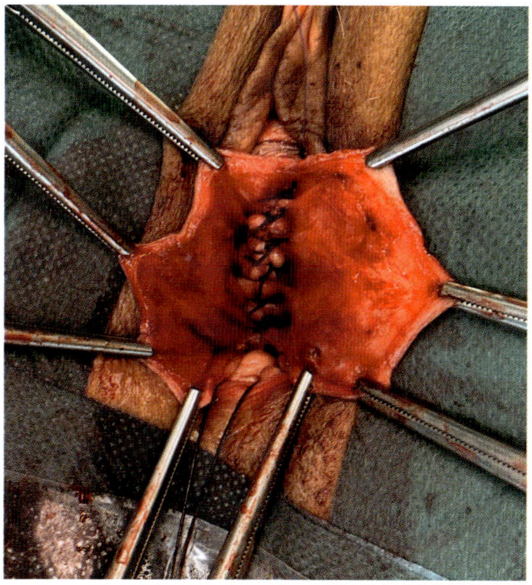

Abb. 16.2 Zweischichtige Zystozelenkorrektur: zweite Schicht, Rekonstruktion durch quer gestellte Einzelknopfnähte der Faszie [P1172]

haben. Auch nicht resorbierbares Fadenmaterial findet Anwendung und wird derzeit in Studien überprüft, besonders in Hinblick auf erhöhte Komplikationsraten. Für den Verschluss der Kolpotomie ist die Fadenstärke 2/0 oder 3/0 sinnvoll, das Fadenmaterial Polyglactin 910 oder Poliglecapron 25 (Verlust von 50 % der Ausgangsreißfestigkeit nach 7–8 d, komplette Materialresorption nach 60–119 d; Halpern-Elenskaia et al. 208; Jeon et al. 2020).

Die Kombination der Zystozelenkorrektur mit einer Fixation im Level I reduziert die Rezidivrate (Baeßler et al. 2016). Für die Planung der Operation ist deshalb die Beurteilung des Deszensus im Level I obligat. Bei Pathologie wird die operative Korrektur empfohlen.

Hinteres Kompartiment

Rektozelenkorrektur: Analog zur Zystozelenkorrektur erfolgt die Kolpotomie der hinteren Vaginalwand median, über die gesamte hintere Vaginalwand bis ca. 2 cm vor dem Apex (Zervix oder Scheidengrund). Auch bei der Rektozele wird die bindegewebige Faszie bis zur Umschlagfalte (Gefäße lateral sichtbar, bleiben erhalten) präpariert, wobei die rektovaginale Faszie (*Syn.:* hintere endopelvine Faszie, Rektumfaszie) auf der Rektumwand verbleibt. Auch hier wird die Faszie zur Mittellinie adaptiert durch unterschiedliche Nahttechniken (Tabaksbeutelnaht, fortlaufende Naht, quer gestellte Einzelknopfnähte). Außerdem ist das möglichst breitflächige Aufgreifen des Faszienbindegewebes über der Rektozele wichtig, um die Stabilität zu erhöhen. Zusätzlich sollte bei einem Defekt sowohl das apikale Ende der rektovaginalen Faszie am Scheidengrund adaptiert als auch die Faszienstrukturen der Rektumpfeiler in der Mittellinie vereint werden. Die verbleibende Rektozele kann danach durch quer gestellte Fasziennähte rekonstruiert werden. Der Verschluss der Kolpotomie erfolgt analog zur Zystozelenkorrektur nach evtl. sehr sparsamem Trimmen der Vaginalhaut (bis zur Darstellung der Tunica muscularis) durch fortlaufende Naht oder durch Einzelknopfnähte (spannungsfrei). Die Rezidivraten nach Rektozelenkorrektur sind geringer. Die Adpatation des Musculus levator ani bringt keinen Vorteil in Bezug auf Rezidive, erhöht aber die Dyspareunierate und ist deshalb obsolet (Baeßler et al. 2016).

Dammrekonstruktion: Die Dammrekonstruktion ist eine eigene Entität der Deszensus-OPs. Es handelt sich bei der Damminsuffizienz um den Verlust der Anbindung der rektovaginalen Faszie an den Perinealkörper mit konsekutivem Verlust der Dammhöhe und Zunahme der Öffnung des Introitus. Die Dammrekonstruktion kann eigenständig oder im Rahmen der Rektozelenkorrektur durchgeführt werden. Das Anzügeln der hinteren Vaginalwand und des Hymenalsaums beidseits ist vorteilhaft zur Darstellung des Defekts (➤ Abb. 16.3). Danach rhombenförmige Umschneidungsfigur der distalen hinteren Vaginalwand bzw. des Perineums (sofern durch Fasziendefekt und klaffenden Introitus erforderlich) oder mediane Kolpotomie der distalen hinteren Vaginalwand. Darstellen des perinealen Defekts durch Präparation und Rekonstruktion durch Fasziennähte. Bei persistierendem klaffendem Introitus erscheint die Readaptation der Faszie der Musculi (Mm.) bulbospongiosi nützlich (➤ Abb. 16.4). Verschluss der Kolpotomie und der Haut des Perineums durch fortlaufende sub- und intrakutane Naht. Der Knoten sollte zur Schmerzprophylaxe proximal des Hymenalsaums liegen.

Sowohl nach Rektozelenkorrektur als auch nach Dammrekonstruktion ist eine rektal-digitale Untersuchung zu empfehlen, um Verletzungen des Rektums auszuschließen.

Das Nahtmaterial analog dem der Zystozelenkorrektur, für die Faszienrekonstruktion 0er-Faden aus Polyglactin 910 oder Polydioxanon, zum Verschluss der Kolpotomie Fadenstärke 2/0 oder 3/0, Polyglactin 910 oder Poliglecapron 25.

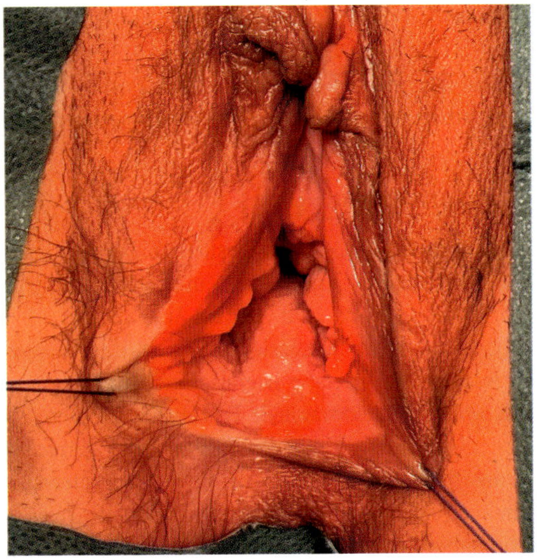

16

Abb. 16.3 Damminsuffizienz: Darstellen des Defekts durch Anzügeln des Hymenalsaumes bds. [P1172]

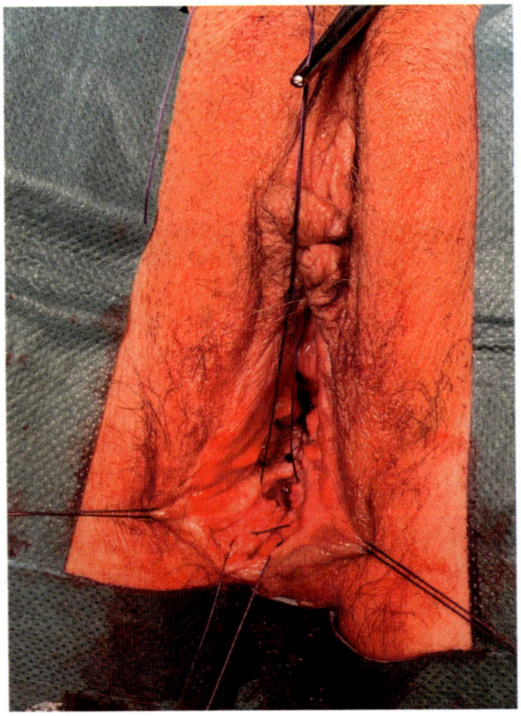

Abb. 16.4 Dammrekonstruktion: Nach der Faszienrekonstruktion des Damms vorgelegte Fäden zur Adaptation der Faszie der Mm. bulbospongiosi [P1172]

Mittleres Kompartiment

Prolapshysterektomie: Die vaginale Prolapshysterektomie ist zur Rekonstruktion des mittleren Kompartiments mit Eigengewebe eine gute Option. Mit hoher Peritonisierung und Einbindung der Ligamenta (Ligg.) sacrouterina und rotunda in die Scheidenecken nach Hysterektomie sind mindestens gleich gute Ergebnisse, wie nach sakrospinaler Fixation zu erreichen, ohne das hohe Risiko der Rezidive im vorderen Kompartiment (Marschke et al. 2018). Ein weiterer Grund für die Prolapshysterektomie ist die Elongatio colli, die nach uteruserhaltenden Operationstechniken als störender Fremdkörper ein Rezidivsenkungsgefühl erzeugen kann.

Technisch wird mit Anhaken, Unterspritzen (Lokalanästhetikum-Adrenalin-Gemisch) und Umschneiden der Portio begonnen, gefolgt vom Eröffnen der Plica vesicouterina und des Douglas-Raums. Beide Räume lassen sich beim deszendierten Uterus meist klar darstellen. Das Absetzen der Ligg. sacrouterina, Uterinagefäße und nach Stürzen des Uterus der Adnexe und der Ligg. rotunda bds. über Klemmen und Klemmenersatz durch Umstechungen erfolgt schrittweise. Die überdehnten Ligg. sacrouterina und rotunda werden bei diesem Schritt gekürzt. Außerdem können die Unterbindungsfäden lang und die Nadeln am Faden belassen werden, damit diese später mit in die Scheidenecken eingenäht werden können, ohne die unterbundenen Strukturen erneut zu durchstechen. Mit diesem Schritt wird eine zusätzliche Elevation des Scheidenendes erreicht.

Die Adnexe sollten inspiziert werden. Bei Notwendigkeit und technischer Machbarkeit können nun die Adnexe oder Salpingen exstirpiert werden.

Danach kann eine weitere suffiziente Scheidengrundfixation ausgeführt werden, ohne eine zusätzliche Teil-OP wie die sakrospinale Fixation zu benötigen.

Durchführen der vaginalen Scheidengrundfixation: Reposition der Darmanteile aus dem Douglas-Raum z. B. mit einem angeklemmten Tupfer. Breitflächiges Fassen des Blasenperitoneums auf Höhe des Beginns des subvesikalen Fettgewebes als Beginn der zirkulären Naht. Aufladen, nacheinander, des Ligamentum (Lig.) rotundum substanziell und 1–2 cm proximal der Absetzungsstelle, des seitlichen Peritoneums nur flach (um eine Ureterligatur zu verhindern) und des Lig. sacrouterinum, ebenso substanziell und 1–2 cm proximal der Absetzungsstelle (dient der weiteren Kranialisierung). Für die weitere zirkuläre Naht wird das Douglas-Peritoneum auf Höhe des Beginns des prärektalen Fettgewebes gegriffen und die oben genannten Strukturen in umgekehrter Reihenfolge auf der anderen Seite. Damit Verschluss des Peritoneums im Sinne einer hohen Peritonisierung (nach Entfernen des Tupfers) und Obliteration des Douglas-Raums durch diese Annäherung des Blasen- und Rektumperitoneums (➤ Abb. 16.5a–c). Unter Nutzung der gleichen Naht nun noch Adaptation des überschüssigen Peritoneums an die posteriore und anteriore Fascia endopelvina zur ergänzenden Stabilisierung des Scheidenapex. Dann Anklemmen der Scheidenecken in Höhe des Parakolpiums und Scheidenecknähte mit Einnähen der zuvor gekürzten Ligg. rotunda und sacrouterina (➤ Abb. 16.6). Durch all diese einzelnen Schritte reponiert sich der Scheidengrund deutlich. Abschließend querer Verschluss des Scheidengrunds durch Einzelknopfnähte. Als Nahtmaterial für alle Schritte sind 0er-Fäden aus Polyglactin 910 zu empfehlen.

MERKE

- Nutzung der lokalen Unterspritzung mit einem Lokalanästhetikum-Adrenalin-Gemisch verbessert die saubere Präparation der Gewebeschichten.
- Subtile Präparation unter Beachtung der exakten Anatomie

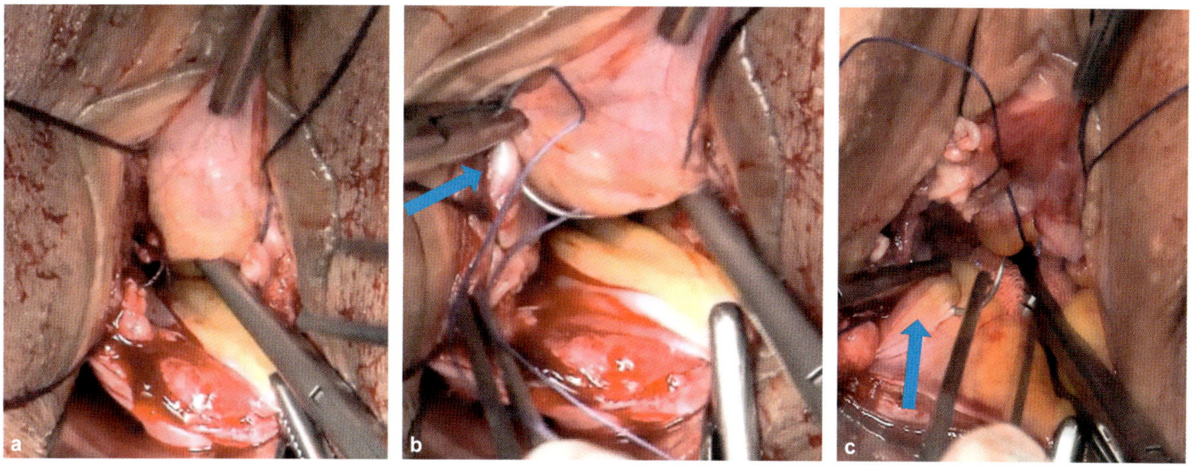

Abb. 16.5 a–c Hohe Peritonisierung [P1172]
a Hohe Peritonisierung: Darstellen des Blasen- und Douglas-Peritoneums
b Hohe Peritonisierung: Aufladen des Lig. rotundum rechts
c Hohe Peritonisierung: Aufladen des Lig. sacrouterinum rechts

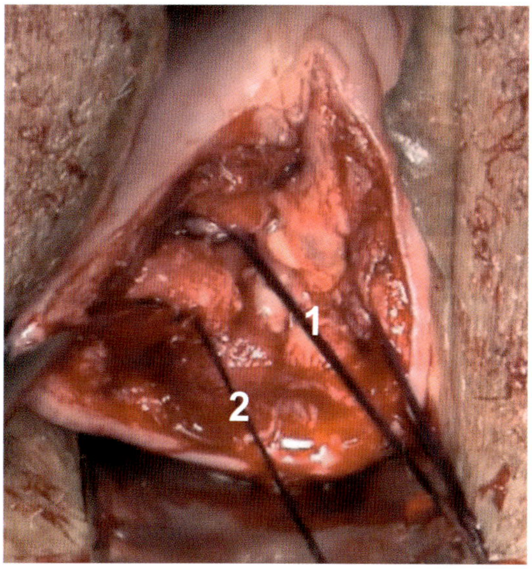

Abb. 16.6 Scheidenecknaht: Einnähen des zuvor gekürzten Lig. rotundum **(1)** und Lig. sacrouterinum **(2)** rechts [P1172]

Sakrospinale Fixation: Die sakrospinale Fixation wird meist als zusätzlicher Schritt bei der Rektozelenkorrektur durchgeführt, ist aber auch im Rahmen der Zystozelenkorrektur oder als eigenständiger Eingriff möglich. Zur Darstellung des Lig. sacrospinale (einseitig rechts oder beidseitig) wird, je nach Ausgangsort, proximal der Rektumpfeiler oder zwischen Blasenpfeiler und den Gefäßen im mittleren Vaginalbereich der pararektale/-vesikale Raum bis zur Spina ischiadica eröffnet. Die Präparation sollte stumpf erfolgen, das Freilegen des Lig. sacrospinale, ausgehend von der Spina ischiadica, auf einer Länge von ca. 2 cm durch Medianisieren des pararektalen/-vesikalen Gewebes ebenfalls durch stumpfe Präparation. Jetzt können entweder unter Sicht, die durch Einsetzen von 2–3 Breisky-Spekula erreicht wird, oder unter palpatorisch digitaler Kontrolle mittels industrieller Nahtinstrumente 2 Fäden durch das Lig. sacrospinale gestochen werden. Die genaue Lokalisation ist notwendig, um das pudendale Gefäß-/Nervenbündel zu schonen. Außerdem darf die Präparation nicht proximal der Spina ischiadica und des Lig. sacrospinale erfolgen, um Verletzungen der Vasa iliaca interna und der Nerven des Plexus sacralis zu vermeiden. Ebenfalls muss beachtet werden, dass der Musculus (M.) coccygeus präspinal nicht perforiert wird.

Die vorgelegten Fäden werden anschließend durch die Scheidenecken ausgeführt und am Ende der gesamten Operation verknotet. Meist wird die sakrospinale Fixation nur rechtsseitig durchgeführt. Bei der beidseitigen Fixation muss durch eine rektal-digitale Untersuchung sichergestellt werden, dass das Rektum nicht eingeengt wird. Das Fadenmaterial, häufig in 0er-Fadenstärke, reicht von resorbierbaren Polyglactin-910-Fäden über Polydioxanon zu nicht resorbierbaren Polyesterfäden.

Die Rezidivrate nach sakrospinaler Fixation für das mittlere Kompartiment ist der nach oben beschriebener Scheidengrundfixation nach Prolapshysterektomie vergleichbar. Problematisch sind die häufigeren Rezidive im vorderen Kompartiment und die Schmerzen, Dyspareunie und Fadenerosionen im Scheidengrund (Baeßler et al. 2016).

MERKE

- Die Nutzung kommerzieller Kits mit dünnen Einführhilfen für Anker oder Fäden vermeidet eine großflächige Eröffnung des pararektalen Raums mit Breisky-Spekula.
- Vorteile sind Zeitersparnis und geringere Morbidität mit weniger Blutungen.

Enterozelen- und Sigmoidozelenkorrektur: Ähnlich der sakrospinalen Fixation wird die Enterozelen- oder Sigmoidozelenkorrektur meist als zusätzlicher Schritt zur Rektozelenkorrektur, aber auch im Rahmen der Zystozelenkorrektur oder als eigenständiger Eingriff durchgeführt. Die Enterozele wird proximal der Rekto- oder Zystozele dargestellt. Der dargestellte Bruchsack lässt sich entweder bei Adhäsionen oder, da es sich um eine Sigmoidozele handelt (Sigmamesenterium proximal der rektovaginalen Faszie meist prominent sichtbar), nicht eröffnen. Dann Korrektur der Enterozele durch längsgestellte Fasziennähte. Lässt sich der Enterozelenbruchsack eröffnen, wird dieser durch zirkuläre Naht im Sinne einer hohen Peritonisierung verschlossen, analog dem bei der Prolapshysterektomie beschriebenen Vorgehen. Danach zusätzliche Stabilisierung des Scheidengrunds durch längsgestellte Fasziennähte. Empfohlenes Fadenmaterial: 0er-Fäden aus Polyglactin 910.

Die vaginale Entero- und Sigmoidozelenkorrektur ist bei Zustand nach Hysterektomie und Deszensus Level I eine gute operative Alternative für Frauen, die älter sind und nicht mehr so viel Alltagsbelastung, insbesondere schwere körperliche Arbeit zu verrichten haben. Diese Art der Rekonstruktion ist risikoarm, erfolgreicher in Bezug auf Rezidive ist jedoch die **Kolposakropexie** (Baeßler et al. 2016).

Kolpokleisis: Die Kolpokleisis ist eine, die Scheide stark verkürzende bzw. verschließende Operation und grundsätzlich nur möglich, wenn es sich um einen Totalprolaps mit Defekt in **allen** Kompartimenten handelt. Dass die Kolpokleisis in Lokalanästhesie und bei noch vorhandenem Uterus ohne Hysterektomie durchgeführt werden kann, macht diese Operation zu einer guten Therapiemöglichkeit bei multimorbiden oder hochbetagten Patientinnen, die z. B. aufgrund eines Harnverhalts ohne Operation dauerhaft einen transurethralen Dauerkatheter tragen müssten (Baeßler et al. 2016).

Das **Prinzip der Kolpokleisis** ist das Aufeinandernähen der beiden Scheidenfaszien des vorderen und des hinteren Kompartiments in mehreren Schichten und damit ein „Einkrempeln" des Prolapses. Dazu wird sowohl auf der vorderen als auch auf der hinteren Scheidenwand ein rechteckiges Areal deepithelialisiert. Wichtig ist, dass dieses Rechteck der vorderen Scheidenwand erst unter dem Blasenhals beginnt. So ist auch eine Harninkontinenz-OP, z. B. suburethrale Bandeinlage, noch möglich. An der hinteren Scheidenwand sollte noch ausreichend Platz für eine eventuell notwendige Dammrekonstruktion verbleiben, die dann zusätzlich zur Kolpokleisis bei Damminsuffizienz erfolgen kann (➤ Abb. 16.7). Proximal ist in beiden Kompartimenten ausreichender Abstand zur Zervix bzw. zum Scheidengrund notwendig sowie seitlich ein ausreichend breiter Steg Vaginalepithel, um Abfluss für Sekret zu gewährleisten (➤ Abb. 16.8). Bei der weiteren schichtweisen Adaptation der Faszienstrukturen sollte der seitliche Faden immer angezügelt bleiben, da die Zugkräfte nach proximal zunehmen und es schwierig werden kann, die Faszienstrukturen ausreichend gut zu erreichen. Ob die Fäden einer Nahtreihe erst vorgelegt oder gleich geknüpft werden, hängt vom Befund und vom Operateur ab (➤ Abb. 16.9a–d). Das Fadenmaterial kann durchgehend Polyglactin-910-Faden sein in Fadenstärke 2/0 oder 0. Für die Adaptation der Vaginalhaut sind auch 3/0er-Fadenstärke und Poliglecapron-25-Faden möglich.

MERKE

Bei hochbetagten oder multimorbiden Patientinnen ohne Kohabitation geeignete OP-Variante zur Therapie des Totalprolaps.

OP-Ablauf der OP-Techniken mit alloplastischen Materialien

Vorteile der Verwendung von alloplastischem Material bei vaginalem Zugang:

- Einfacher minimalinvasiver Zugang auch in Regionalanästhesie in der Rezidivsituation

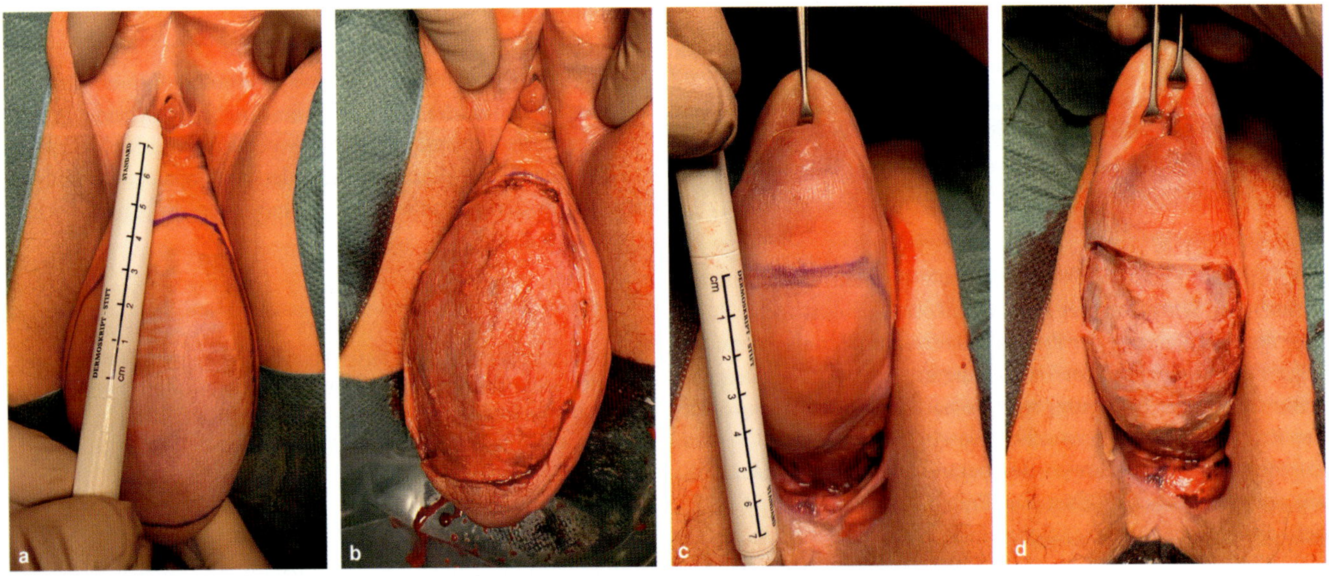

Abb. 16.7 Kolpokleisis [P1172]
a Kolpokleisis bei 14 cm langem Prolaps: Umschneidungsfigur vordere Scheidenwand, Beginn am Blasenhals, angezeichnet
b Kolpokleisis: Umschneidungsfigur vordere Scheidenwand, deepithelialisiert
c Kolpokleisis: Umschneidungsfigur hintere Scheidenwand, Perineum aussparend, angezeichnet
d Kolpokleisis: Umschneidungsfigur hintere Scheidenwand, Perineum aussparend, deepithelialisiert

- Gut geeignet bei der postmenopausalen Patientin ohne Kohabitation
- Einfache Anwendung bei ausreichend langer Scheide

Nachteile:

- Jüngere Patientin mit Kohabitation
- Kurze vernarbte Scheide
- Begleiterkrankungen mit Risiko der Sekundärheilung, Defektheilung (Diabetes mellitus, Z. n. Radiatio, Rauchen etc.)

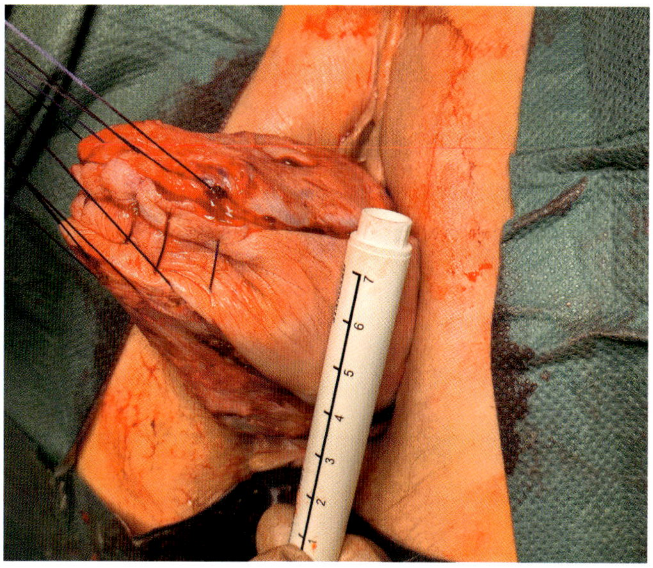

Abb. 16.8 Kolpokleisis: erste Nahtreihe, Fäden vorgelegt, seitlicher Steg des Vaginalepithels [P1172]

Indikationen für vaginale Netzeinlagen:

- Rezidivsituation (Z. n. Faszienrekonstruktion, Z. n. Uterus- oder Scheidenapexfixation; die Hysterektomie allein muss nicht nur ein Senkungseingriff gewesen sein und zählt meist nicht als Rezidiv)
- Postmenopausale Patientin ohne Kohabitation
- Ausgeprägte Primärsituation mit klarem Hinweis auf Versagen der Eigengewebsrekonstruktion nach individueller Abklärung
- Häufung mehrerer Risikofaktoren, die ein Scheitern einer Eigengewebsrekonstruktion nahelegen (s. u.)

Risikofaktoren für das Scheitern eines anderen Verfahrens:

- Levatordefekt
- Familienanamnese eines Beckenbodenprolaps
- Erweiterter genitaler Hiatus
- Ausgeprägter Prolaps (POP-Q ≥ 3)
- Levatormuskel-Akontraktilität
- Multiparität
- Frauen < 60 J.
- Kollagenmangel
- Co-Morbidität, die den intraabdominellen Druck steigert (hoher BMI, COPD, chronisches Asthma, chronische Obstipation)

Vorderes Kompartiment

(Re-)Zystozelenkorrektur mit vorderer Netzinterposition: Unterspritzen der gesamten vorderen Vaginalwand mit Lokalanästhetikum-Adrenalin-Gemisch, je nach Präparationsebene prä- bzw. subfaszial von Höhe des Blasenhalses zum Ramus inferior ossis pubis und des paravesikalen Raums, vom Blasenpfeiler ausgehend zur Spina ischiadica. Mediane Kolpotomie der vorderen Vaginal-

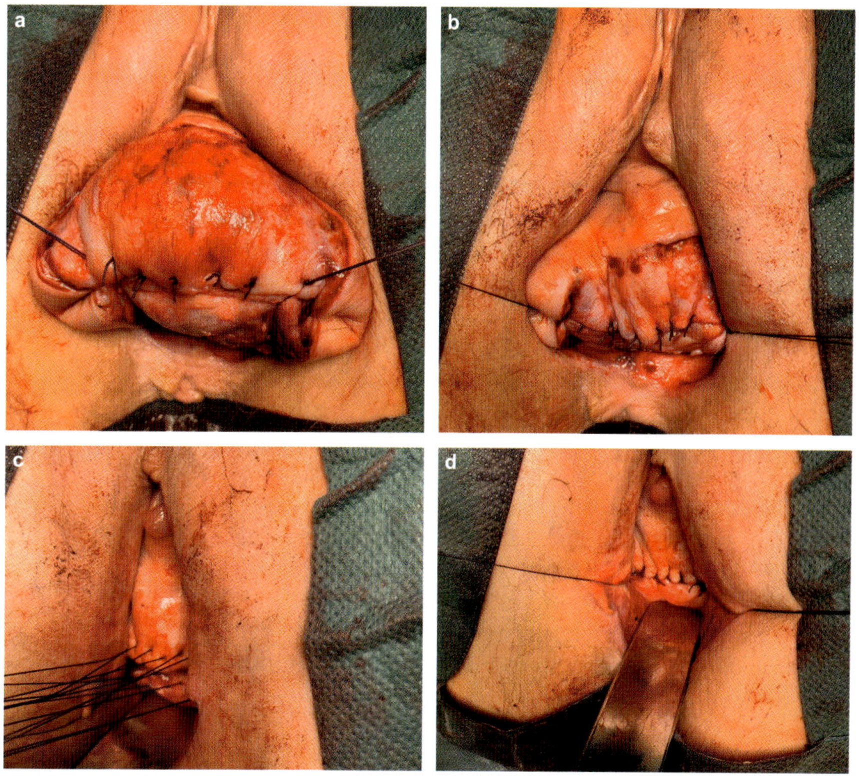

Abb. 16.9 Kolpokleisis [P1172]
a Kolpokleisis: seitliche Zügelfäden, ca. die Hälfte der Faszienrekonstruktion durchgeführt
b Kolpokleisis: seitliche Zügelfäden, Faszienrekonstruktion so weit, dass Schnittrand des Vaginalepithels sichtbar
c Kolpokleisis: vorgelegte Fadenreihe zum Verschluss des Vaginalepithels
d Kolpokleisis: Endergebnis mit kurzer Scheide und noch seitlichen Zügelfäden

wand vom urethrovesikalen Übergang bis zum Scheidengrund bzw. zur Zervixvorderwand. Aufgrund der Rezidivsituation lassen sich zentral oft keine relevanten Faszienstrukturen darstellen. Gelingt dies, sollte die Faszie, beginnend auf Höhe der mittleren Vagina, gespalten und angeklemmt werden, um unterhalb derselben die Zystozele darzustellen. Durch dieses Manöver wird in der gleichen Ebene präpariert wie beim laparoskopischen Vorgehen (Spatium vesicofasciale). Da vaginal eine lateralere Präparation erfolgt, sollte diese stumpf erfolgen, um Gefäße und den Ureter nicht in ihrer Integrität zu beeinträchtigen.

Eine Präparation im Spatium vaginofasciale (Belassen der Fascia endopelvina auf der Blasenwand) durch Darstellen der Zystozele lateral bis zur Umschlagfalte der endopelvinen Faszie, um das Netz zwischen Faszie und Tunica muscularis vaginae zu platzieren, lässt den Zugang in den paravesikalen Raum gleichermaßen zu und reduziert das Risiko für eine Netzerosion in die Harnblase. Wissenschaftliche Vergleichsdaten dazu gibt es nicht, die vaginale Erosionsrate scheint nicht erhöht zu sein (Baeßler et al. 2016).

Stumpfes Eröffnen des paravesikalen Raums bis zur Spina ischiadica unter Schonung der Gefäße im mittleren Vaginalbereich. Von der Spina ischiadica aus stumpfes Freilegen des Lig. sacrospinale auf einer Länge von ca. 2 cm durch Medianisieren des paravesikalen Gewebes bds. Die Präparation sollte stumpf erfolgen. Je nach Netzbefestigungssystem wird dieses im Lig. sacrospinale ca. 1,5 cm medial der Spina ischiadica fixiert. Wie schon bei der sakrospinalen Fixation beschrieben (s. o.), ist die genaue Lokalisation wichtig, um Verletzungen der Äste der Vasa iliaca interna, der Nerven des Plexus sacralis, des pudendalen Gefäß-/Nervenbündels und des M. coccygeus zu vermeiden. Da ausschließlich konfektionierte, devicegestützte Netze genutzt werden, muss der paravesikale Raum nur so weit eröffnet werden, dass die Einführhilfe und der Zeigefinger platziert werden können. Eine visuelle Darstellung des Lig. sacrospinale ist nicht erforderlich.

Bei einem 6-Punkt-Fixationsnetz wird distal der Spina ischiadica das Netz zusätzlich am ATFP (Arcus tendineus fasciae pelvis) befestigt.

Der distale Anteil des Netzes wird bds. im Bereich des Blasenhalses in der Ebene des ATFP (Membrana obturatoria) mit den dafür vorgesehenen Fixationsmechanismen platziert, nachdem vorher bds. ein kleiner Kanal nach lateral präpariert wurde. Hierbei wird darauf geachtet, dass das distale Netzende spannungsfrei und symmetrisch unter dem Blasenhals zum Liegen kommt.

Spannungsfreier Verschluss der Kolpotomie mit schon beschriebenem Nahtmaterial (Fadenstärke 2/0 oder 3/0, Polyglactin 910 oder Poliglecapron 25). Bei erhöhter Blutungsneigung im paravesikalen Raum kann hier eine Redon-Drainage gelegt und über die Kolpotomie ausgeleitet werden.

Bei Z. n. Hysterektomie und Schwierigkeit, den paravesikalen Raum zu eröffnen, kann der Zugang zum Lig. sacrospinale über den pararektalen Raum gesucht werden. Wenn neben einer Zystozele auch ein Enterozelenbruchsack eröffnet und korrigiert wurde (s. o.), dann kann durch dieses Manöver auch der Scheidenapex gut stabilisiert werden.

Hinteres Kompartiment

(Re-)Rektozelenkorrektur mit hinterer Netzinterposition: Der oben beschriebene Zugang wird auch bei den seltenen Indikationen zur vaginalen posterioren Netzeinlage genutzt, um die apikale bilaterale Fixation ermöglichen zu können. Konfektionierte, devicegestützte Netze werden für das posteriore Kompartiment kaum mehr vorgehalten und sollten nur in der Rezidivsituation zur Anwendung kommen, wenn eine suffiziente rektovaginale Faszie (mittleres und proximales Scheidendrittel) nicht mehr zur Darstellung kommt und ein laparoskopisches Vorgehen nicht umsetzbar ist (postmenopausale, multimorbide Patientin, laparoskopischer Zugang durch Adhäsionen nicht möglich; Baeßler et al. 2016). Eine zusätzliche Dammrekonstruktion unter Nutzung körpereigener Faszienstrukturen nach vorheriger lateraler Fixation des distalen Netzendes (keine direkte Fixation am Perineum) ist sinnvoll, um das Risiko für eine Netzerosion bzw. Dyspareunie zu reduzieren, zumal eine Dammininsuffizienz nicht netzgestützt korrigiert werden kann.

Ergebnis

Wiederherstellung der normalen Anatomie, dadurch
- Reduktion des Drucks in der Scheide,
- geschlossener Introitus vaginae,
- Therapie der Dyspareunie,
- Verbesserung der Entleerungsfunktion von Harnblase und Darm und
- Kontinenz der Harnblase.

16.2.5 Postoperatives Management

Nach vaginalen Operationen mit flächigen Wunden ist die **Einlage einer Tamponade** sinnvoll. Für die Dauer der liegenden Tamponade ist die Ableitung der Harnblase über einen transurethralen Dauerkatheter notwendig, da die Spontanmiktion postoperativ und insbesondere durch die Tamponade eingeschränkt ist.

Die **Schmerzmedikation** sollte kontinuierlich erfolgen. Das fördert die normale Blasen- und Darmfunktion postoperativ und erleichtert die Mobilisation. Nach Entfernung des transurethralen Dauerkatheters muss die restharnfreie Miktion überwacht und im Bedarfsfall durch intermittierenden Einmalkatheterismus oder die Anlage eines suprapubischen Dauerkatheters interveniert werden. Medikamentöse Therapieansätze bei postoperativer Blasenentleerungsstörung sind die Reduktion des Auslasswiderstands durch Alpha-1-Blocker oder die Steigerung der Detrusoraktivität durch Cholinergika. Bei längerfristiger Blasenentleerungsstörung ist die perkutane Elektrostimulation eine Möglichkeit der Therapie, die auch im häuslichen Setting möglich ist.

Die **postoperative Nephrosonografie** kann einen Nierenstau aufdecken, um frühzeitig eine nierenfunktionserhaltende Therapie einzuleiten.

Die normale Darmperistaltik kann schon unmittelbar postoperativ durch die regelmäßige Einnahme von **Quellmittel** unterhalten werden. Ist das nicht ausreichend sollten zusätzlich Abführzäpfchen, Klistiere oder Einläufe zur Anwendung kommen.

Nach Abschluss der Wundheilung ist das Fortführen der **lokalen Östrogenisierung** (nach Ausschluss der Kontraindikationen) in der oben beschriebenen Dosierung dauerhaft empfehlenswert, insbesondere nach Verwendung von alloplastischen Materialien.

16.3 Uteruserhaltende vaginale Techniken

Gert Naumann

Vaginale OP-Methoden zur Behandlung des Genitaldeszensus sind minimalinvasiv, schnell und unkompliziert durchführbar und sollten der Mehrzahl aller betroffenen Frauen als primäre Option angeboten werden. Die Rekonstruktion kann individuell mit und ohne Uteruserhalt erfolgen, eine schnelle Rekonvaleszenz ist gegeben.

Zahlreiche Studien untersuchen die Erfolgsraten der Fixierung des apikalen Kompartiments unter Nutzung der/des erhaltenen Zervix/Uterus oder der restlichen Bandstrukturen nach Uterusexstirpation.

In Planung einer **Beckenbodenrekonstruktion** sollten **Vorteile und Nachteile** eines Uteruserhalts im Vorfeld mit der Patientin besprochen werden (➤ Tab. 16.4).

Es gibt insgesamt nur wenige Kontraindikationen für einen Erhalt des Uterus im Rahmen der Rekonstruktion. Das allgemeine lebenslange Risiko für ein Zervixkarzinom beträgt 0,6 %, für das Endometriumkarzinom 2,7 % und das Ovarialkarzinom 1,4 % (Pearce et al. 2015).

Sollte sich die Patientin für eine Option des Uteruserhalt entscheiden, sollten die geringen Risiken und Kontraindikationen für einen Verbleib ausgeschlossen werden.

Mögliche Kontraindikationen, die gegen einen Erhalt des Uterus bei der Rekonstruktion sprechen (Gutmann und Maher 2013):

- Symptomatische Myome, Adenomyosis, Endometriumauffälligkeiten
- Aktuelle oder stattgehabte Zervixpathologie
- Abnormale bzw. postmenopausale Blutungen
- Tamoxifen-Therapie
- Familiäres BRCA1- und -2-Risiko
- Z. n. hereditärem nichtpolypösem Kolonkarzinom (HNPCC), Lynch-Syndrom (40–50 % Lebensrisiko für ein Endometriumkarzinom)
- Regelmäßige gynäkologische Nachsorge nicht gewährleistet

Ebenso kann eine ausgeprägte Adipositas das Risiko der Entstehung eines Endometriumkarzinoms begünstigen. Eine weitere Konstellation gegen den Verbleib des Uterus ist die ausgeprägte Elongatio colli des Uterus, eine zu proximale Fixierung am Fundus uteri kann die elongierte Zervix als noch immer störenden Fremdkörper in der Scheide belassen.

Gegen einen Erhalt des Uterus könnte auch die Notwendigkeit der Verwendung von Fremdkörpermaterial zur permanenten Fixierung sprechen. Neben Fadenfixierungen werden zunehmend schmale Polypropylenstreifen zur Fixierung des Uterus verwendet, die nach Definition Mesh-Verwendung bedeutet.

In einer ergebnisoffenen Aufklärung sollten auch **Risiken einer Hysterektomie** benannt werden. Als mögliche Komplikationen sind hier Blutungen (4 %), Blasenläsionen (2 %), Ureterverletzungen (0,1–0,5 %) und Darmverletzungen (0,4 %) zu nennen. Diese Risiken scheinen bei kleinen atrophen prolabierten Uteri mit leichtem Zugang zu den Gefäßstrukturen meist geringer sein.

Eine Studie aus Dänemark aus dem Jahr 2018 zeigt, dass 43 % aller Patientinnen eine uteruserhaltende Operation mit minimalinvasivem Zugang wünschen (van IJsselmuiden et al. 2018). Faktoren für die Entscheidung sind der Therapieerfolg, das Risiko einer evtl. postoperativen Harninkontinenz und das reduzierte Komplikationsrisiko.

Tab. 16.4 Vor- und Nachteile eines Uteruserhalts im Rahmen der Beckenbodenrekonstruktion (Bradley et al. 2018) [H253-002]

Vorteile	Nachteile
Verringerung OP-Zeit	Weniger Daten des Outcomes
Reduktion Blutverlust	Erhalt der Reproduktionsfähigkeit
Reproduktionsfähigkeit	Entartungsrisiko (Zervix, Uterus)
Möglichkeit einer natürlichen Menopause	Menses weiterhin vorhanden
Sexuelle Zufriedenheit	Notwendigkeit weiterer Vorsorge (Uterus)
Weniger invasives Verfahren	Ggf. schwierigerer Zugang (Uteruskontrolle)
Schnellere Rekonvaleszenz	Geringere Expertise bei Uteruserhalt
Geringeres Arosionsrisiko (Netz)	
Gleicher Outcome beider Techniken	
Präferenz der Patientin	

16.3.1 Vaginale uteruserhaltende Operationstechniken

Kolpokleisis

Die Kolpokleisis als operativer Scheidenverschluss gehört nicht zu den modernen uteruserhaltenden vaginalen Operationen. Es ist eine eher historische Methode, die aktuell wieder häufiger angewandt wird (Grzybowska et al. 2022). Die Scheidenwände werden invertiert und das Scheidenrohr obliteriert, eine Hysterektomie ist nur bei Pathologien erforderlich.

Für den kompletten oder partiellen (z. B. Technik nach LeFort) Verschluss gelten besondere Indikationen, da die Funktion der Scheide als Sexualorgan verloren geht. Die Kolpokleisis gilt als relativ schnelle und komplikationsarme Operation und wird dementsprechend vorrangig älteren multimorbiden Frauen angeboten, die nicht mehr sexuell aktiv sind und es auch nicht mehr sein wollen.

16

Manchester-Operation

Die bereits 1888 beschriebene Methode ist über viele Jahre anerkannt und wird v. a. in den skandinavischen Ländern angeboten. Hier erfolgt die Amputation der Cervix uteri und die extraperitoneale Plikation der sakrouterinen und Kardinalligamente unter Miteinbeziehung des posterioren Vaginalfornix. Im Vergleich zur vaginalen Hysterektomie zeigen sich weniger Blutverlust, eine geringe OP-Dauer und eine geringere Rezidivrate von 7 % nach 5 J. (Husby et al. 2019).

Sakrouterine Hysteropexie

Hier werden die Sakrouterinligamente zur Suspension des Uterus genutzt, die Literatur gibt hier Erfolgsraten von 81–88 % an, ohne dass es signifikante Unterschiede zur Technik der vaginalen Hysterektomie mit Sakrouterinfixation des Scheidenapex („Prolapshysterektomie") gibt. Aktuelle, zumeist retrospektive Studien zeigen unterschiedliche Ergebnisse, ohne dass es einen signifikanten Vorteil für die eine oder andere Variante gibt (Bradley et al. 2018).

Sakrospinale Hysteropexie

Die Suspension der abgewichenen apikalen Strukturen (Uterus, Scheidenapex) unilateral oder bilateral an das sakrospinale Ligament hat eine lange Tradition und ist umfangreich durch Studien belegt. Die Fixierung am sakrospinalen Ligament ist eine gut untersuchte und lange bekannte anatomische Landmarke, die durch die neuen Fixierungshilfen der dünnen Introducer noch weniger invasiv sind, ohne grundlegend neu untersucht werden zu müssen.

Die vaginale Hysteropexie kann durch Fadenfixation unilateral/bilateral oder durch den Einsatz eines Meshs in Form eines schmalen Streifens an beide Sakrospinalligamente erfolgen.

Die unilaterale Fadenfixierung der dorsalen Zervix, meist an das rechte Ligamentum sacrospinosum, ist einfach und minimalinvasiv. Nachteile dieser Option sind die laterale Auslenkung der Portio nach rechts und kaudal, die gelegentlich ein weiteres Zervix-Screening mit PAP-Entnahme erschweren können.

Eine bilaterale Fixierung unter Verwendung eines Meshstreifen-Interponats positioniert den Uterus medial ohne Spannung. Ein Zugang von anterior mit minimaler Eröffnung beider paravesikalen Räume hin zum Ligament und Fixierung mithilfe einer schmalen Einführhilfe gestattet die Anheftung des Meshs an die anteriore Zervix und führt so zu einer physiologischen und haltbaren Suspension des Uterus.

Durch die Fixierung an der distalen Zervix spielt eine evtl. Elongation colli hier keine Rolle.

Aktuelle Verfahren hier sind der Einsatz eines BSC-Netzes (AMI GmbH) und Splentis (Promedon):

- **Bilaterale Sakrospinale Kolosuspension (BSC, AMI GmbH):** Auch hier wird ein schmaler Polyproylenstreifen (21 g/m^2) an der vorderen oder hinteren Zervix mit Naht befestigt und bilateral am sakrospinalen Ligament mittels Faden mit einer Einführhilfe (i-Stich) eingebracht (➤ Abb. 16.10). Die Firma erlaubt die Verwendung auch nach Hysterektomie. Exakte Zahlen zu einer evtl. erhöhten Arosionsgefahr am Scheidenapex gibt es bislang nicht. Obwohl schön länger im Einsatz und weiterverbreitet finden sich bislang keine randomisierten Untersuchungen (Hosni et al. 2023).
- **Splentis-System (Promedon):** Auch dieses System verwendet einen schmalen Polypropylenstreifen, der ausschließlich von anterior an der Zervixvorderkante eingebracht wird. Die anteriore Fixierung zeigt in der Literatur physiologischere und länger haltbare Ergebnisse. Hier wird ein Anker mit einer dünnen Einführhilfe (Tissue Anchoring System, TAS) ca. 2 cm medial der Spina ischiadica in das Ligamentum sacrospinosum von vorn oben eingebracht und vermeidet den Kontakt mit dem retroligamentären Raum, wo sich u. U. venöse und nervale Strukturen befinden, die tangiert werden könnten (➤ Abb. 16.11). Die apikale Suspension wird meist mit einer Versorgung des vorderen Kompartiments durch eine Eigengewebsrekonstruktion und Restaurierung der Vaginalfaszie kombiniert. Die Methode ist unter der Bezeichnung **bilaterale anteriore Hysterofixatio sacrospinalis** eingeführt und durch

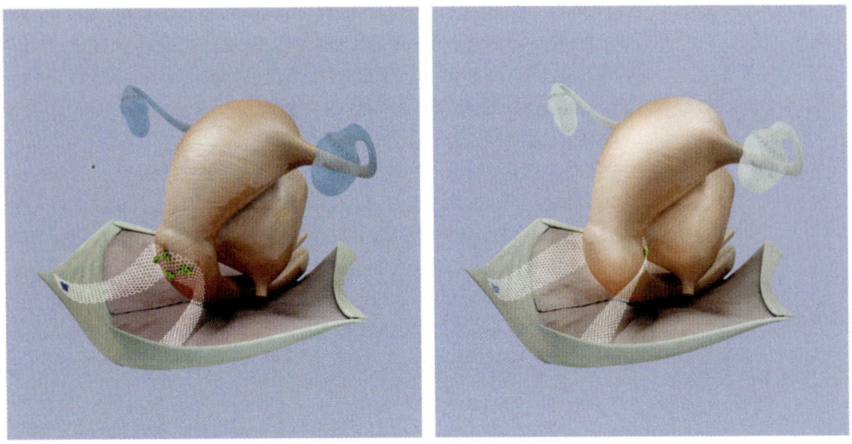

Abb. 16.10 Bilaterale Sakrospinale Kolposuspension: E ein schmaler Polyproylenstreifen (21 g/m^2) an der vorderen **(a)** oder hinteren **(b)** Zervix mit Naht befestigt und bilateral am sakrospinalen Ligament mittels Faden mit einer Einführhilfe (i-Stich) eingebracht (BSC, AMI GmbH) [V1050]

erste Studien in ihrer Wirksamkeit und Sicherheit belegt (Naumann et al. 2022). **Vorteile** sind eine kurze OP-Zeit (hier zwischen 20–30 min), weniger Blutverlust und eine rasche Rekonvaleszenz.

Kritiker der netzunterstützten vaginalen Hysteropexien fokussieren immer auf die Verwendung von Meshmaterial bei der OP und führen hier die Risiken und Komplikationen der Netzchirurgie an. Dies ist aufgrund der völlig unterschiedlichen Herangehensweise aber nicht haltbar (➤ Tab. 16.5).

16.3.2 Vergleich der verschiedenen vaginalen uteruserhaltenden Techniken

Es gibt zahlreiche Untersuchungen, die Uteruserhalt oder vaginale Hysterektomie mit sakrouteriner Fixation vergleichen. Beide Methoden zeigen gleichwertige Erfolgsraten für eine Fixierung des apikalen Segments bei geringen Nebenwirkungen (Bradley et al. 2018).

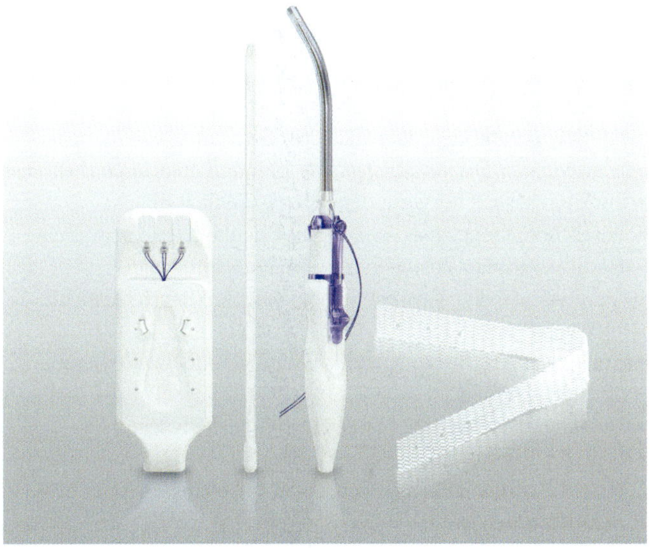

Abb. 16.11 Splentis-System (Promedon) [V1051]

Tab. 16.5 Mesh bei der Hysteropexie und Vollwandnetz bei Rezidivprolaps – unterschiedliche Indikationen und Risiken

	Vollwandnetz	Netzstreifen bei Pexie
Indikation	Prolaps im anterioren o. posterioren Kompartiment	Prolaps apikales Kompartiment
Platzierung	Großflächiges Netz **mit** Kontakt zur vorderen o. hinteren Scheidenwand	Nur apikale Fixierung an Zervix **ohne** Kontakt zur Scheide
Netzfixierung	Ggf. an Scheide	Nur an Zervix, keine Scheide
Größe	> 10 cm^2	< 10 cm^2

Auch der Vergleich zwischen sakrouteriner und sakrospinaler Fixierung mit und ohne Hysterektomie zeigt keine signifikanten Unterschiede. **Vorteile des Uteruserhalts** sind eine kürzere OP-Zeit, weniger Blutverlust, kürzere Krankenhausdauer und eine schnellere Rekonvaleszenz (Chan et al. 2023).

Systemische Reviews belegen gleichwertige Ergebnisse bzgl. der Rezidiv- und Re-Operationsrate im Vergleich zu Uteruserhalt oder Hysterektomie. Die vaginale Hysteropexie ist aber mit einem geringeren Blutverlust, einer kürzeren Operationszeit und einem kürzeren Krankhausaufenthalt verbunden (Meriwether et al. 2018; He et al. 2022).

Eine vielbeachtete Studie aus dem Jahr 2019 aus den Niederlanden verglich in einer randomisierten Untersuchung Patientinnen mit fadengestützter sakrospinaler Hysteropexie mit einer vaginalen Hysterektomie und einer sakrouterinen Ligamentfixation. Die Studie fand heraus, dass die Hysteropexie einer vaginalen Hysterektomie zur Behebung des apikalen Defekts objektiv und subjektiv bzgl. Senkungssymptomen und Re-Operationsrate nach 1 und 5 J. postoperativ nicht unterlegen war (Schulten et al. 2019).

MERKE

- Der transvaginale apikale Prolapsrepair ist sicher und effektiv.
- Der Uteruserhalt im Rahmen der Prolapsoperation ist eine gute Option, da die Hysterektomie allein keine ausreichende Methode zur Behebung des apikalen Prolapses darstellt.
- Frauen wünschen immer mehr den Verbleib des Uterus aus unterschiedlichen Gründen (Körperbild, Sexualität, Angst vor postoperativer Harninkontinenz etc.)
- Es gibt nur wenig Kontraindikationen, die für eine Hysterektomie sprechen
- Robuste Daten zu Langzeitergebnissen nach vaginalen uteruserhaltenden Operationen fehlen bislang.

16.4 Sakropexie

Thomas Fink

16.4.1 Einleitung

Jüngere und sexuell aktive Frauen mit Genitalprolaps profitieren von einem endoskopischen Zugang mit physiologischer Pexie der Scheidenachse:

- Vorteil der besten Langzeithaltbarkeit,
- Vollnarkose erforderlich,
- längere OP-Zeit (> 60 min),
- Verwendung von alloplastischem Material, jedoch weniger Nebenwirkungen wie Dyspareunie, da keine Kolpotomie.

Neben den klassischen Techniken mit einer medianen Aufhängung von Uterus, Zervix oder Scheide am Promontorium oder darunter gibt es innovative neue bilaterale Fixierungstechniken an der seitlichen Beckenwand mit weniger Invasivität unter Nutzung von alloplastischen Netzen.

Die Arosionsgefahr ist geringer, da hier meist von vaginal keine Kolpotomie erfolgt, die Netze werden von abdominal nur plan aufgelegt und fixiert.

Eine der erfolgreichsten Methoden ist die laparoskopische Sakropexie (Maher et al. 2013). Für diese Operation ist bisher kein Standardvorgehen definiert.

Gegenüber dem offenen Vorgehen bietet der laparoskopische Zugang einige Vorteile:

- Weniger postoperative Schmerzen
- Geringere Narbenbildung
- Schnellere Erholungszeit
- Verkürzung des stationären Aufenthalts (Gadonneix et al. 2004)

Die Operation kann uteruserhaltend als **Hysterosakropexie,** nach suprazervikaler Hysterektomie als **Zervikosakropexie** oder nach totaler Hysterektomie als **Kolposakropexie** durchgeführt werden.

Für die **moderne Sakropexie** werden synthetische Netze verwendet. Diese werden bei alleinigem Uterusdeszensus an der Zervix, bei Uterusdeszensus mit Blasen- oder Darmsenkung zusätzlich mit einem Netzanteil auf der pubozervikalen Faszie und/oder im Bereich der rektovaginalen Faszie befestigt. Hierbei erfolgt die Tiefe der Netzinterposition in Anbetracht des Ausmaßes der gleichzeitigen Defekte im Bereich der vorderen- bzw. hinteren Scheidenfaszie. Nach Hysterektomie wird der Netzanteil lediglich auf der Scheidenfaszie befestigt. Die Operationen werden entsprechend als **Hysterokolposakropexie, Zervikokolposakropexie** oder **Kolposakropexie** bezeichnet.

Auf der Seite des Sakrums erfolgt die Fixation im Bereich des Ligamentum longitudinale anterius auf Höhe der ersten Sakralwirbel (White et al. 2009). Da eine direkte Annäherung des Uterus, der Zervix und/oder der Vagina zum Sakrum eine zu starke Spannung bewirken würde, erfolgt die Überbrückung der Distanz durch ein Netzinterponat.

Indikationen

- Senkung des Genitaldeszensus im mittleren Kompartiment (Gebärmutter bzw. nach Hysterektomie des Scheidenapex oder nach suprazervikaler Hysterektomie der Zervix)
- Kombination der Senkung im mittleren Kompartiment mit Defekten und Senkung des vorderen und/oder hinteren Kompartiments (Zystozele, Rektozele)

Kontraindikationen

Kontraindikationen gibt es v. a. bei geplantem Uterus- oder Zervixerhalt:

- Elongatio colli
- Nicht abgeklärte Blutungsstörungen
- Relevante myomatöse Veränderungen
- Endometriumhyperplasien mit Atypien
- Pathologischer Abstrich der Zervix uteri
- Risikofaktoren für ein späteres Auftreten eines Zervix- oder Endometriumkarzinoms (z.B. Z. n. Carcinoma in situ der Zervix uteri, bekanntes HNPCC-Syndrom)

16.4.2 Präoperative Diagnostik

Die präoperative Diagnostik beinhaltet eine ausführliche Anamnese sowie eine Erfassung von Risikofaktoren und vorangegangenen Therapien, insbesondere Voroperationen. Ebenso sollten Begleitsymptome wie Harninkontinenz, Blasenentleerungsstörungen oder Stuhlauffälligkeiten erfasst werden.

Weiterhin erfolgt die klinische Untersuchung mit getrennten Spekula und der Erfassung des Ausmaßes der Genitalsenkung z. B. mit POP-Q (Bump et al. 1996). Eine präoperative Urodynamik bei isoliertem Genitalprolaps ist nicht erforderlich.

Die Urodynamik sollte zielführend eingesetzt werden. Dies kann die Detektion einer bestimmten Funktionsstörung sein (z. B. larvierte Harninkontinenz), die nach einer Senkungsoperation symptomatisch werden kann.

16.4.3 Aufklärung und Operation

Aufklärung vor der Operation

Vor jeder Operation muss die Patientin über alternative Heilverfahren und deren Erfolgsaussichten informiert und aufgeklärt werden. Vor allen anderen Methoden ist hier die Pessartherapie zu nennen. Da auch vaginale, alternative laparoskopische und offene Operationsverfahren den gleichen Defekt behandeln können, ist über diese Verfahren und deren Erfolgsaussichten, aber auch über deren mögliche Komplikationen aufzuklären. Die Aufklärung sollte die Information beinhalten, dass

- ein Uteruserhalt bei gesundem Uterus möglich ist.
- durch Aufhebung eines senkungsbedingten Quetschhahns eine Harninkontinenz postoperativ auftreten kann.
- Langzeitdaten zur Verwendung der eingesetzten Netze nicht vorliegen.
- Entzündungen, Erosionen oder Fisteln in umliegende Organe auftreten können.
- Nerven verletzt werden können (funktionelle Folgen!).
- nach der Rekonstruktion eines Defekts in einem Kompartiment ein Defekt im nicht operierten, zuvor unbeteiligten Kompartiment auftreten kann.
- ein Rezidiv im operierten Kompartiment auftreten kann.
- Symptome der Senkung persistieren können.
- auch das Sexualleben beeinflusst werden kann, wenn z. B. eine Dyspareunie neu auftritt oder eine Netzerosion entsteht.
- bei Erhalt der Gebärmutter bei späteren Uteruspathologien eine spätere sekundäre Hysterektomie erschwert sein kann.
- eine intraoperative Konversion zum offenen Operieren notwendig werden kann.

Operation

Die laparoskopische Operation kann nach sachgerechter Lagerung und Einlage eines transurethralen Dauerkatheters begonnen werden. Zum Einsatz kommt die 30°-Optik, welche einen guten Einblick in den präsakralen Bereich ermöglicht.

Nach Aufbau des Kapnoperitoneums und Einbringen eines 10er-Trokars wird zunächst die Kamera eingeführt. Dann werden unter Sicht drei weitere Arbeitstrokare im Unterbauch eingebracht. Bei extrakorporalen Knotentechniken empfiehlt es sich, einen 12-mm-Trokar im linken Unterbauch und einen 5-mm-Trokar im rechten Unterbauch und mittig einzusetzen. Zu Beginn der Laparoskopie sollte eine **Fotodokumentation** des Situs erfolgen.

Es ist empfehlenswert, die Operation mit der manchmal erschwerten Präparation und Darstellung des Fixationspunktes am Sakrum zu beginnen. Sollte der Fixationspunkt nicht zugänglich sein, kann man frühzeitig auf ein alternatives OP-Verfahren mit anderen Fixationspunkten wechseln, sofern die Patientin darüber aufgeklärt wurde. Dies könnte dann eine kraniale Fixation am Ligamentum pectineale (laparoskopische Pektopexie nach Noé) oder auch der seitlichen Bauchdecke sein (laparoskopisch-laterale Suspension nach Dubuisson).

Um eine gute Sicht auf das Operationsgebiet zu haben, wird das Sigma nach kranial gestreckt und nach links verlagert. Unabhängig vom Vorhandensein des Uterus oder der Zervix, beginnt die Operation mit der Beurteilung des präsakralen Fixationsortes am Ligamentum longitudinale anterius auf Höhe des Promontoriums bzw. S1-Niveaus. Das Ligament kann von aberranten Gefäßen bedeckt sein. Auch auf eine ungewöhnlich tief über das Sakrum verlaufende Vena iliaca communis sinistra muss geachtet werden. Bei adipösen Verhältnissen bzw. einer ausgeprägten retroperitonealen Fettschicht ist die Vene nicht immer gleich zu erkennen. Auch der intraabdominelle Druck beim Laparoskopieren, der zur Kompression der Vene führen kann, täuscht über deren Verlauf. Ein versehentliches Verletzen ist aufgrund der Blutung eine gefürchtete, zum Glück aber seltene Komplikation.

Vor dem Eröffnen des Retroperitonealraums wird das Peritoneum oberhalb des Promontoriums angehoben. Dadurch erfolgt eine Distanzierung zu den auf dem Promontorium verlaufenden retroperitonealen Gefäßen. Die Arteria und die Vena sacralis mediana werden auf dem Promontorium dargestellt und eine ausreichende Fläche auf dem Ligament für die Netzfixation präpariert. Diese Fläche wird nach kranial durch die Vena iliaca communis sinistra und die Bifurkation der Aorta begrenzt. Lateral liegt der rechte Ureter, medial ist das Sigma und kaudal die Kreuzbeinhöhle. Gefäßvariationen sind möglich (➤ Abb. 16.12).

Nun erfolgt das Längsspalten des Peritoneum parietale vom Promontorium entlang der rechten Beckenwand bis zur Zervix. Der Plexus hypogastricus superior, dessen Nervenfasern unter dem Peritoneum vom Promontorium ins rechte und linke Becken ziehen, wird durch die nur oberflächliche Inzision des Peritoneums geschont. Auf den Verlauf des rechten Ureters ist stets zu achten. Die Präparation findet medial des Ureters und lateral des Nervus hypogastricus dextra statt, welcher vom Plexus hypogastricus superior ins kleine Becken zieht, um mit den Nervi splanchnici pelvici den Plexus hypogastricus inferior zu bilden. Die Einsicht bei diesem Operationsschritt kann durch Verlagerung des Uterus, der Zervix oder der Vagina, z. B. durch einen von vaginal eingelegten Manipulator, erleichtert werden.

MERKE
Die exakte Darstellung und Schonung des Plexus hypogastricus superior vermeidet postoperative Defäkationsprobleme für die Patientin.

Der weitere Verlauf der Operation variiert in Abhängigkeit vom Vorhandensein des Uterus bzw. der Zervix.

Zervikosakropexie

Falls die suprazervikale Hysterektomie durchgeführt werden soll, kann diese nun in üblicher Weise erfolgen. Das Belassen der Zervix ermöglicht im weiteren Operationsverlauf eine stabile Netzfixation auf dem kollagenreichen Gewebe. Mögliche Erosionen von Netzanteilen im Bereich des Scheidenapex werden somit vermieden.

In die Vagina wird ein Scheidendilatator eingeführt, welcher zur Reposition des deszendierten Gewebes nach intraabdominell führt. Das Spatium vesicovaginale wird eröffnet und die Blase teils stumpf, teils scharf von der pubozervikalen Faszie nach kaudal abpräpariert. Bei Defekten im Bereich der Scheidenhinterwand wird das Spatium rectovaginale eröffnet und die hintere Scheidenfaszie nach kaudal freipräpariert. Anschließend wird ein Netzstreifen (monofil makroporös) in den Situs eingebracht. Der Netzstreifen ist ca. 3 cm breit und etwa 15 cm lang und wird auf die pubozervikale Faszie mit 2.0-PDS-Fäden aufgenäht. Die Fixation erfolgt an vier Stellen im Bereich der Vorderwand und zusätzlich im Bereich der Zervix. Auf der Zervix können nicht resorbierbare Ethibondfäden verwendet werden (➤ Abb. 16.13 und ➤ Abb. 16.14).

Sollte gleichzeitig im Bereich der Scheidenhinterwand ein Fasziendefekt vorliegen, kann ein zweiter Streifen eines Netzes ins Spatium rectovaginale eingelegt und entsprechend der Tiefe des Defekts auf der hinteren Scheidenwand aufgenäht werden. Auch das Hinterwandnetz wird auf die Zervix aufgenäht.

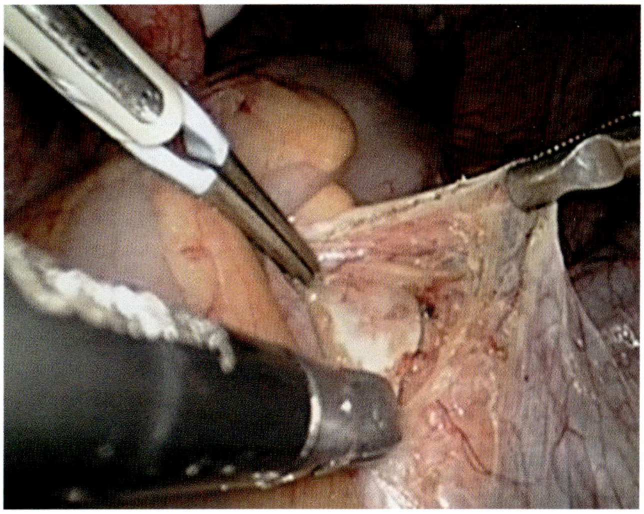

Abb. 16.12 Freigelegtes Ligamentum longitudinale anterius [M1401]

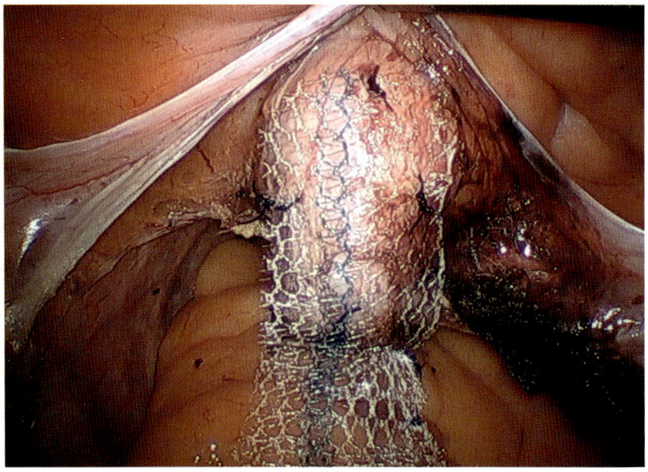

Abb. 16.13 Das Netz ist auf der pubozervikale Faszie und der vorderen Zervix aufgenäht, in der Scheide liegt ein Scheidendilatator [M1401]

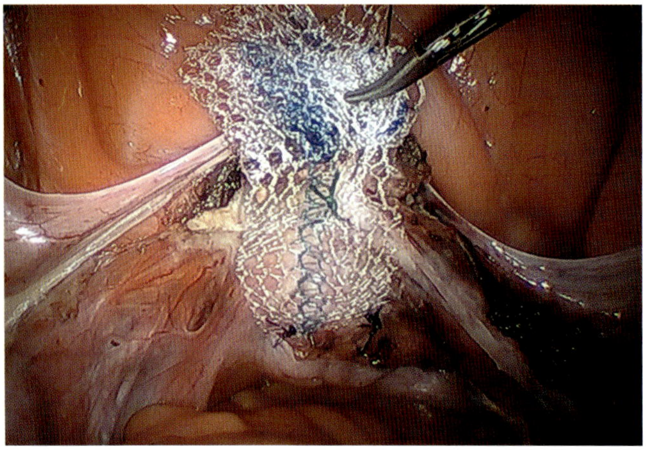

Abb. 16.14 Das Netz ist auf der Zervixhinterwand mit einem Ethibondfaden und auf der hinteren Scheide mit 2.0-PDS Faden fixiert. [M1401]

CAVE

Das Scheidenepithel darf bei der Fixation des Netzes nicht durchstochen werden, um Fistelbildungen oder Infektionen zu vermeiden.

Das vordere und hintere Netz kann im Bereich des Zervixstumpfs zusammengenäht werden und die freien Netzenden zusammen zum Sakrum ziehen. Gegebenenfalls kann ein freier Streifen gekürzt werden, sodass nur ein freies Netzende zum Sakrum zieht (➤ Abb. 16.15).

Vorgehen bei Uteruserhalt

Bei Erhalt des Uterus kann die Hystero(kolpo)sakropexie über ein Hinterwandnetz, über ein Hinter- und ein Vorderwandnetz oder auch nur durch ein Vorderwandnetz erfolgen. Welche der drei Techniken angewandt wird, hängt von der Lokalisation der vorhandenen Defekte ab. Bei der Uterussuspension über ein Hinterwandnetz wird das Kunststoffnetz auf der Zervixhinterwand, auf Höhe des Ansatzes der sakrouterinen Ligamente, mit drei Ethibondfäden befestigt.

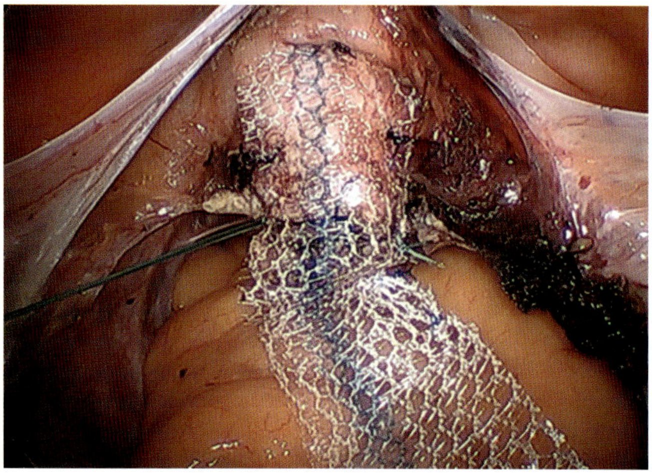

Abb. 16.15 Das vordere und hintere Netz werden im Bereich des Zervixstumpfs vereinigt. Nur ein Netzstreifen zieht zum Sakrum. Das freie Ende bzw. die freien Enden des Netzstreifens werden auf Höhe L5–S1 mit Titanspiralen oder mit Ethibondfäden fixiert, ohne dass eine hohe Spannung auf die Zervix und die Vagina ausgeübt wird. [M1401]

Abhängig von weiteren Defekten im Bereich der hinteren Scheidenwand kann das Netz weiter kaudal im Spatium rectovaginale an der Scheidenfaszie befestigt werden. Bei sehr tiefen Defekten kann das kaudale Netzende an den Musculus puborectalis angenäht werden, als Ersatz für das Septum rectovaginale. Das obere freie Netzende wird dann Richtung Sakrum durchgeleitet und dort am Ligamentum longitudinale anterius auf Höhe L5–S1 befestigt.

Hystersakropexie mit Vorder- und Hinterwandnetz

Sollte auch im Bereich der vorderen Faszie ein Defekt bestehen, kann zusätzlich ein Netz ins Spatium vesicovaginale eingelegt werden, welches auf der Scheidenfaszie und der Zervixvorderwand fixiert wird.

Um Uterus mit vorderer und hinterer Scheidenwand gemeinsam und ausgewogen zu elevieren, können beide Netze miteinander verbunden werden. Dies erfolgt mittels Durchleiten von einem oder zwei kranial lateralen Armen des vorderen Netzes seitlich des Zervixisthmus, oberhalb der Arteriae uterinae durch das eröffnete Ligamentum latum, vom vorderen ins hintere Kompartiment. Im hinteren Kompartiment werden der oder die Netzarme mit dem oberen Anteil des Hinterwandnetzes vernäht. Das freie Ende des Hinterwandnetzes wird anschließend spannungsfrei am Sakrum auf Höhe L5–S1 fixiert (➤ Abb. 16.16).

Hystersakropexie mit Vorderwandnetz

Sollen lediglich ein Uterusdeszensus und ein vorderer Scheidenwanddefekt behandelt werden, kann die Uterussuspension lediglich über ein Vorderwandnetz erfolgen.

Der kraniale freie Netzfortsatz wird hierbei meist einseitig rechts vom vorderen Kompartiment durch das Ligamentum latum im Bereich

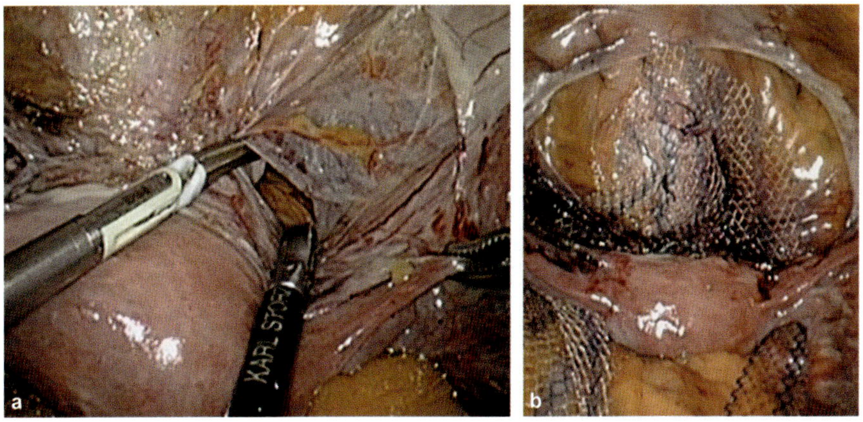

Abb. 16.16 **a** Eröffnung im Ligamentum latum **b** Beide kranialen Netzarme sind ins hintere Kompartiment getunnelt und werden mit dem Hinterwandnetz vernäht. [M1401]

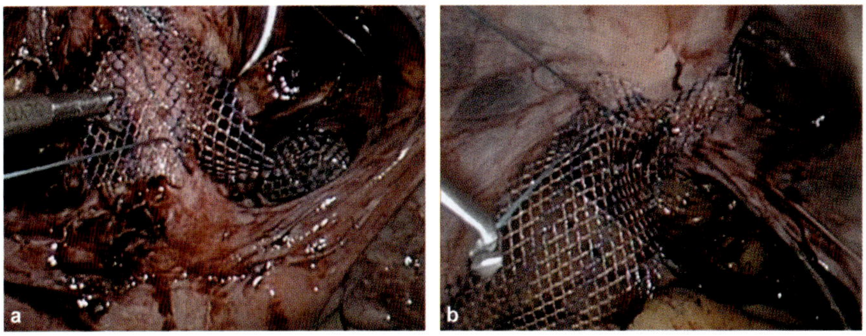

Abb. 16.17 **a** Das Netz wird auf der vorderen Zervix und ggf. auf der Scheide fixiert und der Netzarm rechts durch das Ligamentum latum ins hintere Kompartiment getunnelt. **b** Der Arm wird nach Fixation an der hinteren Zervix zum Sakrum geführt. [M1401]

des zervikalen Isthmus oberhalb der Arteria uterina ins hintere Kompartiment durchgeführt. Nach Fixation im Bereich der hinteren Zervix wird das Netzende zur Uterus- und Scheidenvorderwandsuspension zum Sakrum geführt und dort nach Kontrolle der Elevation des Uterus und der Scheide spannungsfrei fixiert (➤ Abb. 16.17).

Y-Netz-Kolposakropexie

Nach vorangegangener Hysterektomie oder der simultan totalen Hysterektomie wird der Apex über ein Y-Netz, welches entsprechend den Defekthöhen nach Abschieben der Harnblase nach kaudal auf die pubozervikale und die rektovaginale Faszie mit PDS-Fäden aufgenäht wird, zum Sakrum suspendiert (➤ Abb. 16.18 und ➤ Abb. 16.19).

Bei all diesen Vorgehensvarianten wird das Netz entweder mit einem nicht auflösbaren Faden bzw. mehreren nicht auflösbaren Fäden im Bereich des Promontoriums auf dem Ligamentum longitudinale anterius festgenäht (➤ Abb. 16.20) bzw. mit Spiraltackern fixiert. Vor der Fixation sollte durch vaginale Palpation die bestmögliche Elevation herbeigeführt werden. Nach der Befestigung des Netzendes am Sakrum erfolgt die komplette Peritonealisierung des Netzmaterials mit fortlaufender PDS-Naht (➤ Abb. 16.21).

Am OP-Ende werden das Gas abgelassen und die Instrumente unter Sicht entfernt. Nach dem Verschluss der Hautinzisionen mit Monocryl 3.0 wird abschließend für 24 h eine Scheidentamponade eingelegt.

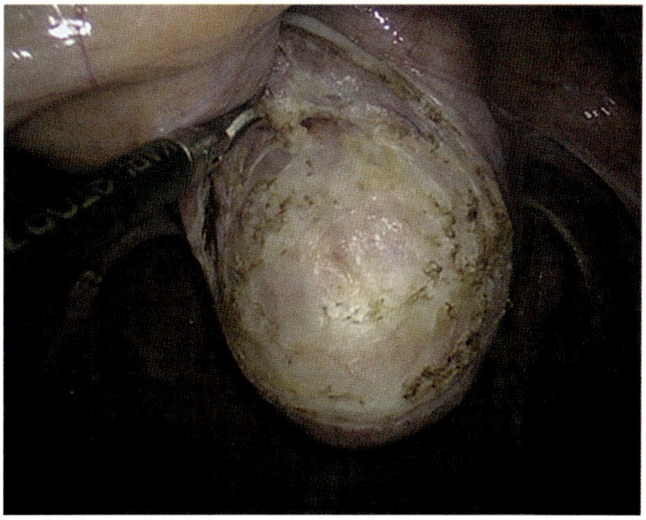

Abb. 16.18 Scheidenapex und Scheidenvorderwand nach Abschieben der Blase bei Zustand nach Hysterektomie mit eingesetztem Scheidenmanipulator [M1401]

Komplikationsmanagement

Bei einer intraoperativen Blasenläsion wird diese verschlossen und die Operation wie geplant zu Ende geführt. Bei Darmverletzungen sollten diese chirurgisch versorgt und die Sakropexie in gleicher Sitzung nicht weitergeführt werden.

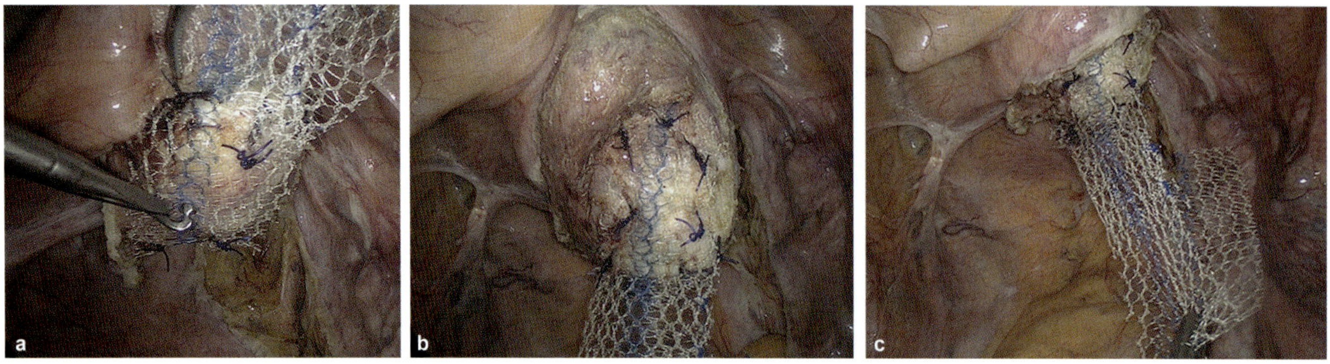

Abb. 16.19 Ein Y-förmiges Netz ist mit PDS-Fäden auf der Scheidenhinterwand (**a**) und Scheidenvorderwand (**b**) aufgenäht, das freie kraniale Netzende wird zum Sakrum geführt (**c**). [M1401]

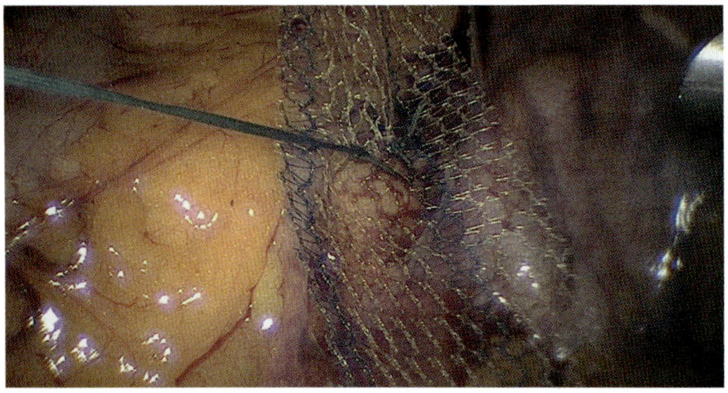

Abb. 16.20 Fixation des Netzes am Promontorium [M1401]

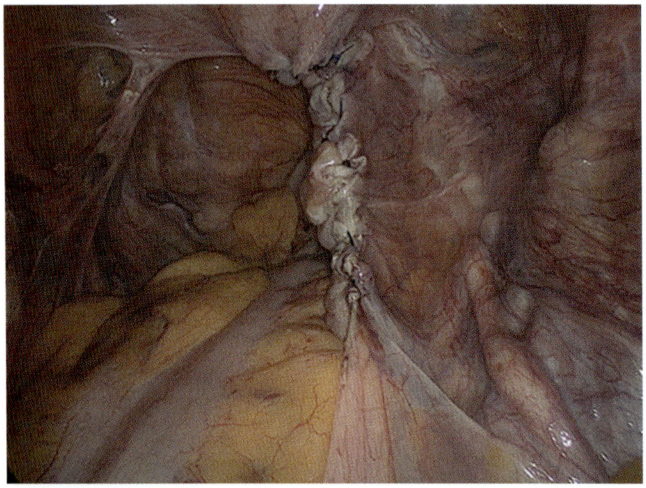

Abb. 16.21 Peritonealisiertes Netz [M1401]

Postoperatives Management

- Entfernung der Drainage bei Fördermenge < 100 ml.
- Entfernung Scheidentamponade und Katheter am 1. postoperativen Tag, dann Restharnkontrolle nach Spontanmiktion.
- Single-Shot-Antibiose ausreichend, Thromboseprophylaxe bis zur Entlassung.
- Abführmaßnahmen optional.
- Abschlussuntersuchung mit vaginalem US und Nephrosonografie.
- Ausstellung einer Arbeitsunfähigkeitsbescheinigung für etwa 4–6 Wo.
- Eine Kontrolluntersuchung beim behandelnden Frauenarzt wird nach etwa 2 Wo. angeraten.
- Die Patientin soll sich direkt postoperativ körperlich schonen; im Verlauf kann sie die körperliche Belastung langsam wieder steigern.
- Auch Sport oder Heben ist im Verlauf wieder möglich (spätestens nach 6 Wo.).
- Auf Geschlechtsverkehr sollte für ca. 4 Wo. verzichtet werden.

16.5 Laparoskopische Techniken mit bilateraler Fixierung

Günter Noé

Laparoskopische Techniken zur Deszensuskorrektur sind in den letzten 15 J. zunehmend in den Fokus gerückt und finden stärkere Verbreitung (Noé 2021; Rountis et al. 2021). Im Mittelpunkt steht weiterhin die **laparoskopische Sakrokolpopexie** (LSC), da sie in der Literatur immer noch als „Goldstandard" der Prolapschirurgie bezeichnet wird (Nygaard et al. 2013). Die Technik hat durch die Länge der Anwendung und die große Anzahl an Einzelpublikationen einen deutlichen Vorsprung, allerdings ist das Gros der Literatur auf Studien einzelner Zentren zurückzuführen. Multicenter-Studien fehlen gänzlich. Leider ist auch die Ausführung sehr variabel, was die Vergleichbarkeit erschwert. Der technische Ansatz wurde erstmals 1920 veröffentlicht. Es dauerte jedoch bis in die 1960er-Jahre, bis künstliches Gewebe zur Verfügung stand, mit welchem die Distanz zum Kreuzbein überbrückt werden konnte. Probleme wie Diszitis und Defäkationsstörungen (bis zu 20 %; Matthews 2016; Doğan et al. 2020) haben zur Entwicklung von alternativen Techniken geführt. Drei Techniken stützen sich dabei auf eine bilaterale Aufhängung der apikalen Struktur, wie sie auch anatomisch gegeben ist. Unterstützt wird der Ansatz durch computergestützte Modelle, die zeigten, dass die gerade Fixierung bei LSC starke longitudinale Scherkräfte auf die Beckenfaszie verursacht und der bilateralen Fixierung diesbezüglich unterlegen ist, da diese zu einer gleichmäßigeren Verteilung der Kräfte auf die Beckenbodenfaszie führt (Bhattarai und Staat 2019). Folgende Techniken stehen aktuell zur Verfügung: **ventrolaterale Suspension, Pektopexie** und die **CESA/VASA-Sakropexie.**

MERKE

Mögliche Vorteile einer bilateralen apikalen Fixierung im Vergleich zur medianen Fixierung am Promontorium, Ligamentum longitudinale:
- Modell der gleichmäßigeren Verteilung, evtl. Scherkräfte auf die Beckenbodenfaszie
- Vermeidung der Präparation proximal bei Gefäßaberrationen, Adhäsionen, Adipositas

16.5.1 Ventrolaterale Suspension (VLS)

Die Technik wurde 2002 von Dubuisson eingeführt. In einer ersten Fallserie von 2008 berichtet er über Operationszeiten von 90–300 min (Dubuisson et al. 2008). Die Schwierigkeiten bei der Anwendung von Tackern und Nähten veranlassten Dubuisson, lange Bänder extraperitoneal zur Bauchdecke durchzuziehen. Da das Einnähen in die Faszie Schmerzen verursachte, wurden später die Haltebänder verlängert, damit sie im Gewebe, ähnlich einem TVT, halten.

Indikation

All-in-One-Behandlung bei apikalem und kombiniertem Prolaps. Die Technik wird analog zur LSC verwendet und indiziert. Kombinationen mit vaginalen Techniken sind je nach Art des verwendeten Netzes möglich, werden aber eher selten durchgeführt.

Kontraindikation

Wenn eine Laparoskopie grundsätzlich nicht möglich ist oder wenn bei großflächigen, extraperitonealen Herniennetzen, die lateral den Iliacabereich bedecken, durch die Vernarbung ein Durchzug der Arme nicht möglich ist.

Technik

Die Vagina wird ventral analog zur Sakropexietechnik freipräpariert (bis zur Urethra) (➤ Abb. 16.22). Ein für die Technik entwickeltes Netz wird flächig auf die Faszie getackert (PDS-Tacker; ➤ Abb. 16.23). Der ca. 8 × 4 cm breite Steg hat seitlich ca. 25 cm lange Arme. Beidseits wird ein Trokar auf Höhe des Nabels (aktuelle Modifikation) platziert (➤ Abb. 16.24) und eine Fasszange hinter dem Peritoneum eingeführt und bis zum Apex vorgeschoben (➤ Abb. 16.25). Dort wird der jeweilige Netzarm gefasst und retroperitoneal bis nach außen geführt. Der Überstand wird gekürzt, ohne ihn zu fixieren. Bei fehlender Gebärmutter wird ein verlängerter Netzsteg nach dorsal hinter die Vagina genäht (analog der Y-Technik bei der Sakropexie).

Ergebnisse

Ein paar wenige Single-Center-Studien wurden bislang zu der Technik veröffentlicht (Barbato et al. 2021), eine randomisierte oder multizentrische Studie fehlt bislang hingegen. Die größte

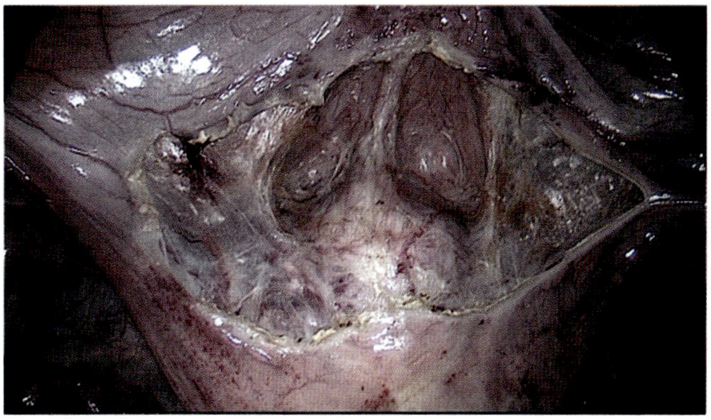

Abb. 16.22 Präparation der vorderen Faszie [M1407]

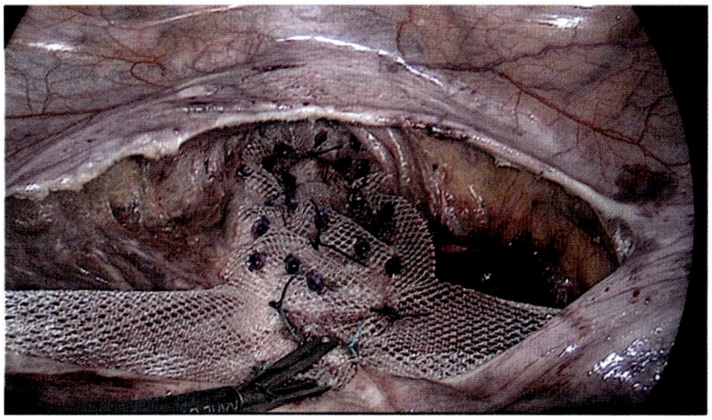

Abb. 16.23 Aufgetackertes Netz [M1407]

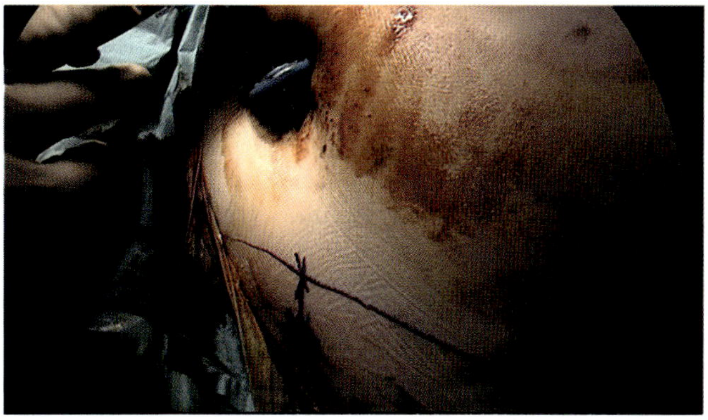

Abb. 16.24 Trokar lateral auf Höhe des Nabels [M1407]

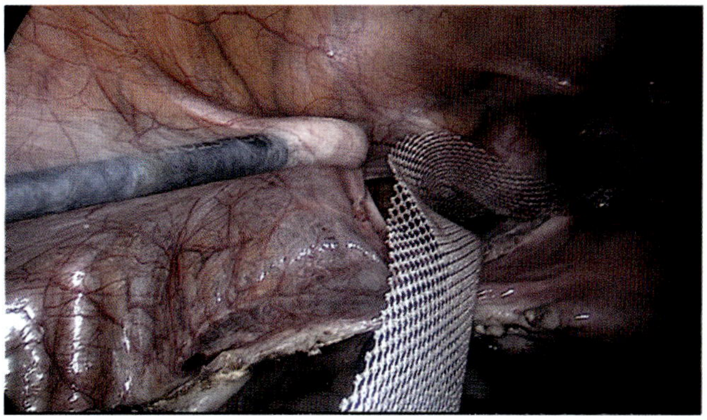

Abb. 16.25 Tunnelung extraperitoneal mit Fasszange [M1407]

Datensammlung wurde 2017 von der Entwicklergruppe veröffentlicht (Veit-Rubin et al. 2017). 417 Patientinnen wurden behandelt und evaluiert. Nach einem Jahr ergab sich eine anatomische Heilungsrate von 91,6 %. 78,4 % der Patientinnen berichteten, sie seien asymptomatisch. Die Erosionsrate lag bei 4,3 %, die Re-Operationsrate wurde mit 7,3 % angegeben. Die Hälfte der Patientinnen wurde nach 7 J. telefonisch kontaktiert, wobei 85 % zufrieden waren. Angaben über physische Langzeituntersuchungen fehlen. Weitere kleine Studien von niedrigem Evidenzgrad zeigen ähnliche oder bessere Ergebnisse. Vergleiche zu anderen Methoden fehlen bisher. Auch multizentrische Anwendungen unabhängiger Operateurinnen und Operateure fehlen.

Bewertung

Da aktuell und sicher auch zukünftig die Netzanwendung in der Kritik steht, implantiert man bei dieser Technik sehr viel Fremdgewebe. Die langen Arme kreuzen Gefäße und Nerven, diesbezüglich gibt es keinerlei Daten. Der Hauptvorteil liegt in der Einfachheit der Technik, die es auch weniger erfahrenen Laparoskopikern ermöglicht, in kurzer Lernkurve eine laparoskopische Technik anzubieten.

16.5.2 Laparoskopische Pektopexie (LP)

2007 begann die Entwicklung der laparoskopischen Technik, welche dann 2010 erstpubliziert wurde (Banerjee und Noé 2011). Aufbauend auf umfangreicher Erfahrung in der Verwendung von LSC und Wissen um deren Probleme, gerade bei adipösen Patientinnen (Defäkationsstörungen; Gustilo-Ashby et al. 2007), entwickelte Noé die laterale Fixierung tief am Ligamentum pectineale. Das Verfahren wurde früher ähnlich in Indien mittels Laparotomie zur Hysteropexie angewandt (Joshi 1993). Allerdings erfolgte die Fixierung dort mit ventralisierender Aufhängung am Ligament. Die laparoskopische Fixierung wird direkt am Übergang zum M. psoas vorgenommen, wodurch die Zugrichtung zur natürlichen vaginalen Achse sichergestellt wird.

Indikation

Grundsätzlich dient die Pektopexie der Apexfixierung. Dies kann an der Vagina, am Zervixstumpf oder am Uterus durchgeführt werden. Vom Entwickler wird die Kombination mit vaginalen oder laparoskopischen Techniken entsprechend den vorliegenden Defekten und Symptomen favorisiert, um möglichst wenig Netzmaterial anzuwenden (sog. defektorientierte Strategie; Noé et al. 2020). Alle vorgelegten Studien wurden nach defektorientierter Strategie ausgerichtet. In Rezidivfällen oder bei sehr ausgeprägten Befunden sind Bänder mit Stegen verfügbar, die als Verstärkung auf die gestraffte Faszie gelegt werden können (analog Y-Sakropexie).

Kontraindikation

Wenn eine Laparoskopie grundsätzlich nicht möglich ist oder im Bereich der lateralen Fixierung Herniennetze platziert sind und den Zugang zum Ligamentum pectineale nicht möglich machen.

Technik

Zentraler Unterschied zu anderen Techniken ist die laterale Fixierung am Ligamentum pectineale. Um die definierten Areale zu erreichen, wird das Peritoneum zunächst kaudal entlang des Ligamentum rotundum oberflächlich eröffnet (➤ Abb. 16.26). Danach sucht man das Ligamentum umbilicale mediale auf und zieht es zur Mitte (➤ Abb. 16.27). Zur Seite eröffnet sich der Zugang zum Os pubis und der Vena iliaca externa. Im Bereich der Fixierungspunkte findet man lymphatisches Gewebe. Um spätere Serome zu vermeiden, wird dieses Gewebe entweder nur abgeschoben oder, falls notwendig, nach Versiegelung abpräpariert. Das Ligament wird bis zum Erreichen des M. psoas freigelegt (➤ Abb. 16.28 und ➤ Abb. 16.29). Hier mündet es in die Muskelfaszie. Dort befindet sich der am weitesten kranial liegende Ort zur Fixierung. Auf das Becken projiziert entspricht der Punkt der gleichen Höhe wie der Übergang von Sakralwirbel 1 zu 2. Nach beidseitiger Präparation wird ein 15-cm-PVDF (Polyvinylidenfluorid)-Band zunächst auf den Apex aufgenäht. Nach Hysterektomie empfiehlt sich PDS, bei Fixierung an der Zervix (LASH) oder dem Uterus wird ein monofiler PVDF-Faden empfohlen. Zur Bestimmung der Position wird mit einem vaginalen Retraktor (z. B. Breisky Spekulum) eine spannungsarme Position des Apex ermittelt. Danach folgt die laterale Fixierung mittels Naht am Ligamentum pectineale (➤ Abb. 16.30

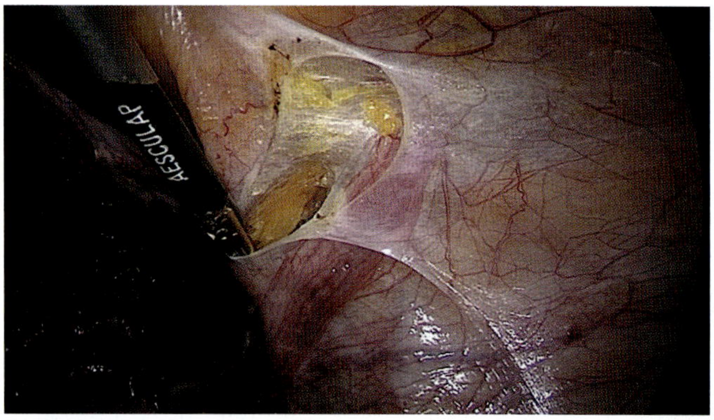

Abb. 16.26 Oberflächliche Eröffnung des Peritoneums [M1407]

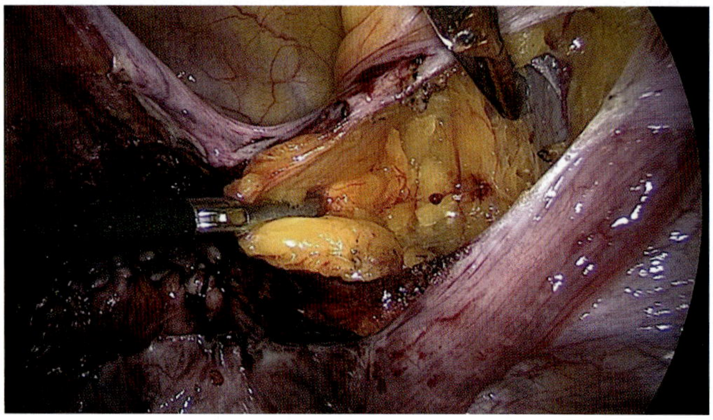

Abb. 16.27 Öffnen des Zugangs durch Zug am Lig. umbilicale mediale [M1407]

und ➤ Abb. 16.31). Am Ende wird das Peritoneum verschlossen. Kleine Lücken sind bei Verwendung von PVDF unproblematisch (➤ Abb. 16.31; ➤ Abb. 16.32a, b).

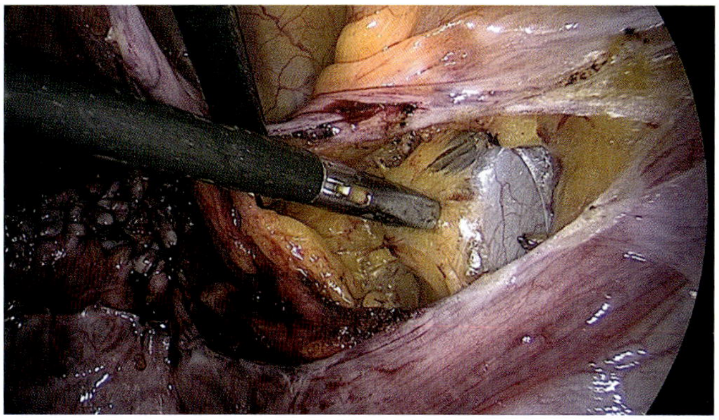

Abb. 16.28 Lymph- und Fettgewebe [M1407]

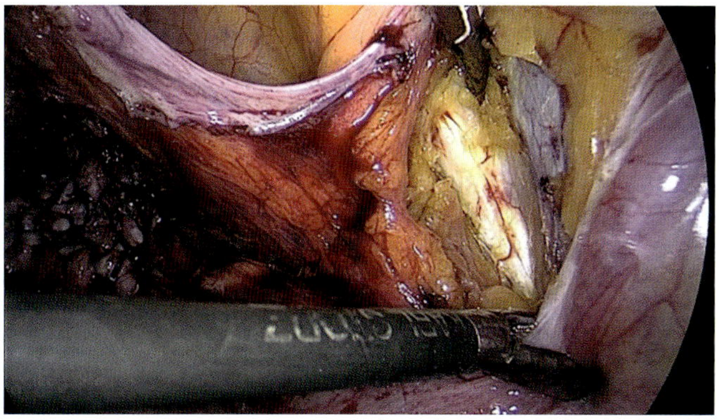

Abb. 16.29 Frei liegendes Ligament mit Vene und M. psoas unterhalb der Vena psoas [M1407]

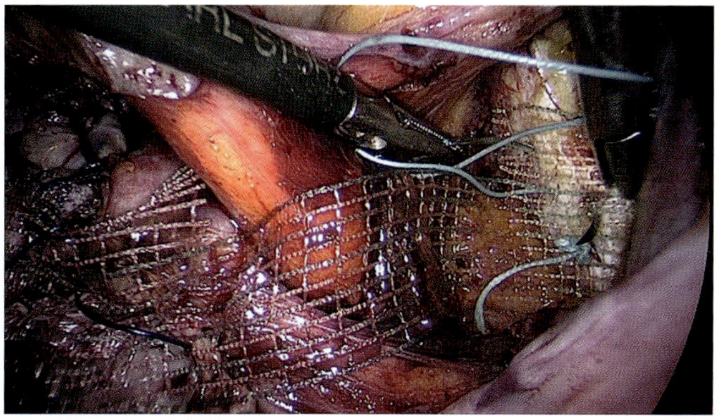

Abb. 16.30 Annaht des Bandes rechts: [M1407]

Ergebnisse

Nach einer ersten Pilotstudie wurde eine randomisierte Untersuchung durchgeführt, um mögliche neue Risiken und Ergebnisse im Vergleich zur LSC zu ermitteln (Banarjee und Noé 2011; Noé et al. 2013; Noé et al. 2015). Die chirurgischen Daten ergaben keine signifikanten Unterschiede zwischen den beiden Techniken, lediglich

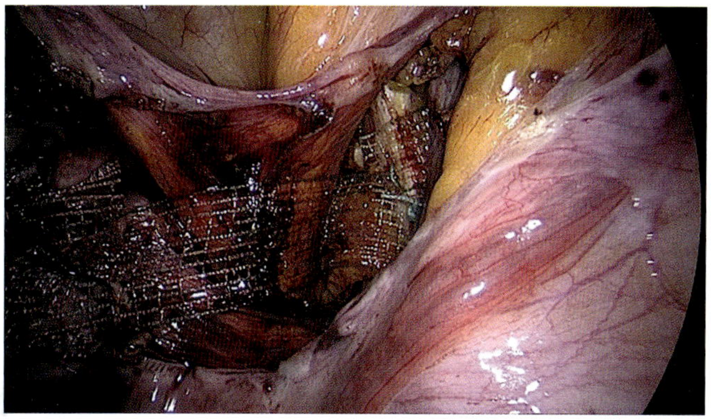

Abb. 16.31 Fixierter rechter Arm [M1407]

die Operationszeiten waren deutlich kürzer. Nach einer mittleren Nachbeobachtungszeit von 21 Mon. ergab sich ein statistisch signifikanter Unterschied bezüglich der Defäkationsstörungen (Pektopexie 0 %). Darüber hinaus gab es einen wesentlich geringeren Anteil an de-novo-lateralen Defekten im Pektopexiearm. Erfolgsraten für die apikale Fixierung lagen bei 97,5 % und die Empfehlungsrate bei 95 %. Nach der randomisierten Studie wurde vom Entwickler eine internationale multizentrische Studie mit elf Zentren in vier europäischen Ländern initiiert. Zweck der Studie war es, die Sicherheit und die Erfolgsrate der Technik außerhalb der spezialisierten Zentren zu evaluieren.

Die Daten zeigten ein geringes Risiko für die Patientinnen über alle Zentren und vergleichbare Operationszeiten im Rahmen der defektorientierten Strategie (Kombinationsoperationen), verglichen mit der LSC. Auch die Follow-up-Daten zeigten sehr zufriedenstellende Ergebnisse, mit hohen Zufriedenheitsraten über alle elf Zentren. Weitere Einzelstudien (z. T. randomisiert) bestätigen die Sicherheit der Anwendung und die Behandlungserfolge (Biler et al. 2018; Astepe et al. 2019; Szymczak et al. 2019; Matsuzaki et al. 2021; Obut et al. 2021).

Bewertung

Mit der Pektopexie steht eine sehr gut evaluierte Technik zur Verfügung, die durch die Qualität der wissenschaftlichen Begleitung als sicher gilt und sehr gute Ergebnisse bringt. Sie wird weltweit eingesetzt und mittlerweile auch in den Leitlinien empfohlen. Nachteil ist sicher die Lernkurve, gerade für Operierende, die den Zugang zur lateralen Beckenwand nicht gewohnt sind. Daher ist ein gutes Trainingsprogramm wichtig.

16.5.3 Bilaterale Sakropexie (CESA/VASA)

Die Technik wurde von Jäger initiiert und publiziert. Die initiale Idee war, eine Dranginkontinenz durch bilaterale Fixierung operativ zu sanieren. Die dazu publizierten Daten zeigen eine Überlegenheit zur medikamentösen Therapie, liegen aber auf dem Niveau bekannter Heilungsraten bei der Kombination von vorliegendem Dezcen-

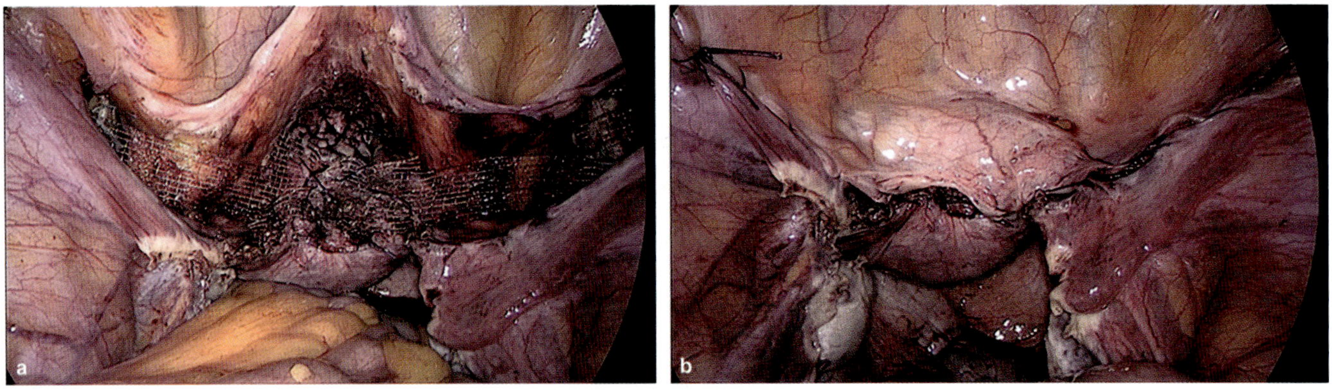

Abb. 16.32 a, b Finale Position vor und nach Peritonealisierung [M1407]

sus und Dranginkontinenz bzw. Drangproblematik (Rajshekhar et al. 2016; Rexhepi et al. 2016; Rexhepi et al. 2018; Noé et al. 2021; Ludwig et al. 2019). Da v. a. der Effekt der Operation auch ohne Deszensus nicht nachweisbar publiziert wurde, wird sie heute als bilaterale Sakropexie ausgeführt und laparoskopisch weiterentwickelt (Ludwig et al. 2019).

Indikation

Die Technik ist als reine apikale Fixierung konzipiert und muss bei relevanten Level-2- oder -3-Defekten ergänzt werden. Die zentrale Fixierung kann an der Vagina (VASA) oder an der Zervix (CESA) erfolgen, auch eine Fixierung an der Gebärmutter ist möglich.

Kontraindikation

Limitierend kann der Zugang zum Os sacrum sein, einerseits durch tief kreuzende Communis-Gefäße, andererseits durch Voroperationen an Gefäßen, Narben oder schwern Adhäsionen nach Divertikulitis. Letztendlich analog zur unilateralen Sakropexie.

Technik

Die originale Beschreibung fußt auf einer Fixierung der beiden Bandarme auf Höhe der Sakralwirbel 1/2, bilateral am Lig. longitudinale. Mittlerweile gibt es aber Variationen analog zur unilateralen Fixierung auf dem Promontorium oder gar zur unilateralen Fixierung rechts; dabei wird das Band hinter dem Sigma durchgeführt.

Analog zu Pektopexie wird das PVDF-Band zunächst am Apex fixiert (➤ Abb. 16.33). Darauf erfolgt das Freilegen des kranialen Fixationspunkts über dem Promontorium bzw. Os sacrum (➤ Abb. 16.34). Hierbei gelten die Präparationsregeln der unilateralen Sakropexie zur Schonung der Plexus-hypogastricus-Fasern. Danach wird bei den meisten Beschreibungen das Peritoneum bis zum Apex getunnelt. Manche Operierende wenden dazu gebogene Tunnelinstrumente an (➤ Abb. 16.35). Mit diesen werden dann die Arme des Bandes an beiden Seiten nach kranial gezogen. Nach Positionierung des Apex wird dann kranial mit Nähten oder Tackern fixiert ➤ Abb. 16.35. Die bleibenden Peritoneallücken werden verschlossen.

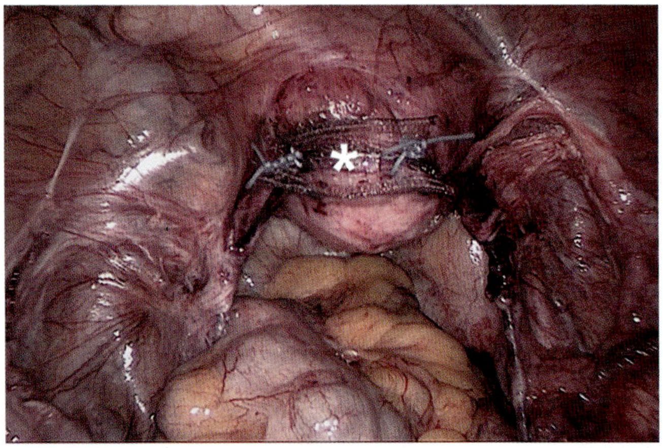

Abb. 16.33 Fixierung des PVDF-Bandes an der Vagina [M1407]

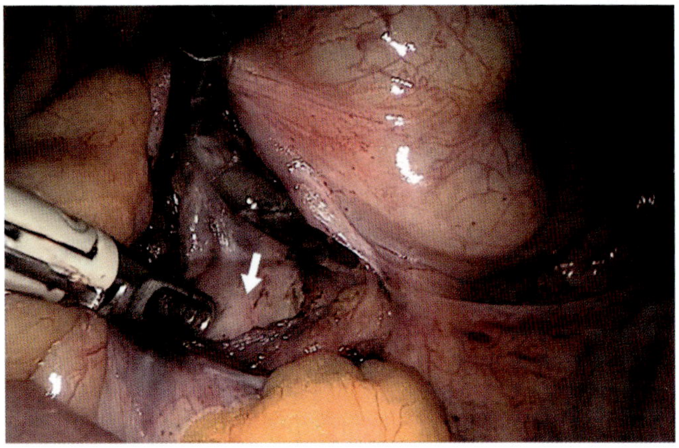

Abb. 16.34 Freilegen des Promontoriums [M1407]

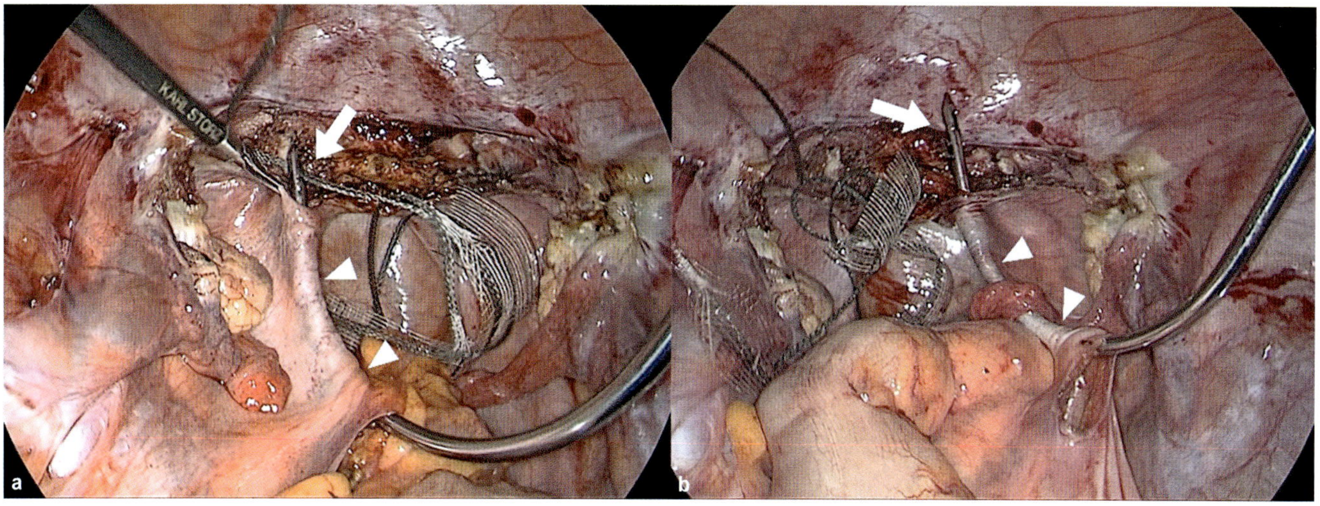

Abb. 16.35 a, b **a** Tunneln des Peritoneums bilateral mit gebogenem Gerät, **b** Befestigung am Promontorium rechts [M1407]

Bewertung

Es ist von einer suffizienten Technik zur Stabilisierung des Apex auszugehen. Auch der positive Effekt auf die Kräfteverteilung auf die Beckenbodenfaszie ist wahrscheinlich. Leider fehlen randomisierte Vergleichsstudien und gut vergleichbare Langzeitergebnisse zu äquivalenten Techniken. Eine multizentrische Risikoevaluierung ist empfehlenswert, da die Risiken der unilateralen Sakropexie bleiben oder sogar steigen können (Nervenirritation, Darmstrangulation). Mit den Tunneldevices ist die Anwendung analog zur unilateralen Technik sicher und gut zu erlernen. Eine Empfehlung in Leitlinien ist vorerst aufgrund der nicht ausreichenden Datenlage nicht zu erwarten.

16.5.4 Zusammenfassung

Alternativ zur unilateralen „klassischen" Sakropexie sind in den letzten Jahren die bilateralen Techniken entwickelt worden. Die ventrolaterale Suspension (VLS) wird aufgrund der einfachen Durchführbarkeit sehr häufig angewandt, obwohl suffiziente Daten fehlen. Die bilaterale Sakropexie spielt bislang eine untergeordnete Rolle, auch diesbezüglich fehlen noch solide wissenschaftliche Daten. Die Pektopexie ist mittlerweile sehr gut evaluiert und kann empfohlen werden. Wichtig bleibt ein gut standardisiertes Training, da Vereinfachungen nicht zwingend zu den gleichen Ergebnissen führen.

16.6 Robotisch assistierte OP-Techniken

Dimitrios Bolovis und Cosima Brucker

16.6.1 Einleitung

Die robotische Beckenbodenchirurgie ist keine neue Operationsmethode, sondern eine technische Ergänzung der etablierten und innovativen operativen Möglichkeiten. Die Anwendung eines OP-Roboters bietet Vorteile bei der exakten anatomischen Präparation sowie beim Nähen und Knoten durch optimale 3-D-stereoskopische Sicht, artikulierte Instrumente mit multiplen Freiheitsgraden sowie Tremorunterdrückung und ermöglicht damit eine hohe Präzision bei komplexen Eingriffen. Die verbesserte Ergonomie ist besonders wertvoll bei längeren Eingriffen. Aus diesen Gründen ist aktuell ein internationaler Trend zum zunehmenden Einsatz der Robotertechnologie insbesondere in der Beckenbodenchirurgie zu beobachten (➤ Abb. 16.36).

INFO

Vorteile eines OP-Roboters

Der OP-Roboter bietet technische Vorteile durch optimale 3-D-stereoskopische Sicht, artikulierte Instrumente mit multiplen Freiheitsgraden sowie Tremorunterdrückung und eine verbesserte Ergonomie.

16.6.2 Robotische Systeme

Für die robotische Chirurgie stehen verschiedene Systeme zur Verfügung. Seit 2005 wird der Markt von den robotischen Systemen der Firma Intuitive Surgical beherrscht. Der Prototyp „S" wurde über den „Si" zum „Xi"-System weiterentwickelt. 2016 wurde die Palette durch den „X" ergänzt. Typisch für die Intuitive-Systeme ist die Anordnung von vier Roboterarmen an einem singulären Grundgerät (Bedside Cart; ➤ Abb. 16.37).

Inzwischen sind weitere Anbieter (z. B. Medtronic, CMR Surgical, Senhance Surgical Systems, Avatera) hinzugekommen. Aktuell arbeiten darüber hinaus mehrere internationale Start-up-Firmen sowie Großunternehmern an der Entwicklung kompletter Roboterchirurgie-Systeme oder -Teilsysteme.

Gemeinsam ist allen Systemen die Bedienung der Roboterarme über eine Konsole, wobei die Handbewegungen des Chirurgen auf die Roboterarme übertragen werden (Master-Slave-Prinzip). Je nach Anbieter ist die Bedieneinheit als geschlossene oder offene Konsole gestaltet. Eine optimierte 3-D-Kamera wird von allen Systemen vorgehalten (➤ Tab. 16.6). Als Alternative zum singulären Grundgerät bieten einige Anbieter eine Anordnung der Roboterar-

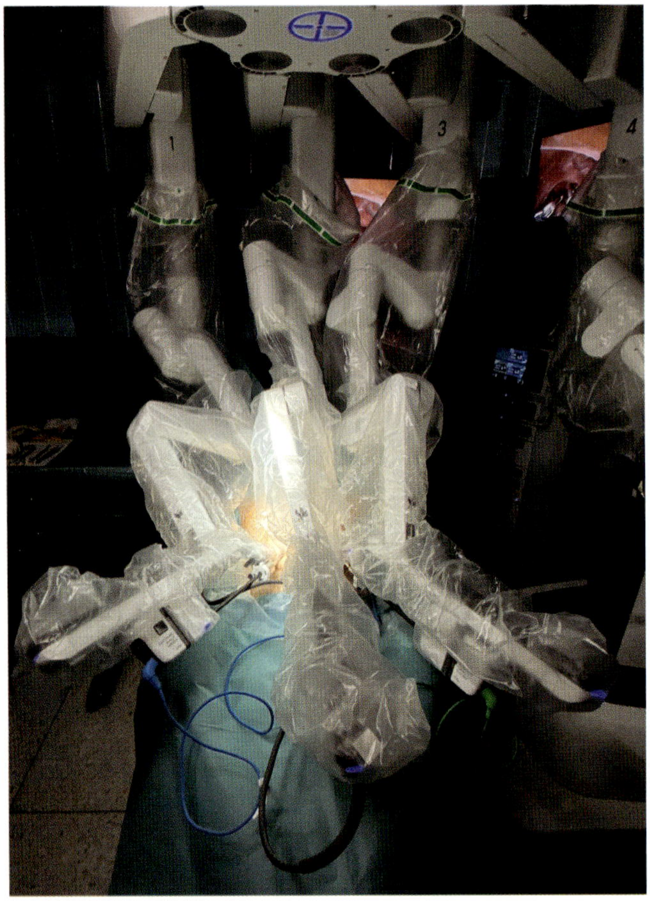

Abb. 16.36 Robotische Anordnung, Reduced-TrokarTechnik [M1404, M1405]

me an einzelnen Säulen an. Diese Säulen werden jeweils rechts und links des Patienten positioniert. Die einzelnen Anbieter arbeiten an unterschiedlichen Weiterentwicklungen der Technologie, z. B. im Bereich Enhanced Reality und Haptik sowie weiteren verschiedenen Anwendungen von künstlicher Intelligenz.

16.6.3 Rationale für den Einsatz eines robotischen Systems

Die Entscheidung zum Einsatz eines OP-Roboters wird in erster Linie durch den Operateur getroffen. Grundsätzlich können alle abdominellen Senkungsoperationen offen, laparoskopisch oder robotisch durchgeführt werden. Senkungsoperationen erfordern neben der exakten anatomischen Präparation das Anbringen von Nahtmaterial an unterschiedlichen anatomischen Strukturen des Bandapparats (Lig. longitudinale anterius, Lig. pectineum) und der Weichgewebe (Zervix, Vagina, paravaginale Faszie). Dies kann mithilfe eines OP-Roboters exakt an der gewünschten Position im idealen Winkel erreicht werden.

Die Durchführung des Knotens von Nahtmaterial kann aufgrund der multiplen Freiheitsgrade der Instrumente in kürzester Zeit erfolgen. Gerade im Rahmen der Beckenbodenchirurgie kann dies die Durchführung der Operation erleichtern und beschleunigen. Hinzu kommen die optimierte 3-D-Sicht und die durch den Operateur gesteuerte Kameraführung, da sie für eine fortwährend optimale Bilddarstellung und Fokussierung während der gesamten Operation sorgen. Die Ergonomie ist durch die sitzende Position und die einfache, ermüdungsarme Bedienung der Instrumente über die Konsole wesentlich verbessert. Gerade bei länger andauernden Eingriffen kann dies eine entscheidende Rolle spielen.

Bei der robotischen Chirurgie wird das chirurgische Trauma an Bauchdecke und Faszie minimiert. Die Trokare werden auf eine vorgegebene Tiefe in der Bauchdecke gebracht, sodass die Trokarbewegung um den idealen Drehpunkt erfolgt. Hierbei ist zu beachten, dass die Trokarpositionierung in einem Mindestabstand zum OP-Gebiet erfolgen soll, um die volle Funktion der Instrumente zu gewährleisten. Dies resultiert bei gynäkologischen Eingriffen meist in einer Platzierung der Arbeitstrokare auf Nabelhöhe.

Ein eindeutiger Nachweis der Überlegenheit der robotischen Chirurgie gegenüber der konventionellen Laparoskopie konnte bislang nicht durch große multizentrische Studien belegt werden, jedoch hat die robotische Chirurgie den Übergang von offenen abdominellen zu minimalinvasiven Eingriffen erleichtert (Lawrie et al. 2019).

MERKE

Argumente für den Einsatz eines OP-Roboters bei urogynäkologischen Eingriffen. Die exakte anatomische Präparation und das Nähen und Knoten werden durch den Einsatz eines OP-Roboters wesentlich erleichtert.

Dadurch eignet sich der OP-Roboter besonders gut für die minimalinvasive Beckenbodenchirurgie.

16.6.4 Indikation zur robotischen Operation

Die Indikationsstellung zur robotischen Durchführung einer Senkungskorrektur oder Inkontinenzoperation ist individuell und multifaktoriell. Sie ist abhängig vom Zugang zu einem OP-Roboter, der möglichen Nutzungszeit des Systems und der Erfahrung des Operateurs. Die Art des geplanten Eingriffs, die Einschätzung der Durchführbarkeit in Abhängigkeit von Begleitfaktoren und Voreingriffen sowie eventuell erforderliche Zusatzeingriffe spielen eine wesentliche Rolle bei der Entscheidung.

Die als Erstes etablierte und bislang am häufigsten durchgeführte Beckenboden-Operation ist die **robotische Sakrokolpopexie** (SCP). Dieser Eingriff kann bei Adipositas gelegentlich eine Herausforderung darstellen. Die robotische Chirurgie kann in dieser Situation nützlich sein. Die Präparation sowie die Fixierung der prolabierten anatomischen Strukturen wird durch die Nutzung der Robotertechnologie erleichtert. Insbesondere beim Nähen und Knoten sind die Vorteile offensichtlich. Die verbesserte Ergonomie ist bei längerer Eingriffsdauer vorteilhaft. Inzwischen wurden zahlreiche weitere Eingriffe zur Beckenbodenkorrektur für die robotische Chirurgie angepasst und etabliert, bei welchen der Einsatz des OP-Roboters sinnvoll sein kann. Hierzu gehören die robotische Pektopexie, die laterale Suspension nach Dubuisson, die sakrouterine Suspension sowie die unilaterale pektineale Suspension.

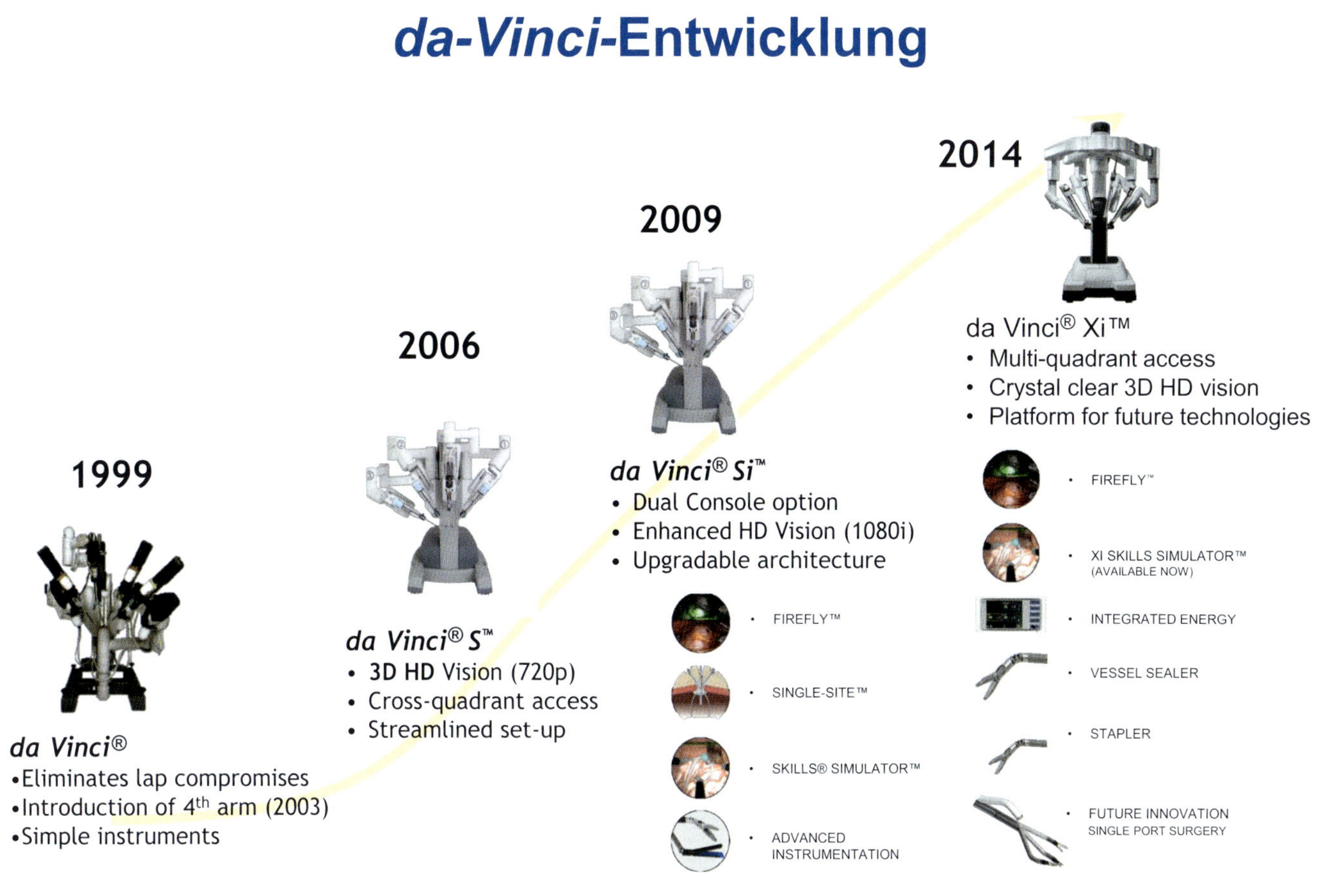

Abb. 16.37 Entwicklung Da-Vinci-OP-Roboter [T1300]

Tab. 16.6 Überblick über aktuell zugelassene robotische Systeme für die minimalinvasive Chirurgie

System	Anordnung der Arme	Konsolentyp	Single-Port-Option	3-D-Kamera	Artikulierte Instrumente
Intuitive Surgical: Da Vinci X, Xi	Singuläres Grundgerät: Bedside Cart	Geschlossen	Ja	Ja	Ja
Medtronic: Hugo RAS	4-Säulen-Modell	Offen: 3D Brille erforderlich	Nein	Ja	Ja
CMR Surgical: Versius	4-Säulen-Modell	Offen: 3D Brille erforderlich	Nein	Ja	Ja
Asensus Surgical: Senhance Surgical Systems	4-Säulen-Modell	Offen 3D Brille erforderlich	Nein	Ja, plus Eye-Tracking	Teilweise
Avatera: Avatera System	Singuläres Grundgerät: Bedside Cart	Offen mit Mikroskop-Einblick	Nein	Ja	Ja

Auch im Bereich der operativen Behandlung der Inkontinenz kann der OP-Roboter das Vorgehen erleichtern, sodass die Indikation zur robotischen Burchoperation möglich und sinnvoll ist. Diese erfolgt entweder konventionell transperitoneal nach Abpräparieren der Harnblase oder über den beidseitigen lateralen Zugangsweg.

MERKE

Die roboterassistierte Operationstechnik verbessert die Sicht des Operateurs, erhöht die Präzision des operativen Vorgehens und stellt Instrumente mit deutlich verbesserten Freiheitsgraden zur Verfügung.

16.6.5 Training – Lernkurve

Für die erfolgreiche Etablierung eines robotischen Programms ist das **Training des gesamten Saalteams** inklusive Operateur, Assistenz, OP-Pflege und Anästhesie erforderlich. Dadurch lassen sich OP-Zeiten und Komplikationsraten reduzieren. Dabei werden umfangreiche Sicherheitsvorkehrungen getroffen, um die korrekte Handhabung und Anwendung des OP-Roboters in allen Phasen vor, während und nach der Operation sicherzustellen.

Das **Training** erfolgt in unterschiedlichen Formaten. Diese beinhalten die Aneignung des theoretischen Know-hows in Online- und/oder Präsenzkursen inklusive Wissensnachweis und Abschlusstest sowie eine praktische Einweisung in das System und das Üben der korrekten Bedienung in Dry-Lab- und Wet-Lab-Kursen.

Die Fertigkeiten am System werden durch Simulationsübungen, die entweder per Computersoftware direkt auf die Konsole eingespielt oder an Organmodellen im Labor ausgeführt werden ergänzt. Idealerweise erfolgt vor dem ersten Eingriff eine OP-Hospitation an einem Kompetenzzentrum, um den Einsatz des Roboters während einer Liveoperation in allen Phasen zu beobachten. Die ersten Eingriffe sowie die Aufnahme komplexer Eingriffe werden üblicherweise durch einen erfahrenen robotischen Operateur, einen sog. Proktor oder Preceptor, sowie durch einen erfahrenen Firmenmitarbeiter, der insbesondere mit den technischen Aspekten des Roboters vertraut ist, begleitet.

In den letzten Jahren bemühen sich auch die robotischen und endoskopischen Fachgesellschaften um eine fundierte Ausbildung und Akkreditierung robotisch tätiger Chirurgen zur Sicherstellung eines hohen Qualitäts- und Sicherheitsniveaus. Die optimale Trainingsmethode zum Erlernen der robotischen Chirurgie wird derzeit noch evaluiert.

Obwohl die robotische Chirurgie eine verbesserte Operationstechnik im Vergleich zur konventionellen Laparoskopie ermöglicht, erfordert sie das Durchlaufen einer Lernkurve. Dadurch kann die Operationszeit anfänglich verlängert sein. Mehrere Studien konnten zeigen, dass sich die **chirurgische Effektivität der robotischen Chirurgie** nach etwa 20 Operationen deutlich verbessert. Das chirurgische Leistungsniveau erreicht jedoch erst nach 60–80 Eingriffen ein Maximum (van Zanten et al. 2019). Auch unter Berücksichtigung der Lernkurve kann die robotische Chirurgie die Adoption minimalinvasiver Operationstechniken im Vergleich zur konventionellen Laparoskopie vereinfachen.

MERKE

Zur Erlernung ist ein abgestuftes Trainingsprogramm erforderlich. „See one – do one – teach one" gehört der Vergangenheit an!

16.6.6 Robotische Eingriffe in der Urogynäkologie

Netzgestützte Operationen

Robotische Sakrokolpopexie

Die Sakrokolpopexie (SCP) ist der bislang am häufigsten durchgeführte robotische Eingriff in der Beckenbodenchirurgie. Die SCP ist eine technisch anspruchsvolle Operation, die die Präparation in der Nähe von kritischen Strukturen inklusive Iliakalgefäße, Plexus hypogastricus, Enddarm und Ureter sowie eine intensive Nahttechnik erfordert. Die minimalinvasive laparoskopische SCP wurde bereits 1994 erstmals beschrieben, jedoch war die Verbreitung aufgrund der langen Lernkurve zögerlich (Nezhat et al. 1994). Seit der FDA-Zulassung des Da-Vinci-Systems für gynäkologische Eingriffe wurde die minimalinvasive Chirurgie zur Senkungskorrektur zunehmend populärer. Dadurch ist der Anteil der minimalinvasiven SCP in der letzten Dekade angestiegen (Slopnick et al. 2019).

Vergleichsstudien zur Effizienz der robotischen Operationstechnik gegenüber der konventionellen Laparoskopie konnten zeigen, dass beide Techniken ein vergleichbares anatomisches und subjektives Ergebnis aufweisen. Randomisierte Studien zeigten Erfolgsraten von 88–91 % für beide Techniken und vergleichbare Komplikationsraten (Anger et al. 2014). Eine retrospektive Studie bei 450 minimalinvasiven SCP zeigte eine Rezidivrate von 11 % ohne Unterschiede zwischen robotischen und laparoskopischen Eingriffen (Mueller et al. 2016).

Robotische Pektopexie

Die Fixierung am Os sacrum ist aufgrund anatomischer Gegebenheiten oder im Zustand nach Voroperationen nicht immer möglich und sinnvoll. Als Alternative zur SCP verwendet die Pektopexie als Fixierungspunkt die lateralen Anteile des Lig. pectineum. Die laparoskopische Pektopexie wurde erstmals von Banerjee und Noé (2011) unter Verwendung eines standardisierten Netzes (DynaMesh®-PRP) beschrieben. Häufig, aber nicht notwendigerweise, wird die Pektopexie mit einer LASH kombiniert. Die Netzapplikation erfolgt dann zentral auf den Zervixstumpf. Eine uteruserhaltende Operation ist möglich, ebenso die Fixierung des Scheidenstumpfs im Zustand nach Hysterektomie. Der Einsatz vorgefertigter spezifischer Pektopexienetze wird empfohlen. Bei kleineren Uteri werden die Netze an der Zervixvorderwand, bei größeren Uteri an der Zervixhinterwand fixiert. Die Netzabdeckung erfolgt jeweils mit dem zuvor eröffneten Peritoneum.

Die Pektopexie zeigt im Vergleich zur SCP einige Vorteile. Das Becken wird nicht durch Netzmaterial eingeengt und die Präparationsschritte können in reduzierter Kopftieflage und ohne Manipulation des Darms durchgeführt werden. Das Risiko von Ureterverletzungen wird reduziert, die seltene Komplikation einer Osteomyelitis des Os sacrum vermieden.

Die laparoskopische Pektopexie wird inzwischen weltweit zunehmend für die Beckenbodenrekonstruktion eingesetzt (Kale et al. 2017; Yu et al. 2020). Die robotische Technik zur Durchführung der Pektopexie wurde erstmals durch Bolovis beschrieben (Bolovis et al. 2022). Vergleichsstudien zur laparoskopischen Technik existieren bislang nicht.

Robotische laterale Suspension (Dubuisson)

Eine weitere Option zur lateralen Fixierung für Frauen mit einem anterioren/apikalen Prolaps ist die Methode nach Dubuisson. Dabei wird der Netzkörper am Apex bzw. an der Zervix fixiert. Die lateralen Netzarme werden durch die laterale anteriore Bauchwand entlang des Lig. rotundum und über der Spina anterior superior durch die Bauchwandfaszie geführt. Eine Einnaht der Netzarme in die Bauchdecke erfolgt nicht. Die retroperitoneale Fibrose führt i. d. R. zu einer stabilen Netzfixierung. Simoncini et al beschrieben die erste erfolgreiche robotisch assistierte laterale Fixation (Simoncini et al. 2016). Vergleichsstudien zur laparoskopischen Technik gibt es noch nicht.

Netzfreie Operationen

Robotische unilaterale pektineale Suspension (UPS)

Die unilaterale pektineale Suspension (UPS) ist eine neue Methode zur apikalen Fixation. Sie wurde durch Bolovis und Brucker (2022) primär als robotische Operation etabliert, die laparoskopische Durchführung ist aber ebenfalls möglich. Ähnlich wie die Pektopexie verwendet sie als Fixierungspunkt das Lig. pectineum und vermeidet dadurch die potenziellen Probleme und Risiken der SCP, die sich durch dorsale Fixierung am Lig. longitudinale und die dafür erforderlichen Präparationsschritte sowie die resultierende Einengung des kleinen Beckens ergeben. Die UPS verzichtet auf den Einsatz von Netzen. Die apikale Fixation erfolgt durch eine kräftige nicht resorbierbare Naht, wodurch eine spannungsfreie Suspension des Apex erreicht wird. Der Uteruserhalt ist problemlos möglich, die UPS kann aber auch am Zervixstumpf oder am Scheidenapex erfolgen.

Die UPS wird in vier definierten, gut reproduzierbaren Schritten durchgeführt (➤ Abb. 16.38).

Die UPS zeigt einige Vorteile im Vergleich zu den bislang etablierten operativen Möglichkeiten und erfüllt in hohem Maß die Qualitätskriterien der modernen Beckenbodenchirurgie.

Aufgrund der anatomischen Gegebenheiten resultiert die UPS in einer Repositionierung des Uterus an die natürliche anatomische Position und erhält damit die natürliche Scheidenachse.

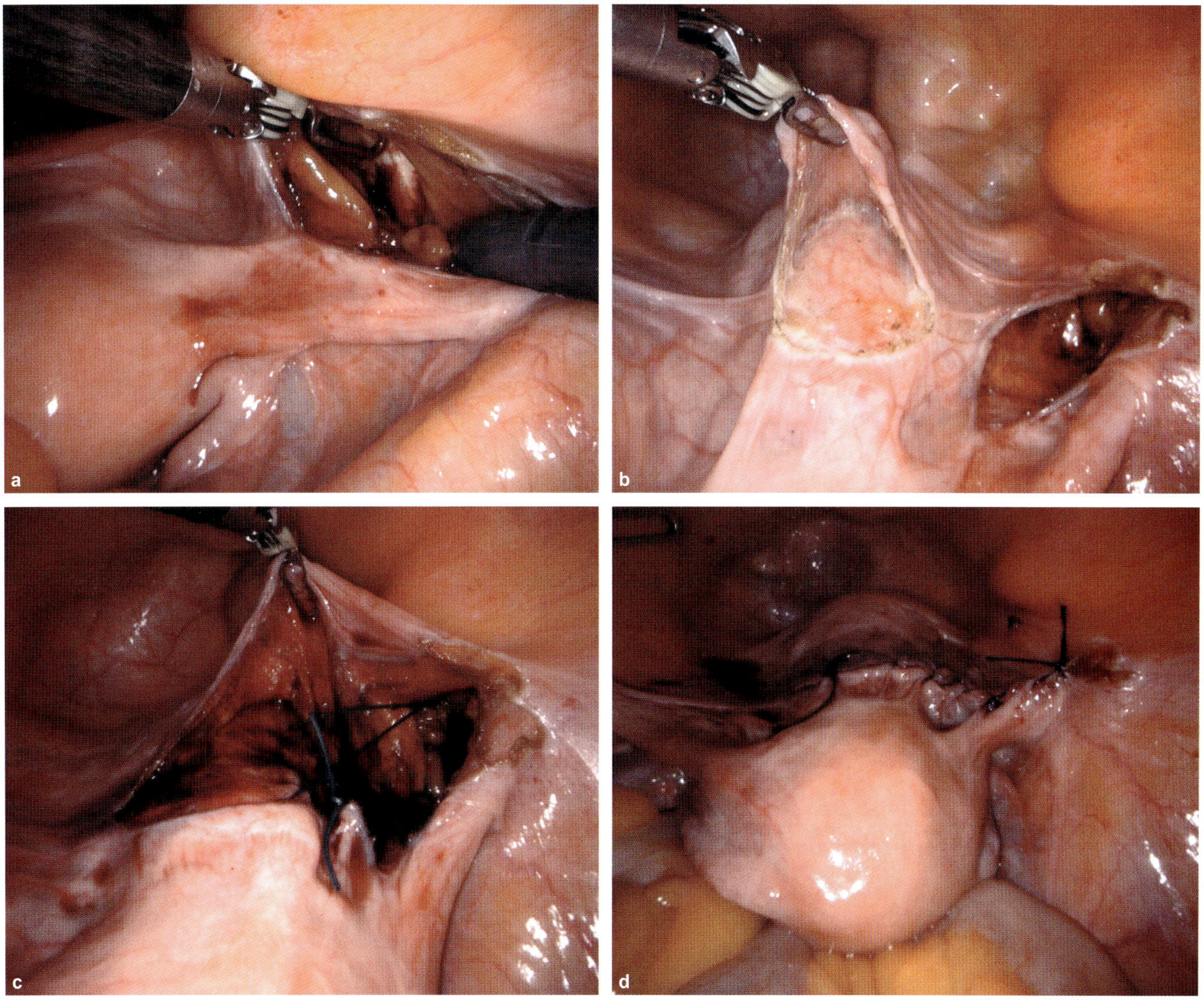

Abb. 16.38 Die 4 Schritte der UPS [M1404, M1405]
a. Darstellung des Lig. pectineum auf einer Seite (meist rechts)
b. Darstellung der vorderen Zervixwand, des Zervixstumpfes bzw. des Scheidenapex
c. Erfassen des Lig. pectineum und anschließend der Zervix/des Scheidenapex mit kräftiger nicht resorbierbarer Naht und Knüpfen derselben
d. Verschluss des Peritoneums unter Versenkung der nicht resorbierbaren Naht

Damit verbleiben auch die Umgebungsstrukturen, insbesondere die Urethra, in ihrer natürlichen anatomischen Position. Sekundärpathologien wie De-novo-Drang- oder -Belastungsinkontinenz können vermieden werden. Die physiologische Mobilität des Beckenbodens bleibt durch die unilaterale Suspensionstechnik erhalten (➤ Tab. 16.7).

Robotische sakrouterine Suspension

Die sakrouterine Suspension ist eine weitere Möglichkeit zur netzfreien Senkungskorrektur. Hierbei werden die Sakrouterinligamente durch Nähte gestrafft. Sie kann als Alternative zum vaginalen Vorgehen angeboten werden. Studien zur laparoskopischen sakrouterinen Suspension zeigten gute Ergebnisse und niedrige Raten einer erneuten Behandlungsnotwendigkeit (HaJ Yahya et al. 2018). Zur robotischen sakrouterinen Suspension gibt es bislang nur wenige Studien. Davila et al. (2017) verglichen die laparoskopische mit der robotischen sakrouterinen Suspension in Single-SiteTechnik.

Robotischer paravaginaler Repair (Kolposuspension nach Burch, lateraler Repair)

Die klassische Operation nach Burch kann laparoskopisch, aber auch robotisch durchgeführt werden (➤ Abb. 16.39). Größere Fallserien wurden beschrieben (Lee et al. 2021). Aufgrund der Distanz zwischen Operateur und Patientin beim robotischen Operieren ist die vaginale Assistenz hier besonders wichtig. Als Alternative zum klassischen retropubischen Zugangsweg kann auch ein lateraler Approach gewählt werden, welcher sich aufgrund der tiefen Präparation entlang der Beckenwand ideal für den Einsatz des OP-Roboters eignet. Der laterale Approach vermeidet die ansonsten erforderliche vollständige Mobilisierung der Harnblase.

Kosten

Die Kosten der robotischen Chirurgie sind höher als bei der konventionellen Chirurgie. Bei isolierter Betrachtung der monetären Aspekte verursacht die offene Chirurgie die niedrigsten Kosten und kann prinzipiell auf die Verwendung einfachster Instrumente reduziert werden. Diese Betrachtung lässt jedoch Sekundär- und Folgekosten und das chirurgische Trauma sowie Langzeitfolgen für die Patientinnen außer Acht. Der medizinische Fortschritt hat die Lebensqualität der Patientinnen deutlich erhöht, die Risiken und Langzeitfolgen operativer Eingriffe reduziert. In vielen Fällen ermöglicht die Zuhilfenahme eines robotischen Systems ein minimalinvasives Vorgehen für Patientinnen, die anderenfalls offen operiert worden wären, sowie eine Optimierung des intraoperativen Vorgehens im Vergleich zur konventionellen Laparoskopie.

Tab. 16.7 Qualitätskriterien der modernen Beckenbodenchirurgie

Intra-/postoperative Qualitätskriterien	Allgemeine Qualitätskriterien
Anatomische POP-Korrektur	Keine Dyspareunie
Erhalt der vaginalen Achse	Stabiles Ergebnis
Uteruserhalt	Minimalinvasives Vorgehen
Erhalt der natürlichen Mobilität des Beckenbodens	Netzfrei
Keine vaginalen Narben	Kurze OP-Dauer
Keine Ureter- o. Darmpräparation	Ambulant/kurzstationär möglich

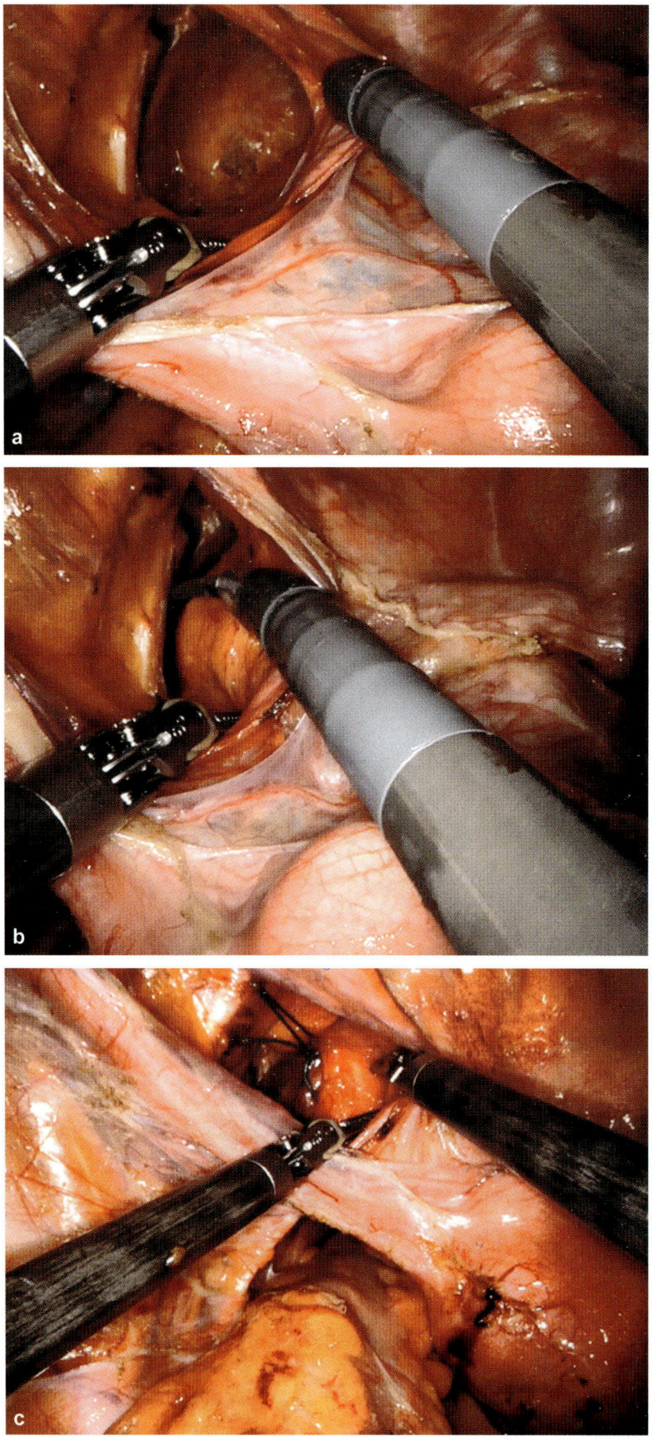

Abb. 16.39 Lateraler Zugang Burch [M1404, M1405]

Nach Etablierung der robotischen Chirurgie hat diese bereits, insbesondere in der Urologie, aufgrund der verbesserten operativen Ergebnisse zur Anpassung der Vergütung an die höheren Kosten geführt. Diese Entwicklung ist auch in anderen Fachbereichen zu erwarten, sobald eine solide Datenbasis hierfür vorliegt. Darüber hinaus zeigt die robotische Chirurgie einen signifikanten Marktvorteil für die Kliniken, die diese Methode anbieten.
Aktuell ergibt sich durch die Etablierung neuer robotischer Systeme eine wachsende Wettbewerbssituation. Dadurch sollte sich das Preisniveau einer Neuanschaffung regulieren. Darüber hinaus werden zunehmend flexible Finanzierungsmöglichkeiten angeboten, wie z. B. Pay-per-use- oder Leasing-Modelle. Auch die Kosten robotischer Instrumente wurden flexibilisiert, z. B. durch eine Erhöhung der Lebensdauer und der Anzahl der möglichen Einsätze sowie einer Anpassung der möglichen Wiederverwendungen an die tatsächliche Anwendungsdauer.

Zukünftige Trends

Die robotische Chirurgie hat die Möglichkeiten der modernen Chirurgie in bedeutsamer Weise ergänzt. Aktuell sehen wir eine steigende Bereitschaft in Kliniken aller Versorgungsstufen, die robotische Chirurgie als Option anzubieten. Durch die Marktzulassung neuer robotischer Systeme wird sich dieser Trend noch verstärken.

Die Ausbildungsmöglichkeiten unseres chirurgischen Nachwuchses werden durch die Robotik verbessert. Simulationen können bereits jetzt vollständige Standardeingriffe abbilden. Damit können sämtliche Operationsschritte in einer Simulation durchgeführt werden, inklusive des Auftretens von Blutungen oder Organverletzungen sowie einer abschließenden Performance-Analyse. Die Möglichkeit einer dualen Konsole verbessert das Trainingskonzept und kann die Lernkurve signifikant ansteigen lassen.

Computergestützte Aufnahme- und Auswertungstools kommen zunehmend zum Einsatz. Diese ermöglichen die individuelle Analyse einzelner Eingriffe, die Dokumentation von Lernkurven und die individuelle Eingriffsdokumentation. Viele Anwendungen sind App-basiert und ermöglichen den sofortigen Zugriff über das eigene Mobiltelefon. Integrierte Dokumentationssysteme erlauben zudem die externe Liveübertragung von Eingriffen über das sog. Tele-Proctoring. Dabei kann der Proctor eine laufende Operation von einem externen Standort aus beobachten und online die gewünschte Beratung und den kollegialen Austausch während der Operation gewährleisten. Diese Entwicklungen werden zukünftig die Ausbildung von neuen Konsolenchirurgen verbessern und beschleunigen.

Die fehlende Haptik bei robotischen Operationen wird häufig kritisch gesehen. Daher wird das Thema des haptischen Feedbacks derzeit von verschiedenen Anbietern mit hoher Priorität verfolgt. Die Option der Kamerasteuerung durch Eye-Tracking wird bereits angeboten und weiterentwickelt. Die bildgestützte Chirurgie kann die aktuelle Bildgebung der Patientin als Hilfsmittel einsetzen, um intraoperativ chirurgische Landmarks oder Befunde gezielt darzustellen. Die Visualisierung kann in einem separaten Sichtfenster oder direkt im operativen Situs erfolgen. Die robotergeführte Analyse von Gewebsstrukturen, Hinweisen auf die richtigen Präparationsebenen und -schritte können das Erlernen und Durchführen auch komplexer Operationen erleichtern. Die Automatisierung einzelner Operationsschritte ist eine Frage der Zeit. Die Möglichkeiten der Chirurgie von morgen werden unsere Vorstellungen und Erwartungen sicherlich übertreffen.

LITERATUR

Literatur 16.2

Baeßler K, Aigmüller T, Albrich S et al. Diagnosis and Therapy of Female Pelvic Organ Prolapse. Guideline of the DGGG, SGGG and OEGGG (S2e-Level, AWMF Registry Number 015/006, April 2016). Geburtshilfe Frauenheilkd 2016 Dec;76(12) 1287–1301. doi: https://doi.org/10.1055/s-0042-119648. PMID: 28042167; PMCID: PMC5193153.
Graefe F, Schwab F, Tunn R. Double-layered anterior colporrhaphy (DAC)-video and mid-term follow-up of 60 patients. Int Urogynecol J 2023 Jan;34(1) 297–300. doi: https://doi.org/10.1007/s00192-022-05216-3. Epub 2022 May 16. PMID: 35576014; PMCID: PMC9109656.
Halpern-Elenskaia K, Umek W et al. Anterior colporrhaphy: a standard operation? Systematic review of the technical aspects of a common procedure in randomized controlled trials. Int Urogynecol J 2018 Jun;29(6) 781–788. doi: https://doi.org/10.1007/s00192-017-3510-5. Epub 2017 Dec 6. PMID: 29214325; PMCID: PMC5948274.
Jeon MJ, Suh DH, Kim CH et al. Non-absorbable versus absorbable sutures for anterior colporrhaphy: study protocol for a randomised controlled trial in South Korea. BMJ Open. 2020 Jun 16;10(6) e034218. doi: https://doi.org/10.1136/bmjopen-2019-034218. PMID: 32554735; PMCID: PMC7304798.
Marschke J, Pax CM, Beilecke K et al. Vaginal hysterectomy with apical fixation and anterior vaginal wall repair for prolapse: surgical technique and medium-term results. Int Urogynecol J 2018 Aug;29(8) 1187–1192. doi: https://doi.org/10.1007/s00192-018-3600-z. Epub 2018 Mar 24. PMID: 29574485.
Marschke J, Tunn R. Urogenitale Symptome in der Postmenopause erfolgreich behandeln. gynäkologie + geburtshilfe 2016 Volume 21 Issue 3 17 ff.

Literatur 16.3

Bradley S, Gutman RE, Richter LA. Hysteropexy: an Option for the Repair of Pelvic Organ Prolapse. Curr Urol Rep 2018 Feb 23;19(2) 15.
Chan CYW, Fernandes RA, Yao HH et al. A systematic review of the surgical management of apical pelvic organ prolapse. Int Urogynecol J 2023 Apr;34(4) 825–841.
Grzybowska ME, Futyma K, Kusiak A, Wydra DG. Colpocleisis as an obliterative surgery for pelvic organ prolapse: is it still a viable option in the twenty-first century? Narrative review. Int Urogynecol J 2022 Jan;33(1) 31–46.
Gutman R, Maher C. Uterine-preserving POP surgery. Int Urogynecol J 2013 Nov;24(11):1803–1813.
He L, Feng D, Zha X et al. Hysteropreservation versus hysterectomy in uterine prolapse surgery: a systematic review and meta-analysis. Int Urogynecol J. 2022 Jul;33(7) 1917–1925.
Hosni W, Schmidt CM, Mallmann P, Ludwig S. Anatomical and functional outcomes after bilateral sacrospinous colposuspension (BSC) for the treatment of female genital prolapse. BMC Urol 2023 Mar 29;23(1) 48.
Husby KR, Larsen MD, Lose G, Klarskov N. Surgical treatment of primary uterine prolapse: a comparison of vaginal native tissue surgical techniques. Int Urogynecol J 2019 Nov;30(11) 1887–1893.
Meriwether KV, Antosh DD, Olivera CK et al. Uterine preservation vs hysterectomy in pelvic organ prolapse surgery: a systematic review with meta-analysis and clinical practice guidelines. Am J Obstet Gynecol 2018 Aug;219(2) 129–146.e2.

Naumann G, Börner C, Naumann LJ et al. A novel bilateral anterior sacrospinous hysteropexy technique for apical pelvic organ prolapse repair via the vaginal route: a cohort study. Arch Gynecol Obstet 2022 Jul;306(1) 141–149.

Pearce CL, Stram DO, Ness RB, Stram DA, Roman LD, Templeman C, et al. Population distribution of lifetime risk of ovarian cancer in the United States. Cancer Epidemiol Biomarkers Prev 2015;24(4) 671–676.

Schulten SFM, Detollenaere RJ, Stekelenburg J et al. Sacrospinous hysteropexy versus vaginal hysterectomy with uterosacral ligament suspension in women with uterine prolapse stage 2 or higher: observational follow-up of a multicentre randomised trial. BMJ 2019 Sep 10;366 l5149. doi: https://doi.org/10.1136/bmj.l5149. PMID: 31506252; PMCID: PMC6734519.

van IJsselmuiden MN, Detollenaere RJ, Gerritse MBE et al. Dutch women's attitudes towards hysterectomy and uterus preservation in surgical treatment of pelvic organ prolapse. Eur J Obstet Gynecol Reprod Biol 2018:220 79–83.

16

Literatur 16.4

Barber MD, Lambers A, Visco AG, Bump RC. Effect of patient position on clinical evaluation of pelvic organ prolapse. Obstet Gynecol 2000 Jul;96(1) 18–22. doi: https://doi.org/10.1016/s0029-7844(00)00859-0. PMID: 10862835.

Bump RC, Mattiasson A, Bø K et al. The standardization of terminology of female pelvic organ prolapse and pelvic floor dysfunction. Am J Obstet Gynecol 1996 Jul;175(1) 10–17. doi: https://doi.org/10.1016/s0002-9378(96)70243-0. PMID: 8694033.

Culligan PJ, Blackwell L, Goldsmith LJ et al. A randomized controlled trial comparing fascia lata and synthetic mesh for sacral colpopexy. Obstet Gynecol 2005;106(1) 29–37.

Gadonneix P, Ercoli A, Salet-Lizée D et al. Laparoscopic sacrocolpopexy with two separate meshes along the anterior and posterior vaginal walls for multicompartment pelvic organ prolapse. J Am Assoc Gynecol Laparosc 2004 Feb;11(1) 29–35. doi: https://doi.org/10.1016/s1074-3804(05)60006-0. PMID: 15104827.

Maher C, Feiner B, Baessler K, Schmid C. Surgical management of pelvic organ prolapse in women. Cochrane Database Syst Rev 2013 Apr 30;(4) CD004014. doi: https://doi.org/10.1002/14651858.CD004014.pub5. Update in: Cochrane Database Syst Rev 2016 Nov 30;11:CD004014. PMID: 23633316.

White AB, Carrick KS, Corton MM et al. Optimal location and orientation of suture placement in abdominal sacrocolpopexy. Obstet Gynecol 2009 May;113(5) 1098–1103. doi: https://doi.org/10.1097/AOG.0b013e31819ec4ee. PMID: 19384126.

Literatur 16.5

Astepe BS, Karsli A, Köleli I et al. Intermediate-term outcomes of laparoscopic pectopexy and vaginal sacrospinous fi xation: a comparative study. Int Braz J Urol 2019 45(5) 999–1007.

Banerjee C, Noé KG. Laparoscopic pectopexy: a new technique of prolapse surgery for obese patients. Arch Gynecol Obstet 2011a 284(3) 631–635.

Barbato G, Rollo S, Borri A et al. Laparoscopic vaginal lateral suspension: technical aspects and initial experience. Minerva Surg 2021 76(3) 245–251.

Bhattarai A, Staat M. A computational study of organ relocation after laparoscopic pectopexy to repair posthysterectomy vaginal vault prolapse. Computer Methods in Biomechanics and Biomedical Engineering: Imaging & Visualization 2019 1–10.

Biler A, Ertas IE, Tosun G et al. Perioperative complications and short-term outcomes of abdominal sacrocolpopexy, laparoscopic sacrocolpopexy, and laparoscopic pectopexy for apical prolapse. Int Braz J Urol 2018 44(5) 996–1004.

Doğan Durdağ G, Alemdaroğlu S, Durdağ E et al. Lumbosacral discitis as a rare complication of laparoscopic sacrocolpopexy. Int Urogynecol J 2020 31(11) 2431–2433.

Dubuisson JB, Yaron M, Wenger JM, Jacob S. Treatment of genital prolapse by laparoscopic lateral suspension using mesh: a series of 73 patients. J Minim Invasive Gynecol 2008 15(1) 49–55.

Gustilo-Ashby AM, Paraiso MF, Jelovsek JE et al. Bowel symptoms 1 year after surgery for prolapse: further analysis of a randomized trial of rectocele repair. Am J Obstet Gynecol 2007 197(1) 76 e1–5.

Joshi VM. A new technique of uterine suspension to pectineal ligaments in the management of uterovaginal prolapse. Obstet Gynecol 1993 81(5 [Pt 1]) 790–793.

Ludwig S, Becker I, Mallmann P, Jäger W. Comparison of Solifenacin and Bilateral Apical Fixation in the Treatment of Mixed and Urgency Urinary Incontinence in Women: URGE 1 Study, A Randomized Clinical Trial. In Vivo 2019a 33(6) 1949–1957.

Ludwig S, Morgenstern B, Mallmann P, Jäger W. Laparoscopic bilateral cervicosacropexy: introduction to a new tunneling technique. Int Urogynecol J 2019b 30(7) 1215–1217.

Matsuzaki S, Bonnin M, Fournet-Fayard A et al. Effects of Low Intraperitoneal Pressure on Quality of Postoperative Recovery after Laparoscopic Surgery for Genital Prolapse in Elderly Patients Aged 75 Years or Older. J Minim Invasive Gynecol 2021 28(5) 1072–1078.e3.

Matthews CA. Minimally Invasive Sacrocolpopexy: How to Avoid Short- and Long-Term Complications. Curr Urol Rep 2016 17(11) 81.

Noé GK. Genital Prolapse Surgery: What Options Do We Have in the Age of Mesh Issues? Journal of Clinical Medicine 2021 10(2).

Noé GK, Schiermeier S, Alkatout I, Anapolski M. Laparoscopic pectopexy: a prospective, randomized, comparative clinical trial of standard laparoscopic sacral colpocervicopexy with the new laparoscopic pectopexy-postoperative results and intermediate-term follow-up in a pilot study. J Endourol 2015 29(2) 210–215.

Noé GK, Schiermeier S, Anapolski M. Defect Oriented Strategy Reducing mesh in pelvic floor surgery by laparoscopic approach thetrocar 2020 1(1) 6–9.

Noé GK, Schiermeier S, Papathemelis T et al. Prospective International Multicenter Pelvic Floor Study: Short-Term Follow-Up and Clinical Findings for Combined Pectopexy and Native Tissue Repair. Journal of Clinical Medicine 2021 10(2) 7.

Noé GK, Spuntrup C, Anapolski M. Laparoscopic pectopexy: a randomised comparative clinical trial of standard laparoscopic sacral colpo-cervicopexy to the new laparoscopic pectopexy. Short-term postoperative results. Arch Gynecol Obstet 2013 287(2) 275–280.

Nygaard I, Brubaker L, Zyczynski HM et al. Long-term outcomes following abdominal sacrocolpopexy for pelvic organ prolapse. JAMA 2013 309(19) 2016–2024.

Obut M, Oğlak SC, Akgöl S. Comparison of the Quality of Life and Female Sexual Function Following Laparoscopic Pectopexy and Laparoscopic Sacrohysteropexy in Apical Prolapse Patients. Gynecol Minim Invasive Ther 2021 10(2) 96–103.

Rajshekhar S, Mukhopadhyay S, Morris E. Early safety and efficacy outcomes of a novel technique of sacrocolpopexy for the treatment of apical prolapse. Int J Gynaecol Obstet 2016 135(2) 182–186.

Rexhepi S, Ludwig S, Jäger W. Laparoskopische Cervico-Sacropexie (CESA) und Vagino-Sacropexie (VASA) als operative Behandlung des Deszensus Genitalis und der Drang- und Mischkontinenz. Geburtshilfe Frauenheilkd 2016 76(04) PC32.

Rexhepi S, Rexhepi E, Stumm M et al. Laparoscopic Bilateral Cervicosacropexy and Vaginosacropexy: New Surgical Treatment Option in Women with Pelvic Organ Prolapse and Urinary Incontinence. J Endourol 2018 32(11) 1058–1064.

Rountis A, Zacharakis D, Athanasiou S et al. The Role of Laparoscopic Surgery in the Treatment of Advanced Uterine Prolapse: A Systematic Review of the Literature. Cureus 2021 13(9) e18281.

Szymczak P, Grzybowska ME, Wydra DG. Comparison of laparoscopic techniques for apical organ prolapse repair – a systematic review of the literature. Neurourol Urodyn 2019 38(8) 2031–2050.

Veit-Rubin N, Dubuisson JB, Gayet-Ageron A et al. Patient satisfaction after laparoscopic lateral suspension with mesh for pelvic organ prolapse:

outcome report of a continuous series of 417 patients. Int Urogynecol J 2017 28(11) 1685–693.

Literatur 16.6

Anger JT, Mueller ER, Tarnay C et al. Robotic compared with laparoscopic sacrocolpopexy: a randomized controlled trial. Obstet Gynecol 2014 Jan;123(1) 5–12. doi: https://doi.org/10.1097/AOG.0000000000000006. Erratum in: Obstet Gynecol 2014 Jul;124(1) 165. PMID: 24463657; PMCID: PMC4266590.

Banerjee C, Noé KG. Laparoscopic pectopexy: a new technique of prolapse surgery for obese patients. Arch Gynecol Obstet 2011b Sep;284(3) 631–635. doi: https://doi.org/10.1007/s00404-010-1687-7. Epub 2010 Oct 13. PMID: 20941503.

Bolovis DI, Brucker CVM. Unilateral pectineal suspension – A new surgical approach for apical correction of pelvic organ prolapse. Facts Views Vis Obgyn 2022 Jun;14(2) 177–181. doi: https://doi.org/10.52054/FVVO.14.2.015. PMID: 35781115.

Bolovis D, Hitzl W, Brucker C. Robotic mesh-supported pectopexy for pelvic organ prolapse: expanding the options of pelvic floor repair. J Robot Surg 2022 Aug;16(4) 815–823. doi: https://doi.org/10.1007/s11701-021-01303-7. Epub 2021 Sep 9. PMID: 34498174.

Davila HH, Gallo T, Bruce L, Landrey C. Robotic and laparoendoscopic single-site utero-sacral ligament suspension for apical vaginal prolapse: evaluation of our technique and perioperative outcomes. J Robot Surg 2017 Jun;11(2) 171–177. doi: https://doi.org/10.1007/s11701-016-0638-0. Epub 2016 Sep 8. PMID: 27631421.

HaJ Yahya R, Chill HH, Herzberg S et al. Anatomical Outcome and Patient Satisfaction After Laparoscopic Uterosacral Ligament Hysteropexy for Anterior and Apical Prolapse. Female Pelvic Med Reconstr Surg 2018 Sep/Oct;24(5) 352–355. doi: https://doi.org/10.1097/SPV.0000000000000446. PMID: 28658003.

Kale A, Biler A, Terzi H et al. Laparoscopic pectopexy: initial experience of single center with a new technique for apical prolapse surgery. Int Braz J Urol 2017 Sep–Oct;43(5) 903–909. doi: https://doi.org/10.1590/S1677-5538.IBJU.2017.0070. PMID: 28727377; PMCID: PMC5678522.

Lawrie TA, Liu H, Lu D et al. Robot-assisted surgery in gynaecology. Cochrane Database Syst Rev 2019 Apr 15;4(4) CD011422. doi: https://doi.org/10.1002/14651858.CD011422.pub2. PMID: 30985921; PMCID: PMC6464707.

Lee TG, Unlu BS, Petruzzi VA et al. Safety and efficacy of robotic-assisted Burch for pure stress urinary incontinence: a large case series. J Obstet Gynaecol 2021 Jul;41(5) 803–806. doi: https://doi.org/10.1080/01443615.2020.1803239. Epub 2020 Oct 16. PMID: 33063572.

Mueller MG, Jacobs KM, Mueller ER et al. Outcomes in 450 Women After Minimally Invasive Abdominal Sacrocolpopexy for Pelvic Organ Prolapse. Female Pelvic Med Reconstr Surg 2016 Jul–Aug;22(4) 267–271. doi: https://doi.org/10.1097/SPV.0000000000000269. PMID: 27054799.

Nezhat CH, Nezhat F, Nezhat C. Laparoscopic sacral colpopexy for vaginal vault prolapse. Obstet Gynecol 1994 Nov;84(5) 885–888. PMID: 7936532.

Simoncini T, Russo E, Mannella P, Giannini A. Robotic-assisted apical lateral suspension for advanced pelvic organ prolapse: surgical technique and perioperative outcomes. Surg Endosc 2016 Dec;30(12) 5647–5655. doi: https://doi.org/10.1007/s00464-016-4924-8. Epub 2016 Jun 10. PMID: 27287895.

Slopnick EA, Petrikovets A, Sheyn D et al. Surgical trends and patient factors associated with the treatment of apical pelvic organ prolapse from a national sample. Int Urogynecol J 2019 Apr;30(4) 603–609. doi: https://doi.org/10.1007/s00192-018-3769-1. Epub 2018 Oct 3. PMID: 30283975.

van Zanten F, Schraffordt Koops SE, Pasker-De Jong PCM et al. Learning curve of robot-assisted laparoscopic sacrocolpo(recto)pexy: a cumulative sum analysis. Am J Obstet Gynecol 2019 Nov;221(5) 483.e1–483.e11. doi: https://doi.org/10.1016/j.ajog.2019.05.037. Epub 2019 May 29. PMID: 31152711.

Yu EH, Jung HE, Noh HK, Joo JK. Initial Experience of Laparoscopic Pectopexy for Apical Prolapse in South Korea. J Menopausal Med 2020 Dec;26(3) 165–168. doi: https://doi.org/10.6118/jmm.20029. PMID: 33423405; PMCID: PMC7797221.

KAPITEL

17 Operationen bei Descensus genitalis mit oder ohne Belastungsinkontinenz

Kaven Baeßler

Viele Frauen haben beides, einen Genitaldeszensus und eine Belastungsharninkontinenz. Allerdings kommt es bei höheren Prolapsgraden häufig zu Blasenentleerungsstörungen durch den sog. Quetschhahnmechanismus, bei Stadium II sind es schon ein Drittel der Frauen (Slieker ten Hove et al. 2009). Wird dann der Prolaps reponiert, kann eine larvierte Belastungsinkontinenz imponieren, also Urinverlust beim Husten oder Pressen bei Prolaps, der mit Pessar, Spekulum oder digital zurückgehalten wird (Reena et al. 2007; Sinha und Arunkalaivanan 2005; Haessler et al. 2005; Ellstrom Engh et al. 2010). Durch die Aufhebung des Quetschhahnmechanismus entsteht bei ca. 10 % der präoperativ kontinenten Frauen eine De-novo-Belastungsinkontinenz.

Die operative Therapieplanung bei Deszensus muss also immer die schon bestehende oder potenziell neue Harninkontinenz einbeziehen.

MERKE

Bei der Untersuchung von Frauen mit höhergradigem Deszensus immer an eine larvierte Harninkontinenz denken! Hustentest unter Reposition des Prolapses.

17.1 Diagnostik

Die Leitlinie Diagnostik und Therapie des weiblichen Genitaldeszensus (https://register.awmf.org/de/leitlinien/detail/015-006) empfiehlt standardisierte oder besser validierte Beckenboden-Symptom-Fragebögen zur Erfassung von Drang- und Belastungsinkontinenz sowie Blasenentleerungsstörungen wie notwendigem Pressen bei Miktion oder Restharngefühl.

Bei der vaginalen Untersuchung sollte neben der Beurteilung des Deszensus auch ein Husten-Stresstest mit und ohne Prolapsreposition erfolgen.

Für die Operationsplanung ist dies essenziell, um die Patientin über ihr individuelles postoperatives Belastungsinkontinenzrisiko informieren zu können. Die Frage, ob eine gleichzeitige Kontinenzoperation sinnvoll ist, hängt u. a. von einem negativen oder positiven Hustenstresstest ab.

Der **Hustenstresstest** mit Reposition des Deszensus ist nicht standardisiert, gibt aber einen Eindruck, ob nach operativer Korrektur der Senkung eine Belastungsinkontinenz de novo (neu), wenn die Patientin präoperativ kontinent war, zu erwarten ist (Ellstrom Engh et al. 2010; Visco et al. 2008; Chughtai et al. 2011). Studien zeigen einen negative Prädiktionswert von 92,5 % (95 %CI 90,3–100) für die Prolapsreposition mit Spekulum and 91,1 % (95 %CI 88,5–99,7) für den Pessarstresstest. Dies bedeutet, dass Frauen ohne präoperativ nachgewiesene larvierte Stressinkontinenz ein geringes Risiko haben, eine De-novo-Stressinkontinenz zu entwickeln.

Wie am besten reponiert wird, ist jedoch unklar, die Studien sind uneinheitlich. Praktisch gut möglich bei der Untersuchung ist die Reposition mit dem Spekulum. Trägt die Frau bereits ein Pessar, kann sie natürlich selbst über Kontinenz oder Inkontinenz berichten: In einer Studie waren 84 % der Frauen, die mit Pessar kontinent waren, auch kontinent nach der Operation ohne spezielle Kontinenzoperation (Goessens et al. 2020).

MERKE

Am besten bei der klinischen Untersuchung zur Reposition ein Spekulum nutzen. Für den Test zu Hause ist ein Pessar hilfreich.

17.2 Deszensus ohne symptomatische oder larvierte Belastungsinkontinenz

In der Deszensus-Leitlinie wurden die Studien analysiert, die klar den präoperativen Kontinenzstatus mit Testung für eine larvierte Belastungsinkontinenz beschrieben. Das Risiko für eine neue Inkontinenz ist bei den präoperativ kontinenten Frauen nicht erhöht, dies gilt insbesondere für vaginale Deszensusoperationen, bei denen 14 % nach Operationen ohne und 17 % mit Netzaugmentation belastungsinkontinent sind. Wird gleichzeitig eine suburethrale Bandeinlage durchgeführt, liegen die Zahlen bei 20 %. Bei der abdominellen Sakrokolpopexie ohne zusätzliche OP im vorderen Kompartiment liegen die Stressinkontinenzraten bei 32 %, mit gleichzeitiger Burch-Kolposuspension bei 21 %. Dabei schlussfolgerten die Autoren der sog. CARE-Studie, die die Sakrokolpopexie mit und ohne Burch-Kolposuspension randomisiert verglichen hat, klar: Es ist eine prophylaktische Burch-Kolposuspension notwendig. Ein anderer RCT kam zum gegenteiligen Schluss (Constantini et al. 2010 u. 2007; Brubaker et al. 2006 u. 2008).

Werden anteriore armierte Netzeinlagen mit der vorderen Plastik verglichen, zeigt sich eine Überlegenheit Letzterer hinsichtlich der postoperativen neuen Belastungsinkontinenz. Das relative Risiko für eine De-novo-Belastungsinkontinenz liegt bei 0,58 (95 %CI 0,39–0,88) in der Metaanalyse von sieben randomisierten Studien. Diese Netze sind allerdings zum größten Teil nicht mehr auf dem Markt, nichtsdestotrotz haben die unterschiedlichen Präparationstechniken am Blasenhals anscheinend einen Einfluss auf die Kontinenz.

Für die präoperative Aufklärung und Entscheidungsfindung kann ein Risikorechner verwendet werden: The Model Predicting De Novo Stress Urinary Incontinence in Women Undergoing Pelvic Organ Prolapse Surgery (https://riskcalc.org/FemalePelvicMedicineandReconstructiveSurgery; Jelovsek et al. 2014 u. 2019).

MERKE

Kontinente Frauen ohne symptomatische oder larvierte Belastungsinkontinenz

- benötigen keine prophylaktische Kontinenzoperation.
- profitieren hinsichtlich einer postoperativen Belastungsinkontinenz eher von einer vorderen Netzeinlage in Form einer vaginalen vorderen Kolporrhaphie.

17.3 Deszensus und larvierte Belastungsinkontinenz

Konnte nach Reposition der Senkung ein Urinverlust bei Belastung demonstriert werden, reduziert eine gleichzeitig zur vaginalen Deszensuskorrektur durchgeführte suburethrale Bandeinlage signifikant die postoperative Belastungsinkontinenz in fünf randomisierten Studien (Meschia et al. 2004; Wie 2011; van der Ploeg et al. 2016; Fuentes 2011; Schierlitz et al. 2008). Die Belastungsinkontinenzraten liegen bei 15 % vs. 46 %.

Dies gilt auch für die Burch-Kolposuspension bei der Sakrokolpopexie, bei der die postoperative Belastungsinkontinenz bei 16 % auftrat, verglichen zu 58 % ohne die Kontinenzoperation. Nach gleichzeitiger suburethraler Bandeinlage bei Sakrokolpopexie waren 5 und 13 % der Frauen in zwei Studien postoperativ inkontinent (Botros et al. 2014; Jeon XXX)

MERKE

Frauen mit Deszensus und larvierter Belastungsinkontinenz:

- Profitieren von einer gleichzeitigen Kontinenzoperation
- Bei vaginaler Operation gleichzeitig suburethrale Bandeinlage
- Bei abdomineller Operation gleichzeitig Burch-Kolposuspension

17.4 Deszensus und Belastungsinkontinenz

Wie bei Frauen mit larvierter Stressinkontinenz, reduziert eine gleichzeitige suburethrale Bandeinlage das Risiko einer postoperativen Belastungsinkontinenz in randomisierten und prospektiven Studien. Bei Eigengewebsoperationen mit TVT waren 12 % belastungsinkontinent, ohne 44 %. Bei anterioren Netzeinlagen mit TVT waren es 5 %, ohne 45 %, also ähnlich den Daten ohne Netzaugmentation.

Wobei auch eine Verzögerung der Bandeinlage möglich ist. Eine randomisierte Studie prüfte dies. Wird das TVT gleichzeitig mit vaginaler Prolapskorrektur gelegt, sind 95 % kontinent vs. 89 % 3 Mon. später. Allerdings entschieden sich 29 % der Frauen gegen eine spätere TVT-Einlage, da sie kontinent waren.

MERKE

Frauen mit Deszensus und Belastungsinkontinenz:

- Profitieren von gleichzeitiger Kontinenzoperation
- Bei vaginaler Operation gleichzeitig suburethrale Bandeinlage
- Bei abdomineller Operation gleichzeitig Burch-Kolposuspension

17.5 Descensus genitalis und OAB/Dranginkontinenz

Auch imperativer Harndrang und Dranginkontinenz, also die Symptome des Syndroms der überaktiven Blase (OAB), sind häufig mit einem Genitaldeszensus assoziiert. Allerdings kommen diese auch sonst in ca. 30 % der Frauen vor, sodass nicht garantiert werden kann, dass eine Prolapskorrektur die Symptome der überaktiven Blase beseitigt. Die Daten sind nicht einheitlich, da die OAB nicht immer untersucht wurde und häufig nicht klar ist, ob die Patientinnen postoperativ z. B. mit Anticholinergika therapiert wurden.

Eine Drangsymptomatik kann postoperativ neu entstehen. So lag die kumulative De-novo-OAB-Rate bei 13 % nach transobturatorischer Netzeinlage, bei 10 % nach vorderer Plastik, bei 14 % nach Sakrokolpopexie mit Burch-Kolposuspension und bei 3% nach Sakrokolpopexie ohne Burch.

Andererseits kann eine Deszensusoperation OAB-Symptome in 49% therapieren. Eine prospektive finnische Kohortenstudie nach Operationen ohne Kontinenzoperation (n = 2933) zeigte, dass sich die präoperativ dokumentierte OAB in 40 % der Patientinnen auf 18 % nach 2 J. reduzierte. Dies war insbesondere nach Operationen im vorderen und mittleren Kompartiment zu verzeichnen, weniger nach Operationen im hinteren Kompartiment.

17.6 Zusammenfassung

Frauen mit Genitaldeszensus sollten präoperativ nach Blasensymptomen wie Belastungs- und Dranginkontinenz sowie Blasenentleerungsstörungen befragt werden und klinisch mittels Hustenstresstest mit und ohne Deszensusreposition untersucht werden. Die Symptome und Befunde sollten in den Entscheidungsprozess hinsichtlich Operationsart und ggf. zusätzlicher Kontinenzoperation einfließen.

LITERATUR

Ahmed AA, Abdellatif AH, El-Helaly HA et al. Concomitant transobturator tape and anterior colporrhaphy versus transobturator subvesical mesh for cystocele-associated stress urinary incontinence. Int Urogynecol J. 2019.

Alas AN, Chinthakanan O, Espaillat L et al. De novo stress urinary incontinence after pelvic organ prolapse surgery in women without occult incontinence. Int Urogynecol J. 2016.

Al-Mandeel H, Al-Badr A. Management of occult stress urinary incontinence with prolapse surgery. Minerva Ginecol. 2013 65(4) 417–424.

Altman D, Vayrynen T, Engh ME et al. Anterior colporrhaphy versus transvaginal mesh for pelvic-organ prolapse. N Engl J Med. 2011 364(19) 1826–1836.

Baessler K, Christmann-Schmid C, Maher C et al. Surgery for women with pelvic organ prolapse with or without stress urinary incontinence. Cochrane Database Syst Rev. 2018; 8:CD013108.

Bergman A, Koonings PP, Ballard CA. Predicting postoperative urinary incontinence development in women undergoing operation for genitourinary prolapse. Am J Obstet Gynecol. 1988 158(5) 1171–1175.

Borstad E, Abdelnoor M, Staff AC, Kulseng-Hanssen S. Surgical strategies for women with pelvic organ prolapse and urinary stress incontinence. Int Urogynecol J. 2010 21(2) 179–186.

Botros C, Lewis C, Culligan P, Salamon C. A prospective study of a single-incision sling at the time of robotic sacrocolpopexy. Int Urogynecol J. 2014 25(11) 1541–1546.

Brandt A, Kuszka A, Niesel A et al. 1-year outcome after treatment of uterovaginal prolapse with a 6-point fixation mesh. Neurourol Urodyn. 2019 38(4) 1129–1134.

Brubaker L, Cundiff GW, Fine P et al. Abdominal sacrocolpopexy with Burch colposuspension to reduce urinary stress incontinence. N Engl J Med. 2006 354(15) 1557–1566.

Brubaker L, Nygaard I, Richter HE et al. Two-year outcomes after sacrocolpopexy with and without burch to prevent stress urinary incontinence. Obstet Gynecol. 2008 112(1) 49–55.

Chaikin DC, Groutz A, Blaivas JG. Predicting the need for anti-incontinence surgery in continent women undergoing repair of severe urogenital prolapse. J Urol. 2000 163(2) 531–534.

Chughtai B, Spettel S, Kurman J, De E. Ambulatory pessary trial unmasks occult stress urinary incontinence. Obstet Gynecol Int. 2011 2012 392027.

Colombo M, Maggioni A, Scalambrino S et al. Surgery for genitourinary prolapse and stress incontinence: a randomized trial of posterior pubourethral ligament plication and Pereyra suspension. Am J Obstet Gynecol. 1997 176(2) 337–343.

Colombo M, Maggioni A, Zanetta G et al. Prevention of postoperative urinary stress incontinence after surgery for genitourinary prolapse. Obstet Gynecol. 1996 87(2). 266–271.

Colombo M, Vitobello D, Proietti F, Milani R. Randomised comparison of Burch colposuspension versus anterior colporrhaphy in women with stress urinary incontinence and anterior vaginal wall prolapse. BJOG. 2000 107(4) 544–551.

Costantini E, Lazzeri M, Bini V et al. Burch colposuspension does not provide any additional benefit to pelvic organ prolapse repair in patients with urinary incontinence: a randomized surgical trial. J Urol. 2008 180(3) 1007–1012.

Costantini E, Lazzeri M, Bini V et al. Pelvic organ prolapse repair with and without prophylactic concomitant Burch colposuspension in continent women: a randomized, controlled trial with 8-year followup. J Urol. 2010 185(6) 2236–2240.

Costantini E, Zucchi A, Giannantoni A et al. Must colposuspension be associated with sacropexy to prevent postoperative urinary incontinence? Eur Urol. 2007 51(3) 788–794.

Davenport MT, Sokol ER, Comiter CV, Elliott CS. Does the Degree of Cystocele Predict De Novo Stress Urinary Incontinence After Prolapse Repair? Further Analysis of the Colpopexy and Urinary Reduction Efforts Trial. Female Pelvic Med Reconstr Surg. 2018 24(4) 292–294.

de Tayrac R, Gervaise A, Chauveaud-Lambling A, Fernandez H. Combined genital prolapse repair reinforced with a polypropylene mesh and tension-free vaginal tape in women with genital prolapse and stress urinary incontinence: a retrospective case-control study with short-term follow-up. Acta Obstetricia et Gynecologica Scandinavica. 2004 83(10) 950–954.

Drain A, Khan A, Ohmann EL, Brucker BM, Smilen S, Rosenblum N, et al. Use of Concomitant Stress Incontinence Surgery at Time of Pelvic Organ Prolapse Surgery Since Release of the 2011 Notification on Serious Complications Associated with Transvaginal Mesh. J Urol. 2017; 197(4) 1092–8.

Duport C, Duperron C, Delorme E. Anterior and middle pelvic organ prolapse repair using a six tension-free strap low weight transvaginal mesh: long-term retrospective monocentric study of 311 patients. J Gynecol Obstet Hum Reprod. 2019 48(3) 143–149.

Ek M, Altman D, Falconer C, Kulseng-Hanssen S, Tegerstedt G. Effects of anterior trocar guided transvaginal mesh surgery on lower urinary tract symptoms. Neurourol Urodyn. 2010 29(8) 1419–1423.

Ellstrom Engh AM, Ekeryd A, Magnusson A et al. Can de novo stress incontinence after anterior wall repair be predicted? Acta Obstet Gynecol Scand. 2010 90(5) 488–493.

Ennemoser S, Schonfeld M, von Bodungen V et al. Clinical relevance of occult stress urinary incontinence (OSUI) following vaginal prolapse surgery: long-term follow-up. Int Urogynecol J. 2012 23(7) 851–855.

Fayyad AM, North C, Reid FM, Smith AR. Prospective study of anterior transobturator mesh kit (Prolift) for the management of recurrent anterior vaginal wall prolapse. Int Urogynecol J. 2010 22(2) 157–163.

Feiner B, Gietelink L, Maher C. Anterior vaginal mesh sacrospinous hysteropexy and posterior fascial plication for anterior compartment dominated uterovaginal prolapse. Int Urogynecol J. 2010 21(2) 203–208.

Feiner B, O'Rourke P, Maher C. A prospective comparison of two commercial mesh kits in the management of anterior vaginal prolapse. Int Urogynecol J. 2011.

Foster RT, Sr., Barber MD, Parasio MF et al. A prospective assessment of overactive bladder symptoms in a cohort of elderly women who underwent transvaginal surgery for advanced pelvic organ prolapse. Am J Obstet Gynecol. 2007 197(1) 82 e1–4.

Fuentes AE. A prospective randomised controlled trial comparing vaginal prolapse repair with and without tension-free vaginal tape transobturator tape (TVTO) in women with severe genital prolapse and occult stress incontinence: long term follow up. International Urogynecology Journal. 2011 22(Suppl 1) S60–61.

Gandhi S, Goldberg RP, Kwon C et al. A prospective randomized trial using solvent dehydrated fascia lata for the prevention of recurrent anterior vaginal wall prolapse. Am J Obstet Gynecol. 2005 192(5) 1649–1654.

Goessens E, Deriemaeker H, Cammu H. The Use of a Vaginal Pessary to Decide Whether a Mid Urethral Sling should be Added to Prolapse Surgery. J Urol. 2020 203(3) 598–603.

Gordon D, Gold RS, Pauzner D et al. Combined genitourinary prolapse repair and prophylactic tension-free vaginal tape in women with severe prolapse and occult stress urinary incontinence: preliminary results. Urology. 2001 58(4) 547–550.

Groutz A, Gold R, Pauzner D et al. Tension-free vaginal tape (TVT) for the treatment of occult stress urinary incontinence in women undergoing prolapse repair: a prospective study of 100 consecutive cases. Neurourol Urodyn. 2004 23(7) 632–635.

Groutz A, Levin I, Gold R et al. "Inside-out" transobturator tension-free vaginal tape for management of occult stress urinary incontinence in women undergoing pelvic organ prolapse repair. Urology. 2010 76(6) 1358–1361.

Guyomard A, Delorme E. Transvaginal treatment of anterior or central urogenital prolapse using six tension-free straps and light mesh. Int J Gynaecol Obstet. 2016 133(3) 365–369.

Haessler AL, Lin LL, Ho MH, Betson LH, Bhatia NN. Reevaluating occult incontinence. Curr Opin Obstet Gynecol. 200517(5) 535–40.

Hakvoort R, Roovers J. Comparing clean intermittent catheterisation and transurethral indwelling catheterisation for incomplete voiding after vaginal prolapse surgery: a multicentre randomised trial. Bjog. 2011 119(1) 115–116.

Halaska M, Sottner O, Maxova K et al. [Prolene mesh comparing with sacrospinal fixation in the treatment of genital prolapse in women. Prospective multicentre randomized study]. Ceska Gynekol. 2010 75(2) 126–132.

Hiltunen R, Nieminen K, Takala T et al. Low-weight polypropylene mesh for anterior vaginal wall prolapse: a randomized controlled trial. Obstet Gynecol. 2007 110(2 Pt 2) 455–462.

Huang CC, Ou CS, Yeh GP et al. Optimal duration of urinary catheterization after anterior colporrhaphy. Int Urogynecol J. 2010 22(4) 485–491.

Hung MJ, Liu FS, Shen PS et al. Factors that affect recurrence after anterior colporrhaphy procedure reinforced with four-corner anchored polypropylene mesh. Int Urogynecol J Pelvic Floor Dysfunct. 2004 15(6). 399–406 discussion.

Jelovsek JE, Chagin K, Brubaker L et al. A model for predicting the risk of de novo stress urinary incontinence in women undergoing pelvic organ prolapse surgery. Obstet Gynecol. 2014 123(2 Pt 1) 279–287.

Jelovsek JE, Ploeg JMV, Roovers JP, Barber MD. Validation of a Model Predicting De Novo Stress Urinary Incontinence in Women Undergoing Pelvic Organ Prolapse Surgery. Obstet Gynecol. 2019 133(4) 683–690.

Jeon MJ, Kim JY, Moon YJ et al. Two-year urinary outcomes of sacrocolpopexy with or without transobturator tape: results of a prolapse-reduction stress test-based approach. Int Urogynecol J. 2014 25(11) 1517–1522.

Karateke A, Tug N, Cam C et al. Concomitant surgical correction of occult stress urinary incontinence by TOT in patients with pelvic organ prolapse. Eur J Obstet Gynecol Reprod Biol. 2011 154(1) 105–107.

Karjalainen PK, Tolppanen AM, Mattsson NK et al. Pelvic organ prolapse surgery and overactive bladder symptoms-a population-based cohort (FINPOP). Int Urogynecol J. 2021.

Kasturi S, Diaz SI, McDermott CD et al. De novo stress urinary incontinence after negative prolapse reduction stress testing for total vaginal mesh procedures: incidence and risk factors. Am J Obstet Gynecol. 2011 205(5) 487 e1–4.

Klutke JJ, Ramos S. Urodynamic outcome after surgery for severe prolapse and potential stress incontinence. Am J Obstet Gynecol. 2000 182(6) 1378–1381.

Kuribayashi M, Kitagawa Y, Narimoto K et al. Postoperative voiding function in patients undergoing tension-free vaginal mesh procedure for pelvic organ prolapse. Int Urogynecol J. 2011 22(10) 1299–1303.

Lamblin G, Gouttenoire C, Panel L et al. A retrospective comparison of two vaginal mesh kits in the management of anterior and apical vaginal prolapse: long-term results for apical fixation and quality of life. Int Urogynecol J. 2016.

Leruth J, Fillet M, Waltregny D. Incidence and risk factors of postoperative stress urinary incontinence following laparoscopic sacrocolpopexy in patients with negative preoperative prolapse reduction stress testing. Int Urogynecol J. 2013 24(3) 485–491.

Liang CC, Chang YL, Chang SD et al. Pessary test to predict postoperative urinary incontinence in women undergoing hysterectomy for prolapse. Obstet Gynecol. 2004 104(4) 795–800.

Liang CC, Hsieh WC, Lin YH, Tseng LH. Predictors of persistent detrusor overactivity in women with pelvic organ prolapse following transvaginal mesh repair. J Obstet Gynaecol Res. 2016 42(4) 427–433.

Liang CC, Lin YH, Chang YL, Chang SD. Urodynamic and clinical effects of transvaginal mesh repair for severe cystocele with and without urinary incontinence. Int J Gynaecol Obstet. 2011 112(3) 182–186.

Lo TS, Bt Karim N, Cortes EF'et al. Comparison between Elevate anterior/apical system and Perigee system in pelvic organ prolapse surgery: clinical and sonographic outcomes. Int Urogynecol J. 2015 26(3) 391–400.

Lo TS, Nawawi EA, Wu PY et al. Predictors for persistent urodynamic stress incontinence following extensive pelvic reconstructive surgery with and without midurethral sling. Int Urogynecol J. 2016 27(3) 399–406.

Lo TS, Shailaja N, Hsieh WC et al. Predictors of voiding dysfunction following extensive vaginal pelvic reconstructive surgery. Int Urogynecol J. 2017 28(4) 575–582.

Maher C, O'Rourke P. Trocar-guided mesh compared with conventional vaginal repair in recurrent prolapse: a randomized controlled trial. Obstet Gynecol. 2011 117(6) 1435–1436; author reply 6–7.

Maher CF, Qatawneh AM, Dwyer PL et al. Abdominal sacral colpopexy or vaginal sacrospinous colpopexy for vaginal vault prolapse: a prospective randomized study. Am J Obstet Gynecol. 2004 190(1) 20–26.

Meschia M, Gattei U, Pifarotti P et al. Randomized comparison between infracoccygeal sacropexy (posterior IVS) and sacrospinous fixation in the management of vault prolapse. Neurourol Urodyn. 2004a 23.

Meschia M, Pifarotti P, Bernasconi F et al. Porcine skin collagen implants to prevent anterior vaginal wall prolapse recurrence: a multicenter, randomized study. J Urol. 2007 177(1) 192–195.

Meschia M, Pifarotti P, Spennacchio M et al. A randomized comparison of tension-free vaginal tape and endopelvic fascia plication in women with genital prolapse and occult stress urinary incontinence. Am J Obstet Gynecol. 2004b 190(3) 609–613.

Moon YJ, Jeon MJ, Kim SK, Bai SW. Comparison of Burch colposuspension and transobturator tape when combined with abdominal sacrocolpopexy. Int J Gynaecol Obstet. 2011 112(2) 122–125.

Moore RD, Miklos JR. Vaginal repair of cystocele with anterior wall mesh via transobturator route: efficacy and complications with up to 3-year follow-up. Adv Urol. 2009:743831.

Natale F, La Penna C, Padoa A et al. A prospective, randomized, controlled study comparing Gynemesh, a synthetic mesh, and Pelvicol, a biologic graft, in the surgical treatment of recurrent cystocele. Int Urogynecol J Pelvic Floor Dysfunct. 2009 20(1) 75–81.

Nieminen K, Hiltunen R, Takala T et al. Outcomes after anterior vaginal wall repair with mesh: a randomized, controlled trial with a 3 year follow-up. Am J Obstet Gynecol. 2010 203(3) 235 e1–8.

Onol FF, Tosun F, Guzel R et al. Minimum 1.5-year results of "surgeon-tailored" transvaginal mesh repair for female stress urinary incontinence and pelvic organ prolapse. Urology. 2012 80(2) 273–279.

Osmundsen B, Gregory WT, Denman MA et al. Tension-Free Vaginal Tape Failure After Robotic Sacrocolpopexy and Tension-Free Vaginal Tape for Concomitant Prolapse and Stress Incontinence. Female Pelvic Med Reconstr Surg. 2015 21(5) 244–248.

Partoll LM. Efficacy of tension-free vaginal tape with other pelvic reconstructive surgery. Am J Obstet Gynecol. 2002 186(6) 1292–1295; discussion 5–8.

Reena C, Kekre AN, Kekre N. Occult stress incontinence in women with pelvic organ prolapse. Int J Gynaecol Obstet. 2007 97(1) 31–34.

Romanzi LJ, Chaikin DC, Blaivas JG. The effect of genital prolapse on voiding. J Urol. 1999; 161(2) 581–586.

Rudnicki M, Laurikainen E, Pogosean R et al. A 3-year follow-up after anterior colporrhaphy compared with collagen-coated transvaginal mesh for anterior vaginal wall prolapse: a randomised controlled trial. BJOG. 2016 123(1) 136–142.

Rudnicki M, Laurikainen E, Pogosean R et al. Anterior colporrhaphy compared with collagen-coated transvaginal mesh for anterior vaginal wall prolapse: a randomised controlled trial. BJOG. 2014 121(1) 102–110; discussion 10-1.

Schiavi MC, Perniola G, Di Donato V et al. Severe pelvic organ prolapse treated by vaginal native tissue repair: long-term analysis of outcomes in 146 patients. Arch Gynecol Obstet. 2017 295(4) 917–922.

Schierlitz L, Dwyer PL, Rosamilia A et al. Effectiveness of tension-free vaginal tape compared with transobturator tape in women with stress urinary incontinence and intrinsic sphincter deficiency: a randomized controlled trial. Obstet Gynecol. 2008 112(6) 1253–1261.

Sentilhes L, Sergent F, Resch B et al. Midterm follow-up of high-grade genital prolapse repair by the trans-obturator and infracoccygeal hammock procedure after hysterectomy. Eur Urol. 2007 51(4) 1065–1072.

Sergent F, Gay-Crosier G, Bisson V et al. Ineffectiveness of associating a suburethral tape to a transobturator mesh for cystocele correction on concomitant stress urinary incontinence. Urology. 2009 74(4) 765–770.

Sergent F, Zanati J, Bisson V et al. Perioperative course and medium-term outcome of the transobturator and infracoccygeal hammock for post-hysterectomy vaginal vault prolapse. Int J Gynaecol Obstet. 2010 109(2) 131–135.

Sinha D, Arunkalaivanan AS. Prevalence of occult stress incontinence in continent women with severe genital prolapse. J Obstet Gynaecol. 2007 27(2) 174–176.

Sivaslioglu AA, Unlubilgin E, Dolen I. A randomized comparison of polypropylene mesh surgery with site-specific surgery in the treatment of cystocoele. Int Urogynecol J Pelvic Floor Dysfunct. 2008 19(4) 467–471.

Slieker-ten Hove MC, Pool-Goudzwaard AL, Eijkemans MJ, Steegers-Theunissen RP et al. The prevalence of pelvic organ prolapse symptoms and signs and their relation with bladder and bowel disorders in a general female population. Int Urogynecol J Pelvic Floor Dysfunct. 2009 20(9) 1037–1045.

Sokol AI, Iglesia CB, Kudish BI et al. One-year objective and functional outcomes of a randomized clinical trial of vaginal mesh for prolapse. Am J Obstet Gynecol. 2011.

Song X, Zhu L, Ding J. The value of the preoperative 1-h pad test with pessary insertion for predicting the need for a mid-urethral sling following pelvic prolapse surgery: a cohort study. World J Urol. 2016 34(3).361–367.
Steinberg BJ, Finamore PS, Sastry DN et al. Postoperative urinary retention following vaginal mesh procedures for the treatment of pelvic organ prolapse. Int Urogynecol J. 2010 21(12) 1491–1498.
Stekkinger E, van der Linden PJ. A comparison of suprapubic and transurethral catheterization on postoperative urinary retention after vaginal prolapse repair: a randomized controlled trial. Gynecol Obstet Invest. 2011 72(2) 109–116.
Takahashi S, Obinata D, Sakuma T et al. Tension-free vaginal mesh procedure for pelvic organ prolapse: a single-center experience of 310 cases with 1-year follow up. Int J Urol. 2010 17(4) 353–358.
Trabuco EC, Klingele CJ, Blandon R et al. A randomized comparison of incontinence procedures performed concomitantly with abdominal sacral colpopexy: the Burch versus mid-urethral sling trial. Int Urogynecol J. 2014 25(Suppl 1) S1–S2.
Trabuco EC, Klingele CJ, Blandon RE et al. Burch Retropubic Urethropexy Compared With Midurethral Sling With Concurrent Sacrocolpopexy: A Randomized Controlled Trial. Obstet Gynecol. 2016 128(4) 828–835.
Tubre RW, Padmanabhan P, Frilot CF, 2nd et al. Outcomes of three sling procedures at the time of abdominal sacral colpopexy. Neurourol Urodyn. 2016.
Turgal M, Sivaslioglu A, Yildiz A, Dolen I. Anatomical and functional assessment of anterior colporrhaphy versus polypropylene mesh surgery in cystocele treatment. Eur J Obstet Gynecol Reprod Biol. 2013 170(2) 555–558.
van der Ploeg JM, Oude Rengerink K, van der Steen A et al. Transvaginal prolapse repair with or without the addition of a midurethral sling in women with genital prolapse and stress urinary incontinence: a randomised trial. BJOG. 2015 122(7) 1022–1030.
van der Ploeg JM, Oude Rengerink K, van der Steen A et al. Vaginal prolapse repair with or without a midurethral sling in women with genital prolapse and occult stress urinary incontinence: a randomized trial. Int Urogynecol J. 2016 27(7) 1029–1038.
Visco AG, Brubaker L, Nygaard I et al. The role of preoperative urodynamic testing in stress-continent women undergoing sacrocolpopexy: the Colpopexy and Urinary Reduction Efforts (CARE) randomized surgical trial. Int Urogynecol J Pelvic Floor Dysfunct. 2008 19(5) 607–614.
Weemhoff M, Wassen MM, Korsten L et al. Postoperative catheterization after anterior colporrhaphy: 2 versus 5 days. A multicentre randomized controlled trial. Int Urogynecol J. 2011 22(4) 477–483.
Wei J. A midurethral sling prevents incontinence among women undergoing vaginal prolapse repair-the OPUS trial (Abstract). Neurourol Urodyn. 2011.
Wei JT, Nygaard I, Richter HE et al. A midurethral sling to reduce incontinence after vaginal prolapse repair. N Engl J Med. 2012 366(25) 2358–2367.
Wille S, Braun M, Heidenreich A et al. Sacral colpopexy with concurrent Burch colposuspension in patients with vaginal vault prolapse. Urol Int. 2006 76(4) 339–344.
Withagen MI, Milani AL, den Boon J et al. Trocar-guided mesh compared with conventional vaginal repair in recurrent prolapse: a randomized controlled trial. Obstet Gynecol. 2011 117(2 Pt 1) 242–250.
Withagen MI, Vierhout ME, Milani AL. Does trocar-guided tension-free vaginal mesh (Prolift) repair provoke prolapse of the unaffected compartments? Int Urogynecol J. 2010 21(3) 271–278.
Wu CJ, Chuang FC, Chu LC t al. Concomitant trocar-guided transvaginal mesh surgery with a midurethral sling in treating advanced pelvic organ prolapse associated with stress or occult stress urinary incontinence. Taiwan J Obstet Gynecol. 2013 52(4) 516–522.
Zacharakis D, Grigoriadis T, Kastanias S et al. Occult Stress Urinary Incontinence in Women With Pelvic Organ Prolapse: Is the One Step Surgical Approach a Risky Choice? Female Pelvic Med Reconstr Surg. 2016 22(1) 55–59.

Oliver Schwandner

KAPITEL 18 Operative Therapie des hinteren Kompartiments: anorektaler Prolaps, Entleerungsstörung, Stuhlinkontinenz, Hämorrhoidalleiden

18.1 Anorektaler Prolaps

18.1.1 Differenzialdiagnose verschiedener Prolapsformen im hinteren Kompartiment

Unter einem **Analprolaps** wird ein Vorfall der Hämorrhoidalzone vor das Anallumen (zirkulär oder semizirkulär) definiert. Der Analprolaps kann zudem mit einem Mukosaprolaps (Hämorrhoidal-Mukosa-Prolaps) oder mit einem Anoderm-Prolaps assoziiert sein (Schwandner 2016).

Unter einem **Rektumprolaps** wird die graduelle Intussuszeption aller Wandschichten des Rektums zusammengefasst, somit impliziert der Begriff Rektumprolaps die Protrusion aller Wandschichten (Vollwandprolaps). Beim Vorliegen eines Rektumprolapses ist es notwendig, den „echten" Vollwandprolaps von einem reinen Mukosaprolaps zu differenzieren. Bleibt der Rektumprolaps auf die Rektumampulle beschränkt, liegt ein **innerer** Rektumprolaps (rektale Intussuszeption) vor. Beim **äußeren** Rektumprolaps fällt das Rektum komplett nach außen vor.

Eine Übersicht über die verschiedenen anorektalen Prolapsformen zeigt ➤ Tab. 18.1.

18.1.2 Innerer Rektumprolaps (Intussuszeption des Rektums)

Als eine **rektale Intussuszeption** (*Syn.:* innerer Rektumprolaps) wird die teleskopartige Invagination der Rektumwand definiert, ohne dass dies zu einem manifesten Prolaps nach außen führt. Prinzipiell kann die Intussuszeption sowohl distal (rektoanal) als auch proximal (rektorektal) auftreten (➤ Abb. 18.1).

Während in vielen Fällen kein Krankheitswert besteht, bestehen jedoch bei einigen Patienten Symptome, die von der Stuhlentleerungsstörung (**obstruktives Defäkationssyndrom,** ODS) bis hin zur Stuhlinkontinenz reichen, wobei die Intussuszeption bei den meist weiblichen Patienten häufig mit einer ventralen Rektozele assoziiert ist (Dvorkin et al. 2005).

Tab. 18.1 Differenzialdiagnostik und Definition anorektaler Prolapsformen im hinteren Kompartiment (nach Schwandner 2016) [F851-006]

Analprolaps	Vorfall der Hämorrhoidalzone vor das Anallumen
Rektaler Mukosaprolaps	Vorfall der Rektummukosa in den Analkanal bzw. unterhalb der Anokutanlinie
Innerer Rektumprolaps	Intussuszeption des Rektums (alle Wandschichten), kein Vorfall nach außen (Rektumprolaps Grad I)
Äußerer Rektumprolaps	• Äußerlich sichtbarer Vorfall des Rektums (alle Wandschichten) beim Pressen mit spontaner Reposition (Rektumprolaps Grad II) • Äußerlich sichtbarer Vorfall des Rektums (alle Wandschichten), manuelle Reposition notwendig (Rektumprolaps Grad III)

MERKE

Erst nach ausführlicher Differenzialdiagnostik, ausgeschöpfter konservativer Therapie und abhängig von der Therapiemotivation (Leidensdruck, Einfluss der Symptome auf die Lebensqualität) sollte die Erörterung einer operativen Alternative erfolgen.

CAVE

Von besonderer Bedeutung ist die Assoziation einer rektalen Intussuszeption mit einer klinisch manifesten Stuhlinkontinenz. Hier ist eine detaillierte Funktionsdiagnostik der Inkontinenz vor einer potenziellen Operation notwendig, um nicht durch eine Operation eine präoperativ bestehende Stuhlinkontinenz zu demaskieren bzw. zu verschlimmern.

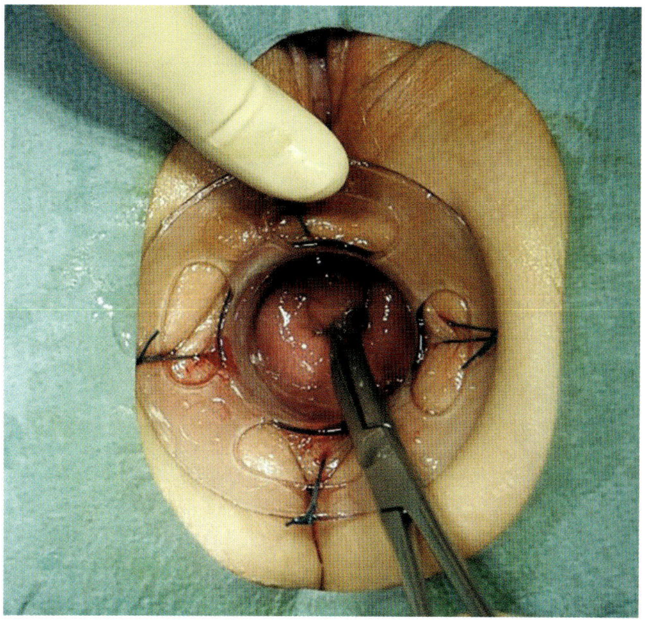

Abb. 18.1 Rektale Intussuszeption (aus: Schwandner und Hillemanns 2016) [F851-006]

18.1.3 Manifester Rektumprolaps

Im Gegensatz zur rektalen Intussuszeption ist der manifeste Rektumprolaps durch den Vorfall der gesamten Rektumwand durch den Anus „nach außen" gekennzeichnet (➤ Abb. 18.2).

Beim manifesten Rektumprolaps ist die **einzige kausale Therapie** die **Operation,** wobei hier transabdominelle Verfahren (z. B. ventrale Rektopexie, Resektionsrektopexie) mit perinealen (transanalen) Operationsverfahren (z. B. Delorme-Operation, Altemeier-Operation, perineale bzw. transanale Stapler-Resektion, sog. Perineal Stapled Resection) konkurrieren. Entscheidende Zielgrößen einer operativen Therapie beim manifesten Rektumprolaps stellen die Vermeidung eines Rezidivs sowie die Verbesserung der Funktion dar (u. a. positive Beeinflussung der Kontinenz, Vermeidung einer De-novo-Obstipation).

18.2 Stuhlentleerungsstörung

Die Therapie ist wegen der multifaktoriellen Ätiologie, der vielschichtigen klinischen Ausprägungsformen und der teilweise fehlenden objektiven Zuordnung von Morphologie und Funktion generell eine Herausforderung – dies gilt in gleicher Weise für konservative als auch chirurgische Therapiekonzepte (Schwandner 2016; Emile 2017).

Primär sollten konservative Behandlungsoptionen (z. B. medikamentöse Beeinflussung von Stuhlkonsistenz und Stuhlpassage, Beckenbodengymnastik unter physiotherapeutischer Anleitung, Biofeedback, transanale Irrigation) angeboten werden. Bei funktionell bedingter Entleerungsstörung (Dyskoordination) stehen intensive **Beckenbodengymnastik** bzw. **Biofeedback** an oberster Stelle des Therapiespektrums (Schwandner 2012).

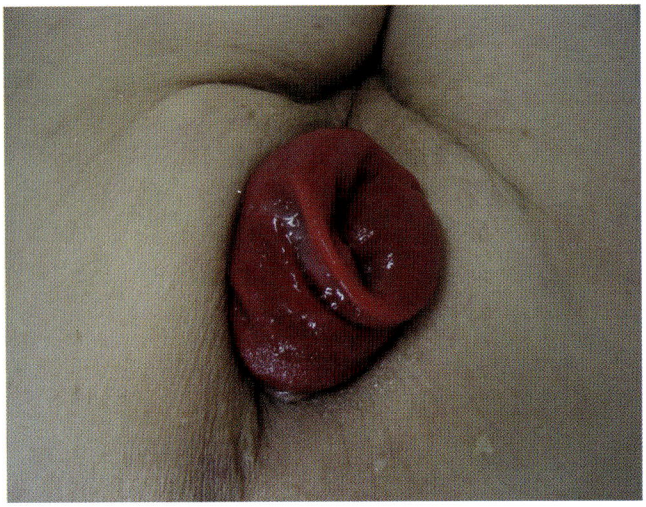

Abb. 18.2 Manifester Rektumprolaps (Rektumprolaps Grad III) (aus: Schwandner 2016a) [E1379]

18.2.1 Operative Therapie

Nach Ausschöpfung bzw. Versagen einer konservativen Therapie können potenzielle morphologische Pathologien operativ behandelt werden, wobei die rektale Intussuszeption und die Rektozele zu den häufigsten chirurgisch zu korrigierenden Pathologien zählen. Die **chirurgische Therapie** beinhaltet transabdominelle (z. B. Resektionsrektopexie, Rektopexie), transanale (z. B. STARR-Operation, Delorme-Operation), transperineale sowie transvaginale Operationen. Grundlage aller Operationsverfahren ist entweder die Beseitigung der Entleerungsstörung durch Verringerung des Rektumreservoirs (transanale bzw. transperineale Verfahren) oder die Beseitigung von morphologischen, d. h. funktionell relevanten Obstruktionen mittels transabdomineller Verfahren (Schwandner 2016 u. 2019). Zunehmend stehen auch Korrekturen im „mittleren" Kompartiment im Mittelpunkt (z. B. ventrale Netzrektopexie). Chirurgische Therapieoptionen bei Stuhlentleerungsstörung sind:

- Dorsale Rektopexie
- Ventrale Netzrektopexie
- Resektionsrektopexie
- Delorme-Operation
- Transanale Stapler-Resektion (z. B. STARR)
- Transanale, transperineale und transvaginale Operation bei Rektozele
- Kombinationseingriffe
- Modifikationen

CAVE

Im Hinblick auf die häufig vorliegende ventrale **Rektozele** bleibt zu betonen, dass die chirurgische Therapie unabhängig vom gewählten Operationsverfahren kontrovers diskutiert wird und die Fokussierung auf die Rektozele als singuläre Ursache einer Entleerungsstörung oder Stuhlinkontinenz häufig nicht zum therapeutischen Erfolg führt.

Transabdominelle Verfahren bei Stuhlentleerungsstörung

Bei der transabdominellen Operation stehen die dorsale **Rektopexie** (mit oder ohne Netzimplantation), die **Resektionsrektopexie** (Sigmaresektion mit Rektopexie) und die **ventrale Netzrektopexie (nach D'Hoore)** zur Verfügung. Diese Operationsverfahren werden i. d. R. laparoskopisch, laparoskopisch assistiert oder roboterassistiert durchgeführt (D'Hoore et al. 2004; Altomare et al. 2018; Isbert et al. 2013; Kim 2021).

Für die Resektionsrektopexie und die ventrale Netzrektopexie nach D'Hoore, die auf jegliche dorsale oder laterale Mobilisation des Rektums verzichtet und bei der ein Netz unmittelbar proximal der Levatorenschenkel im distalen Rektum ventral und am Promontorium fixiert wird, liegen ähnliche funktionelle Resultate beim ODS infolge einer rektalen Intussuszeption (mit/ohne Rektozele) vor, wobei im Langzeitverlauf speziell für die ventrale Mesh-Rektopexie ein positiver Einfluss auf den häufig assoziierten Descensus perinei besteht (D'Hoore et al. 2004; Kim 2021; Mäkelä-Kaikkonen et al. 2018).

STARR-Operation

Indikationen

Die Indikation zur **STARR-Operation** stellt der mit einem ODS vergesellschaftete Befund einer rektalen Intussuszeption dar, die häufig mit einer ventralen Rektozele vorliegt. Voraussetzung ist ein Versagen einer konsequent durchgeführten konservativen Therapie. Insbesondere bei kombinierten Befunden, bei denen „proximale" morphologische Ursachen eines ODS bestehen (z. B. Sigmoidozele) oder im Rahmen der Beckenbodeninsuffizienz auch das mittlere bzw. vordere Kompartiment betroffen sind (z. B. Pelvic Organ Prolapse), sollte ein rein transanales Verfahren wie die STARR-Operation nicht angewandt werden. Zusätzlich sollte bei Patientinnen mit Stuhlinkontinenz (z. B. infolge Dammriss Grad III bzw. IV, morphologischer Sphinkterdefekt) auch ein transanales Verfahren im Sinne einer STARR-Operation nicht durchgeführt werden, da hier durch die Verringerung des Rektumreservoirs eine Aggravation bzw. Demaskierung einer Stuhlinkontinenz resultieren kann.

Kontraindikationen

Absolute Kontraindikationen zur STARR-Operation wurden bereits im Jahr 2008 von einer Expertengruppe formuliert (Schwandner et al. 2008):
- Anorektaler Infekt bzw. perianale Sepsis
- Analstenose
- Proktitis infolge chronisch-entzündlicher Darmerkrankung oder nach Bestrahlung
- Enterozele in Ruhe („fixierte Enterozele")
- Vorhergehende Rektumresektion bzw. neoadjuvante Therapie beim Rektumkarzinom

Relative Kontraindikationen zur STARR-Operation beinhalteten:
- Fremdmaterial im Spatium rectovaginale (z. B. Mesh)
- Vorhergehende transanale Operation mit rektaler Anastomose
- Manifeste koexistente depressive Erkrankung

Ergebnisse der STARR-Operation

Zahlreiche Studien zur STARR-Operation wurden publiziert, wobei die Kurzzeitresultate in der Mehrheit der publizierten Daten vielversprechend waren, d. h. zu guten funktionellen Resultaten mit niedriger Morbidität führten, insbesondere wenn die Indikation zur STARR-Operation entsprechend der o. g. Kriterien streng gestellt wurde. Hinsichtlich des Langzeitverlaufs nach STARR-Operation belegen Studien, dass die Symptomverbesserung mit Zunahme der Nachbeobachtungszeit abnimmt bzw. die Urge-Inkontinenz zunehmend eine Rolle in der Beurteilung der Lebensqualität spielt (Schwandner und Hillemanns 2016).

MERKE
Infolge unbefriedigender funktioneller Langzeitresultate und teils schwerwiegender Komplikationen ist die STARR-Operation derzeit eine nur noch selten durchgeführte Operation. Infolge der Komplexität der Symptome und der häufigen Koexistenz morphologischer Veränderungen sollte generell eine Zurückhaltung hinsichtlich einer chirurgischen Therapie bei rektaler Intussuszeption gelten.

Transanale, transperineale und transvaginale Operationen bei Rektozele

Transanale Resektion bei Rektozele

Transanale Rektozelenresektionen basieren auf der Theorie, dass die Rektozele für die Symptome entscheidend ist. So wird von vielen Arbeitsgruppen eine transanale Rektozelenkorrektur als effektive Therapieoption gewertet, obwohl eine allgemein gültige Empfehlung aufgrund der eingeschränkten Datenlage nicht möglich ist. Zahlreiche Studien berichten über hohe funktionelle Erfolgsraten nach transanaler Rektozelenkorrektur bei einer mit einem ODS vergesellschafteten Rektozele, wobei die Operationsverfahren divergieren: Am häufigsten wird eine modifizierte **Delorme-Operation** durchgeführt, d. h.:
- Primär erfolgt eine horizontale mukosale Inzision ca. 1–2 cm proximal der Linea dentata.
- Anschließend wird eine submuköse bzw. mukosale Dissektion nach proximal durchgeführt.
- Darauf folgt eine semizirkuläre muskuläre „Wandduplikatur" in longitudinaler Richtung, um eine Stabilisierung des Septum rectovaginale zu erreichen.
- Zuletzt wird die redundante Rektummukosa partiell reseziert und mit resorbierbarem Nahtmaterial verschlossen.

Das Operationsverfahren „transanale Rektozelenkorrektur" ist nicht allgemeingültig standardisiert, mehrere Modifikationen sind publiziert, die sich in verschiedenen Details unterscheiden (z. B. Art der Duplikatur, Ausmaß der transrektalen Dissektion nach proximal; Schwandner 2017).

Transperineale und transvaginale Resektion bei Rektozele

Inwieweit transperineale oder transvaginale Rektozelenkorrekturen zu strukturell bzw. funktionell besseren Resultaten im Vergleich zu transanalen Rektozelenkorrekturen führen, kann nicht definitiv beantwortet werden. Ähnlich wie beim transanalen Vorgehen existieren auch beim transperinealen Vorgehen zahlreiche Modifikationen (u. a. mit oder ohne Fremdmaterial, mit oder ohne Levatorenplastik), wobei die simultane Levatorenplastik eine Beseitigung einer potenziellen Stuhlinkontinenz ermöglicht. Jedoch kann die „redundante Rektummukosa" nicht reseziert werden und spezifische Komplikationen (z. B. Wundinfekt, Dyspareunie) scheinen im Vergleich zum transanalen Vorgehen erhöht zu sein. Somit lässt sich beim Vergleich zwischen dem transperinealen und transanalen Zugang feststellen, dass der Hauptvorteil des transperinealen Zugangs die simultane Levatorenplastik darstellt, die insbesondere bei Patientinnen mit symptomatischer Rektozele und dem vorherrschenden Symptom „Stuhlinkontinenz" (z. B. Zustand nach DR III/IV) einen hohen Stellenwert besitzt. Transanale

18

Korrekturverfahren haben ihren Vorteil in der Möglichkeit der simultanen Resektion der „redundanten Rektummukosa" – dies scheint infolge des regelhaft assoziierten vorderwandseitigen Rektum-Mukosaprolapses bei großen ventralen Rektozelen durchaus relevant zu sein. Die transvaginale Rektozelenkorrektur im Sinne einer Kolporrhaphia posterior hat in der Gynäkologie einen festen Stellenwert. Inwieweit die transvaginale Rektozelenkorrektur eine mit einem ODS assoziierte Rektozele im positiven Sinne funktionell beeinflusst, kann nicht definitiv beantwortet werden (Schwandner 2017 u. 2019).

18.2.2 Besonderheiten

Die chirurgische Therapie der Stuhlentleerungsstörung – meist indiziert beim Vorliegen einer rektalen Intussuszeption (mit/ohne Rektozele) – wird seit Jahrzehnten kontrovers diskutiert. Funktionell enttäuschende Ergebnisse sind unabhängig vom gewählten Verfahren publiziert worden (Schwandner 2019). Entscheidend bleibt, dass das Vorliegen einer rektalen Intussuszeption nicht **per se** mit Symptomen einer Entleerungsstörung verknüpft ist. Vielmehr kann die rektale Intussuszeption häufig mit Symptomen einer Stuhlinkontinenz oder erhöhter Stuhlfrequenz assoziiert sein (Dvorkin et al. 2005; Wijffels et al. 2013).

Trotz der relativen Häufigkeit einer Rektozele bei Patientinnen mit Stuhlentleerungsstörung kennt man derzeit keine objektiven Einflussfaktoren, die den Erfolg einer operativen Therapie bei „symptomatischen" Rektozelen vorhersagen (Schwandner 2017). Auch nach konservativer Therapie und strenger Patientenselektion ist die operative Korrektur nicht **a priori** mit einem funktionellen Erfolg, d. h. Symptomverbesserung bzw. Symptomfreiheit, vergesellschaftet. Dies gilt für **alle** operativen Verfahren.

Die laparoskopische ventrale Rektopexie hat in den letzten Jahren zunehmend die STARR-Operation verdrängt. Im Gegensatz zur STARR-Operation scheint die Korrektur im mittleren Kompartiment einen positiven Einfluss auf den Beckenboden im Langzeitverlauf zu haben (Piccariello et al. 2021; Schwandner und Hillemanns 2016; Altomare et al. 2018; Mäkelä-Kaikkonen et al. 2018).

TIPP

Generell ist Zurückhaltung bei der Operationsindikation zu fordern. Dies gilt für alle chirurgischen Therapiealternativen. Aufgrund der benignen Indikation ist initial immer ein konservativer Behandlungsversuch gerechtfertigt und zu fordern (Schwandner 2019).

18.3 Stuhlinkontinenz

Aufgrund der unterschiedlichen Ätiologie und Ausprägungsformen stellt die Stuhlinkontinenz ein individuelles Symptom mit unterschiedlichem Einfluss auf die Lebensqualität dar. Die Einteilung in Inkontinenz für Winde (Grad I), flüssigen Stuhl (Grad II) und festen Stuhl (Grad III) ist nicht **a priori** mit dem Leidensdruck assoziiert und bleibt somit rein deskriptiv (Matzel und Bittorf 2019). Die hohe Prävalenz im Alter, die häufig kombinierte Stuhl- und Harninkontinenz bei der Beckenbodeninsuffizienz, die klinische Differenzialdiagnose zum Reizdarmsyndrom bzw. chronischer Diarrhö, der hohe Anteil an „idiopathischen" Inkontinenzformen und die häufige Co-Inzidenz mit der Stuhlentleerungsstörung machen die Therapieentscheidung nicht selten schwierig (Schwandner 2012 und 2016). Zudem ist die exakte Zuordnung von Ätiologie, Klinik und morphologischem Befund häufig komplex (Löhnert 2016; Matzel und Bittorf 2019).

Prinzipiell bestehen aus koloproktologischer Sicht **drei Therapiemöglichkeiten:**
- Medikamentöse Beeinflussung der Stuhlkonsistenz bzw. -passage
- Beckenbodengymnastik und Biofeedback
- Chirurgische Therapie (z. B. Sphinkterrekonstruktion, Bulking Agents, Sphinkterersatzverfahren, sakrale Neuromodulation).

Primär ist es bei jeder Form der Stuhlinkontinenz gerechtfertigt, eine konservative Behandlung als primären Bestandteil eines therapeutischen Stufenkonzepts einzuleiten (Schwandner 2012).

18.3.1 Operative Therapie der Stuhlinkontinenz

Letztlich sollte eine operative Therapie nach ausgeschöpfter konservativer Therapie erörtert werden, wobei sich die Wahl des chirurgischen Verfahrens an der Symptomatik, der Ätiologie, der morphologischen Intaktheit des Sphinkterapparats sowie assoziierter Befunde orientiert. Prinzipiell werden verschiedene chirurgische Therapiealternativen differenziert: Sphinkterrekonstruktion, Bulking Agents (Injektionstherapie), Sphinkterersatzverfahren sowie die sakrale Neuromodulation. Die Anlage eines Stomas bleibt als Ultima Ratio individuellen Situationen vorbehalten (Matzel und Bittorf 2019).

Sphinkterrekonstruktion

Die operative Rekonstruktion des Sphinkters (z. B. Pre-anal Repair, mit oder ohne Levatorenplastik) hat zum Ziel, einen anatomischen Sphinkterdefekt direkt zu rekonstruieren, d. h. die morphologische Integrität wiederherzustellen. Häufigste Indikation ist hierbei der traumatische Sphinkterdefekt im Rahmen einer vaginalen Geburt bzw. von geburtshilflichen Verletzungen (sog. Obstetric Anal Injury). Eine Sphinkterrekonstruktion kann sowohl primär als auch sekundär erfolgen, die publizierten funktionellen Ergebnisse 5–10 J. postoperativ sind sehr gut, wobei im Langzeitverlauf die initial hohen funktionellen Erfolgsraten abfallen. Hinsichtlich der verwendeten Technik („Stoß-auf-Stoß" vs. überlappend) besteht kein Unterschied hinsichtlich des postoperativen funktionellen Ergebnisses.

Bulking Agents (Injektionstherapie)

Die Injektionstherapie (Bulking Agents) kann sowohl als interventionelle als auch minimalinvasive chirurgische Therapie bewertet werden. Hierbei wurden bzw. werden verschiedene Substanzen (z. B. Silikon, Kollagen, Hyaluronsäure , selbstexpandierende biokompatible Implantate aus Polyacrylnitril) im Bereich des analen Schließmuskels injiziert (z. B. submukös, intersphinktär). Bulking Agents werden hinsichtlich ihrer Indikation und ihrer funktionellen Resultate kontrovers diskutiert (Assmann et al. 2022). Aktuelle Studien zur intersphinktären Injektionstherapie mit selbstexpandierenden Prothesensystemen aus Polyacrylnitril zeigen, dass diese Behandlung eine minimalinvasive Therapieoption bei Patienten nach ausgeschöpfter bzw. frustraner konservativer Therapie darstellen kann (Gassner et al. 2022).

Sphinkterersatzverfahren

Bei den Sphinkterersatzverfahren differenziert man generell autologe und heterologe Sphinkterersatzverfahren, zudem unterscheidet man Techniken ohne Stimulation (z. B. Grazilistransposition) von Techniken mit Stimulation (z. B. stimulierte Grazilisplastik). Ziel des Sphinktersatzes ist es, einen künstlichen „Neo-Sphinkter" zu schaffen, um so die Kontinenzleistung zu verbessern, insbesondere wenn konventionelle (konservative und operative) Maßnahmen frustran blieben bzw. zu keiner signifikanten Verbesserung der Kontinenz führten.

Nur die sog. dynamische Grazilisplastik (DGP) und der Artificial Bowel Sphincter (ABS) hatten eine breite Akzeptanz und eine klinische Anwendung mit entsprechenden publizierten Erfahrungen zu Effektivität und Morbidität in koloproktologischen Zentren erreicht. Beide Verfahren stehen jedoch nicht mehr zur Verfügung. Aufgrund der relativ hohen Morbidität (Komplikations- und Explantationsrate) wurden die Sphinkterersatzverfahren generell in ihrer Akzeptanz zurückhaltend bewertet und blieben in ihrer Indikation Ausnahmesituationen vorbehalten, d. h. im Stellenwert der Behandlungsoptionen galten die Sphinkterersatzverfahren als Behandlungsalternative zur Anlage eines Stomas (Matzel und Bittorf 2019).

Im Vergleich zwischen der „dynamischen" und „adynamischen" Grazilisplastik im Rahmen einer Metaanalyse konnte demonstriert werden, dass die Grazilisplastik auch ohne Dynamisierung bzw ohne Implantation eines Impulsgebers eine effektive Therapieoption bei selektionierten Patienten mit traumatisch bedingter Stuhlinkontinenz darstellt – mit signifikant niedrigeren Komplikationsraten gegenüber der „dynamischen" Grazilisplastik (Garoufalia et al. 2023). Generell ist durch den zunehmenden Einsatz der sakralen Neuromodulation auch bei ausgedehnten Sphinkterdefekten die Grazilisplastik ein nur noch selten angewandtes Operationsverfahren.

Sakrale Neuromodulation

Die sakrale Neuromodulation (SNM; ehem.: „sakrale Neurostimulation") stellt in den letzten Jahrzehnten die **effektivste chirurgische Therapieoption** bei idiopathischer Stuhlinkontinenz dar. Sie wird i. d. R. als Two-Stage-Procedure eingesetzt (primär diagnostische SNM im Bereich des sakralen Spinalnervs S3 bzw. S4; bei funktionellem Ansprechen bzw. verbesserter Kontinenz definitive Schrittmacherimplantation nach 4–6 Wo.) und ist durch sehr gute funktionelle Langzeitdaten an großen Patientenkollektiven belegt (Erfolgsrate ca. 75 %). Mittlerweile wird die sakrale Neuromodulation auch bei begrenzten Schließmuskeldefekten effektiv eingesetzt (Matzel und Bittorf 2019).

Insbesondere durch das Vorliegen MRT-kompatibler Systeme hat sich das Indikationsspektrum der sakralen Neuromodulation erweitert und standardisierte Behandlungspfade liegen vor (Kahlke et al. 2024). Zudem belegen Daten zum Langzeitverlauf (z. B. 10 J. Nachbeobachtung) eine hohe Effektivität der sakralen Neuromodulation (Martin et al. 2024).

Stoma

Die Stomaanlage bleibt als Ultima Ratio denjenigen Patienten vorbehalten, bei denen eine ausgeprägte Stuhlinkontinenz trotz konservativer und/oder chirurgischer Therapien nicht verbessert werden konnte.

18.3.2 Behandlungsalgorithmus bei der Stuhlinkontinenz

Aktuell steht keine nationale Leitlinie zur Diagnostik und Therapie der Stuhlinkontinenz zur Verfügung. Derzeit liegen ausschließlich Empfehlungen im Rahmen von nationalen und internationalen Expertengremien (meist konzentriert auf eine Therapieoption) oder Empfehlungen der ICI (International Consultation of Incontinence) vor (Matzel und Bittorf 2019; Assmann et al. 2022).

Primär sollte eine konservative Therapie eingeleitet werden. Führt eine konservative Therapie zu keiner signifikanten Verbesserung der Kontinenz, sollten chirurgische (operative) Therapieansätze erörtert werden (Schwandner 2012).

Chirurgische Behandlungsoptionen sollten sich an der Schwere der Inkontinenz (Klinik), dem Leidensdruck, der Lebensqualität und der Therapiemotivation sowie an den Resultaten der Diagnostik bzw. Differenzialdiagnostik orientieren.

Die chirurgischen Therapieverfahren haben einerseits zum Ziel, die Anatomie wiederherzustellen (z. B. Sphinkterrekonstruktion) oder die Funktionen des „Kontinenzorgans" bzw. des autonomen Nervensystems zu rekrutieren (z. B. sakrale Neuromodulation; Matzel und Bittorf 2019; Assmann et al. 2022).

Verlässliche publizierte Langzeitresultate liegen nur für die Sphinkterrekonstruktion und die sakrale Neuromodulation zur Therapie der Stuhlinkontinenz vor.

18.4 Hämorrhoidalleiden

Der morphologische Plexus hämorrhoidalis (arteriovenöser Plexus hämorrhoidalis superior) ist ein zirkulär in der Submukosa des distalen Rektums bis unmittelbar oberhalb der Linea dentata aufsitzendes Gefäßpolster. Zusätzlich zum Sphinkterapparat (Sphincter ani internus und externus) gewährleistet der morphologische Plexus hämorrhoidalis als wichtiger Bestandteil des analen Kontinenzorgans speziell die Feinkontinenz. Das „Hämorrhoidalleiden" ist dadurch definiert, dass die Hämorrhoiden Symptome verursachen. Häufigste Symptome beim Hämorrhoidalleiden sind peranale Blutung (i. d. R. schmerzlos), Brennen, Nässen, Juckreiz,

Prolaps oder – infolge einer gestörten Feinkontinenz – schleimig-fäkulente Sekretion bis hin zum Stuhlschmieren (Kahlke und Jongen 2016).

Entsprechend der **S3-Leitlinie Hämorrhoidalleiden** (https://register.awmf.org/de/leitlinien/detail/081-007) werden **vier Stadien** des Hämorrhoidalleidens unterschieden:

- Stadium I: nur proktoskopisch sichtbar
- Stadium II: Prolaps bei der Defäkation mit spontaner Reposition
- Stadium III: Prolaps bei der Defäkation und Notwendigkeit der manuellen Reposition
- Stadium IV: fixierter, irreponibler Prolaps

Die Therapie des Hämorrhoidalleidens erfolgt symptom-, befund- und stadienorientiert, wobei in den Stadien I und II konservative und/oder interventionelle Therapieoptionen (u. a. symptomatische Lokaltherapie, Stuhlregulation, Sklerosierungstherapie, Gummibandligatur) zum Einsatz kommen (Herold et al. 2012).

Hinsichtlich der Sklerosierungstherapie bei Hämorrhoiden Grad I–II sind entsprechend der publizierten Literatur und anhand der Leitlinie Hämorrhoidalleiden prinzipiell zwei Techniken zu differenzieren: die suprahämorrhoidale Sklerosierung nach Blanchard sowie die intrahämorrhoidale Sklerosierung nach Blond. Die Sklerosierung nach Blond ist neben einer konsequenten Stuhlregulation die Therapie der Wahl bei Hämorrhoiden Grad I. Die verwendete Sklerosierungssubstanz (i. d. R. Aethoxysklerol) wird unter proktoskopischer Kontrolle oberhalb der Linea dentata submukös direkt in die hämorrhoidalen Plexus injiziert, wobei der therapeutische Effekt in einer Fixierung und Stabilisierung der Hämorrhoidalplexus besteht.

18

Aufgrund der relativ hohen Rezidivrate nach Sklerosierungstherapie empfiehlt die Leitlinie, dass bei Hämorrhoiden Grad II–III aufgrund der besseren Erfolgsrate die Gummibandligatur gegenüber der Sklerosierung vorgezogen werden sollte. Zudem kann die Gummibandligatur bei Hämorrhoiden Grad II–III ähnlich gute Kurzzeitresultate wie eine operative Therapie erreichen und sollte folglich als Alternative zur Operation angeboten werden. Im Langzeitverlauf zeigt die Operation hingegen Vorteile (LL Hämorrhoidalleiden 2019).

Erst bei fortgeschrittenen Stadien (Stadium III und IV) sind operative Therapieoptionen indiziert, wenn entsprechende Symptome vorliegen und konservativ-lokale Therapiemaßnahmen zu keiner signifikanten Symptomverbesserung führen. Ziel der operativen Behandlung ist die Wiederherstellung der „normalen" Anatomie und nicht die komplette Entfernung (Resektion) der Hämorrhoidalplexus (Herold et al. 2012).

Hinsichtlich der Operationstechniken werden – je nach Hämorrhoidalstadium bzw. klinischem Befund (segmentaler vs. zirkulärer Prolaps) – verschiedene Operationsverfahren unterschieden:

- **Segmentäre Operationsverfahren:**
  - Offene Hämorrhoidektomie nach Milligan-Morgan
  - Geschlossene Hämorrhoidektomie nach Ferguson
  - Subanodermale Hämorrhoidektomie nach Parks
- **Zirkuläre Operationsverfahren:**
  - Stapler-Hämorrhoidopexie nach Longo
  - Rekonstruktive Hämorrhoidektomie nach Fansler-Arnold
- **Neue Operationsverfahren:**
  - Doppler-gesteuerte Hämorrhoidal-Arterien-Ligatur (mit/ohne Rektoanal Repair, RAR)
  - Laser-Hämorrhoidoplastie
  - Hämorrhoidektomie mit versiegelnden bzw. bipolaren Scheren und Klemmen
  - Modifikationen und Innovationen

TIPP

Bei segmentalem Hämorrhoidalprolaps (Hämorrhoiden III–IV) stellen die konventionellen Operationsverfahren (Milligan-Morgan, Ferguson, Parks) die chirurgischen Therapieverfahren der Wahl dar, wobei im Rahmen der verwendeten Instrumente bipolare Scheren oder Klemmen zu bevorzugen sind.

Die Stapler-Hämorrhoidopexie nach Longo wird seit 1998 in Deutschland durchgeführt. Das Prinzip der Operation beruht auf einer Reposition und Fixierung des Hämorrhoidalplexus im distalen Rektum, wobei der Effekt am ehesten auf einer Verbesserung des venösen Abflusses als auf einer Unterbrechung des arteriellen Zuflusses besteht. Vorteile im Vergleich zu konventionellen Opera-

Tab. 18.2 Grundsätze und Empfehlungen zur operativen Therapie des fortgeschrittenen Hämorrhoidalleidens anhand der Leitlinie (LL Hämorrhoidalleiden 2019) [W1178-002]

Parameter	Therapieempfehlung
Hämorrhoiden Grad III u. IV (insbesondere nach Versagen der konservativen Therapie)	Chirurgische Therapie
Konventionelle (segmentale) OP-Techniken (OP nach Milligan-Morgan, Ferguson u. Parks)	Gleichwertige Ergebnisse hinsichtlich Rezidiv u. Funktion
Zirkuläre Hämorrhoiden Grad III	Stapler-Hämorrhoidopexie als ideale Indikation
Hämorrhoiden Grad IV (irreponibler Prolaps)	Keine Indikation zur Stapler-Hämorrhoidopexie
Vergleich konventionelle Hämorrhoidektomieverfahren mit Stapler-Hämorrhoidopexie	Vergleichbare Komplikationsrate für Harnverhalt, Nachblutung u. Revisionseingriffe; vergleichbare Inkontinenzraten; geringere Schmerzen frühpostoperativ nach Stapler-Hämorrhoidopexie; erhöhte Rezidivrate nach Stapler-Hämorrhoidopexie
Bipolare Scheren o. Klemmen	Zu bevorzugende Instrumente bei konventionellen Hämorrhoidektomie-Verfahren (Milligan-Morgan, Ferguson) infolge kürzerer OP-Zeit, geringem intraoperativem Blutverlust u. geringeren postoperativen Schmerzen
Raffende bzw. ligierende Verfahren (z.B: HAL-RAR)	Verzicht auf Doppler
Doppler-gestützte HAL bei Hämorrhoiden Grad III u. IV	Erhöhte Rezidivraten im Vergleich zur konventionellen Hämorrhoidektomie (Milligan-Morgan, Ferguson, Parks)
STARR-Operation	Keine chirurgische Therapie beim Hämorrhoidalleiden

tionsverfahren (z. B. Hämorrhoidektomie nach Milligan-Morgan, Ferguson oder Parks) bestehen in den reduzierten postoperativen Schmerzen mit rascher Rekonvaleszenz. In der Analyse mehrerer randomisiert-kontrollierter Studien (Vergleich Stapler-Hämorrhoidopexie mit konventionellen Hämorrhoidektomie-Verfahren) waren die Komplikations- und Re-Operationsraten vergleichbar, wobei die Rezidivrate nach Stapler-Hämorrhoidopexie höher zu sein schien.

TIPP

Die ideale Operationsindikation für die Stapler-Hämorrhoidopexie stellen zirkulär prolabierende Hämorrhoiden Grad III bzw. der zirkuläre Hämorrhoidal-Mukosa-Prolaps dar. Voraussetzung für eine Stapler-Operation ist die intraoperative Reponibilität des Hämorrhoidalprolaps; folglich sollten Hämorrhoiden Grad IV nicht mit der Stapler-Methode operiert werden.

Aufgrund der derzeit gültigen Leitlinie können entsprechende Empfehlungen bzw. Grundsätze zur operativen Therapie des fortgeschrittenen Hämorrhoidalleidens (Hämorrhoiden Grad III–IV) formuliert werden (➤ Tab. 18.2):

LITERATUR

AWMF. S3-Leitlinie Hämorrhoidalleiden. Reg.-Nr. 081-007 (2019). https://register.awmf.org/de/leitlinien/detail/081-007.

Altomare DF, Picciarello A, Memeo R et al. Pelvic floor function following ventral rectopexy versus STARR in the treatment of obstructed defecation. Tech Coloproctol 2018 22 289–294.

Assmann SL, Keszthelyi D, Kleijnen J et al. (2022) Guideline for the diagnosis and treatment of faecal incontinence – A UEG/ESCP/ESNM/ESPCG collaboration. United European Gastroenterol J 2022 10 251–286.

D'Hoore A, Cadoni R, Penninckx F. Long-term outcome of laparoscopic ventral rectopexy for total rectal prolapse. Br J Surg 2004 91 1500–1505.

Dvorkin LS, Gladman MA, Epstein J et al. Rectal intussusception in symptomatic patients is different from that in asymptomatic volunteers. Br J Surg 2005a 92 866–872.

Dvorkin LS, Knowles CH, Scott SM et al. Rectal intussusception: characaterization of symptomatology. Dis Colon Rectum 2005b 48 824–831.

Emile SH, Elfeki HA, Youssef M et al. Abdominal rectopexy for the treatment of internal rectal prolapse: a systematic review and meta-analysis. Colorectal Dis 2017 19 013–024.

Garoufalia Z, Gefen R, Emile SH et al. Outcomes of graciloplasty in the treatment of fecal incontinence: a systematic review and meta-analysis of the literature. Tech Coloproctol 2023. 27: 429–441.

Gassner L, Wild C, Walter M. Clinical effectiveness and safety of self-expandable implantable bulking agents for faecal incontinence: a systematic review. BMC Gastroenterology 2022: 22: 389.

Herold A, Joos A, Bussen D. Operationen beim Hämorrhoidalleiden. Indikation und Technik. Chirurg 2012 83 1040–1048.

Isbert C, Germer CT. Transanale Verfahren bei funktionellen Darmerkrankungen. Chirurg 2013 84 30–38.

Kahlke V, Fürst A, Schwandner O, Matzel K. Behandlungspfad für die sakrale Neuromodulation bei Stuhlinkontinenz. Coloproctology 2024. 46: 30–34.

Kahlke V, Jongen J. Hämorrhoidalleiden, perianale Thrombosen, Marisken. In: Schwandner O (Hrsg.). Proktologische Diagnostik 2016 59–74.

Kim M. Operationstechniken aus viszeralchirurgischer Sicht. Coloproctology 2021 43: 314–320.

Löhnert M. Stuhlinkontinenz. In: Schwandner O (Hrsg.). Proktologische Diagnostik. Springer-Verlag, Berlin Heidelberg, 2016 157–176.

Mäkelä-Kaikkonen J, Rautio T, Kairaluoma M et al. Does ventral rectopexy improve pelvic floor function in the long-term? Dis Colon Rectum 2018 61 230–238.

Martin S, O`Connor AD, Selvakumar D et al. The long-term outcomes of sacral neuromodulation for fecal incontinence: a single-center experience. Dis Colon Rectum 2024. 67: 129–137.

Matzel KE, Bittorf B. Stuhlinkontinenz. In: Herold A, Schiedeck T (Hrsg.). Manual der Koloproktologie, Band 1. De Gruyter, 2019 (open access).

Picciariello A, O'Connell PR, Hahnloser D et al. Obstructed defecaeation syndrome: European consensus guidelines on the surgical management. BJS 2021 1–5.

Schwandner O. Stellenwert der konservativen Therapie bei Stuhlinkontinenz. Zentralbl Chir 2012 13 323–327.

Schwandner O. Anorektaler Prolaps. In: Schwandner O (Hrsg.) Proktologische Diagnostik. Springer, Berlin, 2016a. 191–201.

Schwandner O. Beckenbodeninsuffizienz aus proktologischer Sicht. In: Schwandner O (Hrsg.). Proktologische Diagnostik. Springer, Berlin, 2016b. 203–222.

Schwandner O. Rektozele. Coloproctology 2017 39 67–80.

Schwandner O. Stuhlentleerungsstörung. In: Herold A, Schiedeck T (Hrsg.): Manual der Koloproktologie. Band 1. S. 201–220. De Gruyter, 2019. https://:doi.org/10.1515/9783110614442-013.

Schwandner O, Hillemanns P. Indikation, Technik und Ergebnisse der STARR-Operation. Chirurg 87 2016 909–917.

Schwandner O, Stuto A, Jayne D et al. Decision-making algorithm for the STARR procedure in obstructed defecation syndrome: position statement of the group of STARR Pioneers. Surg Innov 2008 15 105–109.

Wijffels NA, Jones OM, Cunningham C et al. (2013) What are the symptoms of internal rectal prolapse? Colorectal Dis 2013 15 368–373.

KAPITEL

19 Strukturelle und funktionelle Blasenentleerungsstörungen (BES)

Gert Naumann

19.1 Blasenauslassobstruktion (Bladder Outlet Obstruction, BOO) und unteraktive Blase (UAB)

Die internationale Kontinenzgesellschaft (ICS) und die International Urogynaecological Society (IUGA) definieren die Blasenentleerungsstörung durch eine *„verlangsamte und/oder unvollständige Miktion basierend auf Symptomen und urodynamischen Untersuchungen"*. Blasenentleerungsstörungen können bei Frauen in zwei große Gruppen eingeteilt werden: Patientinnen mit unteraktiver Blase mit Detrusorunteraktivität (DU) bis hin zu akontraktilem Detrusor und Patientinnen mit Obstruktionen des Harntrakts.

Patientinnen mit einer Blasenentleerungsstörung zeigen unterschiedliche Symptome mit erhöhtem Restharn und ggf. Harndrang und Harninkontinenz. Ursache einer Blasenentleerungsstörung können eine Blasenauslassobstruktion oder eine Detrusorunteraktivität sein.

19.1.1 Blasenauslassobstruktion (BOO)

Trotz normalem oder erhöhtem Detrusordruck kommt es durch unterschiedliche Ursachen einer subvesikalen Obstruktion zu keiner adäquaten Blasenentleerung in normaler Zeitspanne. 2–23 % aller Frauen zeigen Symptome einer BOO (➤ Tab. 19.1).

Urodynamische Diagnose: erhöhter Detrusordruck mit simultan erniedrigter Flussrate.

Symptome einer Blasenauslassobstruktion:

- Erhöhte Miktionsfrequenz
- Urgency
- Nykturie
- Verzögerte Miktionseinleitung
- Herabgesetzter Harnstrahl
- Notwendigkeit des Mitpressens bei der Miktion
- Inkomplette Blasenentleerung mit Restharn bis hin zum Harnverhalt
- Rezidivierende Harnwegsinfekte

19.1.2 Unteraktive Blase (UAB)

Aufgrund einer zu schwachen Detrusorkontraktilität (➤ Tab. 19.2) kommt es zu einer inadäquaten Entleerung der Harnblase mit verzögertem und abgeschwächtem Harnstrahl, notwendiger Bauchpresse und ggf. einem Restharngefühl oder Harnverhalt.

Urodynamische Diagnose: Detrusorkontraktion mit geringerer Stärke (häufig < 10 cm H_2O) oder Zeitdauer, die zu einer verlängerten oder inkompletten Blasenentleerung in einer normalen Zeitspanne führt. Detrusorunteraktivität (DU; ➤ Abb. 19.1).

Symptome einer unteraktiven Blase:

- Verringerter und verzögerter Harnstrahl
- Erhöhte Miktionsfrequenz
- Nykturie
- Verzögerter Miktionsbeginn
- Chronischer Einsatz der Bauchpresse (Folgen: Hernien, Vaginalprolaps, Hämorrhoiden)

Tab. 19.1 Ursachen einer Blasenentleerungsstörung durch BOO

Kategorie	Gründe
Funktional (nicht neurogen)	• Dysfunktionale Entleerung (ehem. neuropathische Blase) • High-tone, Non-relaxing Urethral Sphincter (Fowler-Syndrom bei Frauen: BES bei jungen Frauen infolge Störung am Urethralsphinkter, oft im Zusammenhang mit PCO-Syndrom) • Primäre Blasenhalsobstruktion
Funktional	Detrusor-Sphinkter-Dyssynergie (z. B. suprasakrale Rückenmarkverletzung, multiple Slerose, Myelitis, Spina bifida, Z. n. Rückenmark-OP)
Anatomisch	• Iatrogen (z. B. Inkontinenz-OP mit Einlage suburethraler Schlinge, Z. n. Urethrarekonstruktion, z. B. Divertikelabtragung) • Gynäkologisch (Ovarialzysten, retroflektierter Uterus) • Genitalprolaps (insbes. Zystozele o Uterusprolaps) • Neoplasie (z. B. Endometrium- o. Zervixkarzinom, Ovarial-, Vaginaltumoren) • Entzündungen im kleinen Becken u. postentzündliche Strikturen o. Stenose
Andere	z. B. ektope Ureterozele, Blasensteine

Tab. 19.2 Ursachen einer Blasenentleerungsstörung durch unteraktive Blase

Kategorie	Gründe
Neurologisch	Cauda equina (z. B. Frakturen Wirbelsäule, Bandscheibenprolaps, Myelitis) Periphere Nervenläsionen (z. B. Beckentrauma, Operationen, Diabetes mellitus), OP o. Radiatio bei Zervix- o. Rektumkarzinom Andere neurologische Ursachen (z. B. Spina bifida)
Medikamente	Medikamente mit anticholinerger Last (s. u.), Alkoholabusus
Andere	Opiate, Botulinumtoxin, Gabapetine, primäre Detrusorschwäche Überdehnung der Harnblase (z. B. postpartal durch Periduralo. Spinalanästhesie u. Gewebeüberdehnung sub partu)
Idiopathisch	Hohes Alter

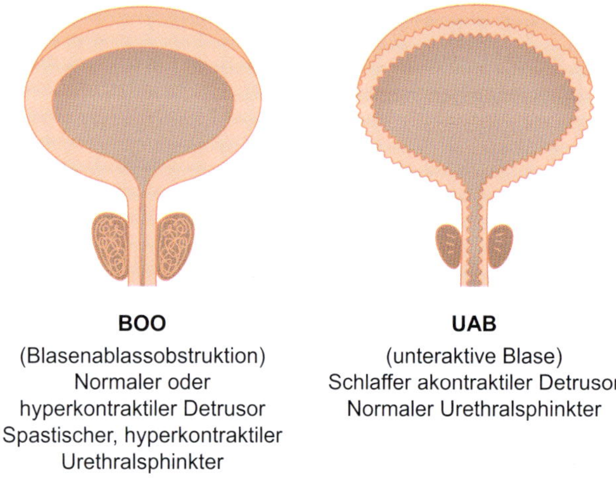

Abb. 19.1 Blassenablassobstruktion und unteraktive Blase [L231]

- Restharngefühl
- Harninkontinenz
- Nachträufeln nach Miktion
- Verringertes Blasenfüllungsgefühl
- Dysurie
- Rezidivierende Harnwegsinfekte
- Harnverhalte in der Anamnese

19.1.3 Diagnostische Abklärung einer Blasenentleerungsstörung (BOO, UAB)

Die sorgfältige Abklärung umfasst eine subtile Anamnese mit Einsatz validierter Fragebögen, die körperliche Untersuchung, eine gezielte sonografische Abklärung des oberen und unteren Harntrakts mit Ermittlung des Restharns sowie eine urodynamische Abklärung. Eine Unterscheidung zwischen Blasenauslassobstruktion und Detrusorunteraktivität ist klinisch meist schwierig und zumeist nur durch eine urodynamische Komplexmessung mit Videourografie möglich (➤ Abb. 19.2).

Basisdiagnostik

- Anamnese (urologische, gynäkologische und neurologische Anamnese)
- Erfassung Medikamenteneinnahme und Unterbrechung bzw. Umstellung, dann erneute Evaluation
- Miktionstagebuch über 2–3 typische Tage
- Einsatz validierter Fragebögen, z. B. Deutscher Beckenboden-Fragebogen oder ICIQ FLUTS Deutsch

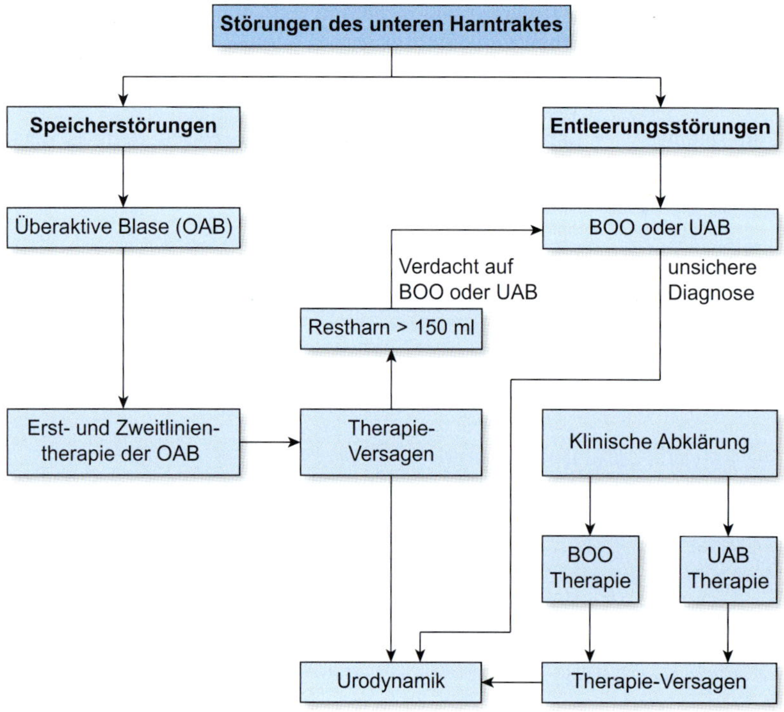

Abb. 19.2 Diagnostische Abklärung einer Blasenentleerungsstörung (BOO, UAB) [L231]

19

- Körperliche und gynäkologische Untersuchung: Ausschluss Genitalprolaps, Ausschluss Urethrapathologie, neurologischer Status
- Urinstatus, ggf. mikrobiologische Abklärung durch Urinkultur
- Laborabklärung Retentionsparameter (z. B. Kreatinin)
- Sonografie
  - Nephrosonografie zum Ausschluss einer Harnstauung
  - Sonografische Restharnbestimmung
  - Beckenbodensonografie zur Evaluierung Genitalprolaps
  - Messung der Detrusorwanddicke (> 5 mm korreliert mit BOO, wenn Restharn)
- Uroflowmetrie

MERKE
Verschiedene Medikamente können zu einer massiven Beeinträchtigung einer adäquaten Blasenfunktion mit Restharn und sogar Harnverhalt führen. Diese Medikation sollte möglichst beendet oder umgestellt werden, nach Auslassversuch dann erneute Evaluation der Blasenentleerung.

- Anticholinergika für OAB-Therapie
- Trizyklische Antidepressiva
- Schmerzmittel (z. B. Indometazin), Opiate
- Parkinson-Medikamente
- Neuroleptika (z. B. Haloperidol)
- Muskelrelaxanzien
- Antipsychotika
- Antihistaminika (H1-Blocker)
- Kalziumkanalblocker
- Amphetamine

MERKE
Restharn bis 100 ml ohne Symptome kann ohne Behandlungspflicht toleriert werden.

Weiterführende Diagnostik

- Urodynamik, ggf. Videourodynamik
- Urethrozystoskopie
- Ggf. Urethrakalibrierung zum Ausschluss Urethrastenose
- Ggf. MRT kleines Becken
- Ggf. neurophysiologische Untersuchung (z. B. Urethral Sphinkter-EMG)

Urodynamische Untersuchungen bei Blasenentleerungsstörung

Nur die Urodynamik kann suffizient die Ursache einer Entleerungsstörung mit Diskriminierung von Detrusorschwäche oder subvesikalem Hindernis aufzeigen. Idealerweise kommt eine Videourodynamik zum Einsatz. Eine Druck-Fluss-Messung mit simultaner Ableitung des Detrusordrucks und der Flussrate ist dazu notwendig.

- **BOO:**
  - Hoher Detrusordruck bei abgeschwächter Flussrate: verschiedene Cut-off-Werte in der Literatur, z. B. $P_{det}Q_{max}$ (Detrusordruck bei max. Flussrate) > 20 cmH_2O mit Q_{max} < 12 ml/s, $P_{det}Q_{max}$ > 30 cmH_2O spricht für BOO im Vgl. zu Gesunden
  - Komplizierte Nomogramme für wissenschaftliche Untersuchungen, z. B. Female BOO Index: $P_{det}Q_{max}$–2,2 × max. Q_{max} (Solomon-Index > 18: Risiko für BOO > 90 %)
- **UAB und DU:** verringertes Blasenfüllungsgefühl, vergrößerte Blasenkapazität, es existieren unterschiedliche Normwerte (Frauen: $P_{det}Q_{max}$ < 20 cmH_2O und Q_{max} < 15 ml/s). Ist diese aufwendige Diagnostik nicht möglich, sollte zumindest eine Uroflowmetrie mit Restharnbestimmung vorliegen.
- **BOO und DU:**
  - Herabgesetzter Flow, max. Flowrate < 15 ml/s
  - Restharn > 50 ml (klinisch meist > 150 ml)

19.2 Therapie der Blasenentleerungsstörungen

Derzeit existieren keine konservativen, medikamentösen oder operativen Therapieoptionen mit Heilungsanspruch. Ziel aller Maßnahmen ist die Verbesserung der bestehenden Beschwerden mit Verbesserung der Lebensqualität. Zusätzlich sollen negative Folgen der chronischen Blasenentleerungsstörung wie Harnwegsinfekte, Blasensteine, Nierenbeeinträchtigung oder Überlaufinkontinenz gemildert oder verringert werden.

19.2.1 Konservative Maßnahmen

- Ausschluss bzw. Therapie einer Harnwegsinfektion
- Durchführung eines Blasentrainings mit Doppelmiktion (Doppelmiktion: nach initialer Miktion erneute Miktion nach ca. 10–15 min zur Verringerung des Restharns)
- Beckenbodentraining mit Biofeedback und Entspannungsübungen
- Niederfrequente Elektrostimulation
- Pessartherapie zum Ausschluss bzw. zur Aufhebung eines Genitalprolaps
- Steriler intermittierender Einmalkatheterismus
- Bei ungenügender Compliance ggf. suprapubische Katheteranlage

MERKE
Im klinischen Alltag häufig Vorstellung von Patientinnen mit mäßiggradiger Zystozele und deutlicher Blasenentleerungsstörung mit Restharn > 100 ml und Wunsch auf operative Prolapskorrektur zur Besserung der Entleerungsstörung.
Immer zuerst Einlage Pessar und Kontrolle des Restharns:
- Wenn unter Pessar Reduktion des Restharns: Prolaps-OP angezeigt
- Wenn unter Pessar keine Reduktion: nach Prolaps-OP kann Besserung des Restharns nicht erwartet werden

19.2.2 Medikamentöse Maßnahmen

Ausschleichen evtl. eingesetzter Anticholinergika o. ä. Medikamente
- **Für BOO:**
  - Alpha-1-Adrenozeptoren-Blocker (z. B. Tamsulosin 0,4 mg, 1 ×/d)
  - Phenoxybenzaminhydrochlorid (Dibenzyran 10 mg, Start 1 ×/d, dann Steigerung auf 2–3 ×/d)
  - Ggf. Muskelrelaxanzien (z. B. Baclofen)
  - Ggf. Benzodiazepine (z. B. Diazepam) nach Becken-OPs
- **Für UAB:**
  - Bethanechol Chlorid (z. B. Myocholine 2–3 × 25 mg/d; Steigerung möglich, max. Tagesdosis 200 mg)
  - Carbachol (z. B. Doryl 2 mg, 1–3 ×/d)
  - Distigminbromid (z. B. Ubretid 5 mg, 1–2 × 5 mg/d)

MERKE

Einsatz von Tamsulosin führt zu einer Eröffnung des proximalen urethralen Sphinkters und damit zu einer besseren Miktion. Präparat mit den geringsten Nebenwirkungen.

CAVE

- Aufklärung Off-Label-Use-Modus
- Beachtung möglicher blutdrucksenkender Nebeneffekte

19.2.3 Operative Maßnahmen

Operative Optionen haben aktuell nur eingeschränkte Erfolgsaussichten und sollten nur in Zentren mit entsprechender Expertise angeboten werden (➤ Tab. 19.3).

UAB:
- Operative Sanierung bei Genitalprolaps mit Beseitigung einer Zystozele
- Operative Revision bei dystop einliegendem suburethralem Band mit Einengung
- Injektion mittels Botulinumtoxin (Botox, Fa. Allergan) in Urethraspinkter

UAB und BOO:
- Ggf. intraurethrales Device inFlow
- Sakrale Neuromodulation
- Ultimo Ratio: Harnableitung kontinent oder inkontinent

LITERATUR

Abrams P, Cardozo L, Fall M et al. The standardisation of terminology in lower urinary tract function: report from the standardisation subcommittee of the International Continence Society. Urology 2003 61 37–49.

Biers SM, Harding C, Belal M et al.; BAUS Section of Female, Neurological and Urodynamic Urology. British Association of Urological Surgeons (BAUS) consensus document: Management of female voiding dysfunction. BJU Int 2022 Feb;129(2) 151–159.

Gammie A, Kaper M, Dorrepaal C et al. Signs and symptoms of detrusor underactivity: an analysis of clinical presentation and urodynamic tests from a large group of patients undergoing pressure flow studies. Eur Urol 2016 69 361–369.

Gani J, Hennessey D. The underactive bladder: diagnosis and surgical treatment options. Transl Androl Urol 2017 Jul;6(Suppl 2) 186–195.

Girtner F, Burger M, Mayr R. Sakrale Neuromodulation bei unter- und überaktivem Detrusor – quo vadis? Prinzipien und Entwicklungen [Sacral neuromodulation in under- and overactive detrusor-quo vadis? Principles and developments]. Urologe A 2019 Jun;58(6) 634–639.

Hartigan SM, Dmochowski RR. The inFlow intraurethral valve-pump for women with detrusor underactivity: A summary of peer-reviewed literature. J Spinal Cord Med 2022 Jul;45(4) 489–497.

19

Tab. 19.3 Aktuelle verfügbare Therapieoptionen für Frauen mit unteraktiver Blase

Therapiemethode	Vorteile	Nachteile
Muskarinagonisten (z. B. Bethanechol, Carbachol)	Nichtinvasiv Verbessern Kontraktilität u. verringern Restharn	Geringe Effektivität Noch immer Restharn möglich Nebenwirkungen (Flush, Übelkeit, Erbrechen, Bauchschmerzen)
Alpha-Adrenozeptor-Antagonist (Tamsulosin)	Senkt Blasenauslassdruck Verringert Restharn	Noch immer Restharn möglich
Steriler Selbstkatheterismus	Komplette Blasenentleerung	Erfordert manuelles Geschick Kognitive Fähigkeiten erforderlich Mögliche Verletzungen, Hämaturie
Suprapubischer Katheter	Komplette Blasenentleerung Kein Geschick o. kognitive Fähigkeiten erforderlich Keine Urethrabeeinträchtigung	Initiale Einlage operativer Eingriff Wechsel im Intervall notwendig (Risiko HWI, Inkrustierung)
Transurethraler Katheter	Komplette Blasenentleerung Kein Geschick o. kognitive Fähigkeiten erforderlich	Risiko der Urethraerosion Wechsel im Intervall notwendig (Risiko HWI, Inkrustierung)
Sakrale Neuromodulation	Von FDA genehmigt zum Einsatz UAB Testphase zur Prüfung der Effektivität vor Implantation Tgl. Katheterismus nicht notwendig	Invasiver Eingriff mit Narkose Hohe Initialkosten Notwendige Revisions-OPs möglich Kein MRT möglich Kognitive Fähigkeiten erforderlich
inFlow intraurethrales Device	Nichtoperatives Implantat Kein manuelles Geschick erforderlich Komplette Blasenentleerung	Kognitive Fähigkeiten erforderlich Wechsel im Intervall notwendig Risiko HWI, Inkrustierung Verrutschen möglich

Hartigan SM, Reynolds WS, Dmochowski RR. Detrusor underactivity in women: A current understanding. Neurourol Urodyn 2019 Nov;38(8) 2070–2076. doi: https://doi.org/10.1002/nau.24147. Epub 2019 Aug 20. PMID: 31432566.

Kim DK, Lee JY, Jung JH et al. Alpha-1 adrenergic receptor blockers for the treatment of lower urinary tract symptoms in women: a systematic review and meta-analysis. Int Neurourol J 2019 23(1) 56–68.

Perrin A, Corcos J. Nonneurogenic female bladder outlet obstruction: Conservative and medical management. Neurourol Urodyn 2023 Nov 6. doi: https://doi.org/10.1002/nau.25318.

Uren AD, Drake MJ. Definition and symptoms of underactive bladder. Investig Clin Urol 2017 Dec;58(Suppl 2) 61–67.

KAPITEL

20 Management intra- und postoperativer Komplikationen

Ralf Tunn und Graziana Antoci

20.1 Einleitung

Perioperative Komplikationen sind unvermeidbar und sollten durch intra- und postoperative Kontrollstandards sicher detektiert werden.

Wenige dieser Kontrollstandards sind wissenschaftlich bewiesen, vielmehr werden diese durch die gute klinische Erfahrung definiert (Balzarro 2018).

Qualität und Häufigkeit von Komplikationen müssen im Rahmen der Aufklärung zur Operation vorgetragen werden (Karmakar und Dwyer 2016). Die eigenen Komplikationsraten sollen mit denen der Literatur (➤ Tab. 20.1) abgeglichen und in die Aufklärung mit einbezogen werden.

Das perioperative Management zur Detektion und Versorgung von perioperativen Komplikationen soll erläutert werden (Balzarro 2018; Ziegelmann et al. 2017).

Tab. 20.1 Komplikationsraten nach urogynäkologischen Operationen[1]

Operation	Intraoperative Blutungen [%]	Hämatome [%]	Harnwegsverletzungen [%]	Darmverletzungen [%]	Erosionen [%]	Schmerzen [%]
Kolposakropexie	0,2 0,78	1,55	1,9 **3** 2,3	0,3 0,78	0,4 **3,4 für Mesh u. 0,5 für Polypropylen**	7,7
Pektopexie-Dubuisson	< 1 (mit Hämatomen)	< 1	0,46	1,3	5,96	1,3
Vaginale Kolpo-, Hysteropexie	?	?	0 (Ureter Kinking)	?	8 2,9	1
Vaginale Prolapshysterektomie	0,3	0,3	1–2 7 (Ureter-Kinking)	0,7	–	0,2–2
Anteriore Netzinterposition	0	0,3	2,3	0,8	1,1 3,2–17,2 2,3	0,8
Zystorektozelenkorrektur durch Faszienrekonstruktion	5,2	1,7	0,7	0,4	–	0,6
Kolposuspension	2–3	3,4	3	?	–	?
Retropubische Bandeinlage	4,7	0,2 2	5	–	1,1 0,4–7 3	0,6 2,3
Trans-, intraobturatorische Bandeinlage	2,3	0	0	–	2	2
Periurethrale Unterspritzung	0,85 (mit Hämatomen)		–	–	0,38	4,18
Intravesikale Botoxtherapie	?	4,8	?	–	–	?
Sakrale Neuromodulation	?	?	?	?	–	?

[1] nach: Arrom et al., 2020; Biler et al., 2018; Brubaker et al., 2011; Chatziioannidou et al., 2022; Clarke-Pearson 2013; Demirci und Petri 2000; Dubuisson et al., 2011; Freites et al., 2019; Fritel et al., 2020; Hoffman et al., 1999; Hudson et al., 2014; Jia et al., 2008; Kenton et al., 2010; Kim Ju Hee Lee So Young 2022; Kokanali et al., 2014; Lucot et al., 2018; Mothes et al., 2015; Nager et al., 2019 u, 2020; Naumann et al., 2022; Nygaard et al., 2004; Vandendriessche et al., 2017; Vries et al, 2018

20.2 Blutungen, Hämatome

Die Prävention von intraoperativen Blutungen und postoperativen Hämatomen sollte immer im Vordergrund stehen, der präoperative Gerinnungsstatus kontrolliert, bekannte Blutungsstörungen hinterfragt, die perioperative Antikoagulationstherapie festgelegt sein und die Operationstechnik ggf. daran angepasst werden (Cheng et al. 2019).

MERKE

Prävention und Vorbereitung sind die beste Therapie der Blutungsstörung.

Intraoperativ hat sich in der vaginalen Deszensus- und Bandchirurgie die **Hydrodissektion** mit adrenalinhaltigen Lösungen etabliert. Diese kann auch vor laparoskopischen Eingriffen durchgeführt werden (Schwarzman et al. 2022).

Durch die korrekte Präparation im Spatium vaginofasciale bzw. vesicofasciale kann das Blutungsrisiko vermindert werden. Das Öffnen paravesikaler bzw. pararektaler Räume sollte weitestgehend stumpf erfolgen. Dies gilt insbesondere für das Freilegen des Lig. sacrospinale im Rahmen der vaginalen Hystero- bzw. Kolpopexie. Hier ist eine Präparation proximal des Lig. sacrospinale zu verhindern. Faden- bzw. Netzstrukturen sollten mind. 1 cm medial der Spina ischiadica platziert werden. Distal des Lig. sacrospinale verläuft der M. coccygeus, der bei der Präparation nicht perforiert werden soll, um eine Verletzung der A. rectalis inferior im Bereich der Fossa ischioanalis zu vermeiden.

MERKE

Anatomiegerechtes vorsichtiges stumpfes Präparieren beugt vor!

Im Rahmen laparoskopischer Pexie-Techniken reduziert die oberflächliche Dissektion des Peritoneums Blutungen und schützt den Plexus hypogastricus. Dem präsakralen Venenplexus muss Rechnung getragen werden. Durch eine Reduktion des intraabdominellen Drucks kann eine Venenläsion intraoperativ sicherer ausgeschlossen werden (Srivastava und Niranjan 2010). Durch eine Erhöhung des Drucks bis 20 mmHg und vermehrte Kopftieflagerung ist eine bessere Sicht zur Versorgung gegeben. Intraoperative passagere Tamponaden mit Blick auf die Uhr (werden oft zu kurz durchgeführt, ca. 5 min sinnvoll) und eine postoperative vaginale Tamponade für 1–2 d sind weitere effektvolle Maßnahmen, um Blutungen und Hämatome zu reduzieren (Balzarro 2018; Karmaka und Dwyer 2016).

Hämatome nach laparoskopischen Pexie-Techniken bzw. Kolposuspension sollten bei Erfordernis laparoskopisch revidiert werden (Lucot et al. 2018).

Wird bei einer Revision eines intraperitonealen Hämatoms die Blutungsquelle nicht im Operationsgebiet gefunden, sollten Ursachen im Bereich des Omentums und der epigastrischen Gefäße ausgeschlossen werden. Lassen sich Blutungen im Bereich des Omentums nicht ausreichend darstellen, ist eine Teilresektion des Omentums konsequent.

Im Gegensatz dazu wird die vaginale Tamponade nicht für die vaginale Bandeinlage und die abdominelle Prolapschirurgie (z. B. laparoskopische Sakropexie) verwendet (Ziegelmann et al. 2017). Hierzu fehlen auch wissenschaftliche Daten. Bei intraoperativ erhöhter Blutungsneigung bzw. bei perioperativem Fortsetzen einer Antikoagulationstherapie sollte Anlass bestehen, auch im Rahmen laparoskopischer Deszenus- und nach Bandchirurgie vaginale Tamponaden zu nutzen.

Kann eine Antikoagulationstherapie nicht pausiert werden (z. B. ASS), sollte das operative Konzept ggf. dieser Situation angepasst werden (z. B. statt retropubischer eine transobturatorische Bandeinlage oder periurethrale Unterspritzung durchführen; Pancholy 2020; McCarthy et al. 2016).

Blutungen im Bereich der Kolpotomienarben (oft nach Entfernen der vaginalen Tamponade) können meist ohne Narkose umstochen werden (Thiagamoorthy et al. 2014).

Kleine Hämatome (≤ 5 cm) werden meist im Rahmen der postoperativen Sonografie detektiert und sind oft symptomfrei. Da die Urogenitalsonografie insbesondere postoperativ nicht in allen Ländern durchgeführt wird, sind wissenschaftliche Daten dazu gering und schwer vergleichbar (Tunn et al. 2014).

Hämatome über diese Größe hinaus verursachen häufig Symptome, deren Intensität die Interventionserfordernis definieren (➤ Tab. 20.2). Bei kompensierter klinischer Symptomatik empfiehlt es sich, erst nach 2–3 d zu revidieren, damit die oft schwer darstellbare Blutungsquelle nicht wieder aktiv wird (Husk et al. 2020). In Lokalanästhesie kann die Kolpotomie eröffnet und das Hämatom abgesaugt werden (Harf et al. 2015). Nach vaginaler Netzeinlage ist die sonografische Zuordnung des Hämatoms im Verhältnis zur Netzlage entscheidend, um die Revisionserfordernis zu entscheiden (➤ Tab. 20.2). Das Vorgehen einer Revisionsoperation erfolgt wie nach einer Zystozelenkorrektur ohne Netzeinlage (ACOG 2015).

Retroperitoneale Hämatome im Rahmen der sakrospinalen Netzfixation sollten bei klinisch kompensierten Beschwerden und persistierender Blutung nicht revidiert werden.

Wenn sie diagnostisch nicht ausreichend sonografisch dargestellt werden können, ist eine CT-Untersuchung indiziert. Die Darstellung des Retroperitonealraums bis zur Nierenloge ist wichtig, da sich Hämatome bis dahin ausbreiten können. Auch kann eingeschätzt werden, ob die Blutung persistiert (Sagel et al. 1977).

MERKE

- Hämatome ≤ 5 cm ohne Klinik können meist belassen werden.
- Hämatome ≥ 5 cm mit Symptomatik bedürfen meist einer Revision.
- Bei klinisch kompensierter Symptomatik erst subtile Diagnostik, dann zeitversetzte Revision.
- Bei Symptomatik bzw. aktiver Blutung umgehend intervenieren.
- Sonografische Diagnostik meist ausreichend, ggf. CT, Nierenloge bei retroperitonealer Blutung nicht vergessen.

Tab. 20.2 Symptomatik und Management bei postoperativen Hämatomen nach Deszensus- und Harninkontinenzoperationen

Operation	Lokalisation	Symptome	Vorgehen
Kolposakropexie	Scheidenstumpf/vorderes, hinteres Kompartiment, retro-, intraperitoneal	Schmerzen, Kreislaufdysregulation	Exspektativ, laparoskopische Revision bei Blutungs- bzw. Beschwerdepersistenz, intraperitoneal an Blutungen aus den epigastrischen bzw. Omentumgefäßen denken
Pektopexie, Dubuisson	Retroperitoneal	Schmerzen, Mobilisationseinschränkungen des Beckens	Exspektativ, laparoskopische Revision bei Blutungs- bzw. Beschwerdepersistenz
Vaginale Kolpo-, Hysteropexie	Retroperitoneal, Kreuzbeinhöhle	Schmerzen, Kreislaufdysregulation, selten unilateral Harnstauung	Blutbildkontrolle, CT/MRT, wenn klinisch vertretbar u. Blutung persistierend, dann exspektativ
Vaginale Prolapshysterektomie	Scheidengrund, retroperitoneal	Schmerzen	Exspektativ, Lösen eines Fadens im Scheidengrund, um Abfluss zu verbessern, selten vaginale Revision
Zystozelenkorrektur durch Faszienrekonstruktion	Subvesikal zwischen Vaginal- bzw. Blasenwand u. Fascia pubocervicalis	Seltener Schmerzen, vaginale Blutung, Miktionsstörung	≤ 5 cm exspektativ, > 5 cm vaginale Revision 2–3 d postoperativ; Revision in Lokalanästhesie möglich
Vaginale anteriore Netzinterposition	Zwischen Vaginal- bzw. Blasenwand u. Netz	Miktionsstörung, vaginale Blutung, Schmerzen	Ab 2. d postop. auch bei kleinem Befund vaginale Revision, um Defektheilung zu vermeiden; bei kompensierten Beschwerden exspektativ
Rektozelenkorrektur durch Faszienrekonstruktion	Spatium rectovaginale, Kreuzbeinhöhle	Schmerzen bereits direkt nach Operation	Revision oft am OP-Tag aufgrund der Schmerzen erforderlich, sonst exspektativ
Kolposuspension	Paravesikal, retropubisch	Schmerzen, Kreislaufdysregulation, Miktionsstörung	< 5 cm exspektativ, > 5 cm laparoskopische Revision bei Blutungs- bzw. Beschwerdepersistenz
Retropubische Bandeinlage	Retropubisch, paravesikal	Schmerzen, Kreislaufdysregulation	Bei Blutungspersistenz sofortige suprapubische Revision, < 5 cm exspektativ, > 5 cm nach 3–10 d ggf. vaginale Revision, dann suprapubisch
Trans-, intraobturatorische Bandeinlage	Adduktoren, Oberschenkellogen	Schmerzen, Bewegungseinschränkungen Adduktoren	Exspektativ, (an Kompartmentsyndrom denken)
Periurethrale Unterspritzung	Periurethral, submukös im Bereich des Blasenhalses	Harnverhalt	1–3 d ISK, dann SPK, exspektativ (bei Darstellung einer Impression der Urethra, dann endoskopisches Schlitzen der Mukosa)
Intravesikale Botoxtherapie	Intravesikal	Hämaturie, Blasentamponade	Spülung, wenn unzureichend, dann Re-Zystoskopie zum Ausräumen der Tamponade u. ggf. Blutstillung
Sakrale Neuromodulation	Implantationsstelle Impulsgeber	Schmerzen, sichtbares Hämatom/Schwellung	Antibiose, eher großzügige Revision, um Wundheilungsstörung zu verhindern

20.3 Harnwegsverletzungen

Der präoperative Ausschluss einer bereits bestehenden Abflussbehinderung des oberen Harntrakts sollte vor allen operativen Eingriffen im Bereich des apikalen und anterioren Kompartiments sonografisch erfolgen, um eine postoperative Veränderung abgrenzen zu können (Tunn et al. 2014).

Die Intaktheit des unteren Harntrakts wird zum Ende eines Eingriffs der Operationstechnik angepasst abgeklärt. Beispielhaft sind der Nachweis agierender Ureteren am Ende einer laparoskopischen Kolposakropexie oder die Zystoskopie im Rahmen der retropubischen Bandeinlage. Dies sind lediglich klinische Empfehlungen, eine wissenschaftliche Evidenz fehlt.

Kann ein Eingriff standardisiert, ohne intraoperative Besonderheiten/Komplikationen durchgeführt werden, ist eine Evaluierung des Harntrakts nicht zwingend erforderlich. Wird nach jeder Zystozelenkorrektur bzw. Hysterektomie eine Zystoskopie durchgeführt, da es insbesondere in der Ausbildungssituation der gute Standard an einer Klinik ist, sollte an dieser Vorgehensweise nichts geändert werden (Chi et al. 2017).

Bei intraoperativen Besonderheiten sollte das diagnostische Management großzügig erweitert werden. So sollte ein blutig tingierter Urin am Ende einer Kolposuspension oder Hysterektomie durch eine Zystoskopie abgeklärt werden (Vakili et al. 2005).

Der Verzicht auf eine Zystoskopie am Ende einer komplizierten Hysterektomie (zusätzliche Umstechungen im Bereich der Uterinagefäße) ist z. B. sowohl gegenüber der betroffenen Patientin als auch aus forensischer Sicht schwer zu rechtfertigen. Wird die Zystoskopie durchgeführt und ist die Ejektion der Ureterenostien nicht sicher beurteilbar, sollten Lasix (10 mg ausreichend, ggf. grundsätzlich ca. 10 min vor Zystoskopie) und, wenn ebenfalls unzureichend, Indigocarmin i. v. appliziert werden (Patton et al. 2019).

Eine Laesio urethrae, z. B. im Rahmen einer Bandeinlage, wird in der Literatur nicht berichtet, der Defekt sollte durch längsgestellte Nähte transmural unter Aussparung der Mukosa rekonstruiert und auf die Bandeinlage verzichtet werden. Eine passagere suprapubische Harnableitung zur Verhinderung der Miktion (Harnblase kann durch Nutzung eines Ventils und Verzicht auf einen Beutel als Speicherorgan genutzt werden) unterstützt die Wundheilung. Klinisch relevant ist nach Setzen der Kolpotomie suburethral eher eine Dissektion im Bereich der Muskularis der Urethra und nicht zwischen Vaginalepithel und suburethraler Faszie, was im postoperativen Verlauf zur sog. intramuralen Bandlage führen kann. Diese wiederum kann zu Miktionsstörungen Harndrang und im Verlauf zur intraluminalen Bandlage führen (Schöller et al. 2018).

Eine Laesio vesicae, am häufigsten im Rahmen der laparoskopischen Kolposakropexie auftretend, wird zweischichtig versorgt, auf die Netzeinlage muss grundsätzlich nicht verzichtet werden (Lucot et al. 2018). Die Kontrollzystoskopie im Rahmen der retropubischen Bandeinlage sollte bei liegenden Nadeln durchgeführt werden, um die Läsion klein zu halten bzw. eine intramurale Nadelführung zu erkennen (Nadelbewegung mit Verziehung der Blasenwand) und um eine Repositionierung der Nadeln ermöglichen zu können. Je nach Gesamtsituation (Blutung aus Einstichstelle) solle der transurethrale Katheter max. 1–2 d belassen werden.

Eine intraoperativ vermutete Funktionseinschränkung des Ureters sollte kausal korrigiert werden (z. B. Lösen eines Fadens), eine passagere Schienung ist dann sinnvoll und sollte großzügig indiziert werden (Verweildauer bis zum Abschluss der Wundheilung). Diese Patientinnen werden den Blasenkatheter für 7–14 d behalten, abhängig von der Größe und dem Ort der Verletzung, um das Risiko einer Fistelbildung zu minimieren (Fritel et al. 2020).

Verletzungen des Harntrakts sollten großzügig interdisziplinär diagnostiziert und therapiert werden. Oft reicht hier eine telefonische Rücksprache mit den Urologen im Hause aus; diese sollte entsprechend dokumentiert werden.

MERKE

- Generelle Zystoskopie bei vaginalen Bandeinlagen
- Großzügige Zystoskopie bei blutigem Urin bzw. Umstechungen in Ureternähe
- Bei abdominalen Operationen generell Ureterperistaltik kontrollieren und beschreiben

20.4 Darmverletzungen

Intraoperativ verursachte und detektierte Darmverletzungen können meist übernäht werden, i. d. R. haben sie keinen Einfluss auf den weiteren postoperativen Verlauf. Die stationäre Beobachtung der betroffenen Patientin sollte aber bis zum Abführen erfolgen und bei klinischer Symptomatik eine sensible Diagnostik erfolgen (Elbis und Abu-Zidan 2017; Gacłzyński et al. 2014). Dünn- und Dickdarm sind hier bei laparoskopischen und der Enddarm bei vaginalen Eingriffen stärker gefährdet. Bei laparoskopischen Eingriffen wird der Darm nach Einführen des Optiktrokars und am Ende der Operation, insbesondere dann, wenn eine Adhäsiolyse erfolgt ist, in Aufsicht kontrolliert (Glaser et al. 2019). Nach vaginalen Operationen im Bereich des hinteren Kompartiments ist die rektal-digitale Untersuchung guter Standard und diagnostisch ausreichend. Im Rahmen vaginaler Kolpo- bzw. Hysteropexietechniken, auch wenn diese im Bereich des vorderen Kompartiments durchgeführt werden, muss am Ende der Operation rektal-digital bis zur Interspinalebene eine Laesio recti ausgeschlossen werden (Hoffman et al. 1999). Besteht hier während der Präparation Unsicherheit, kann in Kopftieflagerung Flüssigkeit in die Vagina (beim Laparoskopieren in den Douglas) und proktoskopisch Luft ins Rektum gegeben werden, um durch Blasenbildung in der Vagina (im Douglas) eine Laesio recti zu bestätigen. Die präoperative Darmvorbereitung ist i. d. R. unzureichend, um rektoskopisch diesbezüglich eine sichere Aussage treffen zu können. Eine intraoperative Gabe von Metronidazol sollte dann erfolgen. Wird eine Laesio recti detektiert, erfolgt die Versorgung durch längsgestellte Nähte (nicht zwingend längsgestellt erforderlich), wenn möglich zweischichtig. Auf eine Netzeinlage in diesem Kompartiment sollte dann jedoch verzichtet werden.

MERKE

Bei nicht auszuschließender Darmläsion Luftprobe durch Wasserauffüllung nutzen.

20.5 Erosionen alloplastischer Materialien

Band- bzw. Netzerosionen können in die Urethra, die Harnblase, ins Rektum bzw. in die Vagina erfolgen (Ganer Herman et al. 2019). Echte Erosionen entwickeln sich postoperativ durch Spannungen, submuköse Lagen, Durchblutungsstörungen des Gewebes und estrogenmangelbedingte Gewebeatrophie. Erosionen, die sich bereits nach Abschluss der Wundheilung im Bereich der Kolpotomienarben befinden, werden als Defektheilungen bezeichnet. Bei intraluminalen Band- bzw. Netzlagen muss bereits an eine intraoperative Fehlimplantation gedacht werden (Brubaker et al. 2011). Hämaturie, rezidivierende Harnwegsinfekte, Dyschezie, Dysurie und Schmerzen können Hinweise auf eine Fehlimplantation sein. Die **Sonografie** kann nur einen Verdacht formulieren, die **Endoskopie** ist klärend, eine weiterführende Bildgebung nur bedingt hilfreich. Vaginale Erosionen treten am häufigsten auf, postmenopausal erfolgt im ersten Schritt die lokale Estrioltherapie (Lucot et al. 2018), sichtbare Fasern können mit der Schere abgetragen werden (Kokanali et al. 2014). Bei Persistenz der Erosion empfiehlt sich die Erosionsabtragung, Gewebeanfrischung/-mobilisation und Defektdeckung unter Operationssaalbedingungen (Rani et al. 2020). Intraluminale Band- bzw. Netzlagen im Harn- bzw. Gastrointestinaltrakt lassen sich endoskopisch oft nur unzureichend abtragen (Pietropaolo und Somani 2019). Konsequenter ist die Mobilisation der Netzstrukturen im Bereich der Ein- und Austrittspforte, um dann die Netzstrukturen vollständig aus der Organwand entfernen und eine Defektdeckung durchführen zu können. Inwieweit harn- bzw. darmableitende Operationsschritte zusätzlich erforderlich sind, sollte interdisziplinär entschieden werden.

MERKE

Bei Einsatz von alloplastischem Material empfiehlt sich eine präoperative und langfristig postoperative lokale Östrogenisierung zur Prophylaxe von Erosionen.

20.6 Schmerzen und Dyspareunie

Schmerzen können nach jeder Operation auftreten, aktuelle Studien zeigen hier vergleichbare Daten für Eingriffe ohne bzw. mit alloplastischen Materialien. Die **Likert-Skala** (0–10) sollte zur semiquantitativen Dokumentation der postoperativen Schmerzen genutzt werden (Myles et al. 2017).

Treten Schmerzen trotz einer definierten Basismedikation auf, müssen Ursachen ausgeschlossen werden, bevor von einem persönlichen vermehrten Bedarf gesprochen werden kann. Im ersten Schritt werden Schmerzen medikamentös kopiert, frühzeitig kann mittels Neuraltherapie (mit Procain 1%-ig) ein lokalisierter Schmerz therapiert werden (Vancaillie et al. 2018).

Lokale Schmerzen nach alloplastischen Band- bzw. Netzeinlagen, die unter Belastung eher zunehmend und medikamentös nicht ausreichend kopierbar sind, machen oft eine Materialentfernung erforderlich. Das klassische Beispiel ist der Schmerz in den Adduktoren nach transobturatorischer Bandeinlage. Tritt dieser bds. und frühzeitig rückläufig auf und ist nach einer Woche abgeklungen, dann ist eine Revision nicht erforderlich. Bei Schmerzpersistenz und oft sogar Zunahme der Schmerzen mit Seitendifferenz, sollte das Band innerhalb der ersten 7–10 d postoperativ komplett entfernt werden (Hou et al. 2014). Danach ist die Friktion im Gewebe für ein solches Vorgehen bereits zu hoch. Eine partielle Bandentfernung bzw. -durchtrennung wäre dann im Verlauf indiziert (Rigaud et al. 2010). Nach vaginalen Netzeinlagen treten Schmerzen bevorzugt im Bereich der Fixationsarme, häufiger im Bereich der apikalen als distalen Arme auf. Führt eine Neuraltherapie nicht zur ausreichenden Besserung, kann eine Netzarmdurchtrennung bzw. partielle Netzarmentfernung zur Besserung der Schmerzen führen. Eine komplette Entfernung aus dem Lig. sacrospinale bzw. der Fascia obturatoria ist i. d. R. nicht erforderlich und eher mit zusätzlichen Blutungsrisiken belastet. Kann im Rahmen des stationären Aufenthalts keine sichere Entscheidung über das Belassen bzw. Entfernen von Fremdmaterial entschieden werden, ist eine ambulante terminliche Anbindung zwingend erforderlich, um eine Chronifizierung der Symptomatik zu verhindern. Narbenschmerzen sollten mittels Neuraltherapie (Procain 1%-ig alle 2–4 Wo. für 3–5 ×) therapiert werden. Bei Dyspareunie können vaginale Stenosen nach erfolgloser lokaler Östrogenisierung und ggf. Nutzung von Scheidendilatatoren durch eine Revisionsoperation mit Narbendurchtrennung bzw. Erweiterungsplastik korrigiert werden (Antosh et al. 2013). Wichtig ist, grundsätzlich und insbesondere bei klinischen Auffälligkeiten nach funktionellen Problemen zu fragen. Viele Patientinnen sehen die Probleme als schicksalhaft an und würden proaktiv die Probleme nicht thematisieren.

Bei Patientinnen mit bekannter Fibromyalgie bzw. Schmerzen im kleinen Becken sollte ein operatives Vorgehen besonders zurückhaltend indiziert werden.

MERKE

Spannungsfreies und anatomisch korrektes Platzieren von alloplastischen Materialien kann postoperative Schmerzen minimieren.

LITERATUR

ACOG. CO694 Management of Mesh and Graft Complications in gyn surgery (2019). 2015 126, 691–692.

Antosh DD et al. Vaginal dilators for prevention of dyspareunia after prolapse surgery: A Randomized Controlled Trial. Obstet Gynecol 2013 121 1273–1280.

Arrom LM et al. Treatment Response and Complications after Intradetrusor OnabotulinumtoxinA Injection in Male Patients with Idiopathic Overactive Bladder Syndrome. 2020 203 392–397.

Balzarro M. Counseling in urogynecology: A difficult task, or simply good surgeon – patient communication? 2018 943–948.

Biler A et al. Perioperative complications and short-term outcomes of abdominal sacrocolpopexy, laparoscopic sacrocolpopexy, and laparoscopic pectopexy for apical prolapse. Int Braz J Urol 2018 44 996–1004.

Brubaker L et al. Adverse events over two years after retropubic or transobturator midurethral sling surgery: Findings from the Trial of Midurethral Slings (TOMUS) study. Am J Obstet Gynecol 2011 205 498.e1–498.e6.

Chatziioannidou K, Veit-Rubin N, Dällenbach P. Laparoscopic lateral suspension for anterior and apical prolapse: a prospective cohort with standardized technique. 2022 319–325.

Cheng W et al. Perioperative hemorrhagic complications in pelvic floor reconstructive surgery. Int Urogynecol J 2019 30 1141–1146.

Chi AM, Curran DS, Morgan DM et al. The Effects of an Institutional Policy. 2017 127 369–375.

Clarke-Pearson DL. Complications of Hysterectomy. 2013 121 654–673.

Demirci F, Petri E. Review Article Perioperative Complications of Burch Colposuspension. 2000 170–175.

De Vries AM, Wadhwa H, Huang J, Farag F. Complications of Urethral Bulking Agents for Stress Urinary Incontinence: An Extensive Review Including Case Reports 2018 24.

Dubuisson J et al. Réparation cœlioscopique des prolapsus des organes pelviens par suspension Rétique latérale: une série continue de 218 patientes prothe Laparoscopic repair of pelvic organ prolapse by lateral suspension with mesh: A continuous series of 218 pat. 2011 39, 127–131.

Elbiss HM, Abu-Zidan FM. Bowel injury following gynecological laparoscopic surgery. Afr Health Sci 2017 17 1237–1245.

Freites J et al. Laparoscopic colposuspension for urinary incontinence in women (Review). 2019. doi:https://doi.org/10.1002/14651858.CD002239.pub4. www.cochranelibrary.com.

Fritel X et al. Complications after pelvic floor repair surgery (with and without mesh): short-term incidence after 1873 inclusions in the French VIGI-MESH registry. BJOG An Int J Obstet Gynaecol 2020 127 88–97.

Gacłzyński K, Futyma K, Rechberger T. A classification of complications in urogynecology. Prz Menopauzalny 2014 18 127–131.

Ganer Herman H et al. Risk of mesh erosion after pelvic organ prolapse repair with or without concomitant vaginal hysterectomy. Isr Med Assoc J 2019 21 399–403.

Glaser LM, Milad MP. Bowel and Bladder Injury Repair and Follow-up after Gynecologic Surgery. Obstet Gynecol 2019 133 313–322.

Harf S et al. Vaginal Revision of a Haematoma after Placement of Retropubic Tapes in Two Cases. Geburtshilf Frauenheilk 2015 75 255–258.

Hoffman MS, Lynch C, Lockhart J, Knapp R. Injury of the rectum during vaginal surgery. 1999 274–277.

Hou JC, Alhalabi F, Lemack GE, Zimmern PE. Outcome of Transvaginal Mesh and Tape Removed for Pain Only. J Urol 2014 192 856–860.

Hudson CO, Northington GM, Lyles RH, Karp DR. Outcomes of robotic sacrocolpopexy: a systematic review and meta-analysis. Female Pelvic Med Reconstr Surg 2014 Sep-Oct;20(5) 252–260. doi: https://doi.org/10.1097/SPV.0000000000000070. PMID: 25181374; PMCID: PMC4374352.

Husk KE, Dixon RG, Dieter AA. Acute postoperative delayed hemorrhage following anterior colporrhaphy and cystoscopy: A case report and a review of the literature. Case Reports Women's Heal 2020 27.e00224.
Jia X et al. Efficacy and safety of using mesh or grafts in surgery for anterior and/or posterior vaginal wall prolapse: Systematic review and meta-analysis. BJOG An Int J Obstet Gynaecol 2008 115 1350–1361.
Karmakar D. und Dwyer PL. Failure of Expectations in Vaginal Surgery: Lack of Appropriate Consent, Goals and Expectations of Surgery. Curr Urol Rep 2016 1–7. doi:https://doi.org/10.1007/s11934-016-0642-y
Kenton K et al. Retropubic versus Transobturator Midurethral Slings for Stress Incontinence. 2010 2066–2076.
Kim Ju Hee Lee So Young, CHDSYKLSRKSH. Outcomes of vaginal hysterectomy combined with anterior and posterior colporrhaphy for pelvic organ prolapse: a single center retrospective study. Obs Gynecol Sci 2022 65 74–83.
Kokanali MK et al. Risk factors for mesh erosion after vaginal sling procedures for urinary incontinence. Eur J Obstet Gynecol Reprod Biol 2014 177 146–150.
Lucot JP et al. Safety of Vaginal Mesh Surgery Versus Laparoscopic Mesh Sacropexy for Cystocele Repair: Results of the Prosthetic Pelvic Floor Repair Randomized Controlled Trial. Eur Urol 2018 74 167–176.
McCarthy CM, O'Sullivan OE, O'Reilly BA. Managing novel orally administered anticoagulants in patients undergoing urogynaecological surgery. Int Urogynecol J 2016 27 529–535.
Mothes AR, Mothes HK, Radosa MP, Runnebaum IB. Systematic assessment of surgical complications in 438 cases of vaginal native tissue repair for pelvic organ prolapse adopting Clavien-Dindo classification. Arch Gynecol Obstet 2015 291 1297–1301.
Myles PS et al. Measuring acute postoperative pain using the visual analog scale: The minimal clinically important difference and patient acceptable symptom state. Br J Anaesth 2017 118 424–429.
Nager CW et al. Effect of vaginal mesh hysteropexy vs vaginal hysterectomy with uterosacral ligament suspension on treatment failure in women with uterovaginal prolapse: A randomized clinical trial. JAMA 2019 322 1054–1065.
Nager CW et al. Effect of Vaginal Mesh Hysteropexy Versus Vaginal Hysterectomy With Uterosacral Ligament Suspension on Treatment Failure in Women With Uterovaginal Prolapse: A Randomized Clinical Trial 2020 23–25.
Naumann G, Börner C, Naumann LJ et al. A novel bilateral anterior sacrospinous hysteropexy technique for apical pelvic organ prolapse repair via the vaginal route: a cohort study. Arch Gynecol Obstet 2022 306 141–149.
Nygaard IE et al. Abdominal sacrocolpopexy: A comprehensive review. Obstet Gynecol 2004 104 805–823.
Pancholy AB. The transvaginal tape surgery vs. trans-obturator tape for stress urinary incontinence. Gynecol Pelvic Med 2020 3 36–36.
Patton S et al. Furosemide Use and Time to Confirmation of Ureteral Patency during Intraoperative Cystoscopy A Randomized Controlled Trial. Obstet Gynecol 2019 133, 669–674.
Pietropaolo A, Somani BK. Endoscopic Management of Bladder Mesh Erosion After Previous Incontinence Surgery. Videourology 2019 33.
Rani S, Handa N, Goel P, Mehra R. Conservative surgical management of mesh erosion following abdominal sacrocolpopexy. J Midlife Health 2020 11 34–36.
Rigaud J et al. Functional Results After Tape Removal for Chronic Pelvic Pain Following Tension-Free Vaginal Tape or Transobturator Tape. J Urol 2010 184 610–615.
Sagel SS, Siegel MJ, Stanley RJ, Jost RG. Detection of retroperitoneal hemorrhage by computed tomography. Am J Roentgenol 1977 129 403–407.
Schöller D, Brucker S, Reisenauer C. Management of urethral lesions and urethrovaginal fistula formation following placement of a tension-free suburethral sling: Evaluation from a university continence and pelvic floor centre. Geburtshilfe Frauenheilkd 2018 78, 991–998.
Schwarzman P et al. The role of hydrodissection in native tissue repair of anterior vaginal wall defects. 2022 98–103. doi:https://doi.org/10.1111/ajo.13431.
Srivastava A, Niranjan A. Secrets of safe laparoscopic surgery : Anaesthetic and surgical considerations. 2010 6 (2010).
Thiagamoorthy G. et al. The value of vaginal packing in pelvic floor surgery: A randomised double-blind study. Int Urogynecol J Pelvic Floor Dysfunct 2014 25 585–591.
Tunn R et al. Interdisciplinary S2k Guideline: Sonography in Urogynecology: Short Version – AWMF Registry Number: 015/055. Geburtshilfe Frauenheilkd 2014 74 1093–1098.
Vakili B. et al. The incidence of urinary tract injury during hysterectomy: A prospective analysis based on universal cystoscopy. Am J Obstet Gynecol 2005 192 1599–1604.
Vancaillie T, Tan Y, Chow J et al. Pain after vaginal prolapse repair surgery with mesh is a post-surgical neuropathy which needs to be treated – and can possibly be prevented in some cases. Aust. New Zeal J Obstet Gynaecol 2018 58 696–700.
Vandendriessche D et al. Complications and reoperations after laparoscopic sacrocolpopexy with a mean follow-up of 4 years. Int Urogynecol J 2017 28 231–239.
Ziegelmann M et al. Surgical patient selection and counselling. 2017 6, 609–619.

KAPITEL 21

Christl Reisenauer

Fehlbildungen, Divertikel und Urogenitalfisteln

21.1 Fehlbildungen

Urogenitale Fehlbildungen werden häufig nach der Geburt und im frühen Kindesalter diagnostiziert und therapiert. Die drei wesentlichen komplexen urogenitalen Fehlbildungen sind:

1. **Sinus urogenitalis:** Bei Persistenz des Sinus urogenitalis handelt es sich um eine unvollständige Trennung von Vagina und Urethra mit einer gemeinsamen Öffnung.
2. **Persistierende Kloake:** kommt ausschließlich beim weiblichen Geschlecht vor. In der embryonalen Entwicklung entsteht sie durch fehlende Trennung von Enddarm, Harnröhre und Vagina, die in einen gemeinsamen Kanal im Perineum münden.
3. **Blasenekstrophie-Epispadie-Komplex:** beinhaltet verschieden stark ausgeprägte Fehlbildungen. Erwähnt sei hier die klassische Blasenekstrophie, die neben der typischen Symphysendehiszenz und Rektumdiastase die ekstrophe Blase, die komplett epispade Urethra und das epispade Genitale beinhaltet (AWMF 2020).

Jugendliche mit komplexen urogenitalen Fehlbildungen werden in die Erwachsenenmedizin übernommen. Im Rahmen der Transition ist die Betreuung in einem multidisziplinären Team z. B. in Beckenbodenzentren von Vorteil.

Der **ektope Ureter** kann in der Harnröhre, aber auch im Uterus oder in der Vagina münden. Kardinalsymptom des ektopen Ureters ist die Harninkontinenz. Da der ektope Harnleiter fast immer ein funktionell minderwertiges, dysplastisches Nierensegment drainiert, ist die Harnproduktion jedoch häufig gering. Mindestens die Hälfte aller ektopen Ureteren wird erst bei erwachsenen Frauen im Rahmen der Abklärung eines persistierenden, wässrigen Fluors diagnostiziert. Ektope Ostien in der Urethra sind endoskopisch meist gut erkennbar.

MERKE
Bei unklarer Harninkontinenz der Frau immer auch an den seltenen Fall eines ektopen Ureters denken!

Die **kongenitale kurze Urethra** hat eine Länge von selten mehr als 2 cm, die Urethraöffnung ist weitgestellt und klaffend.

21.2 Urethradivertikel

21.2.1 Definition und Epidemiologie

Harnröhrendivertikel sind Ausstülpungen der Harnröhrenschleimhaut in das periurethrale Gewebe. Harnröhrendivertikel können angeboren oder erworben sein. Ursächlich für erworbene Urethradivertikel sind akute oder chronische Entzündungen und Urethraverletzungen. In erster Linie werden sie bei Erwachsenen zwischen dem dritten und sechsten Lebensjahrzehnt diagnostiziert. Die geschätzte Prävalenz liegt zwischen 0,6 und 6,0 % (Lee und Fynes 2005).

21.2.2 Diagnostik

Die genaue Diagnose basiert auf der Anamnese, der klinischen Beurteilung und der Urethroskopie (➤ Abb. 21.1a–c). Introitussonografie und MRT sind oft hilfreich (➤ Abb. 21.2).

Das klinische Beschwerdebild kann sehr unterschiedlich und wechselnd sein. Neben symptomfreien Zufallsbefunden können Schmerzen, Dysurie, Dyspareunie, Nachträufeln und rezidivierende Harnwegsinfekte angegeben werden. In 60 % der Fälle leiden die Frauen auch unter einer Harninkontinenz. Der Harnverlust kann durch echte Belastungsinkontinenz oder paradoxe Inkontinenz (Urinverlust in Verbindung mit intermittierender Drainage des Divertikels) bedingt sein (Lee und Fynes 2005). Auch Fistelbildungen können infolge einer Divertikelperforation ursächlich für eine Harninkontinenz sein (Reisenauer und Sandru 2021).

Harnröhrendivertikel können aber durch Infektionen, Steine und sehr selten auch durch bösartige Veränderungen kompliziert werden.

Typischerweise treten die Divertikel im mittleren bis distalen Bereich der Harnröhrenhinterwand auf. Meistens sind sie in diesem Bereich als Vorwölbungen bei der gynäkologischen Untersuchung sichtbar und tastbar (➤ Abb. 21.1a–b). Durch Kompression der Vorwölbung kann Urin oder eitriges Material aus dem äußeren Harnröhrenmeatus austreten. Ein derber Tastbefund kann auf das Vorhandensein eines Steins oder Neoplasmas innerhalb des Divertikels hinweisen. Die Differenzialdiagnose für eine solche Läsion im Bereich der vorderen Scheidenwand umfasst: Inklusionszysten, periurethrale Zysten, Gartnergangzysten, Müllergangzysten, Leiomyome etc. (Liaci et al. 2017).

Mit der Urethroskopie kann man in etwa 15–60 % der Fälle das Divertikelostium darstellen (➤ Abb. 21.1c; Lee und Fynes 2005). Die Diagnose kann durch einen gleichzeitigen Austritt von Divertikelinhalt in das Harnröhrenlumen erhärtet werden.

MERKE
Die früher häufig genannte Doppelballonurethrografie wird nicht mehr angewandt. In komplexen Fällen Magnetresonanztomografie.

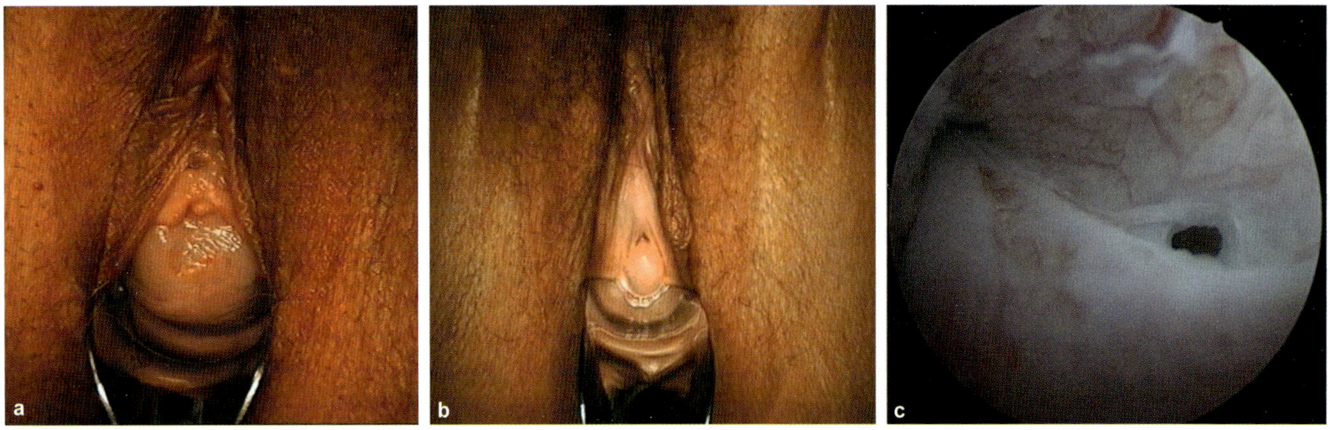

Abb. 21.1 Urethradivertikel [M1392]
a Vaginaler Untersuchungsbefund: Urethradivertikel im Bereich des mittleren Urethradrittels, **b** vaginaler Untersuchungsbefund: Meatusnahes Urethradivertikel, **c** Urethroskopie: Verbindung zwischen Urethra und Divertikelmündung.

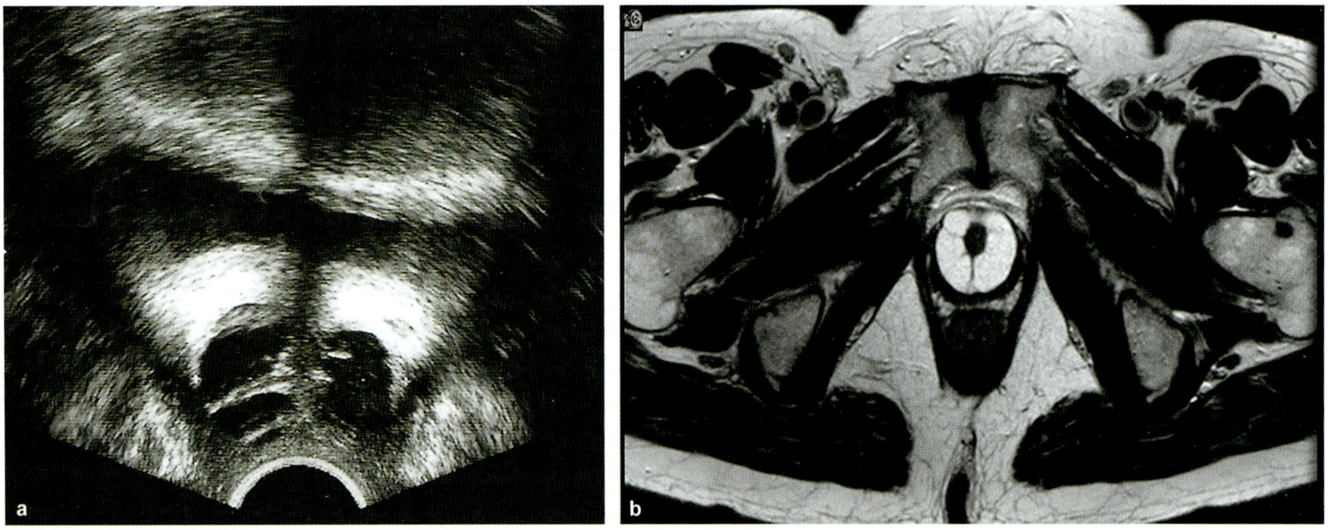

Abb. 21.2 Urethradivertikel [M1392]
a Darstellung in der Introitussonografie, **b** Darstellung im MRT

21.2.3 Therapie

Asymptomatische Divertikel: Beobachtung möglich, regelmäßige Kontrollen zum Ausschluss einer Infektion.

Symptomatische Divertikel: Konservativ selten beherrschbar.

Mehrere Operationstechniken sind beschrieben worden, aber keine Studie hat die Verfahren und ihre Ergebnisse untereinander verglichen. Ein akut entzündetes Harnröhrendivertikel muss mit Antibiotika behandelt werden. Bevor ein operativer Eingriff in Erwägung gezogen werden kann, muss die Infektion abgeklungen sein. Eigener Erfahrung nach bildete sich in einem Fall ein infiziertes Harnröhrendivertikel unter konservativer Antibiotikatherapie auch komplett zurück (Liaci et al. 2017).

Die häufigste operative Therapie umfasst die komplette Divertikelexzision von vaginal aus, gefolgt von einem wasserdichten, spannungsfreien, mehrschichtigen Verschluss. Die Interposition eines Martius-Flaps ist sinnvoll bei größeren Harnröhrendefekten, um das Risiko einer urethrovaginalen Fistelbildung zu minimieren.

Die häufigsten postoperativen Komplikationen sind urethrovaginale Fisteln (1–8 %), De-novo-Belastungsinkontinenz (1–16 %), Harnröhrenstrikturen (0–5 %), rezidivierende Harnwegsinfekte (7–31 %) und das Wiederauftreten von Divertikeln (Bodner-Adler et al. 2016). Rezidivierende Divertikel werden in bis zu 24 % der Fälle nach einer primären Divertikeloperation berichtet (El-Nashar et al. 2016).

Die Marsupialisation ist ein Verfahren zur Behandlung von distalen Harnröhrendivertikeln, wobei hier die richtige Auswahl der Patientinnen entscheidend ist. Diese Technik führt zu einer Verkürzung der Urethralänge und zu einer Meatuserweiterung (Bodner-Adler et al. 2016).

21.3 Urogenitale Fisteln

Fisteln zwischen dem Genital- und dem Harntrakt kommen sowohl in der Gynäkologie als auch in der Geburtshilfe vor.

21.3.1 Epidemiologie und Ätiologie

Abdominalchirurgische Eingriffe, allen voran die Hysterektomie, stellen in den westlichen Ländern die Hauptursache für vesikovaginale Fisteln dar (Reisenauer 2015). Vesikovaginale Fisteln können auch Folge von vaginalen Entbindungen oder Kaiserschnitten sein. Als Folge von Kaiserschnitten sind es gewöhnlich vesikouterine Fisteln (Reisenauer et al. 2021).

Urogenitale Fisteln können auch nach einer Radiotherapie des Beckens entstehen. Weitere Ursachen stellen gynäkologische Malignome, Infektionen (Tuberkulose, Lues, Lymphogranuloma venereum), Fremdkörper in der Scheide (Pessare), Traumata (z. B. beim Geschlechtsverkehr), Geschlechtsumwandlungen und kongenitale Anomalien dar. Der Einsatz von Implantaten in der Urogynäkologie (spannungsfreie suburethrale Schlingen, Implantate zur Deszensustherapie) kann durch Erosionen in die Urethra und/oder Blase ebenfalls eine Fistelbildung zur Folge haben (Reisenauer et al. 2014). Eine weitere Ursache für urethrovaginale Fisteln sind Urethradivertikelabtragungen.

MERKE

Die häufigste Fistelbildung ist eine vesikovaginale Fistel nach abdomineller Hysterektomie mit meist exzessiver Koagulation beim Abschieben der Harnblase.

Eine einheitliche Fistelklassifikation gibt es nicht. Nach Lokalisation der Fistel kann unterschieden werden zwischen urethrovaginalen, vesikovaginalen, vesikouterinen und ureterovaginalen Fisteln. Die Fisteln können einzeln oder in Kombination auftreten.

21.3.2 Diagnostik

Anamnese: Charakteristisch für urogenitale Fisteln ist der permanente Urinverlust sowohl tagsüber als auch während der Nacht. Während bei großen Defekten eine Spontanmiktion unregelmäßig ist, so kann bei sehr kleinen Fisteln der Urinverlust nur intermittierend auftreten und von der Blasenfüllung oder einer bestimmten Körperposition abhängen.

Eine postoperative Fistel zeigt sich i. d. R. mit Schmerzen und Fieber nach 5–7 d nach OP und dann plötzlicher massiver Harninkontinenz.

MERKE

Ein ständiger unfreiwilliger Urinverlust ohne Harndrang und ohne körperliche Belastung spricht für eine Fistel.

Vaginale Untersuchung: Größere Fisteln sind bei der Spekulumuntersuchung eindeutig erkennbar (➤ Abb. 21.3a). Bei kleineren Fisteln kann die Erkennung schwierig sein. In den meisten Fällen ist der Urinaustritt oder der Austritt des in die Blase instillierten Farbstoffs aus der Fistelöffnung (➤ Abb. 21.3b) oder nach Fistelsondierung (➤ Abb. 21.4a) erkennbar.

Farbtests: Im Zweifelsfall und zur Unterscheidung von vesikovaginalen und ureterovaginalen Fisteln ist die Instillation von Farbstoff (Indigokarminlösung) in die Blase zu empfehlen (➤ Abb. 21.3b). Die Vagina wird dabei in ihrer gesamten Länge mit Tupfern locker tamponiert und die Patientin gebeten, sich 10–15 min zu bewegen. Danach werden die Tupfer entfernt: Ist der äußere Tupfer angefärbt, so ist von einer Belastungs- oder Dranginkontinenz auszugehen. Sind die inneren Tupfer gefärbt, so ist eine Blasen-Scheiden-Fistel wahrscheinlich. Ungefärbte nasse Tampons sind ein Hinweis auf eine Ureter-Scheiden-Fistel. Gelegentlich ist eine Fistel so klein, dass ein Durchtritt des Farbstoffs nur bei voller Blase im Rahmen eines Valsalva-Manövers erfolgt.

Die **Urethrozystoskopie** ermöglicht neben dem Fistelnachweis die Bestimmung des Abstands der Ureterostien und des Blasenhalses vom Fistelrand. Ist die Fistel größer, so gelingt eine Blasenauffüllung nur nach Abdichtung der Fistel, z. B. mit dem Finger oder den Fingern (➤ Abb. 21.3c, ➤ Abb. 21.4b).

Die **Ausscheidungsurografie** mit Spätaufnahmen trägt weniger zur Diagnostik einer vesikovaginalen Fistel bei. Sie ermöglicht eine Aussage über den oberen Harntrakt.

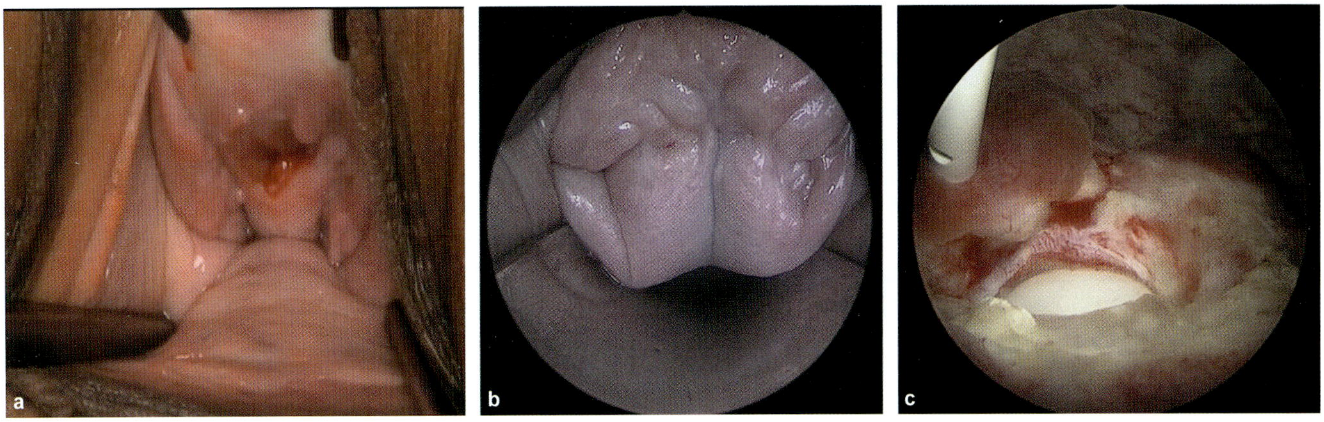

Abb. 21.3 Vesikovaginale Fistel [M1392]
a Vaginaler Untersuchungsbefund mit Darstellung der Fistel, **b** vaginaler Untersuchungsbefund: Fisteldarstellung mit Farbstoff, **c** Zystoskopie mit Fisteldarstellung nach Abdichtung der Fistel von vaginal mit dem Finger

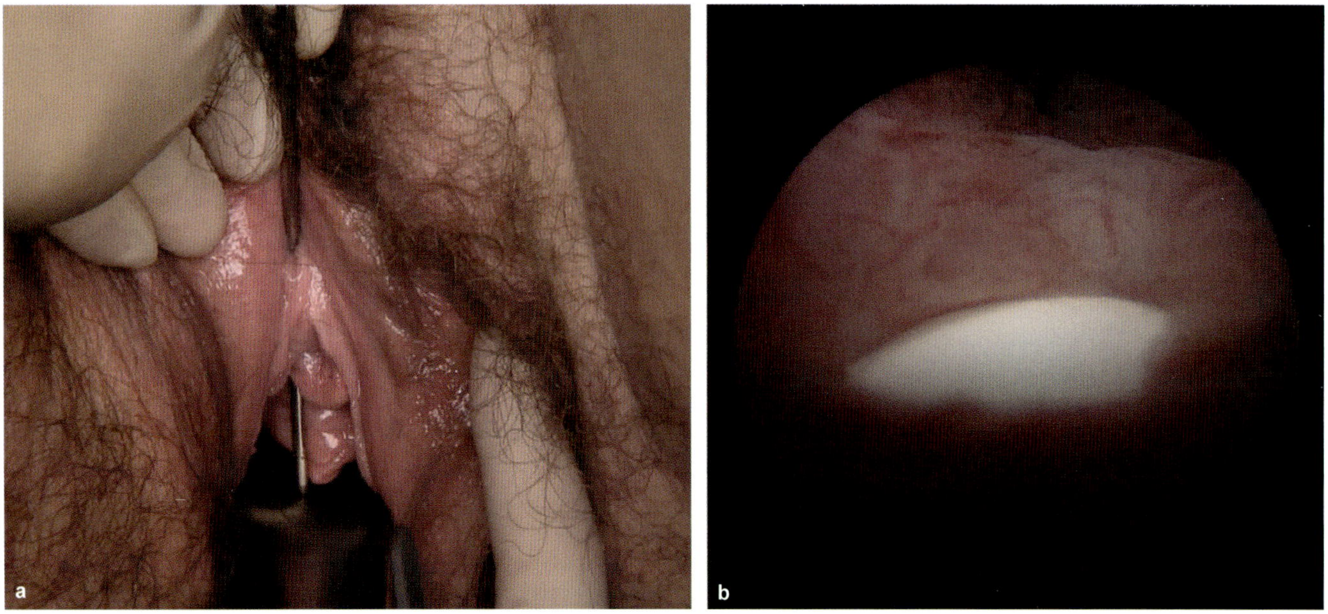

Abb. 21.4 Urethrovaginale Fistel [M1392]
a Fisteldarstellung mithilfe einer Sonde, **b** Urethroskopie mit Fisteldarstellung nach Abdichtung der Fistel von vaginal mit dem Finger

Die **Zystografie** ist sinnvoll in der Diagnostik von vesikouterinen bzw. vesikovaginalen Fisteln.

Das **retrograde Urethro- oder Ureterogramm** kann hilfreich sein bei der Feststellung einer pathologischen Kommunikation zwischen Urethra/Ureter und Scheide bzw. Uterus. Bei einer uterinen Beteiligung sollten die **Hysteroskopie** bzw. die **Hysterografie** die Diagnostik ergänzen.

Eine **Ureteroskopie** gibt nähere Auskunft über eine Ureterbeteiligung.

Eine **Sonografie** und ein **Abdomen-/Becken-CT oder -MRT** unter Einsatz von Kontrastmittel können die bildgebende Fisteldiagnostik ergänzen.

21.3.3 Therapie

Der Operationszeitpunkt ist abhängig von der Ursache der Fistel und dem Gewebezustand. Das Operationsgebiet muss vollkommen sauber, d. h. frei von Entzündungen und Nekrosen sein; das die Fistel umgebende Gewebe muss ausreichend durchblutet sein. Dieser Vorgang dauert 8–12 Wo. Handelt es sich um intraoperativ nicht erkannte Läsionen bzw. um geburtshilfliche Verletzungen, so können diese sofort operiert werden, sofern sie innerhalb von spätestens 48–72 h bemerkt werden – bevor es zum Auftreten von Entzündungen bzw. Nekrosen kommt. Die längste Wartezeit erfordert die aktinische Fistel. Die Abstoßung der Strahlennekrosen am Fistelrand kann ein Jahr überschreiten. Eine Biopsie aus dem Fistelrand schließt Frauen mit einem Tumorrezidiv von der Fistelkorrektur aus. In der Vorbereitungsphase können Östrogene unterstützend wirken, bei gleichzeitiger Behandlung des Harnwegsinfekts.

Gelegentlich kommt es während der Wartezeit bei gleichzeitiger Harnableitung über einen Dauerkatheter zu einem spontanen Verschluss der Fistel. Nach 4–6 Wo. wird eine Spontanheilung der Vesikovaginalfistel unwahrscheinlich. Bis zu 30 % von ureterovaginalen Fisteln können sich – nach Schienung des Ureters – von selbst schließen und müssen nicht operiert werden, wenn dabei kein Harnstau entsteht (Symmonds 1984).

Bei der Operation muss das Fistelgebiet überschaubar sein bzw. durch Erweiterungsschritte entsprechend freigelegt werden können. Urogenitalfisteln können auf vaginalem oder auf abdominellem Wege oder mit einer Kombination beider Zugangswege operiert werden.

Vaginaler Zugangsweg:

- Einfacher, risikoärmer, weniger belastend für die Patientin
- Zumeist für Urethra-Scheiden-Fistel oder Blasen-Scheiden-Fistel angewandt
- Für unkomplizierte Fisteln < 2 cm mit genügend Abstand zu den Ureterostien

Eine breite Mobilisierung der Fistelumgebung gewährleistet einen spannungsfreien schichtweisen Fistelverschluss. Bezüglich der Exzision der Fistelränder gehen die Meinungen auseinander. Die von Symmonds (1984) empfohlene großzügige Exzision von Narbengewebe mit dem Fisteltrakt führt zum Verlust von Gewebe, das für den Fistelverschluss benötigt wird. Viele Autoren vertreten die Meinung, dass es fast immer genügt, die Fistelränder anzufrischen, zu trimmen oder bei kleinen Fisteln in die Blase einzustülpen. Der Fistelverschluss sollte in mehreren Schichten sorgfältig gelegter Nähte mit resorbierbarem Material erfolgen und „wasserdicht" sein.

Abdominaler Fistelverschluss:

- Aufwendiger für die Patientin
- Meist für hoch sitzende Blasenscheidenfisteln mit erschwertem vaginalem Zugang, für Rezidiv oder für Ureter-Scheiden-Fistel
- Komplizierte Fisteln oder Größe > 2–3 cm

Indikationen für ein Gewebeinterponat, z. B. eine Bulbokavernosus-Fettlappenplastik nach Martius, sind große, radiogene und rezidivierende Vesikovaginalfisteln sowie Fisteln im Bereich des Blasenhalses und der Urethra. Durch das Gewebeinterponat wird eine Trennschicht zwischen Blasen- und Scheidennaht bzw. Urethra- und Scheidennaht gebildet und gesundes, gut durchblutetes Gewebe mit eigener Blutversorgung eingebracht. Von abdominell können Omentum-majus-Flaps oder viszerale Peritoneumlappen genutzt werden

Eine konsequente postoperative Blasendrainage wird über mind. 7 d empfohlen. Ebenso ist eine Antibiotikaprophylaxe sinnvoll (AWMF 2022).

Die beste Chance für einen erfolgreichen Fistelverschluss besteht bei der ersten Operation. In einem Patientengut von 2484 Fisteln berichten Hilton und Ward 1998 über einen erfolgreichen Fistelverschluss in 82,8 % der Fälle bei der Erstoperation und in 65 % bei den Patientinnen, die zwei oder mehr Operationen benötigten (Hilton und Ward 1998).

MERKE

Ein spannungsfreier und schichtweiser Verschluss von Harnblase und Scheide nach ausreichender Mobilisierung unter Verwendung von gut vaskularisiertem vitalem Gewebe ist Grundvoraussetzung für den OP-Erfolg.

Die Versorgung von urogenitalen Fisteln sollte Spezialisten in Beckenbodenzentren vorbehalten bleiben, die den Patientinnen ein breites Therapiespektrum anbieten können.

LITERATUR

AWMF. S2k-Leitlinie Harninkontinenz der Frau. Reg.-Nr. 015-091. Version 1.0. 2022. https://register.awmf.org/de/leitlinien/detail/015-091.

AWMF. S2k-Leitlinie Weibliche genitale Fehlbildungen. Reg.-Nr. 015-052. Version 2.1. 2020. https://register.awmf.org/de/leitlinien/detail/015-052.

Bodner-Adler B, Halpern K, Hanzal E. Surgical management of urethral diverticula in women: a systematic review. Int Urogynecol J 2016 27 993–1001. doi: https://doi.org/10.1007/s00192-015-2862-y.

El-Nashar SA, Singh R, Bacon MM et al. Female urethral diverticulum: presentation, diagnosis, and predictors of outcomes after surgery. Female Pelvic Med Reconstructive Surg 2016 22(6) 447–452. https://doi.org/10.1097/spv.0000000000000312.

Hilton P, Ward A. Epidemiological and surgical aspects of urogenital fistulae: A review of 25 years' experience in southeast Nigeria. International Urogynecology Journal 1998 9 .189–194

Lee JWS, Fynes MM. Female urethral diverticula. Best Pract Res Clin Obstet Gynaecol 2005 19 875–893. doi: https://doi.org/10.1016/j.bpobgyn.2005.08.008.

Liaci AL, Boesmueller H, Huebner M et al. Perivaginal benign masses: diagnosis and therapy in a series of 66 women. Arch Gynecol Obstet 2017 295 367–374. DOI https://doi.org/10.1007/s00404-016-4234-3

Reisenauer C. Vesicovaginal fistulas: a gynecological experience in 41 cases at a German pelvic floor center. Arch Gynecol Obstet 2015 292 245–253. doi: https://doi.org/10.1007/s00404-015-3760-8.

Reisenauer C, Amend B, Falch C et al. Evaluation and management of obstetric genital fistulas treated at a pelvic floor centre in Germany. BMC Womens Health 2021 5;21(1) 52. doi: https://doi.org/10.1186/s12905-021-01175-x.

Reisenauer C, Janowitz J, Wallwiener D, Huebner M. Urethrovaginal fistulae associated with tension-free vaginal tape procedures: a clinical challenge. Int Urogynecol J 2014 25 319–322. doi: https://doi.org/10.1007/s00192-013-2212-x

Reisenauer C, Sandru M. A rare cause for urinary incontinence: fistulous communication between a urethral diverticulum and the vagina. Int Urogynecol J 2021 32 2873–2875. doi: https://doi.org/10.1007/s00192-021-04746-6.

Symmonds RE. Incontinence: Vesical and urethral fistulas. Clin. Obstet. Gynecol 1984 27 499.

IV Exkurse

KAPITEL

22 Einfluss von Schwangerschaft und Entbindung auf den Beckenboden

Markus Hübner

22.1 Definition Beckenbodenprotektion

Harninkontinenz, Stuhlinkontinenz und der Descensus genitalis stellen die häufigsten Erkrankungen des weiblichen Beckenbodens dar. Die Epidemiologie dieser Erkrankungen wurde in ➤ Kap. 2 ausführlich beschrieben. Neben dem Alter und möglichen Übergewicht spielen auch Schwangerschaft und Geburt eine wichtige Rolle in der Entstehung dieser Probleme am Beckenboden (Nygaard et al. 2008).

Neuere Studien zeigen den Stellenwert der vaginalen Geburt in der Ätiologie von Beckenbodenerkrankungen in besonderem Maße auf. So analysieren Larsudd-Kaverud et al. (2022) Frauen, die sich im Laufe ihres Lebens einer Harninkontinenz- oder Deszensusoperation unterzogen haben. Hierbei werden diese Patientinnen in drei Gruppen eingeteilt. Zum einen in Frauen, die eine oder mehrere vaginale Geburten hatten. Zum anderen in Frauen, die exklusiv per Sectio geboren haben. Und schließlich in eine Gruppe von Nulliparen. Die Ergebnisse sind in ➤ Tab. 22.1 dargestellt:

Die Autoren schlussfolgern, dass die Operationsnotwendigkeit hinsichtlich Deszensus und Inkontinenz in einem nahezu exklusiven Zusammenhang zur vaginalen Geburt steht. Die Risiken in der Sectio- und Nullipara-Gruppe unterschieden sich nicht (Larsudd-Kaverud et al. 2022).

Bemerkenswert ist außerdem der Zusatz, dass insbesondere die erste vaginale Geburt mit einer deutlichen Risikoerhöhung einhergeht, wobei v. a. die zweite vaginale Geburt die niedrigste Risikoerhöhung für die Notwendigkeit, sich einer Inkontinenz- oder Deszensusoperation zu unterziehen, mit sich bringt (Larsudd-Kaverud et al. 2022).

MERKE

Besonders die erste vaginale Geburt geht mit einer entscheidenden Risikoerhöhung für Erkrankungen des weiblichen Beckenbodens einher.

Tab. 22.1 Risikofaktoranalyse für urogynäkologische Operationen nach (Larsudd-Kaverud et al. 2022) [H411-004]

	Deszensusoperationen	Harninkontinenzoperationen
	N = 39.617	N = 20.448
≥ 1 vaginale Geburt	97,8 %	93,1 %
≥ 1 Sectio (exklusiv)	0,4 %	2,6 %
Nulliparen	1,9 %	4,3 %

Der wichtige Zusammenhang zwischen Schwangerschaft, Geburt und Alter wird im Lifespan Model von (Delancey et al. 2008) besonders anschaulich dargestellt (➤ Abb. 22.1).

In der unteren Abbildung sind drei Szenarien dargestellt:

- Fall A: Idealfall. Postpartum erlangt der Beckenboden seine präpartale Funktionsfähigkeit zurück.
- Fall B: Postpartum gelingt es nicht ganz, das präpartale Niveau wieder zu erreichen, infolgedessen die Frau früher symptomatisch wird.
- Fall C: Die Geburt hat den Beckenboden so nachhaltig verändert bzw. verletzt, dass die Frau sofort symptomatisch wird und sich ihr Beckenboden auch nicht mehr regeneriert.

Fall C ist nach Möglichkeit zu vermeiden. Alle Bestrebungen sollten darauf abzielen, Fall A Realität werden zu lassen (Delancey et al. 2008).

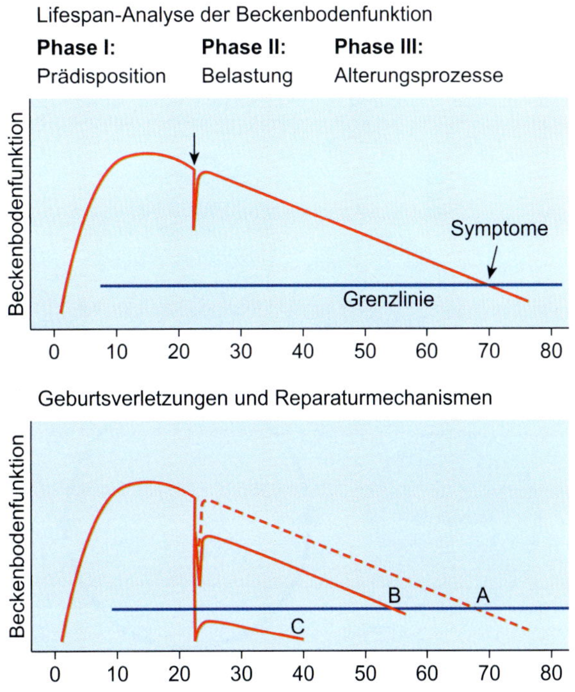

Abb. 22.1 Lifespan Model von DeLancey et al. (with permission). H411-003/L231 Die Beckenbodenfunktion ist auf der y-Achse, das Alter auf der x-Achse angegeben. Im Laufe der Adoleszenz (Phase I) reift der Beckenboden zu seiner vollständigen Funktionsfähigkeit heran. In Phase II kommt es durch Schwangerschaft und Geburt zu Veränderungen, von denen sich der Beckenboden im Idealfall wieder komplett erholt. In Phase III führen Alterungsprozesse dazu, dass ab einem bestimmten Alter (in der oberen Abbildung 70 J.) anatomische Veränderungen symptomatisch werden.

Der Begriff der **Beckenbodenprotektion** subsummiert hierbei also alle Bestrebungen, in einem interprofessionellen und interdisziplinären Kontext die bestehende Belastung für den weiblichen Beckenboden durch Schwangerschaft und Geburt so zu minimieren, dass postpartum im Idealfall die volle Funktionsfähigkeit des Beckenbodens wieder erreicht werden kann (➤ Abb. 22.2). Auf diese Art und Weise sollen die Prävalenzen der typischen Erkrankungen im weiteren Leben der Frau möglichst niedrig gehalten werden.

MERKE
Beckenbodenprotektion muss in einem interdisziplinären und interprofessionellen Kontext betrachtet werden.

22.2 Betroffene anatomische Strukturen

Der weibliche Beckenboden besteht aus **muskulären** und **bindegewebigen** Strukturen, **Gefäßen** und **Nervenfasern.** Diese sind bei einer vaginalen Geburt besonderen Belastungen ausgesetzt. Zwei wesentliche Strukturen spielen hierbei eine entscheidende Rolle.

Zum einen stellt der **M. levator ani** den wichtigsten muskulären Anteil im weiblichen Beckenboden dar. ➤ Abb. 22.3 zeigt seine Komplexität.

In ➤ Abb. 22.3 (Steinschnittperspektive) ist dargestellt, welche Funktion der M. levator ani v. a. in der schlingenähnlichen Anatomie um Urethra, Vagina und Rektum innehat. Die Untergliederung in die unterschiedlichen **Untereinheiten** ist v. a. aus kraftphysiologischen Überlegungen sinnvoll, da unterschiedliche Ursprünge und Ansätze in unterschiedlichen Kraftvektoren resultieren. So haben Defekte in den einzelnen Untereinheiten auch unterschiedliche klinische Konsequenzen. Am stärksten beansprucht wird der puboviszerale Anteil des M. levator ani, der aus den Mm. pubovaginalis (nicht eingezeichnet), puboanalis und puboperineus besteht.

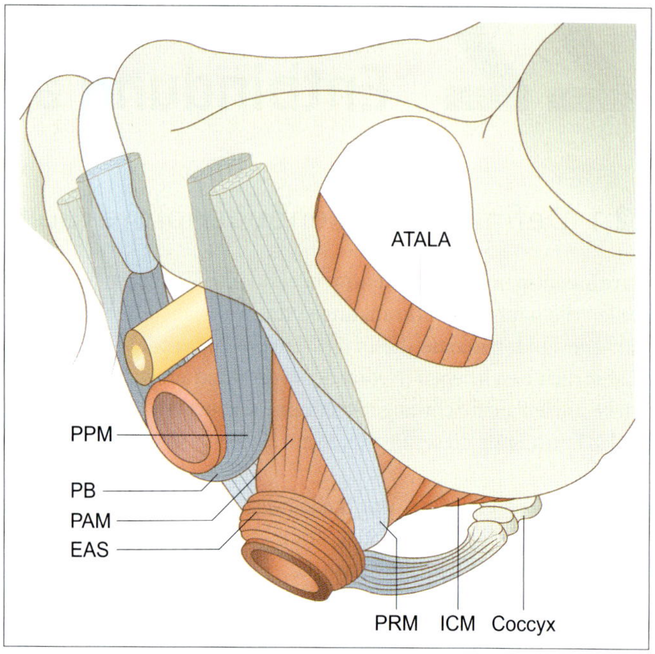

Abb. 22.3 Anatomischer Überblick M. levator ani (© DeLancey, with permission) [H411-003/L234]
PRM = M. puborectalis; PPM = M. puboperineus; PB = Perinealkörper; PAM = M. puboanalis; EAS = M. sphincter ani externus; ICM = M. iliococcygeus; Coccyx = Steißbein; ATLA = Arcus tendinous levator ani

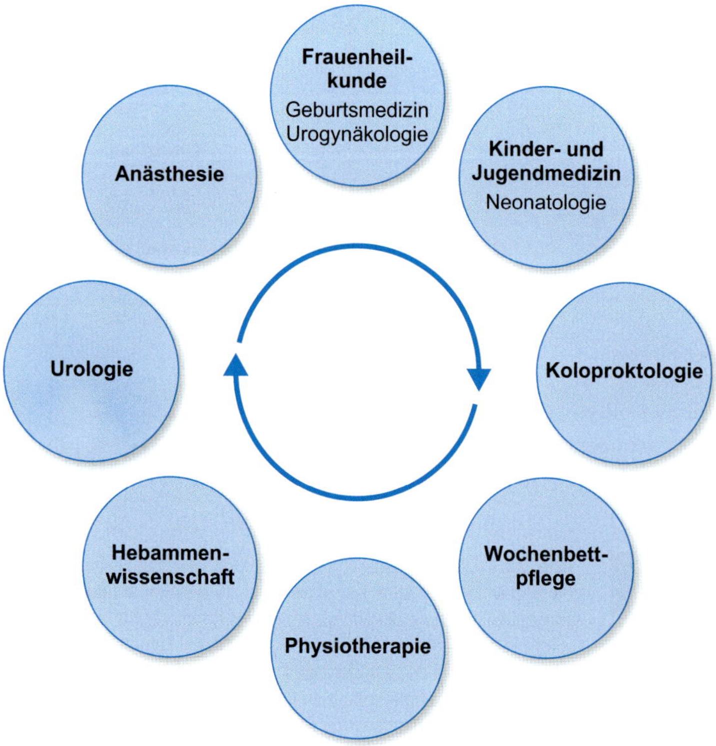

Abb. 22.2 Unterschiedliche Professionen und Disziplinen, die gemeinsam für eine Beckenbodenprotektion sorgen können. [L231]

Neben dem M. levator ani spielen auch die **Mm. sphincter ani internus und externus** eine entscheidende Rolle zur Aufrechterhaltung der analen Kontinenz. Gerade bei höhergradigen Geburtsverletzungen (Dammriss III/IV) steigt das Risiko für eine anale Inkontinenz deutlich an (Borello-France et al. 2006).

Der Vollständigkeit halber sei noch der **urethrale Spinkter** genannt, der einen wesentlichen Anteil an der Harnkontinenz trägt. Er wird jedoch nur selten sichtbar im Rahmen einer vaginalen Geburt verletzt.

Zum anderen sind bindegewebige Strukturen, die in ihrer Gesamtheit auch als **endopelvine Faszie** bezeichnet werden können, von entscheidender Wichtigkeit für die Zusammenarbeit mit der Muskulatur des weiblichen Beckenbodens. Sie sind auch Teil des sog. Stressharnkontinenzkontrollsystems (Tunn 2002).

22.3 Aspekte einer Beckenbodenprotektion

Der Begriff der **Beckenbodenprotektion** ist nicht neu. Bereits vor mehr als 25 Jahren beschrieben Handa et al. (1996) die Wichtigkeit des weiblichen Beckenbodens für die Kontinenz und die Stabilität des Genitales. Bereits zu diesem Zeitpunkt wurde u. a. die Empfehlung ausgesprochen, ein passives Deszendieren des kindlichen Köpfchens in der Austrittsperiode zu erlauben, restriktiv mit Episiotomien umzugehen und – falls notwendig – selektiv eine elektive Sectio zu empfehlen (Handa et al. 1996)

Der **Komplexität der Beckenbodenprotektion** wird es nicht gerecht, allein auf die elektive Sectio als Instrument abzuzielen. Vielmehr stellt sie lediglich einen Aspekt dar, auf den im Verlauf noch eingegangen wird. Sinnvoller ist es, unterschiedliche Möglichkeiten in prä-, intra- und postpartale Aspekte zu unterteilen. Die folgenden Unterkapitel beschäftigen sich mit den unterschiedlichen Möglichkeiten, beckenbodenprotektive Geburtsmedizin zu etablieren.

MERKE
Beckenbodenprotektion muss prä-, intra- und postpartal erfolgen.

22.3.1 Präpartale Aspekte

Bei den Überlegungen, bereits vorgeburtlich aktiv Veränderungen und Strategien umzusetzen, die es ermöglichen sollen, postpartum (Lifespan Analysis Szenario A ➤ Abb. 22.1) die präpartale Funktionsfähigkeit wieder zu erreichen, stellen die sog. **modifizierbaren Risikofaktoren** einen Baustein dar. Hierzu gehört das Anstreben eines Normgewichts vor Eintritt der Schwangerschaft zur Reduktion einer Harninkontinenz prä- und postpartal. Auch ein Vermeiden von Episoden einer Obstipation kann hilfreich sein (Wesnes und Lose 2013; Hübner et al. 2022).

Es gibt unterschiedliche Möglichkeiten, den Damm auf die vaginale Geburt vorzubereiten. Hierzu gehören die Dilatation der Geburtswege durch Epi-No® oder eine Dammmassage. Wo Epi-No® eher keine positiven Effekte aufweist (Schreiner et al. 2018), führt die Dammmassage zu einem reduzierten Schmerzempfinden perineal (Schreiner et al. 2018, Hübner et al. 2022). Eine Studie konnte jedoch für Epi-No® häufiger einen intakten Damm zeigen (Ruckhaberle et al. 2009).

Funktionelles Beckenbodentraining und insbesondere die **spezialisierte Physiotherapie** können zu einer verkürzten Austrittsperiode führen, was wiederum protektive Effekte hinsichtlich Verletzungen im Bereich des M. levator ani hat. Auch die Prävalenz einer postpartalen Harninkontinenz kann durch diese Maßnahmen gesenkt werden (Hübner et al. 2022).

Dass ein präpartales Physiotherapie-Training aufgrund einer „zu stark trainierten“ Beckenbodenmuskulatur möglicherweise sogar hinderlich für die vaginale Geburt sein könnte, ist wissenschaftlich widerlegt (Bo et al. 2009).

Erniedrigte Vitamin-D-Spiegel gehen mit muskulären Problemen einher und können auch in der Schwangerschaft zu erhöhten Raten einer Harninkontinenz führen (Stafne et al. 2020). Ob aber eine prophylaktische Vitamin-D-Substitution während der Schwangerschaft präventive Effekte hat, konnte bisher nicht belegt werden (Hübner et al. 2022)

MERKE
Beckenbodenprotektion beginnt bereits präpartal.

22.3.2 Risikostratifikation

Im Rahmen der präpartalen Betreuung werdender Mütter wäre es für die Zukunft wünschenswert, Frauen, die einem besonderen Risiko unterliegen, sich postpartum nicht auf ein präpartales Niveau ihrer Beckenbodenfunktionsfähigkeit zu erholen, durch eine **Risikostratifizierung** zu identifizieren.

Ein Konzept stellen die Autoren des UR-CHOICE-Systems vor (Wilson et al. 2014; Jelovsek et al. 2018). Anhand der in ➤ Tab. 22.2 dargestellten Risikofaktoren soll es gelingen, mögliche Risiken für Erkrankungen des weiblichen Beckenbodens im späteren Leben vorhersagen zu können.

Anhand dieser Risikofaktoren lassen sich mit dem UR-CHOICE-Calculator (www.riskcalc.org/UR_CHOICE/) die 12- und 20-Jahres Prävalenzen von Erkrankungen des Beckenbodens in Abhängigkeit vom Geburtsmodus vorhersagen (Jelovsek et al. 2018). Auf diese Art und Weise lassen sich Beratungsgespräche führen, die

Tab. 22.2 Variablen der UR-CHOICE-Kalkulation (nach Wilson et al. 2014) [H427-001]

U	UI Before Pregnancy/Harninkontinenz vor der Schwangerschaft
R	Race/Ethnicity/Herkunft
C	Child Bearing Started at What Age/Alter bei erster Geburt
H	Height/Größe (mütterlich)
O	Overweight/Übergewicht (mütterlich)
I	Inheritance/Familienanamnese
C	Children/Wie viele Kinder werden gewünscht?
E	Estimated Fetal Weight/fetales Schätzgewicht

hinsichtlich des Geburtsmodus entsprechende evidenzbasierte Risiken für Deszensus und Inkontinenz als Grundlage haben.

Die Autoren haben in einer ersten Pilotstudie zeigen können, dass es die werdenden Mütter begrüßen, über mögliche Risiken der Beckenbodengesundheit, informiert zu werden (Bugge et al. 2022). Allerdings bleibt bisher unklar, inwieweit eine konsequente Risikostratifikation aller Schwangeren dann wirklich nachhaltig zu einer Senkung der Prävalenzen von Erkrankungen des weiblichen Beckenbodens führt. Studienansätze zur Klärung dieser Fragen sind in Arbeit.

MERKE

Das System der Risikostratifizierung soll dazu beitragen, Frauen bereits während der Schwangerschaft zu identifizieren, die einem hohen Risiko für Beckenbodenerkrankungen ausgesetzt sind.

22.3.3 Intrapartale Aspekte

Während der Geburt gibt es ebenfalls unterschiedliche Möglichkeiten, die Risiken für ein nachhaltiges Beckenbodentrauma so weit wie möglich zu minimieren. Vieles ist heute schon gängige Praxis in den Kreißsälen. Einige Parameter wiederum sind als Möglichkeiten einer Beckenbodenprotektion weniger bekannt.

Der **Dammschutz** ist ein wesentlicher Aspekt, der zum Ende der Austrittsperiode die perinealen Verletzungen vermeiden oder zumindest auf ein Minimum reduzieren soll. Auch kommt ihm ein wichtiger Stellenwert bei der Reduktion höhergradiger Geburtsverletzungen zu. Obgleich die Wichtigkeit des Dammschutzes zweifelsohne anerkannt ist, ist die Evidenz bezüglich unterschiedlicher Methoden heterogen (Hübner et al. 2022). Ein proaktives Vorgehen scheint mit einer Reduktion von Dammrissen Grad III/IV einherzugehen (Naidu et al. 2017; Ali-Masri et al. 2018).

Der Stellenwert der **Gebärposition** ist ebenfalls Gegenstand intensiver Diskussionen. Die zunehmende Abkehr von der „klassischen" Gebärposition in Steinschnittlage hin zu aufrechten Haltungen hat ihre Begründung in einer verkürzten Austrittsperiode, eines selteneren Einsatzes von vaginal operativen Entbindungsmethoden und Episiotomien. Auch steigt die Zufriedenheit der werdenden Mutter durch diese Position. Klar ist, dass dem Dammschutz bei dieser Gebärposition eine besondere Aufmerksamkeit zugewandt werden muss, da die Durchführung oftmals schwieriger ist als in Steinschnittlage. Aus diesem Grund ist auch die Rate an höhergradigen Verletzungen hier etwas erhöht (Gareberg et al. 1994; Thies-Lagergren et al. 2011; Nieuwenhuijze et al. 2013; Edqvist et al. 2017; Gupta et al. 2017).

Das **Pressen** bzw. angeleitete Mitschieben weist bezüglich beckenbodenprotektiver Aspekte keine Vorteile hinsichtlich einer Reduktion von Harninkontinenz oder perinealen Verletzungen auf (WHO 2018).

Die Länge der **Austrittsperiode** ist ein wichtiger Parameter, den es zu betrachten gilt. Sie muss darüber hinaus abhängig von der Parität und vor dem Hintergrund, ob eine Periduralanästhesie angelegt worden ist, betrachtet werden. Auch ist die Unterscheidung in aktive und passive Austrittperiode mitunter sinnvoll (Empfehlung der WHO zur Austrittperiode s. u. [WHO 2018]).

INFO

Empfehlung der WHO zur Austrittsperiode nach (WHO 2018)

Recommendation 33

The use of the following definition and duration of the second stage of labour is recommended for practice.

- *The second stage is the period of time between full cervical dilatation and birth of the baby, during which the woman has an involuntary urge to bear down, as a result of expulsive uterine contraction. (Recommended)*
- *Women should be informed that the duration of the second stage varies from one woman to another. In first labours, birth is usually completed within 3 hours whereas in subsequent labours, birth is usually completed within 2 hours. (Recommended)*

Nun ist es nachvollziehbar, dass ein strengeres Auslegen dieser Empfehlung zu einem höheren Maß an geburtshilflichen Interventionen führt (Hübner et al. 2022). Umgekehrt geht eine Verlängerung des Zeitfensters der Austrittsperiode mit einer Reduktion der Sectio-Raten und einem Mehr an vaginalen Geburten einher. Berücksichtigt werden muss, dass ein Mehr an Austrittsperiode über das empfohlene Maß hinaus mit einer höheren Rate an Dammrissen Grad III/IV und mit einem erhöhten Risiko für Verletzungen des M. levator ani einhergehen kann (Low et al. 2014; Zipori et al. 2019).

CAVE

Protrahierte Austrittsperioden stellen eine Belastung für den weiblichen Beckenboden dar.

Die **Periduralanästhesie** (PDA) ist ein etabliertes Verfahren in der Schmerzerleichterung im Kreißsaal. Aus beckenbodenprotektiven Aspekten gibt es keinen Grund, auf eine PDA zu verzichten, da sie insbesondere bezogen auf höhergradige Geburtsverletzungen, protektive Effekte hat. Jango et al. (2014) konnten in ihrer Analyse von über 200.000 Frauen eine Risikoreduktion für höhergradige Geburtsverletzungen durch Anlage einer PDA zeigen (aOR 0,84; 95 % KI 0,81–0,88; p = 0,0001; Jango et al. 2014). Für die Protektion des M. levator ani ist die Datenlage eher heterogen und bedarf weiterer Studien.

Mittlerweile hat sich bezüglich der **Episiotomie** ein grundsätzlich restriktives Vorgehen etabliert, ein routinemäßiger Einsatz ist heute eigentlich kein Standard mehr. Beachtet werden muss, dass eine mediane Episiotomie mit einem deutlich erhöhten Risiko für Dammrisse Grad III/IV einhergeht (OR 2,4–2,9; Carroli und Mignini 2009; Bader und Aigmueller 2014). Bezüglich postpartaler Schmerzen unterscheiden sich die Episiotomieformen (median, mediolateral und lateral) nicht (Fodstad et al. 2014).

Neue Evidenz gibt es allerdings zu protektiven Effekten einer mediolateralen Episiotomie in Zusammenhang mit der vaginal operativen Entbindung (Sultan et al. 2019). Hier sollte sie in Erwägung gezogen werden.

LEITLINIE

S2k-Leitlinie Management von Dammrissen III. und IV. Grades nach vaginaler Geburt. Reg.-Nr. 015-079. Version 2.0. 2020. https://register.awmf.org/de/leitlinien/detail/015-079.

Das **vaginal operative Entbinden** mit Vakuum- und Forzepsentbindung ist aus der Geburtshilfe nicht wegzudenken. Immer wieder ist es aus fetaler oder maternaler Indikation notwendig, zu diesen Hilfsmitteln zu greifen. Die Evidenz zeigt, dass das Entbinden per Forzeps zu einer höheren Belastung für den weiblichen Beckenboden führt als die Vakuumentbindung. MacArthur et al. (2005) zeigen in ihrer Arbeit ein erhöhtes Risiko für eine Stuhlinkontinenz durch Forzepsentbindung beim ersten Kind von OR 2,06 (95 % KI 1,4–3,04), bei einer Vakuumentbindung kam es nicht zu einer Risikoerhöhung (MacArthur et al. 2005). Auch bezüglich eines Verletzungsmusters des M. levator ani stellt die Forzepsentbindung ein größeres Risiko als das Vakuum dar. Memon et al. (2015) zeigten eine dreifach erhöhte Prävalenz eines Levatortraumas in der Forzeps-Gruppe, verglichen mit der Vakuumentbindung (49 % vs. 18 %, p = 0,012; Memon et al. 2015). Eine Metaanalyse mit 23 eingeschlossenen Studien zeigt die Risikoerhöhung beim Einsatz des Forzeps (➤ Tab. 22.3).

INFO

Die Forzepsentbindung stellt eine größere Belastung für den weiblichen Beckenboden dar als die Vakuumentbindung.

22.3.4 Stellenwert der elektiven Sectio

Ein Instrument der Beckenbodenprotektion stellt die elektive Sectio dar. Mittlerweile ist die Evidenz gut genug, um klar festhalten zu können, dass diese jedoch kein pauschales Instrument einer Beckenbodenprotektion sein kann, sondern möglicherweise einem kleinen Hochrisikokollektiv vorbehalten sein sollte (Jelovsek et al. 2018).

Die Frage, welche werdenden Mütter nun wirklich eine Empfehlung zur Sectio bekommen sollten, ist Gegenstand einer intensiven Diskussion.

➤ Abb. 22.4 zeigt drei Gruppen von Frauen, die bei den Überlegungen zur Empfehlung einer elektiven Sectio aus Gründen einer möglichen Beckenbodenprotektion beachtet werden sollten:

- **Zum einen** sind es Frauen, die symptomatisch sind, d. h. bereits ein Problem mit ihrem Beckenboden haben.
- **Zum anderen** Frauen, die eine Erkrankung des Beckenbodens haben therapieren lassen und wieder schwanger sind oder es werden wollen.
- **Die dritte Gruppe** umfasst Frauen, bei denen ein erhöhtes Risiko für die Entstehung von Beckenbodenproblemen besteht, die daher besonders beachtet werden sollten.

In der Gruppe von Frauen, die symptomatisch für eine Beckenbodenerkrankung sind, gibt es „nur" eine Gruppe von Frauen, denen eine elektive Sectio angeboten werden sollte, nämlich denjenigen, die bei der Geburt zuvor eine höhergradige Geburtsverletzung erlitten haben.

Tab. 22.3 Risikoerhöhung eines Levatortraumas durch Forzepsentbindung (Friedman et al. 2017)[1] [H427-002]

OR 7,02 (5,04–9,78) im Vergleich zur Spontangeburt
OR 4,45 (3,09–6,42) im Vergleich zur Vakuumentbindung

[1] Die Risikoerhöhung durch eine Vakuumentbindung lieferte mit einer OR von 1,27 (0,97–1,67) kein statistisch signifikantes Ergebnis.

LEITLINIE

S2k-Leitlinie Management von Dammrissen III. und IV. Grades nach vaginaler Geburt. Reg.-Nr. 015-079. Version 2.0. 2020. https://register.awmf.org/de/leitlinien/detail/015-079.

„Eine elektive Sectio caesarea sollte Frauen nach Dammriss III/IV angeboten werden, insbesondere Patientinnen mit persistierenden Symptomen einer Stuhlinkontinenz, reduzierter Sphinkterfunktion oder bei vermuteter fetaler Makrosomie."

Konsensbasierte Empfehlung 7.E25.

Eine etwas differenziertere Betrachtung findet sich bei Jordan et al. (2018), die eine endoanale Sonografie und Manometrie in ihre Entscheidungsfindung mit einbeziehen (➤ Tab. 22.4).

So kann einer hinsichtlich analer Inkontinenz **asymptomatischen** Frau mit einer **unauffälligen analen Manometrie und endoanalen Sonografie** durchaus eine **vaginale Geburt** empfohlen

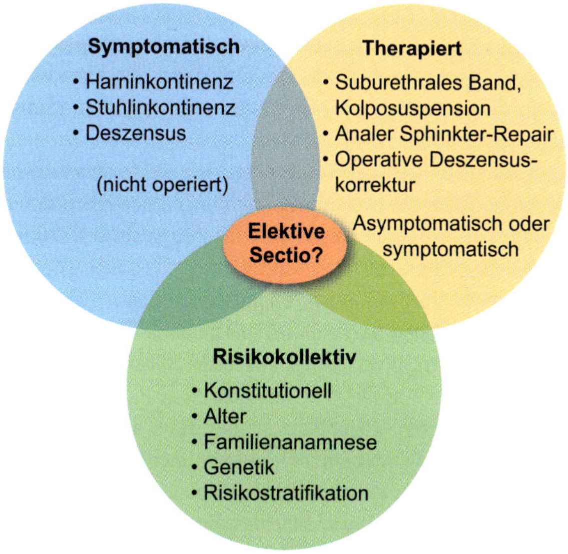

Abb. 22.4 Drei mögliche Kollektive, die in die Überlegungen zur elektiven Sectio zur Beckenbodenprotektion mit einbezogen werden sollten. [L231]

Tab. 22.4 Entscheidungsfindung Geburtsmodus nach DR III/IV (nach Jordan et al. 2018) [H427-003]

Protokoll zur Empfehlung nach DR III/IV (nach Jordan et al. 2018)		
Klinik	**Endoanalsonografie/-manometrie**	**Empfehlung**
Asymptomatisch	Unauffällig	Vaginale Geburt
Asymptomatisch	Auffällig	Sectio
Symptomatisch	Unauffällig	Vaginale Geburt
Symptomatisch (milde)	Auffällig	Sectio
Symptomatisch (schwer)	Auffällig	Vaginale Geburt

werden, da sich das Wiederholungsrisiko für einen DR III/IV in überschaubarem Maße bewegt.

Im Gegensatz dazu wird einer Frau, die **asymptomatisch** ist, aber **Auffälligkeiten in der Diagnostik** mit sich bringt, eher eine **Sectio** zu empfehlen sein. Offensichtlich kann sie – obgleich der anale Sphinkterkomplex geschädigt ist – eine Kontinenz erreichen. Mögliche Veränderungen oder Verletzungen, die im Rahmen einer vaginalen Geburt auftreten können, könnten diese – „fragile" – Situation aber verschlechtern und die Frau symptomatisch werden lassen.

Bei einer werdenden Mutter, die nach DR III/IV **symptomatisch** ist und wieder schwanger wird, ist eine Unterteilung in drei Gruppen sinnvoll:

1. Die **symptomatische,** in der **Diagnostik unauffällige** Frau wird auch postpartum symptomatisch sein, unabhängig vom Geburtsmodus. Sie sollte postpartal einer Therapie zugeführt werden.
2. Bei der **milde symptomatischen** Frau mit **auffälliger Diagnostik** wäre das Ziel, diese milde Symptomatik nicht zu aggravieren, auch hier ist ein fragiles System nicht unnötig zu belasten, daher wäre eine Empfehlung zur Sectio sinnvoll.
3. Die **schwer symptomatische** Frau hingegen, die eine **auffällige endoanale Sonografie und Manometrie** aufweist, wird auch postpartum geburtsmodusunabhängig symptomatisch sein und würde wahrscheinlich nicht von einer Sectio profitieren.

Die Autoren dieser Empfehlung weisen explizit darauf hin, dass es völlig klar ist, dass nicht alle Kliniken eine derartig spezifische koloproktologische Diagnostik anbieten und daher die grundsätzliche Empfehlung zur Sectio eine legitime Alternative für den klinischen Alltag darstellt (Jordan et al. 2018)

Bezüglich einer Harninkontinenz und eines Descensus genitalis liefert die Evidenz keine klaren Empfehlungen bezüglich des „besten" Geburtsmodus. In der in ➤ Kap. 22.1 dargestellten Studie von Larsudd-Kaverud et al. (2022) wurde erläutert, dass insbesondere die erste vaginale Geburt mit entsprechend hohen Risiken für Veränderungen am weiblichen Beckenboden einhergeht. Die zweite Geburt hat den niedrigsten Effekt (⅓ des absoluten Risikos den Deszensus betreffend, ⅒ des absoluten Risikos die Harninkontinenz betreffend). Anhand dieser Daten fällt es schwer, einer werdenden Mutter, die an einer Senkung oder einer Harninkontinenz leidet, eine Sectio zu empfehlen, da die potenzielle Risikoreduktion in keinem Verhältnis zu den potenziell negativen Aspekten einer Sectio steht. Viel wichtiger ist es, diese Frauen als „Risikokollektiv" zu identifizieren, und bereits prä-, aber auch postpartal physiotherapeutisch anzubinden.

Beispielhaft sei in ➤ Tab. 22.5 das Prinzip der Risikostratifzierung an einer „normalen" schwangeren Frau aufgezeigt, die nach der Geburt ihres ersten Kindes eine Risikoberatung erhält: Angegeben sind 12-Jahres Prävalenzen für eine Harninkontinenz in Abhängigkeit vom Geburtsmodus beim zweiten Kind. Hierbei bedeutet „jegliche Prävalenz" das grundsätzliche Auftreten einer Harninkontinenz, unabhängig davon, ob die Beschwerden mit einem Leidensdruck einhergehen oder sogar so belastend sind, dass eine Therapie gewünscht wird. Das Auftreten einer Harninkontinenz liegt bei vaginaler Geburt bei 41 %, bei einer Sectio bei 32 %. Hat die werdende Mutter eine Harninkontinenz bereits während der Schwangerschaft, steigen die Risiken auf 74 % bzw. 66 %. Ist die Frau zusätzlich bereits vor Eintritt der Schwangerschaft inkontinent gewesen, erhöhen sich die Risiken auf 95 % bzw. 92 %.

Tab. 22.5 Ergebnisse einer Risikoberechnung mit dem UR-CHOICE-Kalkulator: 12-Jahres Harninkontinenz-Risiko für 31-jährige 2G/1P, 168 cm, 56 kg, BMI 19,2 km/m², SG 3400 g, KU 34 cm

Geburtsmodus	Jegliche Prävalenz [%]	Inkontinenz während Schwangerschaft [%]	Auch Inkontinenz vor Schwangerschaft [%]
Vaginal	41	74	95
Sectio	3	66	92

An diesem Beispiel wird deutlich, dass die Sectio als Instrument einer Risikoreduktion einer Harninkontinenz insbesondere beim zweiten Kind eine untergeordnete Rolle spielt.

Die zweite Gruppe aus ➤ Abb. 22.4 stellt die Frauen dar, die eine Operation zur Korrektur eines Deszensus oder einer Inkontinenz hinter sich haben und wieder schwanger werden wollen. Diese – eher kleine – Gruppe von Frauen sollte individuell beraten werden, dass die Datenlage was den Geburtsmodus nach urogynäkologischen Operationen betrifft, klare Empfehlungen nicht zulässt. Hinweise, dass grundsätzlich eine Sectio nach operativer Deszensus- oder Inkontinenzoperation indiziert ist, gibt es allerdings keine.

Die dritte Gruppe beinhaltet die Frauen, von denen man glaubt, dass sie einem hohen Risiko ausgesetzt sind, durch Schwangerschaft und Geburt nachhaltige Veränderungen an ihrem Beckenboden zu erfahren, die sie mittel- und langfristig symptomatisch werden lassen.

Hier wird das System der Risikostratifizierung wichtig (➤ Kap. 22.3.2; Wilson et al. 2014; Jelovsek et al. 2018). Bisher hilft es einer risikoadaptierten Beratung, muss aber erst noch zeigen, dass seine Anwendung zu einer nachhaltigen Protektion vor Erkrankungen des weiblichen Beckenbodens schützt.

22.3.5 Postpartale Aspekte

In der Phase des Wochenbetts und darüber hinaus ist es das Ziel, dass der Beckenboden die Funktionsfähigkeit wieder erlangt, die er vor der Geburt hatte. Damit dies gelingen kann, sind die folgenden Strategien postpartum wichtig.

Zunächst einmal ist eine **Rückbildung,** initiiert durch die betreuende Hebamme, wichtig. Zudem kann eine **Physiotherapie** zusätzliche Verbesserungen fördern. Im Idealfall gibt es hier eine Betreuung der Wöchnerin gemeinsam durch Hebamme und Physiotherapeutin. In einer Fragebogenstudie konnte das Interesse an einer Rückbildung mit 97,4 % als sehr groß evaluiert werden, mehr als die Hälfte der Wöchnerinnen begrüßt diese gemeinsame Betreuung (Bihler et al. 2017 u. 2019).

In besonderem Maße sollten die Frauen einer spezifischen postpartalen Physiotherapie zugeführt werden, für die die Geburt mit einer überdurchschnittlichen Belastung des Beckenbodens einherging, so z. B. nach höhergradigen Geburtsverletzungen. Hier empfiehlt die Leitlinie Dammriss Grad III/IV eine urogynäkologische oder koloproktologische Kontrolluntersuchung nach 3 Mon.

Auch das Bestreben, postpartal wieder das vorgeburtliche Gewicht zu erreichen, schützt den Beckenboden vor zusätzlichen Belastungen (Wesnes und Lose 2013).

22.4 Zusammenfassung und Ausblick

Für viele werdende Mütter stellen Schwangerschaft und Geburt kein Risiko für ihre Beckenbodengesundheit dar. Mit konsequenter Rückbildung wird oftmals die präpartale Funktionsfähigkeit des Beckenbodens wieder erreicht.

Dennoch gibt es auch Frauen, für die diese Ereignisse einen erheblichen negativen Effekt mit sich bringen. Sie sehen sich postpartum, manchmal erst mittel- oder langfristig mit Erkrankungen des weiblichen Beckenbodens konfrontiert.

In Zukunft wäre es wünschenswert, wenn eine Einteilung der Schwangeren möglich wäre:

1. Eine Gruppe von Frauen (wahrscheinlich die größte Gruppe), die beste Chancen hat, sich nach einer natürlichen Geburt wieder komplett zu erholen und die volle Funktionsfähigkeit ihres Beckenbodens zu erreichen. Diese Frauen bedürfen keiner expliziten beckenbodenprotektiven Maßnahmen und können auch in ihrem Wunsch, auf „normale Art und Weise" zu gebären, bestärkt werden.
2. Eine zweite (kleinere) Gruppe, bei der es Hinweise gibt, dass eine Schwangerschaft und v. a. vaginale Geburt eher zu einer größeren Belastung führen. Die Frauen dieser Gruppe sollten Unterstützung erfahren, sich postpartum wieder zu erholen. Eine physiotherapeutische Anbindung wäre wichtig, ebenso, wie sämtliche beschriebenen Aspekte der Beckenbodenprotektion mit in die Entscheidungsfindungen während Schwangerschaft, Geburt und Wochenbett mit einzubeziehen.
3. Eine dritte (am ehesten sehr kleine) Gruppe umfasst Frauen, bei denen die Risiken einer vaginalen Geburt so groß ist, dass eine elektive Sectio empfohlen werden sollte. Sollten sich diese Frauen für eine vaginale Geburt entscheiden, wäre auch hier wie in der zweiten Gruppe erhöhte Aufmerksamkeit angezeigt, um die Belastungen möglichst gering zu halten.

Gelingen kann dies nur in einem interprofessionellen und interdisziplinären Ansatz, in dem alle Beteiligten voneinander lernen, um die Versorgungsqualität nachhaltig zu verbessern. Hierbei bleibt die Selbstbestimmung der Frau das höchste zu beachtende Gut.

LITERATUR

Ali-Masri H, Hassan S, Fosse E et al. Impact of electronic and blended learning programs for manual perineal support on incidence of obstetric anal sphincter injuries: a prospective interventional study. BMC Med Educ 2018 18(1) 258.

Bader W, Aigmueller T. Leitlinie zum Management von Dammrissen III. und IV. Grades nach vaginaler Geburt. 2014. AWMF 015/079.

Bihler J, Tunn R, Reisenauer C et al. The preferred mode of delivery of medical professionals and non-medical professional mothers-to-be and the impact of additional information on their decision: an online questionnaire cohort study. Arch Gynecol Obstet 2019 299(2) 371–384.

Bihler J, Tunn R, Reisenauer C et al. Personal Preference of Mode of Delivery. What do Urogynaecologists choose? Preliminary Results of the DECISION Study. Geburtshilfe Frauenheilkd 2017 77(11) 1182–1188.

Bo K, Fleten C, Nystad W. Effect of antenatal pelvic floor muscle training on labor and birth. Obstet Gynecol 2009 113(6) 1279–1284.

Borello-France D, Burgio KL, Richter HE et al. Fecal and urinary incontinence in primiparous women. Obstet Gynecol 2006 108(4) 863–872.

Bugge C, Strachan H, Pringle S et al. Should pregnant women know their individual risk of future pelvic floor dysfunction? A qualitative study. BMC Pregnancy Childbirth 2022 22(1) 161.

Carroli G, Mignini L. Episiotomy for vaginal birth. Cochrane Database Syst Rev(1) 2009 CD000081.

Delancey JO, Kane Low L, Miller JM et al. Graphic integration of causal factors of pelvic floor disorders: an integrated life span model. Am J Obstet Gynecol 2008 199(6) 610 e611–615.

Edqvist M, Hildingsson I, Mollberg M et al. Midwives' Management during the Second Stage of Labor in Relation to Second-Degree Tears-An Experimental Study. Birth 2017 44(1) 86–94.

Fodstad K, Staff AC, Laine K. Effect of different episiotomy techniques on perineal pain and sexual activity 3 months after delivery. Int Urogynecol J 2014 25(12) 1629–1637.

Friedman Z, Eslick GD, Dietz H. Instrumental delivery and the risk of avulsion: A meta-analysis. International Urogynecology Journal 207 28(1).

Gareberg B, Magnusson B, Sultan B et al. Birth in standing position: a high frequency of third degree tears. Acta Obstet Gynecol Scand 1994 73(8) 630–633.

Gupta JK, Sood A, Hofmeyr GJ, Vogel JP. Position in the second stage of labour for women without epidural anaesthesia. Cochrane Database Syst Rev 5 2017 CD002006.

Handa VL, Harris TA, Ostergard DR. Protecting the pelvic floor: obstetric management to prevent incontinence and pelvic organ prolapse. Obstet Gynecol 1996 88(3) 470–478.

Hübner M, Rothe C, Plappert C, Baessler K. Aspects of Pelvic Floor Protection in Spontaneous Delivery – a Review. Geburtshilfe Frauenheilkd 2022 82(4) 400–409.

Jango H, Langhoff-Roos J, Rosthoj S, Sakse A. Modifiable risk factors of obstetric anal sphincter injury in primiparous women: a population-based cohort study. Am J Obstet Gynecol 2014 210(1) 59 e51–56.

Jelovsek JE, Chagin K, Gyhagen M, Hagen S et al. Predicting risk of pelvic floor disorders 12 and 20 years after delivery. Am J Obstet Gynecol 2018 218(2) 222 e221–222 e219.

Jordan PA, Naidu M, Thakar R, Sultan AH. Effect of subsequent vaginal delivery on bowel symptoms and anorectal function in women who sustained a previous obstetric anal sphincter injury. Int Urogynecol J 2018 29(11) 1579–1588.

Larsudd-Kaverud J, Gyhagen J, Akervall S et al. The influence of pregnancy, parity, and mode of delivery on urinary incontinence and prolapse surgery-a national register study. Am J Obstet Gynecol 2022.

Low LK, Zielinski R, Tao Y et al. Predicting Birth-Related Levator Ani Tear Severity in Primiparous Women: Evaluating Maternal Recovery from Labor and Delivery (EMRLD Study). Open J Obstet Gynecol 2014 4(6) 266–278.

MacArthur C, Glazener C, Lancashire R et al. Faecal incontinence and mode of first and subsequent delivery: a six-year longitudinal study. BJOG 2005 112(8) 1075–1082.

Memon HU, Blomquist JL, Dietz HP et al. Comparison of levator ani muscle avulsion injury after forceps-assisted and vacuum-assisted vaginal childbirth. Obstet Gynecol 2015 125(5) 1080–1087.

Naidu M, Sultan AH, Thakar R. Reducing obstetric anal sphincter injuries using perineal support: our preliminary experience. Int Urogynecol J 2017 28(3) 381–389.

Nieuwenhuijze MJ, de Jonge A, Korstjens I et al. Influence on birthing positions affects women's sense of control in second stage of labour. Midwifery 2013 29(11): e107–114.

Nygaard I, Barber MD, Burgio KL et al.; N. Pelvic Floor Disorders. Prevalence of symptomatic pelvic floor disorders in US women. JAMA 2008 300(11) 1311–1316.

Ruckhaberle E, Jundt K, Bauerle M et al. Prospective randomised multicentre trial with the birth trainer EPI-NO for the prevention of perineal trauma. Aust N Z J Obstet Gynaecol 2009 49(5) 478–483.

Schreiner L, Crivelatti I, de Oliveira JM et al. Systematic review of pelvic floor interventions during pregnancy. Int J Gynaecol Obstet 143(1) 2018 10–18.

Stafne SN, Morkved S, Gustafsson MK et al. Vitamin D and stress urinary incontinence in pregnancy: a cross-sectional study. BJOG 2020.

Sultan AH, Thakar R, Ismail KM et al. The role of mediolateral episiotomy during operative vaginal delivery. Eur J Obstet Gynecol Reprod Biol 2019 240 192–196.

Thies-Lagergren L, Kvist LJ, Christensson K, Hildingsson I. No reduction in instrumental vaginal births and no increased risk for adverse perineal outcome in nulliparous women giving birth on a birth seat: results of a Swedish randomized controlled trial. BMC Pregnancy Childbirth 2011 11 22.

Tunn R. Morphologie des Stressharninkontinenz-Kontrollsystems und seine pathomorphologischen Veränderungen bei Stressharninkontinenz. Habilitationsschrift, Humboldt-Universität zu Berlin 2002.

Wesnes SL, Lose G. Preventing urinary incontinence during pregnancy and postpartum: a review. Int Urogynecol J 2013 24(6) 889–899.

WHO. WHO recommendations: intrapartum care for a positive childbirth experience. 2018.

Wilson D, Dornan J, Milsom I, Freeman R. UR-CHOICE: can we provide mothers-to-be with information about the risk of future pelvic floor dysfunction? Int Urogynecol J 2014 25(11) 1449–1452.

Zipori Y, Grunwald O, Ginsberg Y et al. The impact of extending the second stage of labor to prevent primary cesarean delivery on maternal and neonatal outcomes. Am J Obstet Gynecol 2019 220(2) 191 e191–191 e197.

KAPITEL

23

Christian Dannecker, Christian Hampel, Werner Kneist

Urogynäkolgie meets Onkologie

23.1 Gynäkologische Karzinomchirurgie und Beckenboden

Christian Dannecker

Pro Jahr erkranken in Deutschland mehr als 26.000 Frauen an einem gynäkologischen Malignom (Vulva, Gebärmutterhals, Gebärmutterkörper, Eierstöcke). Langzeitüberleben wird aufgrund verbesserter therapeutischer Optionen immer häufiger. 2019 lebten in Deutschland über 160.000 Frauen, welche in den 10 Jahren davor mit einer gynäkologischen Krebsdiagnose konfrontiert wurden (10-Jahresprävalenz; ➤ Tab. 23.1; www.krebsdaten.de/abfrage). Gynäkologische Krebsoperationen sind wichtiger Teil des oft kurativ intendierten therapeutischen Repertoires. Sie können Anatomie und Funktion des Beckenbodens in erheblichem Maß verändern. Hinzu können adjuvante (oder auch palliative) Therapiemaßnahmen kommen (Systemtherapie, Radiotherapie), welche die Beckenbodenfunktion weiter beeinträchtigen können. Sowohl der urogynäkologisch Behandelnde als auch der gynäkoonkologisch Operierende sollen mögliche Störungen der Beckenbodenfunktion aufgrund der onkologischen Therapie kennen, bei der Beratung und Therapiewahl berücksichtigen und nach Möglichkeit präventive Maßnahmen (z. B. nervenschonende operative Verfahren) anwenden.

Tab. 23.1 Anzahl der im Jahr 2019 in Deutschland lebenden Frauen, welche in den 10 Jahren davor eine gynäkologische Krebsdiagnose (Vulva-, Zervix-, Endometrium-, Ovarialkarzinom) erhalten haben

Diagnose	10-Jahresprävalenz im Jahr 2019
Vulva (C51)	20.037
Gebärmutterhals (C53)	30.797
Gebärmutterkörper (C54–C55)	76.972
Eierstöcke (C56)	33.690
Gesamt	**161.496**

23.1.1 Funktionsstörungen des Beckenbodens vor und nach Therapie gynäkologischer Tumoren

Beckenbodenfunktionsstörungen bei Frauen mit gynäkologischen Krebserkrankungen sind bereits vor einer Krebstherapie häufig und nehmen danach je nach durchgeführter Therapie oft noch zu (➤ Tab. 23.2; Bretschneider et al. 2016; Ramaseshan et al. 2018). Vor Therapie findet sich zwischen den onkologischen Entitäten (Endometrium-, Ovarial-, Zervix-, Vulvakarzinom) kein relevanter Häufigkeitsunterschied urogynäkologischer Symptome.

MERKE

Beckenbodenfunktionsstörungen sind bei Krebspatientinnen bereits vor einer Krebstherapie häufig. Eine spezifische urogynäkologische Anamnese bei Frauen mit gynäkologischen Tumoren ermöglicht ein spezifisches Therapieangebot.

Insgesamt ist die Qualität der Datenlage hinsichtlich des Einflusses gynäkoonkologischer Operationen auf die Funktion des Beckenbodens nicht gut. Meist basieren die Häufigkeitsangaben auf einfachen, zum Teil auch auf nicht evaluierten Fragebögen im Rah-

Tab. 23.2 Prävalenz (in %) an Beckenbodenfunktionsstörungen bei Frauen mit gynäkologischen Malignomen vor und nach Therapie (kombiniert nach Bretschneider et al. 2016; Ramaseshan et al. 2018; Pizzoferrato et al. 2021)

Entität	Therapie-Status	BHI	OAB/dry-wet	AI	Dyspareunie	POP
Zerivx	Vor	24–29	8–18	6		16
	Nach	4–76	3–59	2–34	12–58	
Endometrium	Vor	29–36	15–25	3		7
	Nach	69–84	67–80	11–24	7–39	44
Ovar	Vor	32–42	15–39	4	?	17
	Nach	32–42	15–39	16	62–80	17
Vulva	Vor	44	22	0	?	
	Nach	6–20	?	1–20	?	1–16

BHI = Belastungsinkontinenz; OAB = Overactive Bladder; AI = anorektale Inkontinenz; POP = Prolaps genitalis men von Querschnittstudien, sodass sich in der Literatur insgesamt breite Streuungen der Häufigkeiten einzelner Beckenbodenfunktionsstörungen finden (➤ Tab. 23.2). Über alle gynäkologischen Malignome und Stadien gemittelt, finden sich bei Frauen nach überstandener/therapierter gynäkologischer Krebserkrankung folgende Häufigkeiten verschiedener Beckenbodenfunktionsstörungen (Cai et al. 2023): Harninkontinenz 34–70 %, anorekale Inkontinenz bis zu 43 %, Descensus genitalis 39 %. Sexuelle Dysfunktionen (Orgasmusstörungen, verminderte Libido, Dyspareunie) sind häufig nach Krebstherapie und nach Vulva- oder Vaginalkarzinomen am ausgeprägtesten (Oveisi et al. 2023). Bei der Interpretation der Häufigkeitsangaben muss berücksichtigt werden, dass oft nicht klar zwischen Folgen für die Beckenbodenfunktion allein durch eine Operation oder Folgen durch eine Kombination aus verschiedenen Therapien (insbesondere Radiotherapie) differenziert werden kann.

Bei Patientinnen mit Ovarialkarzinom scheint es eher keine relevante Änderung der Beckenbodenfunktion durch Operation oder Chemotherapie zu geben (Pizzoferrato et al. 2021).

MERKE
Häufig liegt der Fokus der Behandlung nur auf onkologischen Punkten, obwohl die Prävalenz von Beckenbodenstörungen bereits prätherapeutisch hoch ist und zumeist nach Behandlung/Operation noch ansteigt.

Nach operativer Therapie eines Zervixkarzinoms sind die Symptome einer Belastungsinkontinenz mit 62 % wahrscheinlich häufiger als nach Therapie anderer Entitäten (Baessler et al. 2021). Außerdem wird nach radikaler Hysterektomie in bis zu 16 % der Fälle Symptome einer Miktionsstörung bzw. eine inkomplette Blasenentleerung in 35 % der Fälle beobachtet (Ye et al. 2014). Die hohe Rate an Dyspareunie lässt sich mit der Verkürzung der Scheide und einer reduzierten Lubrifikation erklären. Auch anorektale Symptome (29 % Obstipation, 24 % Stuhlentleerungsstörungen) sind häufig (Wang et al. 2021). Eine adjuvante (Radio)Chemotherapie erhöht das Risiko für Beckenbodenfunktionsstörungen zusätzlich (➤ Tab. 23.3; Ye et al. 2014; Baessler et al. 2021).

Eine operative Therapie im Frühstadium eines Endometriumkarzinoms (alleinige einfache Hysterektomie [Piver I]), hat keinen nennenswerten Einfluss auf die Beckenbodenfunktion, so das Ergebnis einer Sekundärauswertung einer prospektviven randomisierten Studie, welche den Vergleich des onkologischen Ergebnisses nach Laparotomie vs. Laparoskopie zum Ziel hatte (Higgs et al. 2018). Andere Studien belegen ein erhöhtes Risiko einer Verschlechterung der Beckenbodenfunktion v. a. durch eine (adjuvante) Radiotherapie (Brachy- oder Teletherapie; Segal et al. 2017). Auch nach einer zusätzlich durchgeführten Lymphonodektomie zeigte sich ein Trend zu einer erhöhten Rate von Harninkontinenz, jedoch ohne dass sich ein Unterschied in der Lebensqualität zeigte (Lipetskaia et al. 2019).

Tab. 23.3 Mögliche Probleme nach radikaler Hysterektomie bei Zervixkarzinom

Blasenentleerungsstörung, Restharn	Tangierung Plexus pelvicus mit Schwächung Detrusor vesicae
Belastungsinkontinenz	Resektion Scheidenmanschette, Kappung von Haltestrukturen
Dyspareunie	Verkürzung der Scheide, vermindete Lubrikation
Schmerzen	Tangierung der Beckennerven durch Lymphonodektomie, Lymphozelen, Narbe
Obstipation	Tangierung Plexus pelvicus

Nach einer Resektion eines Vulvakarzinoms werden nennenswerte Raten (20–100 %) an Harninkontinenz beschrieben. Die Datenlage ist jedoch widersprüchlich und es ist unklar, ob die Harninkontinenz nach der operativen Therapie de novo entstanden ist. Selbst nach Resektion der distalen Urethra von bis zu 1 cm sind die Harninkontinenzraten akzeptabel (Hampl et al. 2011). Sexuelle Dysfunktion ist nach operativer Therapie eines Vulvakarzinoms häufig (Zeitoun et al. 2022).

23.1.2 Präventive und simultane therapeutisch-operative Optionen bei Patientinnen mit gynäkologischen Malignomen

Die Berücksichtigung von Beckenbodenfunktionsstörungen bei der Therapie onkologischer Patientinnen stellt den gynäkoonkologischen Operateur vor klinische Herausforderungen, die zu selten adressiert werden (Prša und Serdinšek 2022). In Anbetracht einer potenziell lebensbedrohenden Situation durch eine Krebserkrankung wird hinsichtlich des Überlebens auf harmlosere urogynäkologische Beschwerden bei der Beratung und Therapie oft in zu geringem Ausmaß eingegangen, obwohl Beckenbodenfunktionsstörungen die Lebensqualität erheblich negativ beeinflussen können (Chung et al. 2018). Dieses Kapitel möchte für urogynäkologische Beschwerden gynäkoonkologischer Patientinnen, für eine mögliche simultane Therapie dieser Beschwerden und für prophylaktische Optionen im Zuge onkologischer Operationen sensibilisieren. Dabei können klare Empfehlungen aufgrund der schlechten Datenlage zur Frage kombinierter urogynäkologisch-onkologischer Eingriffe oft nur zurückhaltend gegeben werden. Eine präoperative konsiliarische Beratung mit urogynäkologischen Experten und ggf. die gemeinsame Operationsplanung eines simultanen onkologisch-urogynäkologischen Eingriffs ist wünschenswert. Eine wissenschaftliche Evaluation der Ergebnisse dieser Zusammenarbeit wäre ideal.

Fixierung des Scheidenapex

Eine Fixierung des Scheidenendes kann im Zuge onkologisch indizierter Hysterektomien (z. B. laparoskopische totale Hysterektomie bei Endometriumkarzinom) sowohl prophylaktisch als auch therapeutisch bei simultanem Descensus genitalis sinnvoll sein. Infrage kommen nach einer totalen Hysterektomie nur Techniken, die aufgrund der ansonsten erhöhten Arrosionsrate ohne Netzinterponat auskommen: verschiedene Formen der Einbeziehung der sakrouterinen Ligamenta wie z. B. (modifizierte) McCall-Kuldoplasitk (Montella und Morrill 2005) oder die Uterosacral Ligament Suspension (Rardin et al. 2009) und die Vaginaefixatio sacrospinalis vaginalis (Barber et al. 2014). Die Einbeziehung des Sakrouterinkomplexes beim Scheidenverschluss ist von vaginal und von abdominal (typischerweise laparoskopisch) gut möglich. Durch die Aufhängung des vaginalen Apex lässt sich ein Level-I-Defekt nach DeLancey vorbeugen bzw. simultan korrigieren, wobei durch die Scheidenstreckung auch Defekte der anderen Kompartimente (v. a. vorderes Kompartiment) günstig beeinflusst werden können. Zusätzliche vaginale Eingriffe (z. B. vaginale Plastiken) sind möglich und können erfolgreich durchgeführt werden (Chung et al. 2018).

MERKE

Eine prophylaktische oder therapeutische Fixierung des Scheidenendes und/oder simultane Korrekturen des vorderen oder hinteren Kompartiments können auch im Rahmen onkologisch indzierter Operationen sinnvoll sein.

Reduktion operativer Radikalität, Laparoskopie vs. Laparotomie, Lymphonodektomie, nervenschonendes Operieren

Die Frage, ob minimalinvasive operative Techniken (Laparoskopie) in der Gynäkoonkologie einen positiven Effekt auf die Beckenbodenfunktion im Vergleich zur Laparotomie zeigen, stellt sich nur bei Patientinnen mit frühen Stadien des Endometriumkarzinoms und des Zervixkarzinoms, da i. d. R. nur bei diesen Entitäten ein laparoskopisches Vorgehen infrage kommt. Seit dem LACC-Trial, der das verminderte Gesamtüberleben nach laparoskopischem Vorgehen bei Frauen mit Zervixkarzinom belegte, wird i. d. R. auch die operative Therapie des Zervixkarzinoms mittels einer Laparotomie durchgeführt (Ramirez et al. 2018).

Eine Sekundärauswertung einer Studie, die primär den Vergleich des onkologischen Ergebnisses nach offen abdomineller oder laparoskopischer Hysterektomie bei Patientinnen mit frühem Endometriumkarzinom zum Ziel hatte, zeigte hinsichtlich des urogynäkologischen Ergebnisses keine Unterschiede zwischen den Gruppen (Higgs et al. 2018). Zur Anwendung kam in der randomisierten Studie das Pelvic Floor Distress Inventory (PFDI), das die urogynäkologischen Bereiche Prolaps, anorektale Beschwerden und Harninkontinenz standardisiert abfragt. Erfasst wurden die Daten präoperativ und zu verschiedenen Zeitpunkten bis zu 54 Mon. postoperativ. Dabei ist interessant, dass in beiden Gruppen jeweils in etwa der Hälfte der Fälle eine vergleichbare Verbesserung der PFDI-Scores zu beobachten war. Auch eine zusätzlich zur Hysterektomie durchgeführte laparoskopische systematische Lymphonodektomie hatte keinen negativen Einfluss auf die Beckenbodenfunktion (Lipetskaia et al. 2019). Die Forderung, dass das frühe Endometriumkarzinom aufgrund insgesamt reduzierter Morbidität laparoskopisch therapiert werden sollte, wird demnach auch durch urogynäkologische Ergebnisse gestützt.

Bei der operativen Therapie von Patientinnen mit Gebärmutterhalskrebs scheint dagegen die Rate von Beckenbodenfunktionsstörungen (Belastungsharninkontinenz, anorektale Symptomatik) nach laparoskopischer Operation erhöht. Dies belegt eine multizentrische Querschnittstudie mit einer Analyse von 689 Patientinnen nach radikaler Hysterektomie (Wang et al. 2021). Zur Anwendung kamen mehrere standardisierte Fragebogen (u. a. PFDI-20, IABss, EQ5D) zur Evaluation der Beckenbodenfunktion. Eine Resektion einer Scheidenmanschette > 3 cm war ein weiterer Risikofaktor für eine postoperative Harninkontinenz. In der univariaten Analyse (bei kleiner Fallzahl) hatte ein nervenschonendes Verfahren lediglich tendenziell (statistisch nicht signifikant) einen protektiven Effekt auf Belastungsinkontinenz und OAB. Auch andere Studien legen einen protektiven Effekt eines nervenschonenden Verfahrens nahe (v. a. Blasenentleerung, Sexualität; Derks et al. 2016; Bogani et al. 2018; Raspagliesi 2017).

Für die operative Therapie des Vulvakarzinoms ist die sog. Triple-Incision-Technik (separate Schnitte für die weite radikale Exzision des Lokalbefunds an der Vulva und für die Lymphonodektomie an den Leisten) im Gegensatz zur alten sog. Single-Incision-Technik (zusammenhängende radikale Vulvektomie mit Perineum, Mons pubis und Lymphknoten mit darüberliegender Haut) längst Standard. Ältere Untersuchungen zeigen nicht nur ein vergleichbares onkologisches Ergebnis bei Reduktion der operativen Radikalität, sondern auch eine Reduktion postoperativer urogynäkologischer Beschwerdebilder: Belastungsinkontinenz 7,7 vs. 15,7 %, anorektale Inkontinenz 1,5 vs. 11 %, Prolaps vaginae 3,3 v. 27,6 % (Magrina et al. 1998; Cai et al. 2023).

INFO

- **Endometriumkarzinom:** Bei Patientinnen mit Endometriumkarzinom hat der operative Zugang (Laparoskopie vs. Laparotomie) keinen Einfluss auf die Beckenbodenfunktion.
- **Zervixkarzinom:** Bei Patientinnen mit Zervixkarzinom sind der laparoskopische Zugang und eine Resektion einer Scheidenmanschette > 3 cm möglicherweise mit einer höheren Rate an Beckenbodenfunktionsstörungen (v. a. Harninkontinenz) assoziiert.
  Die Rate an Beckenbodenfunktionsstörungen kann durch nervenschonendes Operieren reduziert werden.
- **Vulvakarzinom:** Die etablierte operative Technik der weiten radikalen Exzision (Triple Incision) hat im Vergleich zur totalen Vulvektomie (Single Incision) eine deutliche Reduktion an Beckenbodenfunktionsstörungen zur Folge.

Postoperative Komplikationen simultaner onkologisch-urogynäkologischer Operationen

Simultan zur onkologischen Operation durchgeführte urogynäkolgische Eingriffe können eine signifikante Erweiterung der operativen Eingriffe bedeuten. Deshalb ist es für den Behandler und für die Patientin bei der Beratung, Indikationsstellung und Aufklärung wichtig zu wissen, ob eine Kombination mit einer Erhöhung des operativen Risikos oder von postoperativen Komplikationen einhergeht. Hierzu haben Bretschneider et. al eine retrospektive Analyse der nationalen Datenbank (2013–2016) des National Quality Improvement Program des American College of Surgeons durchgeführt (Bretschneider 2018). Die Analyse diente dem Ziel, postoperative (30 d postop.) Komplikationen von kombinierten

23

onkologisch-urogynäkologischen Eingriffen mit denen von alleinigen onkologischen Eingriffen zu vergleichen. Bei über 25.000 onkologischen Eingriffen wurde nur in 2,3 % ein simultaner urogynäkologischer Eingriff durchgeführt. Letztlich wurden 488 kombinierte Eingriffe mit 978 nicht kombinierten Eingriffen verglichen. Der Vergleich erfolgte nach einem sog. Propensity Matching, mit dem sich ein Selektionsbias reduzieren lässt, was die statistische Aussage der Studiendaten verbessert. Primäre Zielkriterien umfassten intra- und postoperative Frühkomplikationen (z. B. Transfusion, Thromboembolie, Pneumonie, Re-Intubation, Niereninsuffizienz, Sepsis, septischer Schock, Wunddehiszenz, Herzinfarkt, Apoplex, Harnwegsinfekte etc.). Sekundäre Zielkriterien umfassten spezifische Komplikationen und die stationäre Wiederaufnahme und Reoperationsraten. Die onkologischen Entitäten umfassten v. a. Endometriumkarzinome (> 70 %), aber auch Zerivixkarzinome (> 11 %), Ovarialkarzinome (10 %) und wenige Vulvakarzinome. Urogynäkologische Eingriffe waren Deszensus- (89 %) und Harninkontinenzeingriffe (18 %) allein oder in Kombination. Der Unterschied der Komplikationsraten war zwischen den Gruppen nicht signifikant (8,3 % kombinierte Gruppe vs. 5,2 % nicht kombinierte Gruppe). Lediglich Bluttransfusionsraten waren in der kombinierten Gruppe mit 7,2 vs. 3,6 erhöht. Der Unterschied beschränkt sich (nach einer logistischen Regressionsanalyse) auf den simultanen Deszensus-Eingriff beim Ovarialkarzinom. Die Autoren schlussfolgern deshalb, dass gerade Patientinnen mit Endometriumkarzinom am geeignetsten für einen kombinierten (minimalinvasiven) urogynäkologisch-onkologischen Eingriff sind.

MERKE

Das postoperative Risiko bei kombiniert onkologisch-urogynäkologischen Eingriffen ist im Vergleich zu alleinigen onkologischen Eingriffen i. d. R. (Ausnahme evtl. Ovarialkarzinom) nicht erhöht.

23.2 Urologische Karzinomchirurgie und Harnableitung

Christian Hampel

23.2.1 Indikationen

Etwa 41 % aller Malignome bei Frau und Mann treten im Fachbereich der Urologie auf (RKI-Krebsregister 2013). Als Teil einer urogynäkologischen Abhandlung soll an dieser Stelle auf das lokal fortgeschrittene Prostatakarzinom des Mannes als Indikation für eine Harnableitung verzichtet und stattdessen das Augenmerk auf das Urothelkarzinom der weiblichen Harnblase gerichtet werden. Es tritt zwar nicht einmal halb so oft auf wie beim Mann und steht in der Rangliste der weiblichen Tumorhäufigkeiten nur an 14. Stelle, aber es finden sich bei Frauen zum Zeitpunkt der Erstdiagnose oft fortgeschrittenere Tumorstadien mit schlechterer Prognose (verzögerte Diagnose durch unnötige Vorbehandlung einer fehldiagnostizierten hämorrhagischen Zystitis). Daher nimmt das Blasenkarzinom beim weiblichen Geschlecht Rang 12 der krebsbedingten Mortalität ein (➤ Abb. 23.1; RKI-Krebsregister 2008).

Im Gegensatz zur männlichen Inzidenz des Blasenkrebses zeigt sich bei Frauen kein Altersgipfel, vielmehr steigt die Neuerkrankungsrate mit dem Alter kontinuierlich an. Es ist daher nicht verwunderlich, dass die demografische Überalterung der Gesellschaft nicht nur zu einer Zunahme der urogynäkologisch relevanten Blasenfunktionsstörungen, sondern auch zu einem Fallzahlanstieg der Blasenkarzinome führt. Durch unsere medizinischen Fortschritte bei der Therapie des Blasenkarzinoms, aber auch durch die Ausweitung der Indikationsstellung zur Zystektomie und Harnableitung konnten die altersstandardisierten Mortalitätsraten im Zeitraum von 2004–2013 statistisch signifikant um durchschnittlich 2,5 % pro Jahr bei Frauen zurückgeführt werden.

Tritt ein Urothelkarzinom der Harnblase multilokulär auf, durchbricht dabei die Basalmembran des Urothels und weist einen hohen

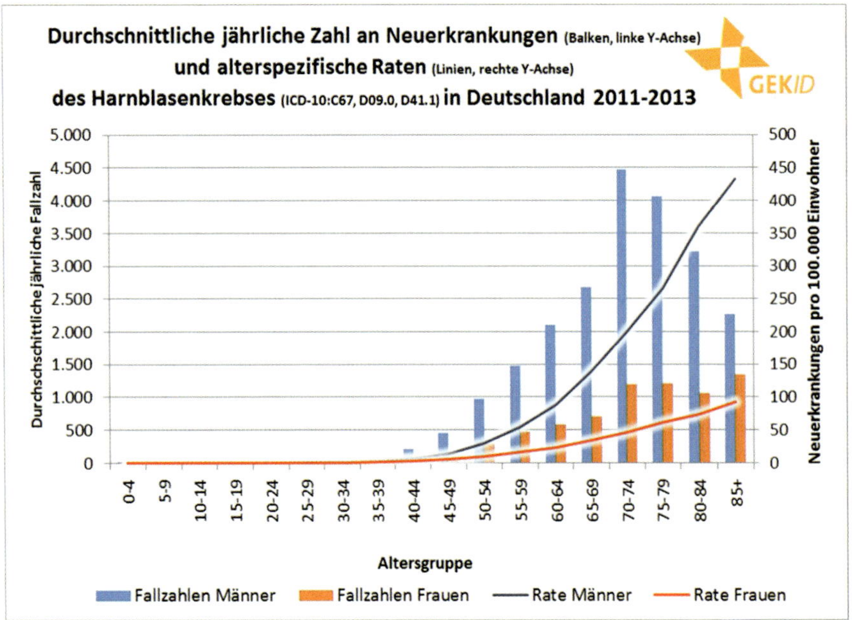

Abb. 23.1 Altersspezifische Erkrankungszahlen (Balken, linke Y-Achse) und altersspezifische Erkrankungsraten (Linien, rechte Y-Achse) des Harnblasenkrebses in Deutschland (Quelle: www.onkopedia.com/de/onkopedia/guidelines/blasenkarzinom-urothelkarzinom/@@guideline/html/index.html) [W247]

Aggressivitätsgrad auf, so ist die uroonkologische Indikation zur Zystektomie und Harnableitung gegeben, ebenso bei allen muskelinvasiven Tumorstadien. Da die meisten Blasenkarzinome bei Frauen in der Postmenopause auftreten, erfolgt die Zystektomie in Form einer vorderen Exenteration unter Mitnahme von Uterus und Ovarien, welche im Fall ihrer zweizeitigen Entartung im voroperierten Situs nur schwer zugänglich wären.

Im Fall einer vorbestehenden Belastungsinkontinenz, die angesichts des Durchschnittsalters der Blasenkrebspatientinnen häufig auf einer intrinsischen Sphinkterinsuffizienz (ISD) fußt, oder bei tumoröser Infiltration von Blasenhals und/oder Harnröhre bzw. beim Vorliegen eines Carcinoma in situ (CIS) scheiden kontinente Harnableitungen mit orthotopem urethralem Anschluss aus (Thüroff et al. 2012). Solchen Patientinnen können inkontinente oder heterotop umbilikal oder anal angeschlossene Harnableitungen angeboten werden (➤ Kap. 14.5). Der Fokus dieses Kapitels liegt daher auf dem urethralen Harnblasenersatz mit seinen geschlechtsspezifischen Aspekten.

23.2.2 Kontinente orthotope Harnableitung bei der Frau

Prinzipien der kontinenten Harnableitung:

- Orthotope urethrale Harnableitungen (d. h. mit Anschluss an die Harnröhre)
- Heterotope Harnableitungen mit kutanen Entleerungsstomata
- Anale Harnableitungen (Varianten der Harnleiter-Darm-Implantation)

Ziel **jeder** kontinenten Harnableitung muss es sein, die natürliche Funktion einer Blase zu emulieren. Daher ist es sinnvoll, die physiologische Blasenfunktion zu rekapitulieren, da sich schließlich aus ihr nicht nur Operationsprinzipien ergeben, sondern auch Erfolgskriterien und Komplikationsmöglichkeiten.

Die Untergliederung des Blasenzyklus in Speicher- und Entleerungsphase determiniert die jeweiligen Aufgaben des Hohlorgans, nämlich einerseits die sichere, schmerzfreie und ausreichend lange Niederdruckspeicherung des Urins sowie andererseits die vollständige, nichtobstruktive Harnentleerung an frei gewähltem Ort zu selbstbestimmter Zeit.

Historisch ist die Ureterosigmoidostomie (zunächst als Versuch der artifiziellen Fistelbildung zwischen Harnleiter und Dickdarm 1851 erstmals von Simon durchgeführt) als früheste Form der kontinenten Harnableitung zu nennen, gemessen an den Ansprüchen einer weitestgehenden Wiederherstellung der normalen Blasenfunktion musste diese an sich mutige Pionierleistung aber enttäuschen: Die Urinspeicherung war weder sicher (es drohten ein Reflux mit Schädigung des oberen Harntrakts sowie eine metabolische Azidose) noch ausreichend lange (Darmperistaltik und limitiertes Reservoirvolumen führten zu Stuhldrang und Inkontinenzepisoden). Insbesondere in fortgeschrittenerem Alter kam es aufgrund einer eingeschränkten Analsphinkterkompetenz zu unerträglichen Situationen mit ungewolltem Verlust von Stuhl und Urin, welche eine totale soziale Ächtung und Isolation zur Folge hatten (Arap 1991).

Schon frühzeitig mit diesen klassischen Problemen kontinenter Harnableitungen konfrontiert, ging es bei der Entwicklung erfolgreicherer Konzepte v. a. darum, den oberen Harntrakt zu schützen, da dessen Schädigung lebenslimitierend sein konnte. Die Ideen von Niederdruckreservoir und Refluxschutz wurden geboren.

Ein Niederdruckreservoir wird durch die Detubularisierung und Rekonfiguration des ausgeschalteten Darmsegments geschaffen, wobei sich durch geschickte Vernähung der antimesenterial eröffneten Darmschlingen nicht nur die Eigenperistaltik wirksam hemmen, sondern auch das Volumen des Reservoirs durch Annäherung an die Kugelform (ideales Oberfläche-Volumen-Verhältnis) optimieren lässt (➤ Abb. 23.2). Dieses Manöver minimiert darüber hinaus den auszuschaltenden und damit der Nahrungsverdauung entzogenen Darmabschnitt.

Ein wirksamer Refluxschutz ist nur bei analen Harnableitungen unerlässlich, verhindert aber auch bei den übrigen kontinenten Harnableitungen aufsteigende Harnwegsinfekte und rezidivierende Pyelonephritiden. Dieser Vorteil ist gegen die erhöhte Inzidenz von postoperativen Implantationsstenosen bei antirefluxiven Ureteroenterostomien abzuwägen. Technisch existieren verschiedene Möglichkeiten zur refluxiven und antirefluxiven Harnleitereinpflanzung in eine kontinente Harnableitung. Den refluxiven Techniken nach Nesbit und Wallace stehen mannigfaltige antirefluxive Implantationstechniken gegenüber (Hampel 2023).

Bei der Wahl des Reservoirmaterials spielen resorptive Eigenschaften verschiedener Darmabschnitte eine Rolle (Vermeidung metabolischer Entgleisungen), aber auch die Eignung für die Anwendung bestimmter Operationstechniken (z. B. antirefluxive submuköse Ureteroenterostomie). Ob ausschließlich

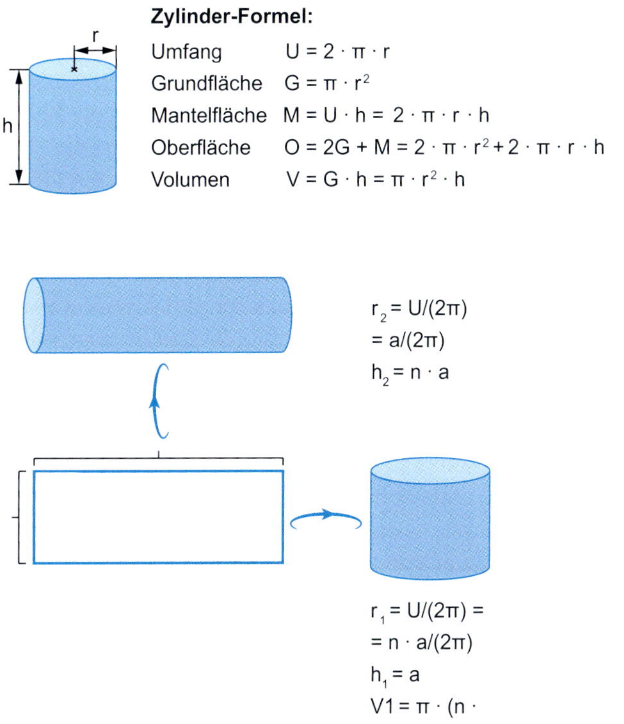

Abb. 23.2 Volumeneffekt der Detubularisierung und Rekonfiguration [L231]

Dünndarm oder Dickdarm oder das Ileozökalsegment mit der Bauhin-Klappe für die kontinente Harnableitung verwendet wird, richtet sich nach der geplanten OP-Technik und der persönlichen Präferenz des Operateurs, aber auch nach der individuellen Patientensituation (Voroperationen, Bestrahlungen, Dickdarmerkrankungen).

Nichtsdestotrotz erfordert die Anlage einer kontinenten Harnableitung auch bestimmte medizinische Kriterien vonseiten des Patienten. Als Kontraindikation für jede Form der kontinenten Harnableitung gilt z. B. ein Malabsorptions- bzw. Kurzdarmsyndrom oder eine glomeruläre Filtrationsrate < 50 % der Altersnorm (➤ Kap. 14.5).

Da eine unvollständige Reservoirentleerung bis zur Extremform des Harnverhalts bei einer kontinenten Harnableitung nie a priori ausgeschlossen werden kann, muss die Patientin willens und in der Lage sein, ggf. auch einen intermittierenden Selbstkatheterismus zu praktizieren. Anderenfalls ist eine kontinente Harnableitung nicht indiziert.

MERKE

Die kontinente Harnableitung ist eine komplexe Operation und erfordert u. a. auch entsprechende kognitive Fähigkeiten der Patientin im Umgang mit der Neoblase.

Tatsächlich nimmt weltweit der relative Anteil kontinenter Harnableitungen an der Gesamtzahl der Harnableitungen ab. Dies hat mehrere Gründe:

- Die Fortschritte der modernen Anästhesiologie ermöglichen eine onkologisch notwendige Zystektomie bei immer älteren Patienten. Infolgedessen steigt das Durchschnittsalter der zystektomierten Urothelkarzinompatienten stetig. Selbst die palliative Zystektomie aus Blutstillungsgründen oder zur Prävention urologischer Spätkomplikationen wie Harnverhalt, Harnstauungsnieren und Urämie ist heute eine an Bedeutung gewinnende Option. Bei solchen Hochrisikopatienten ist allerdings die minimale Operations- und Narkosezeit einzuhalten, was die Wahl der Harnableitung auf inkontinente Formen beschränkt (Ureterokutaneostomie, Conduit).
- Die ernüchternden Erfahrungen aus der enthusiastischen Pionierzeit der kontinenten Harnableitungen lehren zum einen, dass trotz stetig verbesserter Operationstechnik im langfristigen Verlauf eine beachtliche kumulative Komplikations- und Revisionsrate zu erwarten ist. Zum anderen konnte die Lebensqualitätsforschung in mehreren Studien keinen Unterschied zwischen Patientinnen mit kontinenter oder inkontinenter Harnableitung feststellen, was die Motivation zur Entwicklung kontinenter Harnableitungen – nämlich die Verbesserung der Lebensqualität von Zystektomiepatientinnen – grundsätzlich hinterfragt. Als Erklärung für diese überraschende Beobachtung bieten sich ungeeignete psychometrische Messinstrumente, ein Selektionsbias oder die große Adaptationsfähigkeit des Menschen an spezifische Lebens- und Körpersituationen („Well-being Paradox") an. Als Konsequenz daraus werden jedoch manche Operateure ihre Patientenberatung entsprechend angepasst und die Indikation zur kontinenten Harnableitung in jüngster Zeit noch strenger gestellt haben (Hampel 2023).

23.2.3 OP-Technik ausgewählter kontinenter Harnableitungen

Ulmer Neoblase

Die Ulmer Neoblase ist eine urethrale kontinente Harnableitungsform, welche ausschließlich Dünndarm verwendet (60 cm). Die resorptiven Eigenschaften des Ileums führen während der Urinspeicherphase v. a. zur Aufnahme von Ammoniumionen. Insbesondere im Fall einer Pouchkontamination mit Ureasebildnern kann die Ammoniumabsorption kritische Größenordnungen annehmen, was v. a. bei Lebervorschädigungen zu einer ammoniakalischen Enzephalopathie und zum Koma führen kann. 60 cm Ileumverlust führen i. d. R. weder zu einer Vitamin-B_{12}-Mangelabsorption noch zu Gallensäure-Rückresorptionsstörungen, allerdings sind diese Verdauungsprobleme ab einem Verlust von 1 m unausweichlich. Abdominal voroperierte, darmresezierte Patientinnen sollten daher sorgfältig für eine Ileum-Neoblase selektioniert werden.

Ein Refluxschutz wird wegen des niedrigen Drucks im Reservoir von den Inauguratoren nicht für nötig gehalten. Die Ureteroenterostomie erfolgt daher refluxiv End-zu-End in die nicht detubularisierten Enden des ausgeschalteten Ileumsegments. Die vergleichsweise einfache Technik der Ulmer Ileum-Neoblase hat zu ihrer weltweiten Popularität und Verbreitung maßgeblich beigetragen.

Die anfängliche, wegen der vegetativ parasympathischen Dominanz v. a. nachts auftretende Inkontinenz ist keine Folge einer Schließmuskelschwäche, sondern beruht auf einer noch zu geringen Pouchkapazität mit konsekutiv hohen Speicherdrücken. Dem Laplace-Gesetz folgend (Druck im Reservoir = Wandspannung ÷ Radius) senkt sich der Druck in der Neoblase automatisch, sobald sich diese ausdehnt.

Berner Neoblase

Parallel zur Ulmer Ileum-Neoblase wurde von Urs Studer in Bern ein ähnliches Konzept zur kontinenten urethralen Harnableitung entwickelt. Hier wird etwas weniger Dünndarm verwendet (54 cm). Wie für alle reinen Dünndarm-Harnableitungen gilt aber auch bei der Studer-Neoblase eine Leberinsuffizienz als Kontraindikation. Bei der Studer-Neoblase werden beide Harnleiter auf der rechten Seite in das 12–14 cm lange proximale, nicht detubularisierte Ende des ausgeschalteten Ileums implantiert. Dafür muss der linke Harnleiter präaortal auf die rechte Seite gebracht werden.

Das tubuläre proximale Ende des Reservoirs dient als relativer Refluxschutz (isoperistaltisches Fallrohr) und kollabiert bei steigendem intraabdominellem Druck. Postoperativ wird die Miktion zunächst nach der Uhr in 2-stündigem Rhythmus tagsüber und im 3-stündigen Intervall nachts (Weckuhr) empfohlen. Die Intervallverlängerung erfolgt parallel zur Pouchdehnung auf 4 h, wodurch eine Kapazität > 500 ml erreichbar wird.

Orthotoper modifizierter Mainz-Pouch I

Bei der seit Mitte der 1980er-Jahre angewandten orthotopen Variante des Mainzer Ileozökalpouches wurde die submuköse Tunnelung der zu implantierenden Harnleiter v. a. deshalb kritisiert, da diese Technik anspruchsvoll und zeitintensiv ist und darüber hinaus bei dilatierten, bestrahlten oder kurzen Harnleitern (Tumorbefall) überhaupt nicht zur Anwendung kommen kann. Daher wurde zu Beginn dieses Jahrtausends in Anlehnung an den von Roth in Münster publizierten kutanen Ileozökalpouch das terminale Ileum mit der Bauhin-Klappe als antirefluxives afferentes Segment genutzt.

Die Implantation der Ureteren erfolgt refluxiv nach Nesbit und Wallace ins terminale Ileum, eine proximal davon ausgeschaltete Ileumschlinge dient nach Detubularisierung zur Augmentation des Zökums, so dass ein aus Dünn- und Dickdarmanteilen gemischtes Niederdruckreservoir entsteht.

23.2.4 Urogynäkologische Nachsorgeaspekte kontinenter orthotoper Harnableitungen

Kontinente Harnableitungen stellen erhöhte Anforderungen an die chirurgische Expertise des anbietenden Zentrums, aber auch an die Nachsorge und die Patienten-Compliance. Komplikationen des afferenten Segments (Reflux, Obstruktion) führen oft nicht akut, sondern asymptomatisch und schleichend zu teilweise irreparablen Schäden.

Komplikationen des efferenten Segments (Inkontinenz, Pouchentleerungsstörungen durch Anastomosestrikturen) dagegen fallen frühzeitig auf und erzwingen oft Akutinterventionen. Nimmt man eine Abnahme der natürlichen Sphinkterkompetenz mit dem Alter an, so ist die Kenntnis des Patientenalters zum OP-Zeitpunkt wichtig für die Einschätzung der zu erwartenden Kontinenz. Aufgrund der kürzeren Harnröhre erhöht sich bei Frauen automatisch die Inkontinenzrate (Hautmann et al. 2012). Eine pathognomonische Eigenart der **Neoblasen-Inkontinenz** ist die prädominante nächtliche Harninkontinenz im Liegen, welche nur bei drittgradig belastungsinkontinenten Patientinnen ohne Blasenersatz-OP auftritt und auch dort geringer ausfällt als die Harninkontinenz tagsüber. Der nächtliche Urinverlust der Neoblasenpatientinnen ist nicht auf eine Sphinkterinsuffizienz zurückzuführen, sondern auf die parasympathisch gesteuerte und nachts besonders starke Darmperistaltik. Eine betonte nächtliche Inkontinenz – gemessen mit einem 24-h-Vorlagentest, bei dem die tagsüber genutzten Vorlagen getrennt von den nachts benötigten gesammelt und gewogen werden – deutet folglich nicht auf einen geschädigten Schließmuskel, sondern auf eine ungenügende Detubularisierung und Rekonfiguration des Reservoirs hin. Demgegenüber ist eine Sphinkterschwäche durch eine stärkere Inkontinenz tagsüber gekennzeichnet, die mit zunehmender Ermüdung des Schließmuskels im Tagesverlauf bis zum Abend zunimmt. Eine besonders bei Frauen mit orthotoper urethraler Harnableitung auftretende Ursache für eine **Entleerungsstörung** ist der Reservoirdeszensus in die nach der vorderen Exenteration entstandene Beckenbodenlücke – ein Quasi-„Quetschhahn-Phänomen“. Diese rotatorische Senkung des Reservoirs hängt nicht nur mit der obligatorischen Valsalva-Miktion bei Neoblasen zusammen, sondern auch mit der Länge des Mesenteriums bzw. der (ausgebliebenen) Fixierung des Reservoirs am Os sacrum oder dem Promontorium. Wegen des kürzeren Mesenteriums eines urethral angeschlossenen Ileozökalreservoirs und der angenähert umgekehrt tropfenförmigen Pouchkonfiguration sind diese Harnableitungsvarianten deutlich weniger anfällig für Reservoirsenkungen. Auch Entleerungsstörungen treten dementsprechend seltener auf (Hampel und Alloussi 2022). Wegen der wesentlich größeren Verbreitung der Ileum-Neoblasen bei Frauen müssen sich diese aber eines etwa 50%-igen Risikos bewusst sein, einen postoperativen regelmäßigen Selbstkatheterismus durchführen zu müssen (Hautmann et al. 2012).

Bei der Verwendung von Klammernahtgeräten zur Pouchkonstruktion kann es durch Klammerarrosionen zu interventionspflichtigen Blutungen oder Steinbildungen kommen. Die Steinbildung als solche hängt v. a. von der Mucusproduktion, d. h. vom relativen Dickdarmanteil des Reservoirs, und der Diszipliniertheit und Motivation der Patientin bei der regelmäßigen Pouchspülung ab. Pouchleckagen oder Fisteln gehören zu den operativ-technisch bedingten Frühkomplikationen.

Metabolische Komplikationen (Elektrolytentgleisungen, hyperchlorämische Azidose) machen nicht nur regelmäßige Blutgasanalysen, sondern mitunter auch lebenslange medikamentöse Therapie notwendig.

Lokalrezidive oder Sekundärmalignome können im Langzeitverlauf die kontinente Harnableitung gefährden und erzwingen i. d. R. die Umwandlung einer Harnableitung in eine andere. Meist wird die kontinente Urinspeicherung zugunsten einer inkontinenten Harnableitung aufgegeben, der Umstieg von einer analen oder urethralen auf eine kutane kontinente Harnableitung ist aber prinzipiell möglich.

Mögliche Komplikationen/Nebenwirkungen nach Zystektomie und Pouchanlage:

- Harninkontinenz
  - Neoblasen-Inkontinenz nachts durch parasympathische Aktivierung der Darmpersistalitk
  - Sphinkterinkompetenz mit Belastungsinkontinenz bei urethralem Anschluss
- Pouchentleerungsstörungen (Deszensus, Strikturen)
- Metabolische Komplikationen
- Sekundärmalignome, ggf mit Umwandlung in inkontinente Ableitung
- Genitalprolaps mit Bildung einer anterioren Enterozele bei Fehlen der Faszie im anterioren Vaginalbereich [HPDC1]

Im Rahmen der kurativen Zystektomie wird häufig auch die endopelvine Faszie im Bereich der vorderen Scheidenwand reseziert, die dann im weiteren Verlauf zu einem genitalen Deszensus des Scheidenapex oder der meist dünnhäutigen vorderen Vaginalwand führt. Die Patientinnen beklagen Senkungsprobleme, Einklemmungserscheinungen oder Blutungen durch Arrosion.

Eine normalerweise einfache Faszienraffung im Sinne einer Kolporrhaphia anterior gelingt hier nicht, da keine bindegewebigen Strukturen mehr vorhanden sind.

Mögliche Therapieoptionen sind hier z. B. der Verschluss der Bindegewebslücke von abdominal, wobei aufgrund der vorangegangenen komplexen OP dieser Weg meist gescheut wird.

Eine weitere Option von vaginal ist hier die Einlage eines Polypropylen-Netzes zur Stabilisierung des vorderen Kompartiments. Diese normalerweise unkomplizierte Technik ist hier meist sehr anspruchsvoll, da der häufig dünn ausgezogene und vernarbte Raum zwischen Peritoneum und Vaginalepithel komplett separiert werden muss. Diese operative Korrektur sollte daher in einem Beckenbodenzentrum erfolgen [HPDC2].

23.3 Onkologisch viszeralchirurgische Aspekte

Werner Kneist

23.3.1 Einführung

In diesem Kapitel werden onkologische Prinzipien in der speziellen Viszeralchirurgie fokussiert und mit Schnittstellen zur Urogynäkologie dargestellt. Dabei sind Eingriffe am unteren Intestinaltrakt, d. h. Resektionen und Rekonstruktionen im hinteren Beckenkompartiment, (peri-)anal und am Beckenboden von Bedeutung.

Speziell bei der operativen Behandlung von Patienten mit Rektum- oder Analkarzinom spielen die Funktionalität sowie ästhetische Aspekte für die Erhaltung der Lebensqualität eine große Rolle. Gendermedizinische Aspekte sind sicher noch zu selten adressiert. Die strikte Beibehaltung des onkologischen Radikalitätsprinzips erfordert die Zusammenarbeit mit den Pathologen und die Kooperation mit Radiologen, Strahlentherapeuten und den Spezialisten für die Chemotherapie. Nationale und internationale **Leitlinien** zu Diagnostik, Therapie und Nachsorge geben für beide Tumorentitäten Handlungsempfehlungen.

Die Chirurgie lokal fortgeschrittener und organüberschreitender primärer Karzinome sowie der auftretenden Rezidive, welche mit ausgedehnten Gewebeverlusten aller drei Beckenkompartimente und des Beckenbodens einhergehen können, sollte durch fächerübergreifendes Verständnis und interdisziplinäre Zusammenarbeit abgesichert sein. Dies trifft gleichermaßen für die operative Therapie von entsprechend ausgedehnten urogenitalen Malignome und generell für das Komplikationsmanagement zu.

Den speziellen und leider häufigen postoperativen urogenitalen und ano-/neorektalen Funktionsstörungen muss primär so weit wie möglich vorgebeugt werden. Notwendig sind eine spezifische Anamneseerhebung und die qualifizierte Aufklärung der Patientinnen. Im Sinne der Sekundär- und Tertiärprävention soll pathophysiologisch bedingten Folgezuständen mit Einfluss auf die Lebensqualität zum einen durch Rehabilitation und zum anderen durch funktionell ausgerichtete Nachsorge und Behandlungsempfehlungen begegnet werden. Auch hierbei werden zentrale Aspekte der Urogynäkologie berührt.

MERKE
Die Therapie von Anal- und Rektumkarzinomen verursacht häufig Funktionsstörungen im Beckenbodenbereich mit zum Teil massiven Einschränkungen der Lebensqualität.

23.3.2 Lokale Exzision

Plattenepithelkarzinome des Analrands und des Analkanals sowie Adenokarzinome des Rektums sind unter definierten Kriterien onkologisch adäquat lokal und damit organerhaltend zu exzidieren.

Analrand- und Analkanalkarzinom

Analrandkarzinome (perianale Haut innerhalb von 5 cm vom Analrand) mit einem Durchmesser < 2 cm ohne regionale oder Fernmetastasen (UICC Stadium I) sollen mit adäquatem Sicherheitsabstand (0,5 cm) lokal exzidiert werden. Alternativ zur primär empfohlenen kombinierten Radiochemotherapie (RCT) kann bei Analrandkarzinomen im Stadium IIA (T2N0M0) die Durchführung einer alleinigen Exzision erwogen werden. In einer Serie von 55 Patienten (32 weiblich) mit primär lokal exzidierten T1/T2-Analrandkarzinomen (medianer Diameter 1,5 cm; Streubreite < 1,0–4,7 cm) wurden bei 38 (69,1 %) zirkumferenzielle Sicherheitsabstände von > 1 mm erreicht. Im Langzeitverlauf resultierte bei keinem Patienten eine höhergradige Stuhlinkontinenz; weder eine vorübergehende noch eine dauerhafte Stomaanlage war erforderlich. Alle Patienten mit einem Lokalrezidiv, bei denen eine RCT durchführbar war (5 von 7), waren im Weiteren krankheitsfrei. Bei keinem Patienten war eine abdominoperineale Rektumexstirpation (APE; Salvage-OP) erforderlich (Roji et al. 2023).

Insbesondere, wenn ohne Beeinträchtigung der Schließmuskelfunktion möglich, kann die lokale Entfernung auch bei frühen, nicht metastasierten **Analkanalkarzinomen** mit einem Durchmesser < 2 cm (UICC Stadium I; R0) in Betracht gezogen werden. Die onkologische Datenlage wird kritischer als beim Analrandkarzinom diskutiert. Eine intensive onkologische Nachsorge ist notwendig, um Patienten mit Rezidiv zu identifizieren und eine erneute Operation oder eine RCT zu initiieren. Die niedrige Komplikationsrate gegenüber einer RCT, bei der lang- und kurzfristige Probleme wie Schmerzen, Impotenz, Dyspareunie, Stuhl- und Harninkontinenz und sogar behandlungsbedingte Todesfälle beschrieben sind, gilt als ein Hauptvorteil der lokalen Exzision (Pedersen et al. 2020).

Eine kanadische Kohortenstudie schließt 612 Patienten mit Analkarzinom ein (2002–2022) und zeigt, dass ein Screening bei Hochrisikopopulationen (n = 26; z. B. HIV) die Diagnose im frühen Stadium (T1N0M0) häufiger erlaubt (18 [69,2 %] vs. 84 [14,3 %]). Die Wahrscheinlichkeit, für eine alleinige lokale Exzision infrage zu kommen würde dadurch steigen, was die Morbidität im Zusammenhang mit RCT oder APE senken kann (Walker et al. 2023).

Rektumkarzinom

Eine transanale Vollwandexzision gilt für ≤ 3 cm durchmessende, R0-resezierte pT1-, L0-, V0-, G1–2 (Low-risk)-Rektumkarzinome als onkologisch ausreichend. Im Vergleich zur Abtragung mithilfe des Analspreizers ist über den minimalinvasiven Zugang (starre oder flexible Plattform) eine bessere Visualisierung und Exposition der Neoplasien möglich (Kneist 2017). Dies führt zu höheren Raten

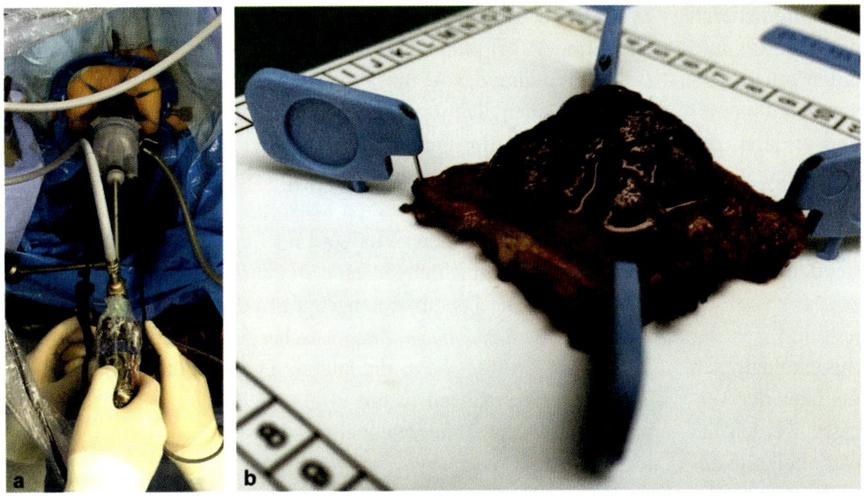

Abb. 23.3 Transanale endoskopische Operation (TEO) zur Vollwandresektion eines Rektumadenoms (high-grade intraepitheliale Neoplasie) 6 cm ab anokutan 3–6 Uhr in SSL [M1408]

mikroskopisch tumorfreier Ränder und zur Vermeidung von Fragmentierung (➤ Abb. 23.3). Außerdem werden im Vergleich zur offenen, mittels Analspreizer durchgeführten Exzision höher lokalisierte Tumoren erreicht (Mittelwert 7,5 cm ± 0,6 cm vs. 5,4 cm ± 0,6 cm ab ano, Clancy et al. 2015). Systeme für die robotische transanal minimalinvasive Chirurgie (R-TAMIS) wurden in ersten Pilotstudien vielversprechend eingesetzt (Watanaskul et al. 2023). Unmittelbar supraanal gelegene Neoplasien können zu Schwierigkeiten bei der stabilen Positionierung transanaler Plattformen führen und dadurch das minimalinvasive Verfahren limitieren (➤ Abb. 23.4).

Nach einer prospektiven Langzeitstudie mit 100 Patienten (31 Frauen) im medianen Alter von 71 J. (Streubreite: 45–85 J.) ist die transanale endoskopische Mikrochirurgie/Operation (TEM, TEO) nicht mit Miktions- oder sexuellen Funktionsstörungen assoziiert (Allaix et al. 2011). Eine aktuelle systematische Literaturanalyse zu TEM, TEO und TAMIS umfasst 29 Studien mit 1297 eingeschlossenen Patienten und stellt für das Risiko der postoperativen Stuhlinkontinenz multiple Faktoren heraus: unmittelbar supraanal gelegene Neoplasien, **männliches Geschlecht,** hohes Alter, lokal ausgedehnte Tumoren, Vollwandexzision, wiederholte transanale

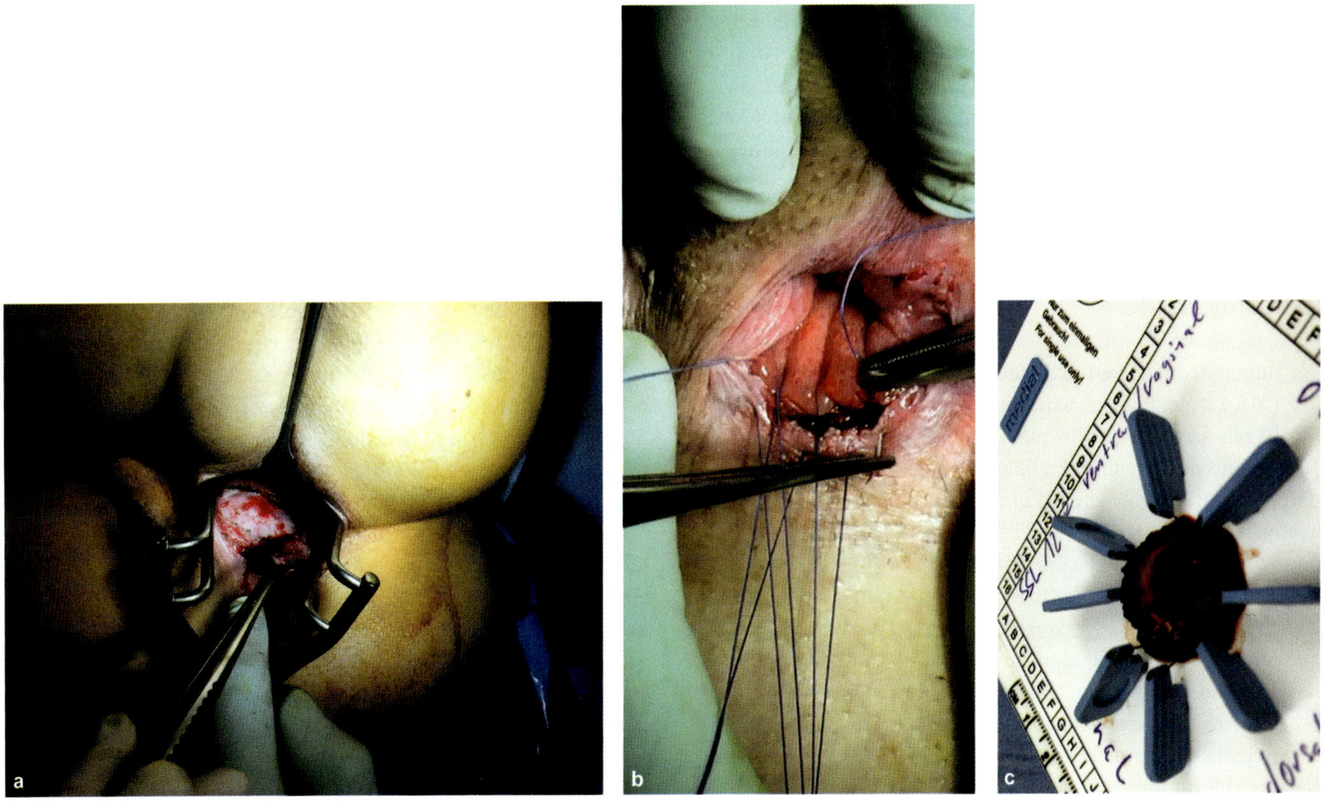

Abb. 23.4 30 J. mit Rektumkarzinom 8–9 Uhr in SSL direkt an L. dentata. Vollwandresektion nach Parks (pT1 low risk) [M1408]

Eingriffe und Kombination mit RCT. Postoperativ manometrisch nachweisbare niedrigere anale Ruhe- und Willkürdrücke und ein ausgefallener anal inhibitorischer Reflex werden auf Resektionsdefekt, Narbe, Elastizitätsverlust sowie Verletzung autonomer intrinsischer Nervenversorgung zurückgeführt und erklären das Auftreten von Sphinkterdysfunktion, Störung der Defäkationskoordination, Stuhldrang und Stuhlinkontinenz. Während sich Manometriebefunde 1 J. nach alleiniger Operation normalisiert zeigen, führt die Kombination mit RCT zu anhaltenden Veränderungen.

Die postoperativ verbesserte Lebensqualität resultiert aus der Beseitigung von Tumorsymptomen, der psychoonkologischen Entlastung und dem Bewusstsein des Organerhalts bzw. der Vermeidung eines Stomas. Dauerhafte Einschränkungen werden bei Kombination mit RCT beobachtet und v. a. auf Wundheilungsstörungen bis hin zu enterokutanen Fisteln zurückgeführt (Marinello et al. 2020).

Nach einer retrospektiven Langzeituntersuchung hatten 29 % der antwortenden Patienten nach TEM ein schweres tiefes anteriores Resektionssyndrom (LARS; Low Anterior Resection Syndrome). Das **weibliche Geschlecht** (OR 4,00; 95 % CI 1,20–13,36) war neben nRCT und Präparatedicke als Risikofaktor zu identifizieren. Prospektive Daten deuten darauf hin, dass Frauen im frühpostoperativen Verlauf nach TEO möglicherweise deutlichere LQ-Einschränkungen (Domänen Lifestyle und Frustration) haben (Van Heinsbergen et al. 2020; Khomyakov et al. 2023). Zukünftig sind genderspezifische Studien notwendig.

Die Kombination einer hyperfraktionierten Kurzzeitradiotherapie mit TEM kann bei älteren, multimorbiden Patienten mit lokal begrenzten nodalnegativen Rektumkarzinomen und der Kontraindikation zur radikalen Operation (totale mesorektale Exzision, TME) erwogen werden. Auch in diesen Fällen sind Akut- und Langzeittoxizität, Komplikationen, Einschränkung der Funktionalität und Aspekte der Lebensqualität bei der partizipativen Entscheidungsfindung zu berücksichtigen (Gilbert et al. 2022).

23.3.3 Totale mesorektale Exzision (TME) bei Rektumkarzinom

Bei Tumorsitz im oberen Rektumdrittel (12–16 cm ab anokutan) ist die TME vermeidbar; es wird eine partielle mesorektale Exzision (PME) mit Absetzen des Rektums 5 cm distal des makroskopischen Tumorrands durchgeführt. Funktionell ist die PME weniger kompromittierend und nicht selten liegt die Anastomose bei Frauen noch oberhalb der peritonealen Umschlagfalte. In der T4-Situation können multiviszerale Resektionen die urogenitalen Organe mitbetreffen.

Die anspruchsvollere TME ist zur Entfernung des regionären Lymphabflussgebiets (perirektal/mesorektal/a. rectalis sup./a. mesenterialis inf.) bei Rektumkarzinomen im mittleren und unteren Rektumdrittel (< 12 cm ab anokutan) notwendig. Die embryonal begründete, kompartmentgerechte Dissektion zwischen Fascia pelvis visceralis und parietalis erfolgt unter Schonung der autonomen Nerven (Plexus hypogastricus superior, Nn. hypogastrici, Plexus hypogastrici inferiores und Nn. pelvici splanchnici, neurovaskuläre Bündel) bis zum Beckenboden. Regionale Lymphknotenmetastasen entlang der A. iliaca interna werden bei Karzinomen der unteren beiden Rektumdrittel mit einer Häufigkeit von 12–14 % beschrieben. Aufgrund leitliniengemäßer Anwendung multimodaler Therapiekonzepte einerseits und sehr heterogener onkologischer Daten sowie dem höheren Risiko postoperativer urogenitaler Einschränkungen andererseits wird im Gegensatz zu fernöstlichen (japanischen) Empfehlungen eine standardmäßig prophylaktische Dissektion dieser Lymphknotengruppe in der westlichen Welt nicht ausgesprochen. Auf Basis diagnostischer Kriterien (Größe, Irregularität, Begrenzung) kann die laterale Lymphknotendissektion die TME selektiv ergänzen (Kauff et al. 2019; Chua et al. 2023). Die prognoserelevante Präparatequalität wird standardisiert vom Pathologen beurteilt.

Die Kontinuität wird i. d. R. durch eine zirkuläre Stapleranastomose maschinell wiederhergestellt. Wirklich tiefe koloanale und intersphinktäre Anastomosen sind auch mit Handnähten zu realisieren. Regelmäßig wird zum Schutz der Anastomose ein doppelläufiges (protektives) Stoma angelegt und später zurückverlagert. Nach Studien scheinen reservoirbildende Anastomosen (Seit-zu-End, Kolon-J-Pouch, transverse Koloplastie) hinsichtlich ano-/neorektaler frühfunktioneller Ergebnisse der End-zu-End-Anastomose überlegen zu sein. Langzeitergebnisse (> 12 Mon. postoperativ) und die Lebensqualität sind aber weniger beeinflusst (Liu et al. 2023).

Die TME kann auch als Diskontinuitätsresektion mit endständigem Kolostoma und tiefem Blindverschluss des Rektums oder des Anus (Hartmann-Stumpf) oder aber mit Entfernung des Sphinkterapparats (APE) erfolgen.

Für die Zugänge zum hinteren Kompartiment des kleinen Beckens von abdominell (anteriorer Zugang), von perineal (posteriorer Zugang) und deren Kombination (Hybridverfahren) stehen verschiedene OP-Techniken zur Verfügung (offen, laparoskopisch, transanal minimalinvasiv und robotisch assistiert; ➤ Abb. 23.5). Eine umfassend differenzierte aktuelle Metaanalyse randomisierter Studien konnte bis auf den Vorteil verbesserter distaler Sicherheitsabstände und eine kürzere Krankenhausverweildauer bei Anwendung der Robotik keine weiteren Unterschiede in den perioperativen und onkologischen Ergebnissen nachweisen. Dies galt insbesondere auch für die postoperative Harnblasenfunktion der Patienten. Es besteht der Trend zur Minimierung des Zugangstraumas und zur Maximierung der Präzision durch minimalinvasive und robotisch assistierte Dissektion (Kneist, Aigner 2022; Seow et al. 2023). Nach ersten randomisierten Studien können robotische gegenüber laparoskopischen Operationen über die rascher einsetzende gastrointestinale Funktion zu kürzerer postoperativer Verweildauer führen (Feng et al. 2022; Park et al. 2023). Komplexe Resektionen sind möglich (➤ Abb. 23.6).

Mit der zukunftsorientierten Robotik lassen sich NOTES (Natural Orifice Transluminal Endoscopic Surgery) und Single-Port-Strategien umsetzen sowie Assistenzsysteme (Neuromonitoring, Fluoreszenz, Ultraschall, Mixed-Reality etc.) zur Navigation verwenden (Huber et al. 2019; Kneist et al. 2020; Kim et al. 2024).

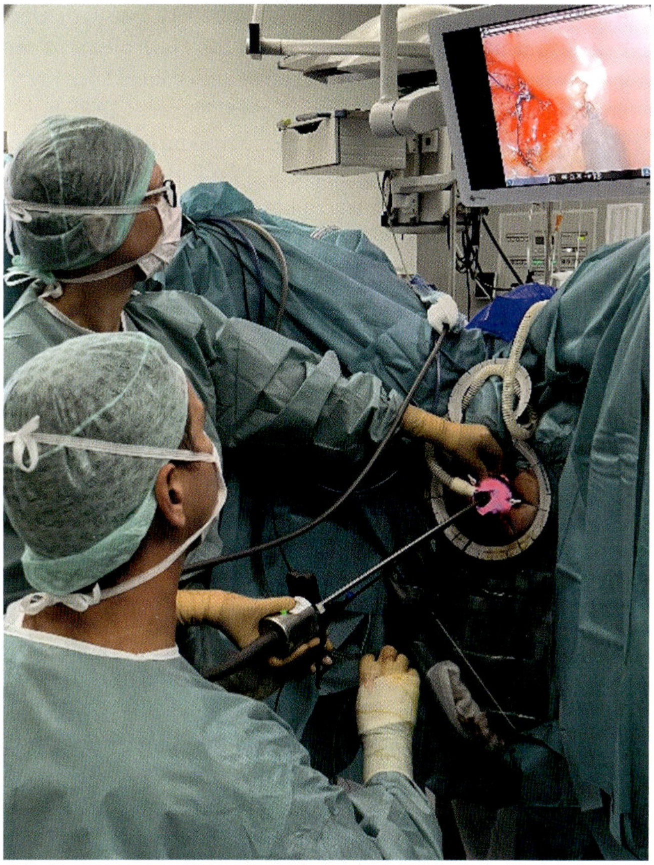

Abb. 23.5 Transanale TME (TaTME); von abdominell robotisch assistiert [M1408]

23.3.4 Postoperative Funktionsstörungen

Tiefes anteriores Resektionssyndrom

Funktionelle Einschränkungen der Defäkation nach (partiell-) sphinktererhaltender Operation wie **Kontinenzstörungen, Stuhldrang (Urge), Obstruktion, fragmentierte Entleerung (Clustering) und erhöhte Stuhlfrequenz** werden unter dem sog. Low Anterior Resection Syndrome (LARS) zusammengefasst. Die Motilitäts- und Koordinationsstörungen sind multifaktoriell verursacht. Sie resultieren aus dem Fehlen der Reservoirfunktion des Rektosigmoids mit unvollkommenem Ersatz durch das Kolon und aus Verletzungen. Vor allem Ausfälle neurophysiologisch relevanter intramuraler, intrinsischer und pelviner extrinsischer autonomer Innervation sowie partielle Resektion am Beckenboden (z. B. total oder partiell intersphinktäre Resektion, M. levator, M. puborectalis) führen zu Funktionseinschränkungen. Die hier in ihrer Komplexität nur angedeuteten pathophysiologischen und anatomischen Veränderungen durch die Operation können durch Strahlen- und Chemotherapie weiter negativ beeinflusst sein (Kim 2023).

Der von Emmertsen und Laurberg (2012) eingeführte **LARS-Score** ist ein praxistaugliches validiertes Messinstrument zur Evaluation der funktionellen Einschränkung (➤ Tab. 23.4). Ein Jahr nach operativer Therapie von Patienten mit einem Rektumkarzinom liegt ein LARS bei ca. 50 % der Patienten vor und ist mit einer Beeinträchtigung der Lebensqualität (QoL) sowie Auswirkungen auf das Berufsleben und sozioökonomische Aspekte verbunden. Zu den in Metaanalysen herausgearbeiteten Risikofaktoren gehören: **tief sitzendes Karzinom, tiefe Anastomose, RCT, Anastomoseninsuffizienz und protektives Stoma.** Keinen statistisch signifikanten Einfluss scheinen der Zeitpunkt der Stomarückverlagerung (früh vs. spät), die Art der Anastomose (Reservoir vs. End-zu-End) und die Art des minimalinvasiven Zugangs (laparoskopische TME vs. transanal assistierte TME) zu haben (Sun et al. 2021; Ye et al. 2022; Podda et al. 2022).

Patienten sind vor der (multimodalen) Therapie auf das Risiko eines LARS hinzuweisen. Risikoscores könnten dabei helfen. Beim POLARS-Score geht neben den Risikofaktoren jüngeres Alter, tiefer Tumorsitz, totale mesorektale Exzision (vs. partielle mesorektale Exzision) und Strahlentherapie **auch weibliches Geschlecht (Odds Ratio: 1,35) als Risikofaktor** für das Auftreten eines Major-LARS in die Berechnung ein (Battersby et al. 2018). Allerdings berichten bereits in Normalpopulationen nahezu doppelt so viele Frauen über die Symptomausprägung eines Major-LARS als dies Männer in derselben Altersgruppe (19 % vs. 10 %; Juul et al. 2019); (19 % vs. 11 %; Van Heinsbergen et al. 2020) tun. Dies impliziert die Notwendigkeit der prospektiven (anamnestischen) Abfrage einerseits und der gendermedizinischen Differenzierung andererseits.

Präventiv sollten bereits eine fett- und fleischarme Ernährung sowie die Alkoholkarenz empfohlen werden. Hinweise auf Becken-

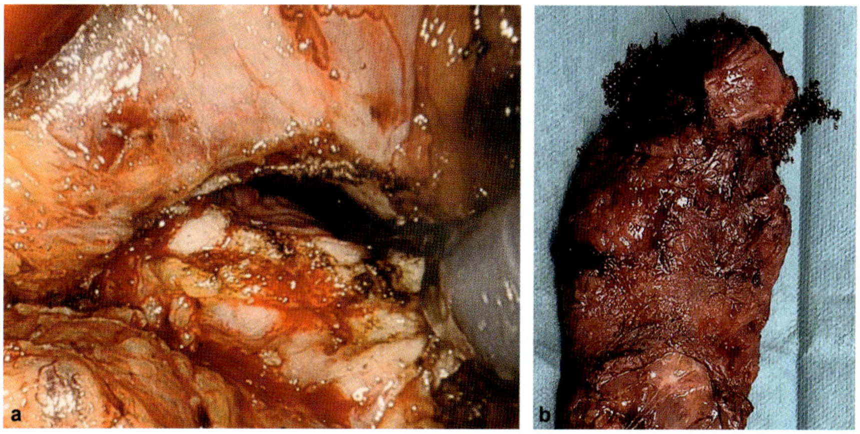

Abb. 23.6 69 J., distales cT4-Rektumkarzinom, neoadjuvante Radiatio (short-term), robotisch assistierte TME mit partieller En-bloc-Resektion der Vaginahinterwand (Pfeile) (yT3 yN0 cM0, R0; s. a. ➤ Abb. 23.16) [M1408]

Tab. 23.4 LARS (Low Anterior Resection Syndrom)-Score [F400-002]

Kommt es gelegentlich vor, dass Sie Ihre Blähungen nicht kontrollieren können?	
☐ Nein, niemals	0
☐ Ja, < 1 ×/Wo.	4
☐ Ja, mind. 1 ×/Wo.	7
Kommt es bei Ihnen jemals zu einer unbeabsichtigten Ausscheidung von flüssigem Stuhl?	
☐ Nein, niemals	0
☐ Ja, < 1 ×/Wo.	3
☐ Ja, mind. 1 ×/Wo.	3
Wie oft haben Sie Stuhlgang?	
☐ > 7 ×/d (24 h)	4
☐ 4–7 ×/d (24 h)	2
☐ 1–3 ×/d (24 h)	0
☐< 1 ×/d (24 h)	5
Müssen Sie jemals nach Ihrem letzten Stuhlgang innerhalb von 1 h erneut auf die Toilette?	
☐ Nein, niemals	0
☐ Ja, < 1 ×/Wo.	9
☐ Ja, mind. 1 ×/Wo.	11
Haben Sie jemals einen solch starken Stuhldrang, dass Sie zur Toilette rennen müssen?	
☐ Nein, niemals	0
☐ Ja, < 1 ×/Wo.	11
☐ Ja, mind. 1 ×/Wo.	16
LARS-Score: • 0–20: kein LARS • 21–29: Minor-LARS • 30–42: Major-LARS	

bodenrehabilitationsprogramme (Biofeedback, Elektrostimulation, Beckenbodenmuskel- und Rektumballontraining) sowie zur Prophylaxe mittels transanaler Irrigation für die Zeit vor der Stomarückverlagerung sind zu geben. Risikomindernd wirken sich pelvines intraoperatives Neuromonitoring und die robotisch assistierte Operation aus (Samara et al. 2021; Grass et al. 2021). Obgleich zu den Top Ten wissenschaftlicher Fragestellungen zum kolorektalen Karzinom gehörend, sind die Präventionsmöglichkeiten des LARS bisher leider nur ansatzweise untersucht und eine strukturierte funktionelle Nachsorge inklusive Therapieangeboten für Patienten mit (multimodal!) behandeltem Rektumkarzinom noch nicht etabliert (Klotz et al. 2023; Kneist, Aigner 2023). ➤ Abb. 23.7 fasst aktuelle, praxisrelevante Empfehlungen zusammen (Rosen et al. 2020; Nocera et al. 2021; Stelzner et al. 2023; Rink 2023; Gashi, Kneist 2023; Brock et al. 2024).

MERKE

Der LARS-Score (Low Anterior Resection Syndrome) ist ein gutes Hilfsmittel in der Praxis zur Erfassung funktioneller Störungen nach sphinktererhaltenden Operationen.

Störungen der Sexualfunktion

Dass sich nur 9–50 % der Patienten nach radikaler Operation bei Anal- oder Rektumkarzinom an eine Aufklärung zum Thema sexuelle Funktionsstörungen erinnern (Hendren et al. 2005; Hendren et al. 2007; Scheer et al. 2012) ist kritisch und steht einem Auskunftsanspruch und Diskussionswunsch von 81 % der Patientinnen gegenüber (da Silva et al. 2008). Etwa 75 % der Frauen mit therapiertem kolorektalem Karzinom haben sexuelle Funktionsstörungen (Libido, Erregung, Lubrikation, Orgasmus, Dyspareunie). Unabhängig davon ist ein Drittel der Frauen postoperativ nicht mehr sexuell aktiv. Der hohe Anteil präoperativ bestehender sexueller Funktionsstörungen bzw. Inaktivität als statistischer Risikofaktor für postoperative Ausfälle ist bekannt. In einer aktuellen deutschen Multicenter-Studie war bei 57 % der Patientinnen mit Rektumkarzinom bereits vor der Therapie eine sexuelle Funktionseinschränkung zu erheben (Kneist et al. 2023). Weitere Risikofaktoren sind Strahlentherapie, APE, nicht nervenerhaltende OP-Technik, Stuhlgangs- und Miktionsstörungen, Alter, Probleme mit einem veränderten Körperbild und in der Partnerschaft,

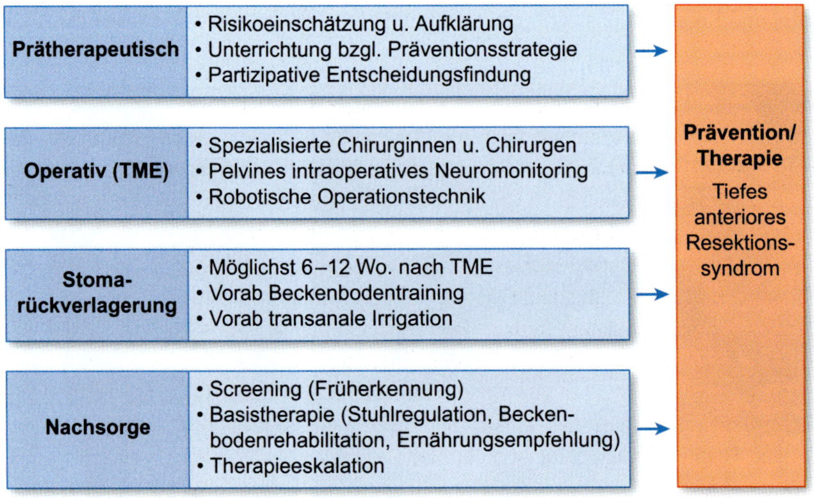

Abb. 23.7 Empfehlungen zu Prävention und Therapie des tiefen anterioren Resektionssyndroms bei Patienten mit Rektumkarzinom und totaler mesorektaler Exzision (TME) [L231]

[1] Stuhlregulation mit Serotonin-Rezeptor-Antagonisten, Suppositorien, Klysma, transanaler Irrigation, Sakralnervenmodulation, perkutaner tibialer Nervenstimulation, antegrader Irrigation, definitivem Stoma

Stoma, aber eben auch fehlende Beratungs- und Therapieangebote. In einer retrospektiven Studie konnten nach APE eine erhebliche Verlagerung weiblicher Genitale um bis zu 10 cm und tendenziell dazu beeinträchtigte Sexualfunktionen nachgewiesen werden (Sharabiany et al. 2022).

Kliniker sollen ihre Patientinnen prätherapeutisch offen und direkt aufklären und sie im Rahmen der Nachsorge auf Änderungen bzw. Probleme bezüglich der sexuellen Gesundheit ansprechen. Feuchtigkeits- und Schutzcremes (v. a. bei dauernder Verwendung von Vorlagen), niedrig dosierte vaginale Östrogene und Gleitmittel, Beckenbodentraining sowie vaginale Dilatoren sind wirkungsvoll zur Symptomlinderung. Psycho- und Sexualtherapie bei Libidostörungen können empfohlen werden (Nocera et al. 2021; HNedren et al. 2005; Canty et al. 2019). Ganz entscheidend, auch in Bezug auf die Lebensqualität, sind aufklärende Initiierungsgespräche mit Patientinnen im gebärfähigen Alter (Eierstocktransposition; Kryokonservierung Embryo, Eizelle, Eierstockgewebe). Zwei Drittel registrierter Gespräche wurden klinischerseits initiiert und dabei von internistischen Onkologen (59 %), Radioonkologen (34 %), Chirurgen (23 %), Gynäkologen (17 %), Pflegepersonal (17 %) und Hausärzten (11 %) angeboten (Araujo et al. 2022; Landay et al. 2023).

Störungen der Harnblasenfunktion

Der Anteil präoperativ bestehender Miktionsstörungen ist hoch und wird bei Frauen prospektiv mit 36 % (moderat/schwer) angegeben. Neu aufgetretene Harnblasenfunktionsstörungen nach onkologischer Rektumchirurgie sind bei einem Drittel der Patienten zu erheben. Im Unterschied zum Mann (Obstruktion, Harnstrahlabschwächung, Restharn) kommt es bei Frauen v. a. zum Auftreten von Belastungsinkontinenz oder Pollakisurie. Eine postoperativ transiente Harnretention wird bei 15 % der Frauen angegeben (Haim, Wexner 2015; Abdelli et al. 2017; Torrijo et al. 2021). Weibliches Geschlecht gilt als unabhängiger Risikofaktor für die postoperative Harninkontinenz. Geschlechtsunabhängig können hohes Alter, präoperative Funktionsstörungen, Tumorsitz/Höhe, T-Kategorie, Anastomoseninsuffizienz, RCT, hoher Blutverlust, intraoperative Verletzung autonomer Nervengeflechte und die APE als Risikofaktoren genannt werden. Bezüglich der dorsokaudalen Verlagerung der Beckenorgane nach Exstirpation konnte kein Einfluss auf die Harnblasenentleerung gefunden werden (Sharabiany et al. 2022). Zur frühzeitigen Entfernung perioperativer Harnblasenkatheter sowie für die urologische/urogynäkologische Diagnostik, Beratung und Behandlung postoperativer Blasenentleerungsstörungen ist eine qualifizierte Information zum Grad des intraoperativen Nervenerhalts grundsätzlich wünschenswert. Neben physio- und psychotherapeutischen Interventionen sowie der Anwendung kategorisierter Hilfsmittel (inkl. Selbstkatheterisierung) können medikamentöse (Anticholinergika, Botulinumtoxin) und operative Verfahren (z. B. SNM, Harnableitung) empfohlen werden (Nocera et al. 2021; Naumann et al. 2022). Studien zur geschlechtsspezifischen Bewertung dieser Behandlungsoptionen fehlen. Die Prävention bleibt die beste Option. Die Erhaltung der autonomen Beckennerven ist dabei von größter Bedeutung.

MERKE
Der Einfluss onkologischer Operationen auf die Sexualfunktion wird noch immer nicht ausreichend berücksichtigt.

23.3.5 Pelvines intraoperatives Neuromonitoring (pIONM)

Das pIONM dient der Navigation und der Qualitätssicherung. Die elektrische Stimulation autonomer Beckennerven erfolgt während der extramesorektalen (offenen, laparoskopischen, transanal minimalinvasiven oder robotischen) Präparation im Rahmen definierter Operationsabschnitte (Kneist 2022). Die manometrische und elektrophysiologische (EMG) Signalableitung erfolgt über den M. detrusor vesicae und den M. sphincter ani internus (➤ Abb. 23.8). Alternative Impedanzmessungen an Harnblase und Rektum werden aktuell klinisch evaluiert (Schuler et al. 2024). Tumeszenmessungen sind komplexer, weniger treffsicher und für Patientinnen nicht etabliert. Nach systematischem Review und Metaanalyse reduziert die Anwendung des pIONM das prozentuale Risiko der Stuhlinkontinenz (3–21 vs. 35–50), der Miktionsstörungen (3–20 vs. 40–54) und sexueller Dysfunktion (39–60 vs. 68–91; Samara et al. 2021). In der ersten randomisierten multizentrischen Studie zum pIONM bei TME wurde 12 Mon. nach TME bei 13 % der Patienten (22/171) eine relevante Verschlechterung der Harnausscheidung festgestellt, wobei sich die Inzidenz zwischen den Gruppen signifikant unterschied (pIONM: 8 %; Kontrolle: 19 %). Die Verwendung des pIONM war geschlechtsunabhängig mit besserer sexueller und ano-/neorektaler Funktion verbunden. Darüber hinaus ermöglicht die Vorhersagekraft für neurogene Funktionsstörungen eine frühzeitige und zielgerichtete urologische, (uro-)gynäkologische bzw. koloproktologische Therapie (Kneist et al. 2023).

23.3.6 Erweiterte Eingriffe

Für Patienten mit lokal fortgeschrittenen Rektum- oder Analkarzinomen bzw. deren Rezidive kommen zum Erreichen tumorfreier Resektionsränder erweiterte Eingriffe zur Anwendung. Die APE kann bei kritisch tiefen und fortgeschrittenen Karzinomen durch die Mitresektion des M. levator ani modifiziert werden (extralevatorische abdominoperineale Rektumexstirpation, ELAPE). En-bloc Resektionen von Nachbarorganen, Knochen, Muskeln, Nerven und Gefäßen; vordere, hintere oder totale Beckenexenteration kann in kurativer Intention erfolgen. Erforderlich sind balancierte Patientenaufklärungen zu Komplikationen, Prognose, Funktion und Lebensqualität (PelvEx Collaborative 2022). Diese stützen sich auf moderne Diagnostik, multiprofessionelle Teamkonferenzen und operative sowie perioperative, interdisziplinäre Expertise und lassen somit eine partizipative Entscheidungsfindung zu. Individuell abgestimmte multimodale Therapiekonzepte sowie prä- und postoperative Rehabilitationsprogramme sind enorm wichtig. Strategien der Re- bzw. Ersatzkonstruktionen der harnableitenden Organe und der Vagina sowie des Beckenbodens generell sind vorab zu planen und führen die Pelvic Surgeons zusammen (Hampel 2018; Naumann 2018; Kneist 2028; ➤ Abb. 23.9; ➤ Abb. 23.10; ➤ Abb. 23.11).

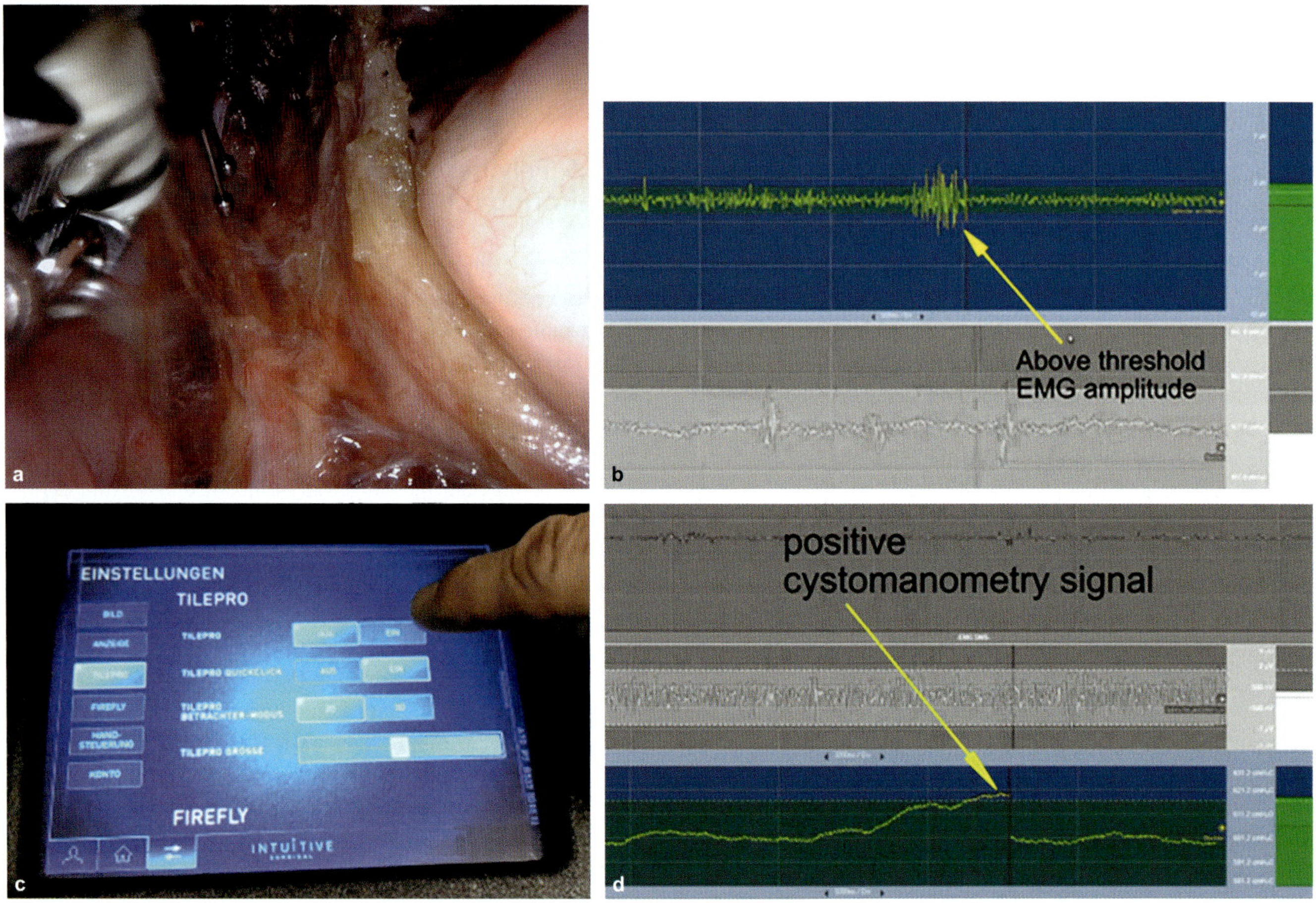

Abb. 23.8 Pelvines intraoperatives Neuromonitoring (pIONM) mit robotisch geführter bipolarer Stimulation autonomer Nerven an der linken Beckenwand; positives EMG-Signal vom M. sphincter ani internus (Nadelelektrode); Signaleinstellung für die Roboterkonsole (Picture in Picture); positives Manometriesignal von der Harnblase [M1408]

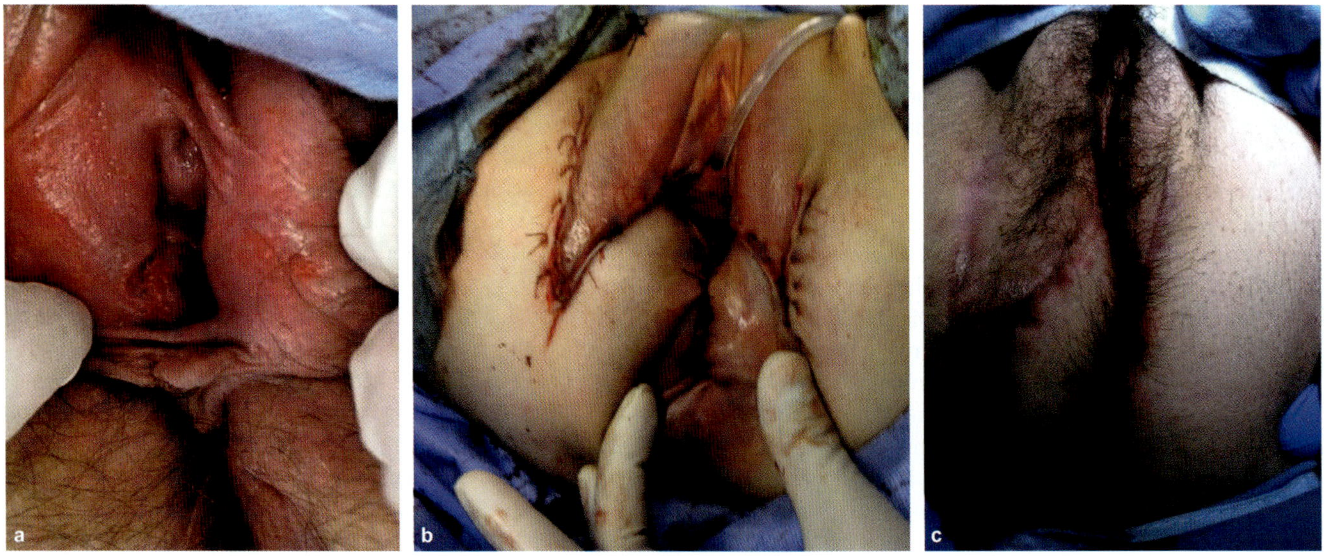

Abb. 23.9 34 J., Fistelkarzinom bei Morbus Crohn. Operative Therapie: TME, partiell intersphinktäre Resektion, partielle Resektion der Vaginahinterwand, Verschiebeplastik, koloanale Anastomose [M1408]

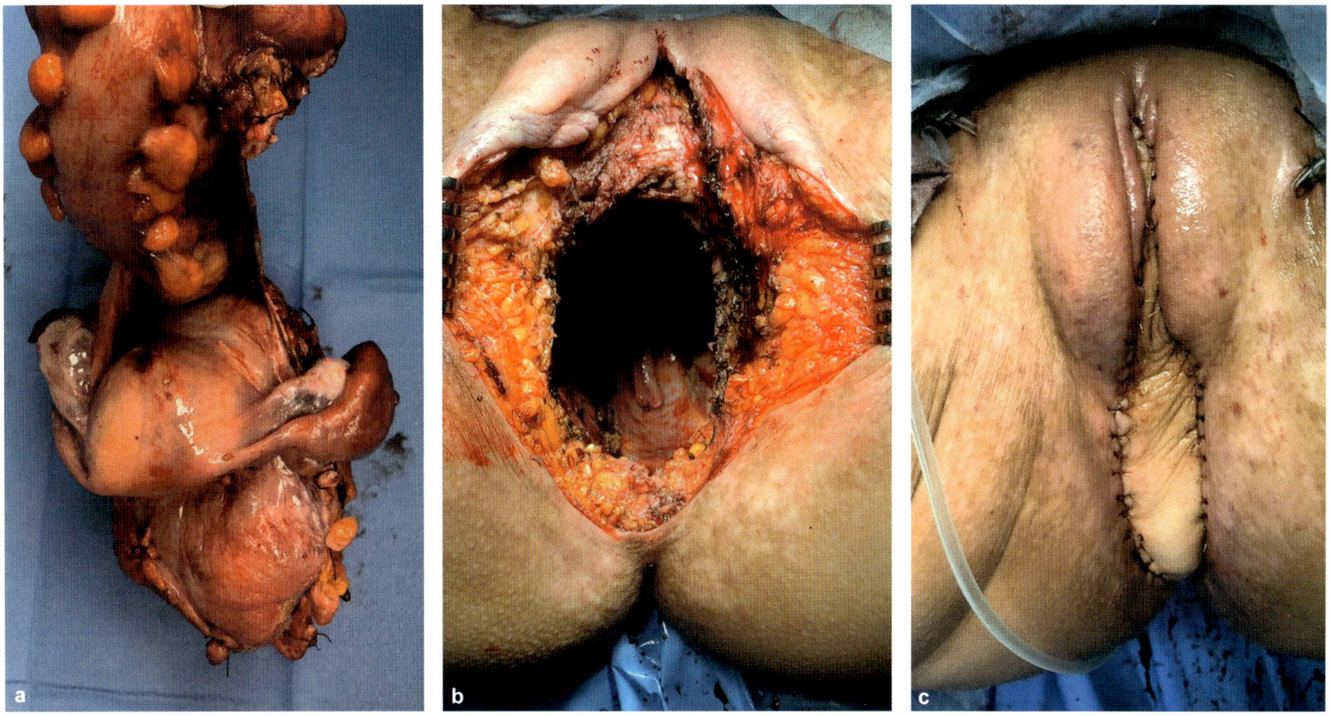

Abb. 23.10 36 J., Residuen eines Analkarzinoms, Pelvisepsis, 12 Mon. nach Erstdiagnose, Z. n. nach Sigmoideostomaanlage bei rektovaginaler Fistel unter Radiochemotherapie.
Totale Exenteration mit M. levator und Os coccygis, Ileumconduit, endständiges Descendostoma, Lymphadenektomie paraaortal und interaortokaval. Beckenbodenplastik mit vertikalem Rectus-abdominis-Muskel-Haut-Lappen (VRAM-Lappen) [M1408]

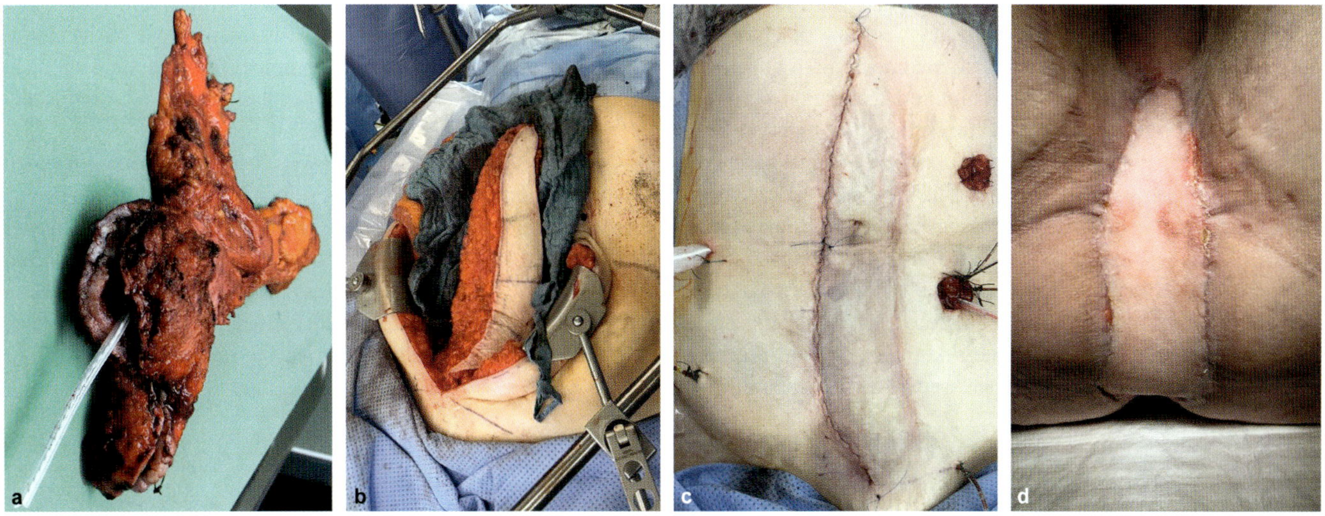

Abb. 23.11 69 J., Rezidiv eines Vulvakarzinoms mit Infiltration des Anorektum 24 J. nach Radiochemotherapie und radikaler Exstirpation mit transversem Rectus-abdominis-Muskel-Haut-Lappen von links (TRAM-Lappen), Adipositas und Hernia ventralis.
Exenteration mit Exzision des Beckenbodens, Harnableitung mit Sigmakonduit linker Unterbauch, endständiges Descendostoma linker Oberbauch, Beckenbodenplastik mit vertikalem Rectus-abdominis-Muskel-Haut-Lappen (VRAM-Lappen) und Netzplombe. Bauchdeckenrekonstruktion mit Onlay 3D Gore mesh (BIO A 20 × 30 cm). [M1408]

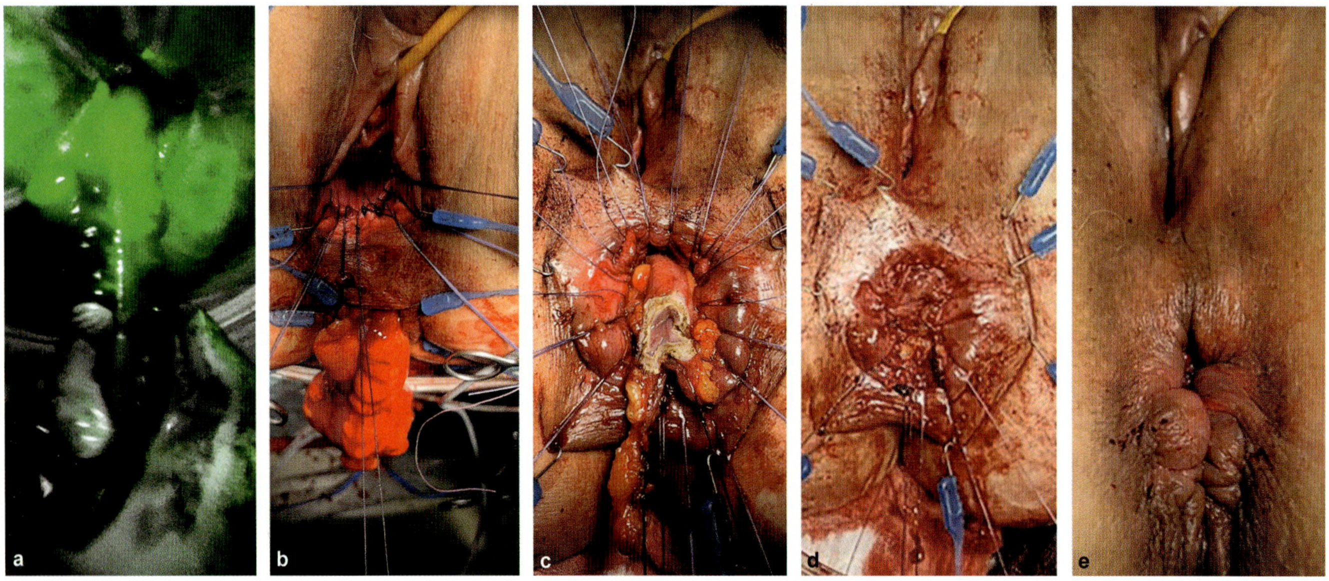

Abb. 23.12 Resektion nach transanaler Bergung und ICG-Prüfung der Neorektumdurchblutung. Rekonstruktion der Vaginahinterwand und des Perineums, Koloanale End-zu-End-Handanastomose in Einzelknopfnaht (Vicryl 3 × 0; Fall von ›Abb. 23.10) [M1408]

Wurden nach erweiterten Resektionen Vagina und Beckenboden lappenplastisch versorgt, waren Operation (480 min und 420 min vs. 337 min) sowie stationärer Aufenthalt (19 d und 18 d vs. 12 d) signifikant verlängert und lokale Minor-Komplikationen (35 % und 43 % vs. 20 %) signifikant häufiger als beim primären Verschluss. Operationspflichtige Major-Komplikationen unterschieden sich nicht (PelvEx Collaborative 2023).

Die Reduktion des Operationstraumas für komplexere und erweiterte Eingriffe via minimalinvasive Chirurgie wird mit zunehmender Spezialisierung und Bildung von High-volume-Zentren angestrebt (➤ Abb. 23.12). Es konnte für die hintere Exenteration bei Frauen mit lokal fortgeschrittenem Rektumkarzinom gezeigt werden, dass die Rate an Wundinfektionen (20 % vs. 59 %) und Blasenentleerungsstörungen (4 % vs. 18 %) signifikant niedriger war, wenn der Eingriff minimalinvasiv (laparoskopisch) durchgeführt wurde. Peristaltik, Stuhlgang und Kostaufbau wurden positiv beeinflusst, die Krankenhausverweildauer signifikant verkürzt. Onkologische Ergebnisse waren ohne statistischen Unterschied (Zhuang et al. 2023). Die laterale Lymphknotendissektion ist bei entsprechender Expertise robotisch assistiert im weiblichen und männlichen Becken möglich (Chang et al. 2024).

An dieser Stelle sei auf die international wachsende robotische Expertise der **Pelvic Surgeons** hingewiesen. Spezialisierte Gynäkologen, Urologen und Chirurgen sind mit mehr als 90%-igem Konsens überzeugt von den Vorteilen robotischer OP-Technik in der rekonstruktiven Beckenbodenchirurgie: bessere Visualisierung, höhere Freiheitsgrade bei der Instrumentenführung sowie die Vereinfachung und Präzision beim Nähen an Promontorium und Vagina. Die Erfassung von patientenberichteten Behandlungsergebnissen (PROMs; 92 % Konsens) und die Vorteile beim Teaching (85 % Konsens) werden zur Verbreitung der als sicher geltenden (92 % Konsens) Robotik führen (Simoncini et al. 2023). Dies kann nach Überzeugung des Autors ebenso für die spezialisierte onkologische Chirurgie der Beckenorgane gelten.

23.3.7 Perineale Hernie

Perineale Hernien treten hauptsächlich im ersten postoperativen Jahr, selten nach APE und häufiger nach ELAPE auf. Nach einer Literaturübersicht (21 Studien; 108 Patienten; 45 weiblich) erfolgte das Komplikationsmanagement unter Verwendung von nicht resorbierbaren Netzen (38 %), Lappenplastiken (23 %), Composite- (19 %) und biologischen Netzen (18 %).

Operiert wurde hauptsächlich (69 %) über einen perinealen und in letzter Zeit zunehmend (23 %) über einen laparoskopischen Zugang. Die Rezidivrate lag bei etwa 24 % (Balla et al. 2017). Nach eigener Erfahrung ist auch das robotische Vorgehen mit Raffung des Bruchsacks (V-Lock Naht) und Verschluss durch ein beschichtetes Mesh gut möglich (➤ Abb. 23.13). In der Literatur sind acht robotisch operierte Fälle ohne Rezidiv beschrieben (Watanaskul et al. 2023).

23.3.8 Palliation

Schmerzen, symptomatische Fisteln, Blutung, übler Geruch (Kloake), Obstruktion und pelvine Sepsis können in Ausnahmefällen zur Indikation der palliativen pelvinen Exenteration bei Patienten mit Malignomen der Beckenorgane führen (➤ Abb. 23.14). Nach einer systematischen Literaturanalyse mit 23 Studien ergab sich hiernach eine Symptomkontrolle bei 79 % (Median). Die postoperative Morbidität lag bei 54 %, die Krankenhausletalität bei 6 % und das mediane Gesamtüberleben bei 14 Mon. (4–40 Mon.). Die Mehrheit der Autorengruppen (18 vs. 5) standen einer hoch selektiven OP-Indikation offen gegenüber (PelvEx Collaborative 2019).

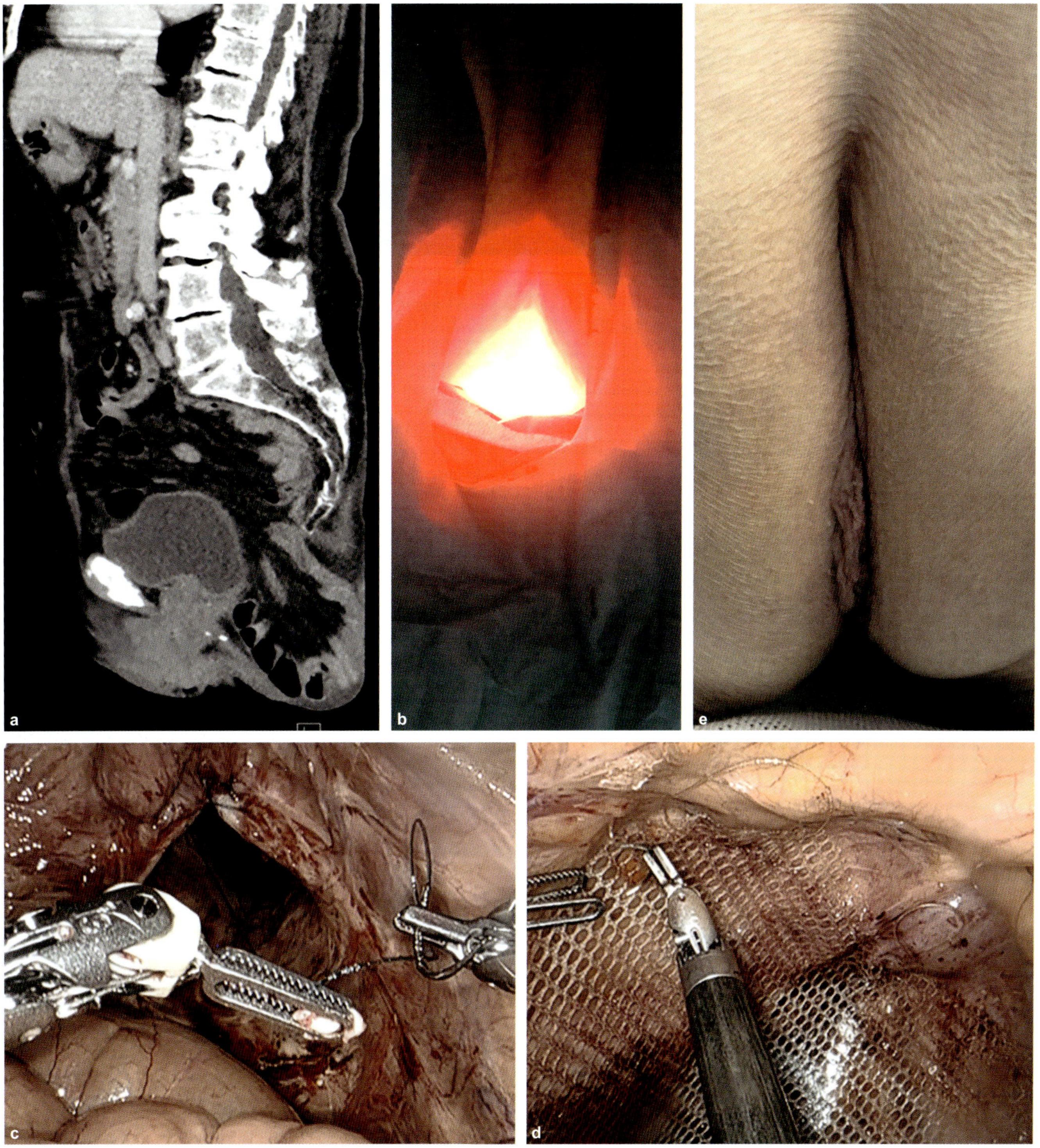

Abb. 23.13 88 J, symptomatische perineale Hernie 1 J. nach robotisch assistierter abdominoperinealer Rektumexstirpation bei distalem Rektumkarzinom, Z. n. gynäkologischer Totaloperation. Robotisch assistierte Adhäsiolyse, Bruchsackraffung und Netzplastik. [M1408]

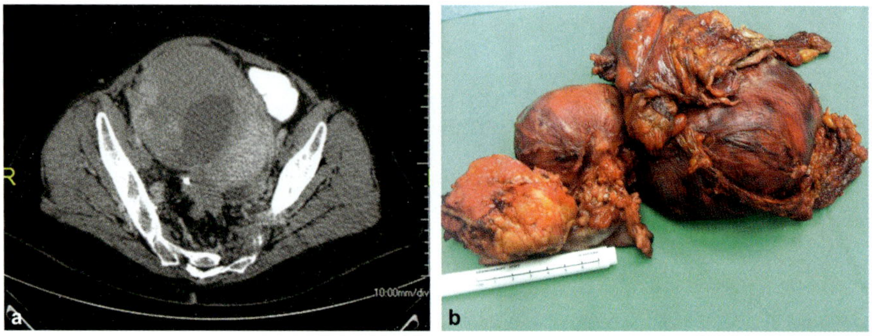

Abb. 23.14 54 J., 19 Mon. nach Erstdiagnose eines pulmonal metastasierten Rektumkarzinoms bei 7 cm ab anokutan. Z.n. Chemotherapie inkl. monoklonaler Antikörpertherapie, Sigmoideostomaanlage bei rektovaginaler Fistel, Doppel-J-Katheter rechts bei Harnstau, gynäkologische Blutstillung (Tamponade d. Uterus), zuletzt palliative Radiatio, Tumorboard, psychoonkologisches Gespräch, Vorstellung „Drittmeinung" zur OP-Indikation. Entlassung nach unkompliziertem Verlauf am 12. postop. Tag nach palliativer hinterer Exenteration. CT zum letzten Tumorboard; OP-Präparat ypT4b, ypN0(0/17), M1 (PER,UTE,PUL), G2, lokal pR1. [M1408]

LITERATUR

Abdelli A, Tillou X, Alves A, Menahem B. Genito-urinary sequelae after carcinological rectal resection: What to tell patients in 2017. J Visc Surg 2017 154 93–104.

Allaix ME, Rebecchi F, Giaccone C et al. Long-term functional results and quality of life after transanal endoscopic microsurgery. Br J Surg 2011 98 1635–1643.

Arap S. Ureterosgmoidostomy. In: Glenn JF (ed.). Urologic Surgery. 4th ed. Philadelphia, New York, St. Louis, London, Sydney, Tokyo: J. B. Lippincott Company; 1991. 1031–1041.

Araujo L, Rebic N, Dau H et al. Reproductive health experiences of females diagnosed with young-onset colorectal cancer: a multi-method cross-sectional survey. Curr Oncol 2022 29 465–478.

Baessler K, Windemut S, Chiantera V et al. Sexual, bladder and bowel function following different minimally invasive techniques of radical hysterectomy in patients with early-stage cervical cancer. Clin Transl Oncol 2021 23(11) 2335–2343.

Balla A, Rodríguez GB, Buonomo N et al. Perineal hernia repair after abdominoperineal excision or extralevator abdominoperineal excision: a systematic review of the literature. Tech Coloproctol 2017 21 329–336.

Barber MD, Brubaker L, Burgio KL et al.; Eunice Kennedy Shriver National Institute of Child and N. Human Development Pelvic Floor Disorders. Comparison of 2 transvaginal surgical approaches and perioperative behavioral therapy for apical vaginal prolapse: the OPTIMAL randomized trial. JAMA 2014 311(10) 1023–1034.

Battersby NJ, Bouliotis G, Emmertsen KJ et al. Development and external validation of a nomogram and online tool to predict bowel dysfunction following restorative rectal cancer resection: the POLARS score. Gut 2018 67 688–696.

Bogani G, Rossetti DO, Ditto A et al. Nerve-Sparing Approach Improves Outcomes of Patients Undergoing Minimally Invasive Radical Hysterectomy: A Systematic Review and Meta-Analysis. J Minim Invasive Gynecol 2018 25(3) 402–410.

Bretschneider CE, Doll KM, Bensen JT et al. Prevalence of pelvic floor disorders in women with suspected gynecological malignancy: a survey-based study. Int Urogynecol J 2016 27(9) 1409–1414.

Bretschneider CE, Sheyn D, Mahajan ST, Ferrando CA.Adverse Events After Concurrent Procedures for Gynecologic Malignancies and Pelvic Floor Disorders. Obstet Gynecol 2018 132(2) 274–280.

Brock H, Lambrineas L, Ong HI et al. Preventative strategies for low anterior resection syndrome. Tech Coloproctol 2024 28 10. doi: https://doi.org/10.1007/s10151-023-02872-5.

Cai L, Wu Y, Xu X et al. Pelvic floor dysfunction in gynecologic cancer survivors. European Journal of Obstetrics & Gynecology and Reproductive Biology 2023 288 108–113.

Canty J, Stabile C, Milli L et al. Sexual function in women with colorectal/anal cancer. Sex Med Rev 2019 7 202–222.

Chang TP, Ali O, Tsimogiannis K et al. Robotic lateral pelvic lymph node dissection in rectal cancer: a feasibility study from a european centre. J Clin Med 2024 13 90.

Chua JYJ, Ngu JCY, Teo NZ. Current perspectives on the management of lateral pelvic lymph nodes in rectal cancer. World J Clin Oncol 2023 14 584–592.

Chung CP, Dao NT, Wakabayashi MT et al. (2018). Concurrent pelvic reconstruction and minimally invasive pelvic cancer surgery. Int Urogynecol J 2018 29.

Clancy C, Burke JP, Albert MR et al. Transanal endoscopic microsurgery versus standard transanal excision for the removal of rectal neoplasms: a systematic review and meta-analysis. Dis Colon Rectum 2015 58 254–261.

da Silva GM, Hull T, Roberts PL et al. The effect of colorectal surgery in female sexual function, body image, self-esteem and general health: a prospective study. Ann Surg 2008 248 266–272.

Derks M, van der Velden J, Frijstein MM et al. Long-term Pelvic Floor Function and Quality of Life After Radical Surgery for Cervical Cancer: A Multicenter Comparison Between Different Techniques for Radical Hysterectomy With Pelvic Lymphadenectomy. Int J Gynecol Cancer 2016 26(8) 1538–1543.

Emmertsen KJ, Laurberg S. Low anterior resection syndrome score: development and validation of a symptom-based scoring system for bowel dysfunction after low anterior resection for rectal cancer. Ann Surg 2012 255 922–928.

Feng Q, Yuan W, Li T et al. Robotic versus laparoscopic surgery for middle and low rectal cancer (REAL): short-term outcomes of a multicentre randomised controlled trial. Lancet Gastroenterol Hepatol 2022 7 991–1004.

Gashi R, Kneist W. Tiefes anteriores Resektionssyndrom. Fälle aus der Praxis. Coloproctology 2023 45 32–35.

Gilbert A, Homer V, Brock K et al. Quality-of-life outcomes in older patients with early-stage rectal cancer receiving organ-preserving treatment with hypofractionated short-course radiotherapy followed by transanal endoscopic microsurgery (TREC): non-randomised registry of patients unsuitable for total mesorectal excision. Lancet Healthy Longev 2022 3 e825–e838.

Grass JK, Chen CC, Melling N et al. Robotic rectal resection preserves anorectal function: Systematic review and meta-analysis. Int J Med Robot 2021 17 e2329.

Haim N, Wexner SD. Rectal cancer-associated urinary dysfunction: a review. Curr Bladder Dysfunct Rep 2015 10 118–124.

Hampel C, Alloussi SHM. Urodynamik bei kontinenten Harnableitungen. In: Schultz-Lampel D, Goepel M, Hampel C (Hrsg.). Urodynamik. Berlin: Springer Verlag; 2022. 427–442.

Hampel C. Ersatz der Harnblase. Coloproctology 2018 40 435–444.

Hampel C. Kontinente Harnableitungen. In: Michel MS, Thüroff JW, Janetschek G, Wirth M (Hrsg.). Die Urologie. Berlin: Springer Verlag; 2023. 881–918.

Hampl M, Langkamp B, Lux J et al. The risk of urinary incontinence after partial urethral resection in patients with anterior vulvar cancer. Eur J Obstet Gynecol Reprod Biol 2011 154(1) 108–112.

Hautmann RE, Abol-Enein H, Davidsson T et al. ICUD-EAU International Consultation on Bladder Cancer 2012: Urinary diversion. Eur Urol 2013 Jan;63(1) 67–80.

Hendren SK, O'Connor BI, Liu M et al. Prevalence of male and female sexual dysfunction is high following surgery for rectal cancer. Ann Surg 2005 242 212–223.

Hendren SK, Swallow CJ, Smith A et al. Complications and sexual function after vaginectomy for anorectal tumors. Dis Colon Rectum 2007 50 810–816.

Higgs P, Janda M, Asher R et al (2018). Pelvic floor functional outcomes after total abdominal vs total laparoscopic hysterectomy for endometrial cancer. Am J Obstet Gynecol 2018 218(4) 419 e411–419 e414.

Huber T, Hadzijusufovic E, Hansen C et al. Head-mounted mixed-reality technology during robotic-assisted transanal total mesorectal excision. Dis Colon Rectum 2019 62 258–261

Juul T, Elfeki H, Christensen P et al. Normative data for the low anterior resection syndrome score (LARS score). Ann Surg 2019 269 1124–1128.

Kauff DW, Babic B, Grimminger PP, Kneist W, Lang H. Lymphadenectomy in oncological visceral surgery-Part 2: Cancer of the upper and lower intestinal tract. Chirurg 2019 90 505–521.

Khomyakov E, Chernyshov S, Fomenko O, Rybakov E. Does transanal endoscopic microsurgery affect rectal function? Ann Coloproctol 2023 39 326–331.

Kim HJ, Choi GS, Park JS et al. Comparison of the efficacy and safety of single-port versus multi-port robotic total mesorectal excision for rectal cancer: A propensity score-matched analysis. Surgery 2024 175 297–303.

Kim M. Was ist LARS? Coloproctology 2023·45 3–8Kneist W. Minimally invasive approaches for transanal surgery. Chirurg. 2017 88 656–663.

Klotz R, Holze M, Dörr-Harim C et al. Top 10 research priorities in colorectal cancer: results from the Colorectal Cancer Priority Setting Partnership. J Cancer Res Clin Oncol 2023 149 1561–1568.

Kneist W. Ersatzkonstruktionen nach Chirurgie der Beckenorgane. Coloproctology 2018 40 408–409.

Kneist W. How I Do It: Pelvines intraoperatives Neuromonitoring. Coloproctology 2022 4 251–257. DOI: https://doi.org/10.1007/s00053-022-00618-9

Kneist W, Aigner F. Bedeutung des operativen Zugangs für das Outcome beim Karzinom des unteren Rektumdrittels. Coloproctology 2022 44 244–250.

Kneist W, Aigner F. Tiefes anteriores Resektionssyndrom (LARS). Coloproctology 2023 45 1–2.

Kneist W, Ghadimi M, Runkel N et al. Pelvic intraoperative neuromonitoring prevents dysfunction in patients with rectal cancer: results from a multicenter, randomized, controlled clinical trial of a NEUROmonitoring system (NEUROS). Ann Surg 2023 1 277 e737–e744.

Kneist W, Stein H, Rheinwald M. Da Vinci Single-Port robot-assisted transanal mesorectal excision: a promising preclinical experience. Surg Endosc 2020 34 3232–3235.

Landay SL, Burns JA, Bickle ML et al. Fertility preservation in reproductive-aged female patients with colorectal cancer: a scoping review. Supportive Care in Cancer 2023 31 612.

Lipetskaia L, Sharma S, Johnson MS et al. Urinary incontinence and quality of life in endometrial cancer patients after robotic-assisted laparoscopic hysterectomy with lymph node dissection. J Obstet Gynaecol 2019 39(7) 986–990.

Liu H, Xiong M, Zeng Y et al. Comparison of complications and bowel function among different reconstruction techniques after low anterior resection for rectal cancer: a systematic review and network meta-analysis World J Surg Oncol 2023 21 87.

Magrina JF, Gonzalez-Bosquet J, Weaver AL et al. Primary squamous cell cancer of the vulva: radical versus modified radical vulvar surgery. Gynecol Oncol 1998 71(1) 116–121.

Marinello FG, Curell A, Tapiolas I et al. Systematic review of functional outcomes and quality of life after transanal endoscopic microsurgery and transanal minimally invasive surgery: a word of caution. Int J Colorectal Dis 2020 35 51–67.

Montella JM, Morrill MY. Effectiveness of the McCall culdeplasty in maintaining support after vaginal hysterectomy. Int Urogynecol J Pelvic Floor Dysfunct 2005 16(3) 226–229.

Naumann G, Aigmüller T, Bader W et al. Diagnosis and therapy of female urinary incontinence. Guideline of the DGGG, OEGGG and SGGG (S2k-Level, AWMF Registry No. 015/091, January 2022): Part 1 with Recommendations on Diagnostics and Conservative and Medical Treatment. Geburtshilfe Frauenheilkd 2023 83 377–409.

Naumann G. Ersatz der Vagina. Coloproctology 2018 40 428–434.

Nocera F, Angehrn F, von Flüe M, Steinemann DC. Optimising functional outcomes in rectal cancer surgery. Langenbecks Arch Surg 2021 406 233–250

Oveisi N, Khan Z, Brotto LA. A qualitative study of sexual health and function of females with pelvic cancer. Sex Med 2023 11(2) qfac002.

Park JS, Lee SM, Choi GS et al. Comparison of Laparoscopic Versus Robot-Assisted Surgery for Rectal Cancers: The COLRAR Randomized Controlled Trial. Ann Surg 2023 278 31–38.

Pedersen TB, Kildsig J, Serup-Hansen E et al. Outcome following local excision of T1 anal cancers – a systematic review. Int J Colorectal Dis 2020 35 1663–1671.

PelvEx Collaborative. Palliative pelvic exenteration: A systematic review of patient-centered outcomes. Eur J Surg Oncol 2019 45 1787–1795.

PelvEx Collaborative. Contemporary Management of Locally Advanced and Recurrent Rectal Cancer: Views from the PelvEx Collaborative. Cancers 2022 14 1161.

PelvEx Collaborative. A review of functional and surgical outcomes of gynaecological reconstruction in the context of pelvic exenteration. Surg Oncol. 2023 Nov 22 52 101996. doi: https://doi.org/10.1016/j.suronc.2023.101996. Online ahead of print.

Pizzoferrato AC, Klein M, Fauvet R et al. (2021). Pelvic floor disorders and sexuality in women with ovarian cancer: A systematic review. Gynecol Oncol 2021 161(1) 264–274.

Podda M et al. Early versus delayed defunctioning ileostomy closure after low anterior resection for rectal cancer: a meta-analysis and trial sequential analysis of safety and functional outcomes. Int Colorectal Dis 2022.

Prša G, Serdinšek T. Management of concomitant pelvic floor disorders and gynecological malignancy: a clinical challenge.((")) International Urogynecology Journal 2022 33(3) 451–452.

Ramaseshan AS, Felton J, Roque D et al. (2018). Pelvic floor disorders in women with gynecologic malignancies: a systematic review. Int Urogynecol J 2018 29(4) 459–476.

Ramirez PT, Frumovitz M, Pareja R et al. (2018). Minimally Invasive versus Abdominal Radical Hysterectomy for Cervical Cancer. N Engl J Med 2018 379(20) 1895–1904.

Rardin CR, Erekson EA, Sung VW et al. Uterosacral colpopexy at the time of vaginal hysterectomy: comparison of laparoscopic and vaginal approaches. J Reprod Med 2009 54(5) 273–280.

Rink AD. Therapie des tiefen anterioren Resektionssyndroms (LARS). Coloproctology 2023 45 16–26.

Roji AM, Namiq KF, Radley S et al. Management of small (T1-T2) anal margin squamous cell carcinoma: clinical outcomes following local excision alone. Colorectal Dis 2023 25 1403–1413.

Rosen HR, Boedecker C, Fürst A et al. "Prophylactic" transanal irrigation (TAI) to prevent symptoms of low anterior resection syndrome (LARS) after rectal resection: results at 12-month follow-up of a controlled randomized multicenter trial. Tech Coloproctol 2020 24 1247–1253.

Samara AA, Baloyiannis I, Perivoliotis K et al. Intraoperative neuromonitoring in rectal cancer surgery: a systematic review and meta-analysis. Int J Colorectal Dis 2021 36 1385–1394.

Scheer AS, O'Connor AM, Chan BP et al.The myth of informed consent in rectal cancer surgery: what do patients retain? Dis Colon Rectum 2012 55 970–975.

Schuler R, Langer A, Marquardt C et al. Automatic muscle impedance and nerve analyzer (AMINA) as a novel approach for classifying bioimpedance signals in intraoperative pelvic neuromonitoring. Sci Rep 2024 14 654.

Segal S, John G, Sammel M et al. Urinary incontinence and other pelvic floor disorders after radiation therapy in endometrial cancer survivors. Maturitas 2017 105 83–88.

Seow W, Dudi-Venkata NN, Bedrikovetski S et al. Outcomes of open vs laparoscopic vs robotic vs transanal total mesorectal excision (TME) for rectal cancer: a network meta-analysis. Tech Coloproctol. 2023 27 345–360.

Sharabiany S, Kreisel SI, Strijk GJ et al. Exploring the impact of urogenital organ displacement after abdominoperineal resection on urinary and sexual function. Int J Colorectal Dis 2022 37 2125–2136.
Simoncini T, Panattoni A, Aktas M et al. Robot-assisted pelvic floor reconstructive surgery: an international Delphi study of expert users. Surg Endosc 2023;37:5215–5225
Stelzner S, Mehdorn M, Gockel I. Low anterior resection syndrome (LARS) in Zahlen. Coloproctology 2023·45 9–15.
Sun R et al. The incidence and risk factors of low anterior resection syndrome (LARS) after sphincter-preserving surgery of rectal cancer: a systematic review and meta-analysis. Supportive Care in Cancer 2021.
Thüroff JW, Hampel C, Leicht W et al. Differenzialindikationen für verschiedene Harnableitungsformen. Urologe A 2012 Apr;51(4) 473–476.
Torrijo I, Balciscueta Z, Tabet J et al. Prospective study of urinary function and analysis of risk factors after rectal cancer surgery. Tech Coloproctol 2021 25 727–737.
Van Heinsbergen M, Leijtens JW, Slooter GD et al. Quality of life and bowel dysfunction after transanal endoscopic microsurgery for rectal cancer: one third of patients experience major low anterior resection syndrome. Dig Surg 2020a 37 39–46.
Van Heinsbergen M, Van der Heijden JAG, Stassen LP et al. The low anterior resection syndrome in a reference population: prevalence and predictive factors in the Netherlands. Colorectal Dis 2020b 22 46–52.
Walker RJB, Easson AM, Hosni AM et al. Anal Cancers in Previously Screened Versus Unscreened Patients: Tumor Stage and Treatment Outcomes. Dis Colon Rectum 2023 Sep 26. doi: https://doi.org/10.1097/DCR.0000000000002922. Online ahead of print.
Wang S, Wen H, Gao Y et al. Assessment of Pelvic Floor Function and Quality of Life in Patients Treated for Cervical Cancer: A Multicenter Retrospective Study. Gynecol Obstet Invest 2021 86(4) 353–360.
Watanaskul S, Schwab ME, Chern H et al. Robotic transanal excision of rectal lesions: expert perspective and literature review. J Robot Surg 2023a 17 619–627.
Watanaskul S, Schwab ME, Colley A et al. Robotic repair of perineal hernias: a video vignette and review of the literature. Surg Endosc 2023b 37 2290–2294.
www.krebsdaten.de/abfrage. Zentrum für Krebsregisterdaten im Robert Koch-Institut: Datenbankabfrage mit Schätzung der Inzidenz, Prävalenz und des Überlebens von Krebs in Deutschland auf Basis der epidemiologischen Landeskrebsregisterdaten. 2022.
Ye L, Huang M, Huang Y et al. Risk factors of postoperative low anterior resection syndrome for colorectal cancer: a meta-analysis. Asian J Surg 2022 45 39–50.
Ye S, Yang J, Cao D et al. (2014). Quality of life and sexual function of patients following radical hysterectomy and vaginal extension. J Sex Med 2014 11(5) 1334–1342.
Zeitoun J, Calvary M, Bonneau C, Rouzier R. (2022). Impact of Vulvar Cancer Surgery on Quality of Sex Life: A Review of Literature. Journal of Lower Genital Tract Disease 2022 26(1) 38–42.
Zhuang M, Chen H, Li Y et al. Laparoscopic posterior pelvic exenteration is safe and feasible for locally advanced primary rectal cancer in female patients: a comparative study from China PelvEx collaborative. Tech Coloproctol 2023 27 1109–1117.

KAPITEL

24 Urogynäkologie meets Geriatrie

Andreas Wiedemann

24.1 Definition der geriatrischen Patientin

Eine geriatrische Patientin wird auch, aber nicht ausschließlich, über ihr Alter charakterisiert. Die geriatrischen Fachgesellschaften definieren sie über die Kombination aus **Alter** (i. d. R. > 75 J.) und **Multimorbidität.** Der Begriff Multimorbidität bezeichnet das Nebeneinander mehrerer chronischer Erkrankungen. Versorgungsforschungsuntersuchungen gehen davon aus, dass in der Altersgruppe der 70- bis 85-Jährigen 22 % unter 0–1, 56 % unter 2–4 und 21 % unter ≥ 5 chronischen Erkrankungen leiden. Da nahezu alle Erkrankungen durch mehrere Medikamente leitliniengerecht behandelt werden, ergibt sich aus der Multimorbidität nahezu automatisch eine **Multimedikation** (> 5 verschiedene Medikamente).

Über 80 Jahre ist jeder Mensch „geriatrisch", da dann eine besondere **Vulnerabilität** vorliegt und ein **Autonomieverlust** droht. Gemeint ist, dass eine für sich genommene, eigentlich belanglose Krankheit, eine unspektakuläre Komplikation eines (operativen) Therapieverfahrens oder eine Nebenwirkung einer medikamentösen Intervention (z. B. Delir) zu ausgeprägten und bei geriatrischen Patientinnen dann **irreversiblen Folgen** führen können. Einem zusammenstürzenden Kartenhaus gleich kann in diesen Fällen ein Verlust von Selbsthilfefähigkeit und Autonomie wie etwa eine Bettlägerigkeit oder Pflegebedürftigkeit resultieren oder die Notwendigkeit einer Heimunterbringung entstehen. Dies nimmt den urogynäkologisch Behandelnden in mehrfacher Hinsicht in die Pflicht.

MERKE

Die urogeriatrische Patientin wird durch eine Kombination aus Alter (i. d. R. „75+") und Multimorbidität oder einem Alter von „80+" definiert.

24.2 Identifikation und Beschreibung der geriatrischen Patientin: die Rolle von Assessments

Mit der Nennung des TNM-Stadiums oder der exakten Bezifferung einer Symptomschwere (Urinverlust in 1 h im definierten ICS-PAD-1-h-Test) werden Krankheitsbilder oder Symptome in unserer medizinischen Kommunikation definiert und quantifiziert. Damit wird ein Behandlungsplan transparent und eine stadiengerechte Therapie entlang diverser Leitlinien erst möglich. Schwieriger wird die exakte und strukturierte Beschreibung der Funktionszustände einer geriatrischen Patientin. „Macht klinisch einen reduzierten Eindruck" ist nur eine von häufigen Festlegungen, mit denen versucht wird, kognitive Einbußen, Mobilitätseinschränkungen, die Abhängigkeit von Pflege, die Alltagskompetenz z. B. bei der Körperpflege oder der Toilettenbenutzung etc. zu beschreiben. Hier ist die Forderung zu erheben, dass die Einschätzung einer geriatrischen Patientin ebenso strukturiert, exakt, quantifiziert und nachvollziehbar auch im Verlauf erfolgt, wie die Beschreibung eines Tumors mit lokaler Ausdehnung, Lymphknotenstatus, Fernmetastasen, Tumormarkern und genetischer Typisierung. Genau dies soll durch „geriatrische Assessments" geschehen.

INFO

Funktionsdefizite einer geriatrischen Patientin werden durch ein dreistufiges geriatrisches Assessment detektiert und quantifiziert.

Unter „Assessments" ist die strukturierte **Erfassung von Funktionszuständen** zu verstehen. Diese wurden im Vorfeld auf ihre Validität (Test misst das, was er vorgibt, zu messen) und Reliabilität (mit diesem Test kommen unterschiedliche Untersucher zu verschiedenen Zeitpunkten zu vergleichbaren Ergebnissen) überprüft.

Nach den Vorstellungen der „Arbeitsgemeinschaft geriatrisches Assessment" der Deutschen Gesellschaft für Geriatrie verläuft der Prozess des geriatrischen Assessments in drei Stufen. Dem geriatrischen **Basisassessment,** das systematisch alle potenziellen Problemfelder einer geriatrischen Patientin untersucht, ist ein **Eingangsscreening,** das eine Patientin als „geriatrisch" identifiziert, vorgeschaltet. Deckt das Basisassessment Defizite in bestimmten Problembereichen auf (wie z. B. Mobilität, Kognition oder Kontinenz), kommen spezielle **vertiefende Assessments** zum Einsatz (➤ Abb. 24.1).

24.2.1 Screening

In einem ersten Schritt erfolgt die Identifikation der geriatrischen Patientin. Mit einem „Siebtest" werden unter den Gleichaltrigen diejenigen selektioniert, die geriatrischen Handlungsbedarf aufweisen. In vielen Bundesländern ist ein derartiges „geriatrisches Eingangsscreening" für jede Krankenhauspatientin, die typischerweise > 75 J. ist, vorgeschrieben – unabhängig von der aufnehmenden Fachdisziplin. In Nordrhein-Westfalen ist seit 2015 wie in vielen Bundesländern das **ISAR-Screening** (Identification of Seniors at

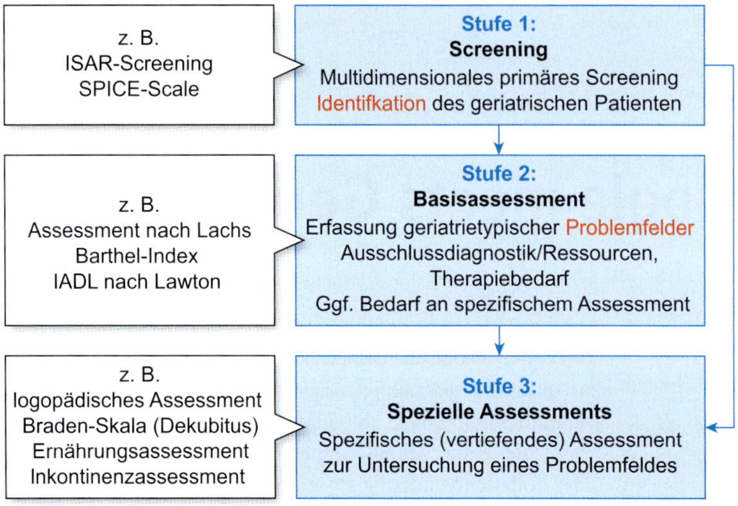

Abb. 24.1 Dreistufiges geriatrisches Assessment [L231]

Tab. 24.1 Geriatrisches Eingangsscreening ISAR nach McCusker

1. **Hilfebedarf**	Waren Sie vor der Erkrankung o. Verletzung, die Sie in die Klinik geführt hat, auf regelmäßige Hilfe angewiesen?	Ja (1 Punkt) Nein (0 Punkte)
2. **Akute Veränderung des Hilfebedarfs**	Benötigten Sie in den letzten 24 h mehr Hilfe als zuvor?	Ja (1 Punkt) Nein (0 Punkte)
3. **Hospitalisation**	Waren Sie innerhalb der letzten 6 Mon. für einen o. mehrere Tage im Krankenhaus?	Ja (1 Punkt) Nein (0 Punkte)
4. **Sensorische Einschränkung**	Haben Sie unter normalen Umständen erhebliche Probleme mit dem Sehen, die nicht mit einer Brille korrigiert werden können?	Ja (1 Punkt) Nein (0 Punkte)
5. **Kognitive Einschränkung**	Haben Sie ernsthafte Probleme mit dem Gedächtnis?	Ja (1 Punkt) Nein (0 Punkte)
6. **Multimorbidität**	Nehmen Sie pro Tag ≥ 6 verschiedene Medikamente ein?	Ja (1 Punkt) Nein (0 Punkte)
Summe		**≥ 2 Punkte ISAR-Screening „positiv"**

Risk) nach McCusker verpflichtend vorgeschrieben (➤ Tab. 24.1). Ein Punktwert von ≥ 2 Punkten impliziert geriatrischen Handlungsbedarf. Die Ersteinschätzung im Rahmen des Aufnahmeprozesses ist im positiven Fall von dem Besuch einer spezialisierten Pflegekraft (Liaison-Kraft) gefolgt, die im Gespräch mit der Patientin medizinischen oder psychosozialen Handlungsbedarf eruiert und ggf. durch die Anforderung eines geriatrischen Konsils oder der Beauftragung des Sozialdienstes reagiert.

24.2.2 Basisassessment

Im geriatrischen Basisassessment wird systematisch und strukturiert nach den typischen geriatrischen Problemfeldern wie Kontinenz, Mobilität, Kognition, Depression, Selbsthilfefähigkeit bei Alltagstätigkeiten (z. B. Toilettenbenutzung etc.) gefragt. Beispiele sind das Basisassessement nach **Lachs** oder das sicherlich bekannteste Assessment-Tool, der von den Autoren F. Mahoney und D. Barthel 1965 inaugurierte **Barthel-Index.** Für jede einzelnen Themenbereich werden 5, 10 oder 15 Punkte vergeben, die einen Summenwert von 100 Punkten (keine Einschränkungen) ergeben (➤ Tab. 24.2). Es werden verschiedene Bereiche des täglichen Lebens untersucht. Da der Test auch telefonisch oder postalisch abgefragt wird, hat er in Fragen der Kostenerstattung durch die Krankenkassen eine große Bedeutung.

24.2.3 Spezielle Assessments

Erscheint in einem Basisassessment ein Problemfeld auffällig oder liegen klinische Hinweise etwa auf ein Kontinenz-, Mobilitäts- oder Kognitionsproblem vor, können diese mit vertiefenden Assessments weiter untersucht werden. Hierzu zählen auch Scores, wie sie gelegentlich auch außerhalb des urogeriatrischen Kontextes angewandt werden. So können auch der **Gaudenz-Score** oder der **ICI-Q** zur Beschreibung einer Harninkontinenz, der **Cleveland Constipation Score** zur Deskription von Obstipationsbeschwerden oder der **Internationale Prostata-Symptomenscore** zur Quantifizierung von Miktionsbeschwerden des Mannes als solche vertiefenden Assessments aufgefasst werden. Beispiele für derartige spezielle Assessments sind in ➤ Tab. 24.3 aufgeführt.

Tab. 24.2 Barthel-Index nach Mahoney und Barthel 1965

Themenbereich		Punkte
Essen	Komplett selbstständig o. selbstständige PEG-Beschickung/-Versorgung	10
	Hilfe bei mundgerechter Vorbereitung, aber selbstständiges Einnehmen o. Hilfe bei PEG-Beschickung/-Versorgung	5
	Kein selbstständiges Einnehmen u. keine MS-/PEG-Ernährung	0
Aufsetzen u. Umsetzen	Komplett selbstständig aus liegender Position in (Roll-)Stuhl u. zurück	15
	Aufsicht o. geringe Hilfe (ungeschulte Laienhilfe)	10
	Erhebliche Hilfe (geschulte Laienhilfe o. professionelle Hilfe)	5
	Wird faktisch nicht aus dem Bett transferiert	0
Sich waschen	Vor Ort komplett selbstständig inkl. Zähneputzen, Rasieren u. Frisieren	5
	Erfüllt „5" nicht	0
Toilettenbenutzung	Vor Ort komplett selbstständige Nutzung von Toilette o. Toilettenstuhl inkl. Spülung/Reinigung	10
	Vor Ort Hilfe o. Aufsicht bei Toiletten- o. Toilettenstuhlbenutzung o. deren Spülung/Reinigung erforderlich	5
	Benutzt faktisch weder Toilette noch Toilettenstuhl	0
Baden/Duschen	Selbstständiges Baden o. Duschen inkl. ein-/aussteigen, sich reinigen u. abtrocknen	5
	Erfüllt „5" nicht	0
Aufstehen u. Gehen	Ohne Aufsicht o. personelle Hilfe vom Sitz in den Stand kommen u. mind. 50 m ohne Gehwagen (aber ggf. mit Stöcken/Gehstützen) gehen	15
	Ohne Aufsicht o. personelle Hilfe vom Sitz in den Stand kommen u. mind. 50 m mithilfe eines Gehwagens gehen	10
	Mit Laienhilfe o. Gehwagen vom Sitz in den Stand kommen u. Strecken im Wohnbereich bewältigen; alternativ: im Wohnbereich komplett selbstständig im Rollstuhl	5
	Erfüllt „5" nicht	0
Treppensteigen	Ohne Aufsicht o. personelle Hilfe (ggf. inkl. Stöcken/Gehstützen) mind. ein Stockwerk hinauf- u. hinuntersteigen	10
	Mit Aufsicht o. Laienhilfe mind. ein Stockwerk hinauf- u. hinuntersteigen	5
	Erfüllt „5" nicht	0
An- u. Auskleiden	Zieht sich in angemessener Zeit selbstständig Tageskleidung, Schuhe (u. ggf. benötigte Hilfsmittel z. B. Antithrombosestrümpfe, Prothesen) an u. aus	10
	Kleidet mind. den Oberkörper in angemessener Zeit selbstständig an u. aus, sofern die Utensilien in greifbarer Nähe sind	5
	Erfüllt „5" nicht	0
Stuhlkontinenz	Ist stuhlkontinent, ggf. selbstständig bei rektalen Abführmaßnahmen o. AP-Versorgung	10
	Ist durchschnittlich nicht mehr als 1 ×/Wo. stuhlinkontinent o. benötigt Hilfe bei rektalen Abführmaßnahmen/AP-Versorgung	5
	Ist durchschnittlich mehr als 1 ×/Wo. stuhlinkontinent	0
Harninkontinenz	Ist harnkontinent o. kompensiert seine Harninkontinenz/versorgt seinen DK komplett selbstständig u. mit Erfolg (kein Einnässen von Kleidung o. Bettwäsche)	10
	Kompensiert seine Harninkontinenz selbstständig u. mit überwiegendem Erfolg (durchschnittlich nicht mehr als 1 ×/d Einnässen von Kleidung o. Bettwäsche) o. benötigt Hilfe bei der Versorgung seines Harnkathetersystems	5
	Ist durchschnittlich mehr als 1 ×/d harninkontinent	0
Summe (max. 100 Punkte)		

Tab. 24.3 Spezielle Assessments

Problemfeld	Assessmentbeispiel
Mobilität/Sturzgefahr	Timed-up-and-go-Test, Tinetti-Test, Tandem-Stand, Chair-Rising-Test
Kraft/Selbstständigkeit	Handkraft
Kognition	Uhrentest, Minimental State Exam (MMSE), Demenz-Detektion (DEMTect)
Depression	Geriatric Depression Scale (GDS)
Soziales Umfeld	Soziale Situation nach Nikolaus (SoS)
Schmerz	Visuelle Analogskala, Beurteilung von Schmerz bei Demenz (BeSD)
Ernährung	Mini Nutritional Assessment
Sprache	Aachener-Aphasie-Bedside-Test (AABT), Aphasie-Check-Liste (ACL)

24.3 Das geriatrische Denken: die Rolle der Geriatric Giants

Zu den Hauptthemen in der Geriatrie gehören die „Geriatric Giants" oder die „Geriatrischen Is" – **Immobiliät, Instabilität** (Sturzneigung), **Irritabilität** (kognitiver Abbau), **Inkontinenz** und **iatrogene Schädigung.** In letzter Zeit werden diese „Is" um die Begriffe **Insomnia, Impaired Eyes and Ears, irritables Kolon, Impecunia** (Altersarmut), **Immundefizienz** und **Isolation** ergänzt. Anders als bei einer jüngeren Patientin, bei der sich eine einzige Ursache zu einer singulären Funktionsstörung entwickelt und die Therapie mit einer ebenso singulären Maßnahme auf die Behebung bzw. den Ausgleich dieser einen Ursache fokussiert (➤ Abb. 24.2), ist die Entstehung einer Funktionsstörung bei einer geriatrischen Patientin häufig **multikausal** und betrifft zumeist den **gesamten Organismus** in allen seinen somatischen und psychischen sowie sozialen Dimensionen (➤ Abb. 24.3). Daher kann die Therapie nicht allein am Kernsymptom ansetzen, sondern erfordert die Betrachtung mehrerer bzw. aller anderen Begleitfaktoren. Hierbei ist häufig der Einsatz von anderen medizinischen Fachdisziplinen sowie Berufsgruppen gefordert.

So liegt bei einer Harninkontinenz bei einer urogeriatrischen Patientin nur selten eine einzige Harninkontinenzform vor – es überlappen sich Harnspeicher (Inkontinenz)- mit Harnentleerungsstörungen (➤ Abb. 24.3). Diese haben potenzielle Ursachen im betroffenen Organsystem (Senkung, Bakteriurie, Meatusenge), können aber auch durch Erkrankungen anderer Organe (Apoplex, diabetische Polyneuropathie, Demenz) bedingt sein oder durch ihre Medikation verschlimmert werden (Hydromorphon, Amitryptilin, Rivastigmin, SGLT-2-Hemmer). Ungünstig dürfte sich auch eine Adipositas mit multifaktoriell bedingte Immobilität (Knie-TEP, Hemiplegie) auswirken.

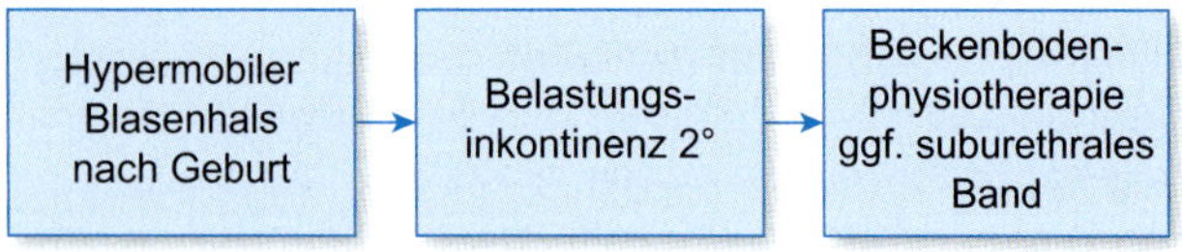

Abb. 24.2 Unidirektionales urogynäkologisches Denken bei einer jüngeren Patientin [L231]

MERKE

Das geriatrische Denken umfasst häufig multikausal viele Ebenen des Betroffenen. Auch die Therapie muss daher multimodal sein.

Die vielschichtigen Probleme einer urogeriatrischen Patientin lassen es empfehlenswert erscheinen, nicht nur die primäre Fragestellung durch den Urogynäkologen bearbeiten zu lassen, sondern diese Therapie durch das Know-how und die spezielle Herangehensweise eines **multiprofessionellen Teams** zu flankieren. Hierzu zählt nicht nur die geriatrisch erfahrene Ärztin und die spezialisierte Pflegekraft, sondern auch die Physiotherapeutin, die Ergotherapeutin, die Neurologin bzw. Psychologin, die Ernährungsberaterin und der Sozialdienst. So kann im Einzelfall auch die Verbesserung der Mobilität durch die Physiotherapie, ggf. ergänzt durch orthopädische Maßnahmen, die Medikationsumstellung in Kooperation mit der behandelnden Neurologin oder Diabetologin, ein durch die Pflege assistiertes Blasentraining neben der eigentlichen spezifischen Therapie zur Wiedererlangung der Kontinenz beitragen.

MERKE

Die Komplexität der ineinandergreifenden Funktionsdefizite einer geriatrischen Patientin auf somatischer, psychischer und sozialer Ebene machen das Zusammenwirken von (geriatrisch erfahrenen) Ärztinnen, Pflegenden, Physio- und Ergotherapeutinnen sowie Sozialdienst notwendig und sinnvoll.

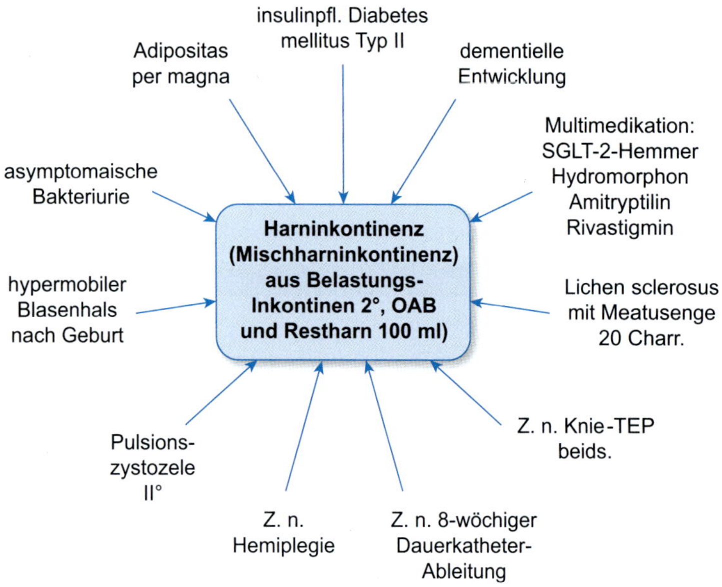

Abb. 24.3 Multidimensionales Denken am Beispiel einer Harninkontinenz bei einer urogeriatrischen Patientin [L231]

24.4 Urogeriatrische Besonderheiten in Diagnostik und Therapie

24.4.1 Diagnostik

Leitliniengerecht ist eine Therapie auch anhand einer Basisdiagnostik erlaubt. Ausnahmen stellen komplexe Fragestellungen, das Versagen einer probatorischen Therapie oder eine geplante Operation dar.

LEITLINIE

S2e-Leitlinie Harninkontinenz bei geriatrischen Patienten, Diagnostik und Therapie. Reg.-Nr. 084-001. Version 6.0. 2019. https://register.awmf.org/de/leitlinien/detail/084-001.

Zu prüfen ist stets, ob alle diagnostischen Möglichkeiten ausgenutzt werden müssen, oder, ob nicht eine „abgespeckte" Diagnostik auch zielführend sein kann. Als Beispiel sei die Durchführung einer Zystomanometrie unter Verzicht auf das Urethra-Druck- und Stressprofil bei der Urodynamik genannt.

MERKE

Eine komplette Diagnostik ist bei geriatrischen Patientinnen nur nach Versagen der probatorischen Ersttherapie, bei komplexer Ausgangssituation oder dann gefordert, wenn die Therapie mit relevanten Risiken verbunden ist.

24.4.2 Therapie

Bei der urogynäkologischen Therapie ist bei jeder Maßnahme die erwartete **Effektivität** einer Maßnahme gegen ihr **Gefährdungspotenzial** und ihre **Reversibilität** abzugrenzen. So sollten bei Maßnahmen wie z. B. der anticholinergen Therapie einer OAB die Auswirkungen auf die Kognition sowie eine mögliche Sturzgefährdung vor dem Hintergrund der schon bestehenden anticholinergen Last bedacht werden. Unter Umständen helfen hier Scoring-Systeme wie die der anticholinergen Last (ACB-Score). Es gelten folgende Therapieprinzipien:

- Keine Therapie ohne Kenntnis der Funktionsreserven der gesamten Patientin (ggf. Untersuchung mit Assessments)
- Konservativ geht vor operativ
- Reversibel geht vor irreversibel
- Risikoarm geht vor risikoreich (Betrachtung des Gefährdungspotenzials für geriatrische Patientinnen)
- Ausnutzen aller Stellschrauben – auch jenseits des eigentlichen urogynäkologischen Betätigungsfeldes
- Reduktion der Therapie auf eine Störung, Re-Evaluation der Effekte dieser Intervention
- Bei medikamentöser Therapie „start low, go slow" – niedrige Einstiegsdosierung, langsame Titration
- Einbeziehung der Patientin und ihrer Betreuungspersonen
- Multiprofessionelle Therapie mit Einbindung von Pflege, Physiotherapie, anderen medizinischen Fachdisziplinen

24.5 Spezielle urogeriatrische Syndrome mit Relevanz in der Urogynäkologie

24.5.1 Harnwegsinfekt und symptomlose Bakteriurie

Die Leitlinie „Epidemiologie, Diagnostik, Therapie und Prävention unkomplizierter erworbener Harnwegsinfektionen bei erwachsenen Patienten" definiert den „unkomplizierten" Harnwegsinfekt als einen solchen, der bei prämenopausalen Frauen ohne Risikofaktoren (funktionelle oder anatomische Besonderheiten, Niereninsuffizienz, relevante Nebenerkrankungen) auftritt. Damit dürfte schon allein wegen des Alters und der alterstypischen Multimorbidität bei einer urogeriatrischen Patientin kein „unkomplizierter" Harnwegsinfekt vorliegen.

LEITLINIE

S3-Leitlinie Epidemiologie, Diagnostik, Therapie, Prävention und Management unkomplizierter, bakterieller, ambulant erworbener Harnwegsinfektionen bei erwachsenen Patienten. Reg.-Nr. 043-044. Version 2.0. 2017. https://register.awmf.org/de/leitlinien/detail/043-044.

Zwei Unterschiede zum Vorgehen bei postmenopausalen Frauen werden gemacht: So ist der Verzicht auf **Urindiagnostik** leitliniengerecht nur bei prämenopausalen Frauen ohne Fieber, ohne Flankenschmerz und ohne Risikofaktoren statthaft. Die Therapie umfasst die gleichen **Antibiotikaempfehlungen** für die postmenopausale Frau wie für die prämenopausale – nur nicht im Sinne einer Kurzzeittherapie. Damit besteht die Antibiotikaempfehlung für die urogeriatrische Patientin analog zur prämenopausalen Frau aus Nitrofurantoin, Nitroxolin und Pivmecillinam in einer klassischen 7-d-Therapie.

MERKE

Die in der S3-Leitlinie „Harnwegsinfektion" (Reg.-Nr. 043-044) genannten Therapieprinzipien gelten nicht für die postmenopausale, urogeriatrische Patientin.

Von dem Begriff einer „Harnwegsinfektion" ist der der „asymptomatischen Bakteriurie" abzugrenzen. Hierzu zählt nicht nur die Situation von Patientinnen mit Katheter, sondern auch der Umstand, dass gerade bei in Pflegeheimen lebenden Frauen eine asymptomatische Bakteriurie ohne Beschwerden in 50–70 % der Fälle vorliegt. Die Datenlage belegt, dass insbesondere für die Patientengruppen der nicht schwangeren Frauen in der Prämenopause, der Frauen mit Diabetes mellitus und stabiler Stoffwechsellage, der älteren oder im Heim lebenden Frauen, der Patientinnen nach Rückenmarkverletzungen, mit Dauerkatheter oder der Frauen, die vor orthopädischen Eingriffen stehen, kein Gefährdungspotenzial besteht und daher auch keine Therapie der asymptomatischen Bakteriurie versucht werden soll. Anzumerken bleibt, dass im Einzelfall eine „symptomatische" Bakteriurie auch dann vorliegen kann, wenn etwa eine OAB-Symptomatik mit störender und u. U. sturzauslösender Nykturie durch sie unterhalten wird.

MERKE

Eine asymptomatische Bakteriurie bei urogeriatrischen Patientinnen ist häufig und wird wegen des geringen Gefährdungspotenzials nicht behandelt.

24.5.2 Restharn, Blasenentleerungsstörung

Ultrastrukturelle Umbauvorgänge des Detrusors, eine veränderte Rezeptorzusammensetzung und gestörte „Empfindlichkeit" diverser Rezeptoren in der Harnblasenschleimhaut, eine gestörte zentralnervöse Kontrolle des Miktionsvorgangs durch alterstypische neurologische Erkrankungen, anatomische Veränderungen des weiblichen Genitales mit postmenopausalem Östrogenmangel und Senkungszuständen sowie der Prostatavergrößerung beim Mann und die Co-Medikation mit anticholinergen Effekten tragen dazu bei, dass bei urogeriatrischen Patientinnen häufig eine Restharnbildung vorliegt. Diese ist häufig durch ein Nebenher an Obstruktion und Atonie gekennzeichnet und korreliert nach Studien an über 80-Jährigen mit einem niedrigen Punktwert in geriatrischen Basisassessments und einer asymptomatischen Bakteriurie. Studien gehen davon aus, dass bei über 80-Jährigen in 10 % der Fälle eine Restharnbildung jenseits von 150 ml, in weiteren 30 % eine Restharnbildung von 100–150 ml vorliegt.

Eine Restharnbildung bei geriatrischen Patientinnen stellt per se keine Behandlungsindikation dar. Diese ist dann gegeben, wenn sie etwa durch eine **Pollakisurie** oder **Nykturie** symptomatisch wird, wenn sie **symptomatische Harnwegsinfekte** unterhält oder über einen vesikorenalen Reflux zu einer **Nierenschädigung** führt. Hier sind die Behandlungsmöglichkeiten beim Mann (operative Desobstruktion der Prostata) ungleich häufiger als die Behandlungsmöglichkeiten bei der Frau. Liegt keine subvesikale Obstruktion vor, kann eventuell versucht werden, unter Reduktion der die Detrusorkontraktilität (anticholinerg) beeinträchtigenden Co-Medikation eine **cholinerge Therapie** mit Cholinesterasehemmern zu initiieren. Hierfür ist die Datenlage schlecht. Die Verträglichkeit (Diarrhöen) ist begrenzt, sodass sich häufig die Frage nach einer **Dauerableitung** der Harnblase stellt. Wenn überhaupt, sollte eine derartige medikamentöse Intervention durch eine gleichzeitige externe Blasenentleerung zur Blasenrehabilitation unterstützt werden. Dies kann durch den intermittierenden Fremdkatheterismus oder die Anlage eines (ventilversorgten) Blasenfistelkatheters erfolgen. Verbleibt in der Harnblase Restharn, kommt es durch eine Schleimhautdehnung zu einer **Ischämie** und einem anhaltenden **Verlust an Blasensensibilität.**

MERKE

Restharn ist bei urogeriatrischen Patientinnen häufig und oftmals mit einer Bakteriurie assoziiert vorhanden. Eine tolerable Höchstgrenze existiert nicht. Die Therapienotwendigkeit ergibt sich aus der Nierenfunktion und der Symptomatik (z. B. Nykturie, rezidivierende symptomatische Infekte).

24.5.3 Akuter Harnverhalt

Obwohl Männer mit einer Prostatavergrößerung für einen akuten Harnverhalt eher prädestiniert sind, kann ein solcher auch bei Frauen vorkommen. Ein klassischer Auslöser ist eine operative Intervention im kleinen Becken, die neben einer Infusionstherapie mit Anfall großer Urinmengen von einer opiathaltigen Schmerztherapie und einem Überhang an Sedativa gefolgt ist. Der sich bei zunehmender Blasenfüllung entwickelnde Harndrang wird nicht wahrgenommen, bei anticholinerg gedämpfter Detrusorkontraktilität kommt es zu einer Überdehnung der Blase mit einer abnehmenden Detrusorkraft. Neben Symptomen der eigentlichen **Harnverhaltung** mit dem Unvermögen, Wasser zu lassen, sowie Druck und Harndrang im Unterbauch mit vegetativer Begleitsymptomatik kann es auch zu einer **Überlaufinkontinenz** (passiver, ungewollter Urinabgang in kleinen Portionen) kommen, wenn der Blaseninnendruck den Spinkterendruck übersteigt. Wird jetzt die Situation nicht erkannt und entsprechend therapiert, droht eine „refluxive" **Nierenstauung** bis hin zum postrenalen **Nierenversagen.**

Alphablocker-unterstützter Dauerkatheterauslassversuch

In der Praxis hat sich ein Alphablocker-unterstützter Auslassversuch bewährt. Als „Erste-Hilfe-Maßnahme" wird ein transurethraler **Dauerkatheter** eingelegt, das sich entleerende Restharnvolumen notiert und ein **Alpha-1-Rezeptoren-Blocker** angesetzt. Zusätzlich erfolgt ein Medikationscheck im Hinblick auf anticholinerg wirkende Medikamente. Zu den Medikamenten mit der stärksten anticholinergen Potenz gehören Opiate, trizyklische Antidepressiva und Antihistaminika. Aber auch Furosemid, Phenprocoumon und Digoxin sowie Muskarinrezeptoren besitzen eine (schwache) anticholinerge Wirkung.

TIPP

Medikamentencheck auf anticholinerge Medikation: www.acbcalc.com.

Die Substanzgruppe der Alpha-Adreno-Rezeptorenblocker oder kurz Alphablocker hat die Zulassung zur Therapie bei Männern mit symptomatischer Prostatahyperplasie, ihr Einsatz bei Frauen stellt also einen Off Label Use dar. Damit bestehen eine besondere Aufklärungspflicht und eine fehlende Kostenerstattung durch die Krankenkassen. Unter den „prostataselektiven", den Blasenauslass relaxierenden Alpha-1-Rezeptorenblockern ist **Tamsulosin** in einer Dosierung von 0,4 mg/d der Marktführer. Tamsulosin hat nach pharmakologischen Daten das beste Verhältnis zwischen den für die Symptomatik entscheidenden Rezeptorsubtypen und den blutdrucksenkenden Alpha-1b- und Alpha-2-Rezeptoren, sodass eine Senkung des arteriellen Mitteldrucks unter Tamsulosin nur noch 1 mmHg beträgt. Dennoch sei prinzipiell auf die Blutdrucksenkung und damit die Sturzgefährdung bei entsprechender Prädisposition hingewiesen. Die Wirkung von Tamsulosin ist nach 2–3 d vorhanden. Jetzt erfolgt die Katheterentfernung und die sonografische

Restharnbestimmung. Nach den Literaturdaten verdoppelt sich die Chance auf die Erholung der Spontanmiktion von rund 25 % auf 50 %. Kommt es erneut zur Harnverhaltung, erfolgt die längerfristige externe Entleerung der Harnblase und die Gabe eines **Parasympathomimetikums** (➤ Kap. 4). Im Falle der Erholung der Spontanmiktion kann der Alphablocker nach 2–3 Wo. wieder abgesetzt werden. Als Indikator für die Erfolgsaussichten eines solchen Alphablocker-unterstützten Katheterauslassversuchs kann dabei das initiale Restharnvolumen dienen, das daher der bewussten Beachtung sowie der Dokumentation bedarf. Liegt das Restharnvolumen im Harnverhalt jenseits der physiologischen Blasenkapazität von 500–700 ml, ist bereits von einer Blasendehnung mit verschlechterten Aussichten auf die Erholung der Spontanmiktion auszugehen.

MERKE

Die Flankierung einer passageren Dauerkatheterableitung nach einem Harnverhalt durch die Gabe eines Alphablockers (i. d. R. Tamsulosin 0,4 mg 1 × 1) über 2–3 d verdoppelt die Chance auf die Erholung der Spontanmiktion.

24.5.4 Harninkontinenz

Im Prinzip unterliegt die Behandlung einer Harninkontinenz bei geriatrischen Patientinnen den gleichen Therapieprinzipien wie bei jüngeren Patientinnen. Es sei auf die entsprechenden Leitlinien verwiesen. Vor jeder therapeutischen Intervention ist abzuklären, ob ein Therapiewunsch seitens der Betroffenen besteht und wie die Erfolgsaussichten im Hinblick auf ihre Compliance zu bewerten sind. Nur, wenn einerseits ein Therapiewunsch besteht und die Verbesserung der bestehenden Inkontinenz als realistisch erscheint, wäre eine Therapie zu initiieren. Dabei haben sich in der Geriatrie Begriffe bewährt, die in der Nomenklatur der International Continence Society mit ihren fünf Inkontinenzformen nicht erwähnt sind: So ist das Erreichen einer „sozialen" Kontinenz mit einer Reduktion von Inkontinenzerscheinungen in dem Maße, dass eine selbstständige Versorgung einer Restinkontinenz etwa mit aufsaugenden Hilfsmitteln erreicht wird, ein lohnenswertes Ziel.

INFO

Eine Therapie der Harninkontinenz sollte nur angegangen werden, wenn Therapiewunsch besteht und die Ressourcen der Patientin eine Erfolgschance suggerieren.

24.5.5 Makrohämaturie

Ein häufiges Symptom bei geriatrischen Patientinnen ist die zumeist indolente Makrohämaturie. Sie gehört gerade im Zeitalter von Phenprocoumon und neuen Antikoagulanzien zur Therapie des Vorhofflimmerns sowie der Thrombozytenaggregationshemmer im Rahmen der Primär- und Sekundärprävention oder nach kardiologischen Interventionen zu den häufigsten Aufnahmegründen in urologischen Kliniken. Neben Insulin, oralen Antidiabetika und Kardiaka zählen damit die genannten Substanzen zu den häufigsten Aufnahmegründen wegen **unerwünschter Arzneimittelwirkungen.** Häufig spielt eine **Bakteriurie,** eine **Harnwegsinfektion,** ein einliegender **Katheter** oder die Kombination dieser Faktoren eine Rolle. In der urologischen Literatur finden sich neben Gefäßmissbildungen, Steinen oder Schleimhautveränderungen infolge von chronischen Infekten auch Urothelkarzinome der Harnblase, des Harnleiters oder Prostatakarzinome als Ursachen für eine Hämaturie. Die Häufigkeit solcher **Malignome** als Auslöser eine Hämaturie wird mit rund 25 % angegeben – mit oder ohne blutverdünnende Medikation. Damit empfiehlt sich in jedem Fall eine Abklärung (in aller Regel zunächst in einer Zystoskopie), es sein denn, dass die Patientin moribund ist und eine Klärung der Ursache keine Konsequenzen hätte.

MERKE

In bis zu einem Viertel der Fälle hat eine Makrohämaturie im Kontext mit einem einliegenden Katheter oder der Einnahme von Blutverdünnern ihre Ursache auch in einem Malignom des Harntrakts. Eine Abklärung (Zystoskopie) ist daher in jedem Fall zu empfehlen, es sei denn, die Patientin ist moribund.

24.5.6 Multimedikation

Eine Fülle von Medikamenten hat Einflüsse auf den Harntrakt, die jedoch häufig nicht bekannt sind und auch in Nachschlagewerken nicht systematisch erfasst werden. Hierzu zählt u. a. die Stimulation der Blasenaktivität durch **Antidementiva,** die Dämpfung der Blasenaktivität mit Restharnbildung durch **anticholinerge Substanzen,** die Auslösung einer Belastungsinkontinenz durch den **muskelrelaxierenden Effekt** z. B. von Tranquilizern, die Belastung der Kontinenzlage durch eine Polyurie durch **Lithium** oder **Diflozine** oder die Stimulation der Blasenaktivität durch in der Ophtalmologie eingesetzte **Diuretika** aus der Reihe der Carboanhydrase-Hemmer. Dabei haben Listen „potenziell inadäquater Medikation" in der Geriatrie eine lange Tradition. Sie heben aber häufig nur auf eine bestimmte Altersgruppe (Beers-Liste, Priskus-Liste), einen bestimmten Nebenwirkungstyp (ACB-Score) ab oder nähern sich dem Problem nur in einer einzigen Indikation (LUTS-FORTA). Den Versuch, eine komplette Liste von Substanzen zu veröffentlichen, die Harntraktnebenwirkungen auslösen können und das entsprechende Risiko zu bewerten, stellt der **„Wittener Harntraktnebenwirkungsrechner"** dar.

TIPP

Wittener Harntraktnebenwirkungsrechner: www.harntrakt.de. Browsergestützte App, um nach Substanzen, Handelsnamen oder Nebenwirkungstyp zu suchen. Angegeben wird die Güte der Nennung des Treffers in Datenbanken und Literatur sowie die Einschätzung des Risikos durch 33 Experten auf dem Gebiet der Urogeriatrie.

MERKE

Eine Fülle von Substanzen ist mit dem potenziellen Risiko assoziiert, Harntraktnebenwirkungen wie Pollakisurie, Restharnbildung, Steinbildung, Harnwegsinfektionen o. a. auszulösen.

24.5.7 Katheterableitung

Als Ultima Ratio der Versorgung einer Harninkontinenz oder Blasenentleerungsstörung ist die Harnblasenlangzeitdrainage durch einen **transurethralen** (DK) oder **suprapubischen Katheter** (SPK) eine vielfach geübte Praxis. Nicht selten jedoch geht eine als **passagere** Maßnahme gedachte Katheterableitung schlicht durch einen Mangel an Informationen in eine **lebenslange** Dauermaßnahme über. Nicht selten wird z. B. die Anlage eines Katheters, seine Indikation und der damit verbundene Therapieplan etwa in einem Entlassungsbrief oder einem Überleitungsbericht nicht erwähnt. Findet die Katheteranlage als lebenslange Ableitung statt, stellt sich die Frage, auf der Basis welcher Informationen die Beratung der Betroffenen stattfindet. So liegen zwar Zahlen zu technischen Komplikationen bis hin zur Operationsletalität des suprapubischen Katheters vor, inwieweit sich die katheterbezogene Lebensqualität in Bezug auf Geruch, Nässe trotz Katheter, Hautprobleme, Sexualität, das Gefühl, „behindert" zu sein, und die Angst vor schmerzhaften Wechseln verhält, war jedoch bis vor Kurzem unklar.

Wendet man in Bezug auf die **katheterbezogene Lebensqualität** ein validiertes Assessment an, das diese Punkte evaluiert, können zur lebenslangen Katheterableitung folgende Aussagen getroffen werden:

- Die Lebensqualität ist mit einem Score von 4,4 median auf einer Skala von 0 (starke Beeinträchtigung) bis 5 (keine Beeinträchtigung) nur mild eingeschränkt.
- Es zeigen sich im Hinblick auf die katheterbezogene Lebensqualität keine Unterschiede zwischen SPK und DK.
- Frauen mit SPK geben eine signifikant schlechtere katheterbezogene Lebensqualität als Frauen mit DK an.
- Die Lebensqualität wird als besonders wenig beeinträchtigt angegeben, wenn die Indikation z. B. in einer Immobilität und nicht in einer Harntrakterkrankung liegt.
- Die Lebensqualität bei liegendem Katheter ist besonders bei > 80-Jährigen im Vergleich mit jüngeren Patientinnen beeinträchtigt.
- Eine Ventilversorgung bringt im Vergleich mit einer Dauerableitung keine Vorteile für die katheterbezogene Lebensqualität.
- Eine Ventilversorgung führt nicht zu einer Reduktion von Stürzen im Vergleich mit einer Dauerableitung.

24.5.8 Hilfsmittelberatung

Eine Hilfsmittelversorgung, zumeist mit aufsaugenden Hilfsmitteln, ist häufig patientengetriggert und spielt sich in Discountern oder Lebensmittelgeschäften ab. Zur „Beratung" in Apotheken, Sanitätshäusern oder Hotlines von überregionalen Versorgern titelte die Stiftung Warentest „kein Verlass auf Profis". Bemängelt wurde v. a., dass eine eigentliche Beratung nicht oder nur flüchtig im Verkaufsraum ohne intime Atmosphäre stattfand, dass individuelle Besonderheiten der Patientin, die Stärke der Inkontinenz oder die Inkontinenzform nicht berücksichtigt wurden. Auch war die Bemusterung oftmals „wahllos" und nicht in einem zu einer ordentlichen Testung nötigen Umfang vorhanden. Hintergrund dieses Versorgungsdefizits ist, dass für die Beratung keine Refinanzierung existiert. Sie muss sich aus den sehr geringen Monatspauschalen der Krankenkassen für die Versorgung mit Hilfsmitteln speisen. Diese wurden gerade von vielen Krankenkassen von monatlich rund 15,– EUR auf 12,– EUR reduziert.

Eine **Leitlinie „Hilfsmittelberatung"** versucht erstmals, diesen Beratungsprozess zu strukturieren.

LEITLINIE

S2k-Leitlinie Hilfsmittelberatung. Reg.-Nr. 043-054. Version 1.1. 2010. https://register.awmf.org/de/leitlinien/detail/043-054.

Momentan bleibt nur, die Betreffenden zu ermuntern, ein (und ggf. mehrere) Gespräche mit einem Versorger zu suchen und eine ausreichende Bemusterung einzufordern. Wünschenswert ist in diesem Prozess, dass die Finanzierung des gewünschten Produkts und die eventuelle Zuzahlung transparent gemacht wird.

Register

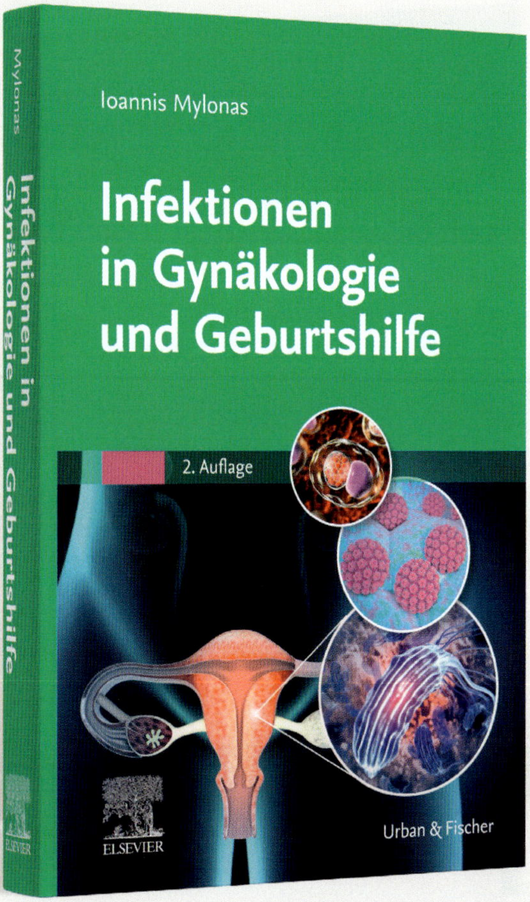
Ioannis Mylonas
Infektionen in Gynäkologie und Geburtshilfe
2. Auflage
ELSEVIER
Urban & Fischer

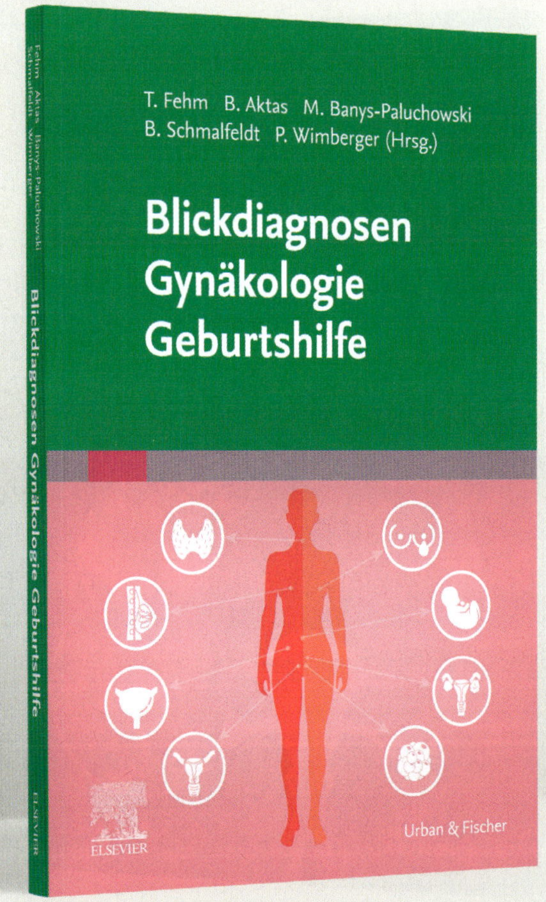
T. Fehm B. Aktas M. Banys-Paluchowski
B. Schmalfeldt P. Wimberger (Hrsg.)
Blickdiagnosen
Gynäkologie
Geburtshilfe
Urban & Fischer
ELSEVIER